Chiara Robba / Giuseppe Citerio

Echography and Doppler of the Brain

颅脑多普勒超声

主　编　〔意〕基娅拉·罗巴
朱塞佩·西泰里奥

主　译　尹立雪　李赵欢　张红梅

天津出版传媒集团
天津科技翻译出版有限公司

著作权合同登记号:图字:02-2022-287

图书在版编目(CIP)数据

颅脑多普勒超声 / (意)基娅拉·罗巴
(Chiara Robba),(意)朱塞佩·西泰里奥
(Giuseppe Citerio)主编;尹立雪,李赵欢,张红梅主
译.—天津:天津科技翻译出版有限公司,2024.7
书名原文:Echography and Doppler of the Brain
ISBN 978-7-5433-4460-0

Ⅰ.①颅… Ⅱ.①基… ②朱… ③尹… ④李… ⑤张
… Ⅲ.①多普勒诊断仪-脑超声波检查 Ⅳ.
①R651.104

中国国家版本馆 CIP 数据核字(2024)第 077568 号

授权单位:Springer Nature Switzerland AG.
出　　版:天津科技翻译出版有限公司
出 版 人:方　艳
地　　址:天津市南开区白堤路 244 号
邮政编码:300192
电　　话:022-87894896
传　　真:022-87893237
网　　址:www.tsttpc.com
印　　刷:天津海顺印业包装有限公司
发　　行:全国新华书店
版本记录:787mm×1092mm　16 开本　18.25 印张　300 千字
2024 年 7 月第 1 版　2024 年 7 月第 1 次印刷
定价:168.00 元

(如发现印装问题,可与出版社调换)

译者名单

主　译　尹立雪　李赵欢　张红梅

副主译　白　艳　李文华　张清凤　马荣川

译　者　（按姓氏汉语拼音排序）

白　芳　白　艳　陈　佳　陈小果　丁戈琦

李文华　李宜蓁　李赵欢　林　嶷　林燕青

刘　承　罗安果　马荣川　孟庆国　彭　佳

舒庆兰　王　胰　王斯佳　徐　芸　颜华英

叶露薇　尹立雪　张红梅　张清凤　周　易

左明良

编者名单

A. Abdo-Cuza
Intensive Care Unit, Centro de Investigaciones Médico Quirúrgicas, La Habana, Cuba

A. Di Cristofori
Neurosurgery Unit, Azienda Socio-Sanitaria Territoriale, Ospedale San Gerardo, Monza, Italy

A. Goffi
Interdepartmental Division of Critical Care Medicine and Department of Medicine, University of Toronto,

Toronto, ON, Canada
Department of Medicine, Division of Critical Care Medicine, St. Michael's Hospital, Toronto, ON, Canada

A. L. de Oliveira Manoel
Neurocritical Care Unit, Hospital Santa Paula, São Paulo, Brazil

A. Naldi
Department of Neuroscience "Rita Levi Montalcini", University of Turin, Turin, Italy

A.Quinn
Cambridge University Hospitals, Cambridge, UK

A.Rigamonti
St Michael's, Unity Health Toronto, University of Toronto, Toronto, ON, Canada

A. Sarwal
Neurology, Wake Forest School of Medicine, Winston Salem, NC, USA

C. B. Rynkowski
Intensive Care Unit, Cristo Redentor Hospital, Porto Alegre, Brazil

C. Giussani · E. P. Sganzerla
Department of Medicine and Surgery, Neurosurgery Unit, Università degli Studi Milano Bicocca, Milan, Italy
Neurosurgery Unit, Azienda Socio-Sanitaria Territoriale, Ospedale San Gerardo, Monza, Italy

C. Mahajan · I. Kapoor · H. Prabhakar
Department of Neuroanaesthesiology and Critical Care, Neurosciences Center, All India Institute of Medical Sciences, New Delhi, India

C.Robba
Anesthesia and Intensive Care, Policlinico San Martino, IRCCS for Oncology and Neuroscience, Genoa, Italy

D.Cardim
Department of Neurology and Neurotherapeutics, University of Texas Southwestern Medical Center, Dallas, TX, USA
Institute for Exercise and Environmental Medicine, Texas Health Presbyterian Hospital Dallas, Dallas, TX, USA

D. Clark · P. J. A. Hutchinson
National Institute of Health Research Global Health
Research Group on Neurotrauma, Cambridge University Hospitals and University of Cambridge, Cambridge, UK
Division of Neurosurgery, Addenbrooke's Hospital, Cambridge, UK

F. A. Rasulo
Department of Anesthesia, Critical Care and Emergency, Spedali Civili University Hospital, Piazzale Ospedali Civili, Brescia, Italy
Department of Medical and Surgical Specialties, Radiological Sciences and Public Health, University of Brescia, Brescia, Italy

F. A. Rasulo
Anesthesiology and Intensive Care, Division of Anesthesiology, Intensive Care & Emergency Medicine, University of Brescia at Spedali Civili Hospital, Brescia, Italy
Residency Program and School in Anesthesiology and Intensive Care, University of Brescia at Spedali

Civili Hospital, Brescia, Italy
Neuroanesthesia and Neuro Critical Care section of the SIAARTI Society, Rome, Italy

F. Prada
Ultrasound NeuroImaging and Therapy Lab, Fondazione IRCCS Istituto Neurologico C. Besta, Milan, Italy
Department of Neurological Surgery, University of Virginia, Charlottesville, VA, USA

F. Simonassi · K. Chandrapatham
Anesthesia and Intensive Care, Ospedale Policlinico San Martino-IRCCS for Oncology and Neurosciences, Genoa, Italy

G. Via
Cardiac Anesthesia and Intensive Care Dept., Fondazione Cardiocentro Ticino, Lugano, Switzerland

G. Volpicelli
Department of Emergency Medicine, San Luigi Gonzaga University Hospital, Torino, Italy

I. A. Crippa · F. S. Taccone
Department of Intensive Care, Hôpital Erasme, Université Libre de Bruxelles, Brussels, Belgium

L. C. Padayachy
Department of Neurosurgery, School of Medicine, Faculty of Health Sciences, University of Pretoria, Steve Biko Academic Hospital, Pretoria, South Africa

I. R. F. da Silva
Department of Neurological Sciences, Rush University Medical Center (IRFS), Chicago, IL, USA

M. Czosnyka
Brain Physics Laboratory, Division of Neurosurgery, Department of Clinical Neurosciences, University of Cambridge, Cambridge, UK

M. Fedriga
Brain Physics Laboratory, Division of Neurosurgery, Department of Clinical Neurosciences, University of Cambridge, Cambridge, UK
Department of Anesthesia, Critical care and Emergency, Spedali Civili University Hospital, Brescia, Italy

M. J. Aries
Department of Intensive Care, University of Maastricht, Maastricht University Medical Centre, Maastricht, The Netherlands

M. Lamperti · A. Jain · V. Byrappa
Anesthesiology Institute, Cleveland Clinic Abu Dhabi, Abu Dhabi, United Arab Emirates

M. Saini · D. Savo
Department of Emergency, Perioperative Medicine and Intensive Care, Neuroanesthesia and Neurointensive Care Unit, San Gerardo Hospital, ASST-Monza, Monza, Italy

M. Sekhon
Division of Critical Medicine, Department of Medicine, Faculty of Medicine, University of British
Columbia, Vancouver, BC, Canada

N. Zugni
Department of Anesthesia, Critical Care and Emergency, Spedali Civili University Hospital, Piazzale Ospedali Civili, Brescia, Italy

O. Ayling · P. Gooderham
Division of Neurosurgery, Department of Surgery, Faculty of Medicine, University of British Columbia, Vancouver, BC, Canada

P. Blanco
Intensive Care Unit, Clínica Cruz Azul, Necochea, Argentina

P.Bouzat
Department of Anesthesiology and Univ. Grenoble Alpes, INSERM 1216, Institut Neurosciences, Grenoble University Grenoble, France

P. Kurtz · D. P. de A. dos Santos
Department of Neurointensive Care, Hospital Copa Star, Rio de Janeiro, RJ, Brazil

P. Lochner
Department of Neurology, Saarland University Medical Center, Homburg, Germany

R. Bertuetti
Department of Anesthesiology, Critical Care Medicine and Emergency, Division of Neurocritical Care, ASST Spedali Civili di Brescia, University Hospital, Brescia, Italy

T. Crespy
Department of Anesthesiology and Grenoble University Hospital, Grenoble,

T. Geeraerts
Anesthesiology and Critical Care Department, University Hospital of Toulouse, University Toulouse
3-Paul Sabatier, Toulouse, France
Coordination d'Anesthésie, CHU Toulouse, Hôpital Pierre Paul Riquet, Toulouse, France

T. Petrovic
Prehospital Emergency Medical Unit Avicenne Hospital, Bobigny, France

T. Senussi
Department of Surgical Sciences and Integrated Diagnostics, University of Genoa, Genoa, Italy

V. A. McCredie
Division of Critical Care Medicine, Department of Medicine, University Health Network, Toronto, Ontario, Canada
Interdepartmental Division of Critical Care Medicine, Department of Medicine, University of Toronto, Toronto, Ontario, Canada
Krembil Research Institute, Toronto Western Hospital, Toronto, Ontario, Canada

中文版前言

很荣幸为大家带来《颅脑多普勒超声》的中译本。我们将本书翻译成中文的初衷就是希望能够将这一专业领域的知识传递给更多的医学从业者和学习者。

本书是一本全面而权威的医学著作，原著作者在颅脑多普勒超声领域拥有丰富的研究经验和深厚的学术造诣。他们的工作为医学界做出了重要贡献，并有力地推动了该领域的发展。

本书的翻译目的在于满足国内医学从业者对颅脑多普勒超声的学习需求，使专业人员能够了解和应用这一先进的医学技术。同时，我们也希望通过翻译本书，促进该领域的国际医学交流与合作，为我国相关医学研究与实践提供更多的参考和借鉴。

在本书中，我们致力于准确、清晰地传达原著的内容和核心观点。全书系统性地介绍了经颅彩色多普勒超声技术的原理、主要观察内容和参数意义，以及数据解读、颅脑解剖和病理生理学机制、临床诊断应用等方面的知识，使读者能够全面、深入地了解这一领域的理论知识体系、技术方法体系和临床应用体系。我们在翻译过程中精心选择和使用了专业术语和表述方式，以确保读者能够准确理解，并灵活运用所学。

最后，我们要向原著作者表示衷心的感谢与致敬。感谢他们为医学界带来的卓越贡献和无私奉献，感谢他们对中译本的支持和授权。同时，也要感谢其他在翻译过程中提供帮助和支持的人们，如编辑团队、校对者和技术支持人员等。

希望这本书能够成为医学从业者学习和实践颅脑多普勒超声的重要指南。让我们共同探索该领域的未来，助推医学的发展和进步。

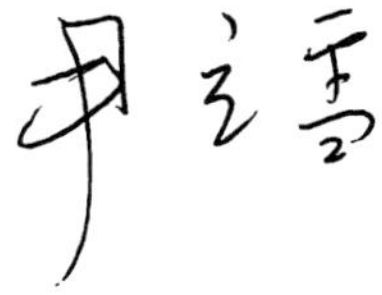

序言一

护理神经系统疾病的危重患者是具有挑战性的,并且通常需要妥协以选择最不差而非最佳方案。在神经监测的情况下尤其如此。患者脑功能的临床监测经常被镇静药物混淆,因此我们不得不在更大程度上依赖于神经影像学和床旁监测设备。

成像本质上是提供疾病的快照,而不是持续监测患者的方法。因此,在许多神经重症监护室(ICU),医生不得不主要依靠多模式生理监测(颅内压监测,通常与脑血氧饱和度和脑微透析相结合)来了解演变的病理生理学,再选择合适的疗法,并评估其影响。然而,所涉及的风险使其不适用于病情较轻的患者、院前阶段、患者在入住 ICU 前接受筛查时,以及患者离开 ICU 之后。最后,一次性设备的高昂成本限制了它们在资源有限的环境中的使用。我们显然需要以有限的消耗品成本进行无创监测,这样可使其得以应用于整个疾病进程。

虽然神经生理监测确实满足了其中一些要求，但实施起来往往很麻烦,通常需要专科医生的专业知识进行解释。此外,虽然它可以检测癫痫发作,并可能有助于镇静剂的滴定，但它不能提供关于我们能够通过 ICU 干预措施影响的许多生理参数的信息。

基于超声的脑和脑血管生理学研究的病例是令人信服的。这些技术为我们具有潜在治疗方法的几个领域提供了关键数据,包括颅内压、颅顺应性、脑血流、脑自调节和血管痉挛。该技术的无创性质允许其应用从院前阶段扩展到后期随访,以及应用于可疑继发性神经损伤的颅外疾病。最后,可忽略不计的消耗品成本有助于其在资源有限的环境中使用。

鉴于基于超声的诊断和监测有着明显的优势，这本由 Robba 博士和 Citerio 教授主编的书大受欢迎。书中内容均由经验丰富的临床医生撰写,他们拥有广泛的文献知识,并经常使用这些技术,章节中涵盖了脑超声和超声检查的所有方面——解剖学、生理学、方法学、临床证据,以及实际应用和解释等。无论是单独使用，还是作为对神经影像学、有创监测和神经生理学的补充，它提供的信息将支持超声在临床护理和研究中的使用。

基于超声的脑功能障碍诊断和监测在患有脑功能障碍和疾病患者的护理中发挥着越来越重要的作用——本书将促进这一技术的发展。

大卫·梅农

英国剑桥

序言二

学习永不会使心灵疲惫。——列奥纳多·达·芬奇

几十年来,临床医生一直试图使用监测技术来了解脑部疾病的病理生理学。20世纪80年代初,Aaslid及其同事首次证明可以通过脉冲波多普勒超声来测量脑动脉的血流速度,这预示着无创监测脑血流动力学新时代的到来。

近年来,随着技术的不断发展,各种有创和无创监测仪应运而生,它们引入了多模式神经监测的概念。虽然复杂的成像方法补充了这一点,为我们提供了越来越详细的大脑病理生理学信息,但床旁监测原则仍然是世界各地神经科学家的最终目标。

在实现这一目标方面,超声的应用已很成熟,它在大脑和其他器官系统中的应用也在不断扩大。虽然临床医生应继续推动超声使用的范围,但向下一代科学家和临床医生传播他们的专业知识也是一项不容忽视的责任。

本书由神经科学和神经监测领域的领导者共同编写,为促进对这一神经科学领域知识的理解奠定了坚实的基础。对于那些对将超声和多普勒应用于大脑病理生理学和神经疾病的临床管理感兴趣的人来说,它是一个极好的教育资源。除了涵盖广泛的条件,读者将发现每个章节的病理学与临床应用之间的联系既有启发性又有知识性。虽然超声的基本技术并不复杂,但本书将允许读者加深他们对该技术及其应用,以及对该技术所提供的信息的理解。然而,和任何技能一样,持续的练习是必不可少的!

期待在未来的几年里,我将看到更多临床医生通过学习这本独特的书来使用超声技术管理复杂的神经系统疾病。

祝大家阅读愉快,受益良多!

阿伦·古普塔

英国剑桥

目　录

第 1 部分

技术、视图和正常回声解剖

第 1 章

经颅多普勒超声检查原理

Danilo Cardim, Chiara Robba

1.1 引言

目前，在临床实践中颅脑超声有两种基本方法：经颅多普勒(TCD)和辉度(B 型)模式经颅彩色多普勒(TCCD)。

经颅多普勒超声检查技术是基于 19 世纪物理学家 Christian Andreas Doppler 观察到的多普勒效应现象而被提出的。多普勒效应指的是，当一个声波以一定的频率接触到一个移动物体时，反射波的频率发生了改变(称为多普勒频移，f_d)。频移与物体的移动速度成正比。换句话说，当声源和观察者之间发生相向运动时，声波的频率会增高，波长减小；当声源和观察者发生反向运动时，则声波的频率降低，波长增大(图 1.1)。这一原则被应用到医学领域，就是通过测量发射频率和反射频率之间的差异来监测超声波作用下血管内红细胞的运动[1]。由这个原理推导出的方程是计算脑血流速度(FV，cm/s)的基础。这个函数受到物体的相对运动(速度和角度)，以及声波的波长(工作频率和传播速度)的影响：

$$v = \frac{(c \times f_d)}{2 \times f_0 \times \cos\theta}$$

其中，c 是入射波的速度，f_0 是入射脉冲频率，f_d 是多普勒频移，θ 是反射器相对于超声探头的角度[2]。

频谱多普勒主要有两种形式，即连续波(CW)多普勒和脉冲波(PW)多普勒。在连续波多普勒中，发射器连续地监测回声，由于接收和传输是连续的，从所有深度反射的回声

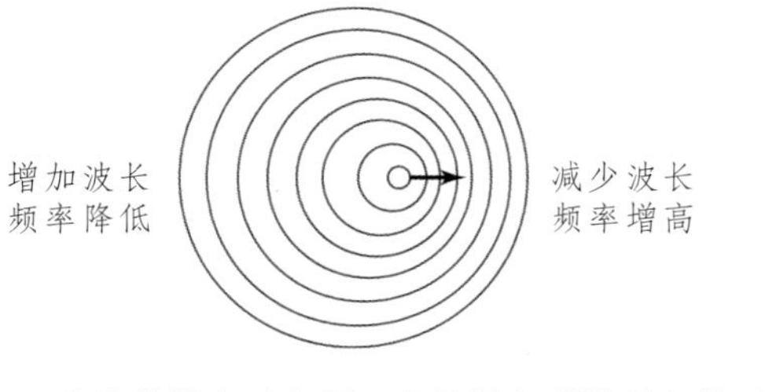

图 1.1 多普勒效应示意图。当波源和观测者变得更近时，波长减小，从而感知到更高的频率。相反，随着波源和观察者的距离变得越来越远，波长增加，可以感知到更低的频率。

同时被接收到,所以没有任何深度区别。除非有表明特定流速范围的信号源的参考图像,否则连续波不提供有关所检测信号源的位置信息。另一方面,使用脉冲波多普勒,发射器和接收器服从脉冲重复频率(PRF)模式。在这种模式下,它们交替地打开和关闭,可以接收在特定时间反射的信号, 因此具有良好的空间分辨率。这种情况下,回波信号返回的时间与一个特定的深度相关联。

Reid 和 Spencer 在 20 世纪 70 年代推广了多普勒原理在血管成像中的应用[3]。TCD 在临床实践中的应用最初是由 Rune Aaslid 及其合作者在 1982 年首次描述的[1],它是一种应用超声探头动态监测颅内动脉血流和血管脉动的技术。

在 20 世纪 80 年代末,为了克服 TCD 的一些缺陷,Schoning 等在 TCD 基础上将辉度模式(B 型模式)和多普勒超声相结合,共同构成了 TCCD[4]。从那时起,TCCD 技术的进步,如传感器的设计、计算能力的实现和更好的超声造影材料,促进了图像质量的提高,并使其在当前的临床实践中得以应用。

1.2 经颅多普勒超声检查

TCD 依赖于脉冲波多普勒在多个深度探测血管,接收到的回波信号在超声探头中产生电脉冲,并进行处理,从而计算出 f_d 和 v,产生一个具有收缩峰值期流速度(FV_s)和舒张末期流速(FV_d)值的脉冲波形(图 1.1)。

TCD 提供的颅内动脉的盲识别功能建立在超声波显示和一定的标准基础上。这些标准包括适当的声学窗口、探头角度、目标动脉深度、血流方向(朝向或远离超声探头)及波形包络分析。该技术可用于监测脑血流速度(图 1.2)。声窗代表颅骨中的薄骨区域,允许超声波传输到颅内动脉。TCD 超声有 4 个可用的声窗:经颞、枕下、经眶和下颌下。例如,位于眼外眦和耳郭之间颧骨上方的颞窗是大脑中动脉(MCA)、大脑前动脉(ACA)、大脑后动脉(PCA)和颈内动脉(ICA)终末段最常用的检查窗口[5]。

频率≤2MHz 的超声才能穿透颅骨声窗到达颅内动脉。然而,据报道,10%~20%的患者声窗较差 (如较厚的颅骨层阻碍了超声波的穿透),其是这项超声技术的一个局限性[5]。TCD 可以通过适当的头部装置(探头支架)将探头固定在颅骨的颞窗, 间断监测脑血流速度。与其他脑监测方法相比(如颅内压、脑组织氧合),在目前的发展状况下,连续的 TCD 监测是不可行的。因为适宜和稳定的超声依赖于恒定的位置和角度, 这很容易受到运动伪影的影响,导致探测错位,从而扰乱数据采集。然而,新的最先进的机器人 TCD 探头正

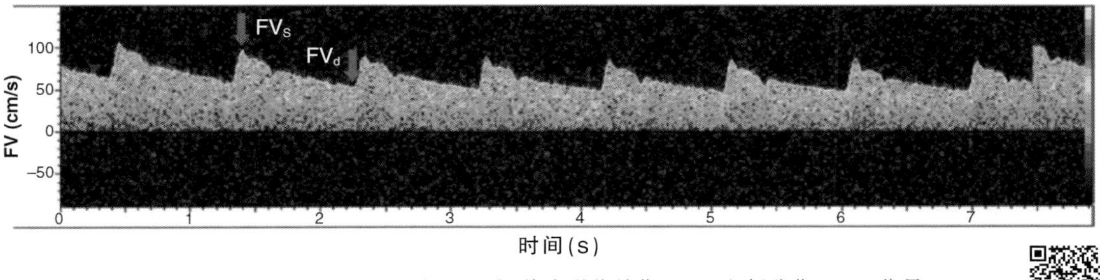

图 1.2 脑血流(CBF)速度(FV)频谱波形收缩期(FV_s)和舒张期(FV_d)分量。

在不同的临床环境中进行测试，以克服 TCD 监测间歇性的缺陷[6]。总的来说，探索更连续的 TCD 检测方法可以提高 TCD 参数的可靠性。

在科学文献中，TCD 技术已被广泛报道使用基础和先进参数以用于无创多模态脑监测和脑血流评估(见本书第 2 部分)。基础参数包括平均脑血流速度（根据收缩期峰值和舒张末期脑血流速度波形计算)、Gosling 搏动指数(PI)[7]、Pourcelot 阻力指数(RI)和 Lindegaard 比值(LR)[8]：

$$PI=\frac{FV_s-FV_d}{FV_m}(a.u.)$$

$$RI=\frac{FV_s-FV_d}{FV_s}(a.u.)$$

$$LR=\frac{FV_{mMCA}}{FV_{mEICA}}(a.u.)$$

其中，FV (s、d 和 m)代表脑血流收缩期速度、舒张期速度和平均速度；MCA 为大脑中动脉；EICA 为颈内动脉颅外段。

先进的参数包括检测微栓塞信号[9]和通过屏住呼吸测量脑血管舒缩反应性[如屏气指数(BHI)]和 CO_2 诱导的高碳酸血症[10]。其他先进的参数，如脑血流自调节、颅内压和颅灌注压、临界关闭压力和脑动脉顺应性也可以通过 TCD 评估，并依赖于脑血流速度和全身动脉血压的同步监测[8]。

TCD 的一般适应证可分为缺血性脑血管病(如镰状细胞病、心脏右向左分流、动静脉畸形)，围术期(如冠状动脉旁路移植术、颈动脉血管成形术和支架植入术）和神经重症监护类别（如血管痉挛、脑循环停止和头部损伤)[11]。

1.3 TCCD

TCCD 是一种将显示血管的经颅彩色多普勒与二维脉冲波多普勒相结合的超声成像模式，代表了标准 TCD 技术的一个进步。TCD 的某些局限性，如血管盲识别、空间分辨率差、解剖标志的不可视化、不准确的血流速度指标，以及存在正常解剖变异的特定血管的错误识别，构成了 TCCD 发展的基础[12]。

与 TCD 超声相比，TCCD 具有多种优势：①直接可视化，更容易识别大脑动脉，在特定的颅内血管节段具有高分辨率；②血管病理的精细分类；③软件辅助矫正超声辐照角度的可能性，从而更准确地测量脑血流速度。对于后一个特征，多普勒效应方程表明，检测到的多普勒频移依赖于超声照射角度(在发射的多普勒信号和血液流动方向之间形成的夹角)的余弦值。在 0°和 180°时检测到的多普勒频移最大。由于成像视野不足，血管多普勒很少能检测到最大的多普勒频移，因此需要进行角度校正，以补偿部分频移。当共振角<90°时，反射频率高于发射频率，可检测到一个正的多普勒频移(角度余弦值为正)。同样，如果角度>90°，反射频率低于发射频率，则可检测到一个负的多普勒频移(角度余弦值为负)。最重要的是，除非多普勒角度是 0°或 180°，否则系统均无法检测到全部频移。当角度接近 90°时，频移趋近于 0。对于没有完全检测到频移的情况，超声系统允许进行软件辅助角度校正。这可以通过将多普勒血流取样线与检测血流的方向对齐来实现。该系统软件利用基本的几何算法，可以确定多普勒角度，计算余弦值，并校正部分检测到的多普勒频移。TCD 和

TCCD 之间的基本区别如表 1.1 所示。

虽然 TCCD 通过联合超声辉度模式实现了脑实质结构(如脑室系统、中线移位)和血管的直接可视化,然而,在目前的发展情况下,它还是无法长期持续监测脑血流。与 TCD 设备相比,由于探头较大,在没有探头支架(目前制造商没有提供) 的情况下,TCCD 无法将其固定在患者头部,因此 TCCD 只能徒手操作。与 TCD 相比,另一个潜在的限制在于,大多数制造商不提供脑血流速度相关参数的数字输出或类似功能, 原因可能是需要连续性监测, 如脑血流自调节或无创颅内压的连续评估(第 7 章和第 8 章中有相关论述)。

TCCD 的临床评估可以使用 2~2.5MHz 的探头进行, 主要的颅内结构和血管可实现高分辨率可视化。在这个超声波频率范围内,不同类型的探头(如相控阵、扇形或回波探头)可以检测到位于 12~15cm 深处的大脑结构[13,14]。通过应用双功能成像模式,典型的经颞窗的超声检查将显示 Willis 环处的中脑和基底动脉。与 TCD 类似,单个动脉可以通过其超声照射深度和血流方向来识别, 但在 TCCD 的情况下,这些动脉可以很容易地在显示器上显示。

TCCD 设备提供有关脑血流速度的基本参数(波形收缩期和舒张期分量),以及基于脑血流速度的衍生参数, 如平均脑血流速度和相关指数,如 PI、RI 和 LR。先进的参数,如基于 TCD 的大脑自调节指数和脑血管床的临界关闭压力,依赖于连续的高分辨率数据,由于最先进的 TCCD 机器仍无法实时输出连续性的数据而无法获得。

除了共同的特征,TCCD 与 TCD 评估缺血性脑血管疾病应用在不同的临床环境中。TCCD 可以显示颅内解剖结构,快速识别许多关键疾病,如颅内血肿、脑积水和大脑中线移位,而这些疾病以前主要依赖于更复杂(临床实用性差)的成像技术,如计算机断层扫描、磁共振成像和血管造影。

表 1.1 TCD 与 TCCD 的差异

	TCD	TCCD
徒手评估	是	是
动态监测	是	不
颅内结构的成像	不	是
超声角度的修正	不	是
FV 数据输出	是	不

1.4 结论

值得注意的是,TCD 和 TCCD 在颅脑超声检查中具有不同的作用。由于能够随时间推移提供监测,即使是间歇性的,TCD 已经成为临床神经科学中一个非凡的研究工具,并支持了脑血流生理学的重要科学发现, 不仅在神经危重症监护中, 而且在其他临床和实验条件下都发挥了重要作用。另一方面,TCCD 主要在神经危重症监护病房和一般危重症监护中有新兴的应用, 主要用于及时诊断脑血流循环紊乱。本书的不同章节将全面讨论 TCD 和 TCCD 在研究和临床实践中的应用与价值。

(尹立雪 李赵欢 译 刘承 校)

参考文献

1. Aaslid R, Markwalder TM, Nornes H. Noninvasive transcranial Doppler ultrasound recording of flow velocity in basal cerebral arteries. J Neurosurg. 1982;57(6):769–74.

2. Aaslid R. In: Vienna RA, editor. Transcranial Doppler sonography. New York, NY: Springer; 1986. p. 22–38.
3. Reid JM, Spencer MP. Ultrasonic Doppler technique for imaging blood vessels. Science. 1972;176(4040):1235–6.
4. Schöning M, Grunert D, Stier B. Transkranielle Real-Time-Sonographie bei Kindern und Jugendlichen, Ultraschallanatomie des Gehirns. Ultraschall der Medizin. 1988;9(06):286–92.
5. Moppett IK, Mahajan RP. Transcranial Doppler ultrasonography in anaesthesia and intensive care. Br J Anaesth. 2004;93(93):710–24.
6. Zeiler FA, Smielewski P. Application of robotic transcranial Doppler for extended duration recording in moderate/severe traumatic brain injury: first experiences. Crit Ultrasound J. 2018;10(1):16.
7. De Riva N, Budohoski KP, Smielewski P, Kasprowicz M, Zweifel C, Steiner LA, et al. Transcranial Doppler pulsatility index: what it is and what it isn't. Neurocrit Care. 2012;17(1):58–66.
8. Robba C, Goffi A, Geeraerts T, Cardim D, Via G, Czosnyka M, et al. Brain ultrasonography: methodology, basic and advanced principles and clinical applications. A narrative review. Intensive Care Med. 2019;45:913.
9. Basic Identification Criteria of Doppler Microembolic Signals. Stroke. 1995;26(6):1123.
10. Nicoletto HA, Boland LS. Transcranial Doppler Series Part V: Specialty Applications. Am J Electroneurodiagnostic Technol. 2011;51(1):31–41.
11. Sloan MA, Alexandrov AV, Tegeler CH, Spencer MP, Caplan LR, Feldmann E, et al. Assessment: transcranial Doppler ultrasonography: report of the Therapeutics and Technology Assessment Subcommittee of the American Academy of Neurology. Neurology. 2004;62(9):1468–81.
12. Bogdahn U, Becker G, Winkler J, Greiner K, Perez J, Meurers B. Transcranial color-coded real-time sonography in adults. Stroke. 1990;21:1680.
13. Baumgartner RW. Transcranial color duplex sonography in cerebrovascular disease: a systematic review. Cerebrovasc Dis. 2003;16:4.
14. Bartels E, Fuchs HH, Flügel KA. Color Doppler imaging of basal cerebral arteries: normal reference values and clinical applications. Angiology. 1995;46:877.

第 2 章

经颅多普勒超声血管解剖学基础

Pierre Bouzat, Thibaud Crespy

2.1 引言

Willis 环是位于大脑底部的血管吻合系统，被认为是颅内动脉重要的解剖结构。从胚胎学的角度来看，Willis 环是连接前脑和后脑之间重要的血液交通系统。TCCD 可以通过颅骨显示这些不同的动脉[1]。由于骨骼会阻挡超声波的穿透，因此，声束只有通过颅骨相对较薄弱的区域，即声窗，才会减少声波的衰减，从而获取每个大脑动脉的血流速度[2]。年龄、性别和种族可能会影响骨骼厚度和孔隙大小不同，从而使得 TCCD 检查更加困难。3 个常用的颅骨窗用于检查颅底动脉：眼窗用于检测眼动脉和颈内动脉；颞窗用于检测大脑前、中、后动脉；枕窗用于检测基底动脉和椎动脉颅内段[3]。此外，下颌下窗也可用于检测颈内动脉和基底动脉的脑血流速度[4]。除了动脉系统外，还可以使用颞窗来观察大脑静脉和静脉窦。TCCD 除了探查血管，还可以对大脑解剖结构进行全面的描述，并且可以通过超声观察某些大脑的结构[5]。因此，TCCD 已经从简单的多普勒超声转变为更为复杂的对大脑解剖结构的观察。

2.2 血管解剖

2.2.1 Willis 环

1664 年，Thomas Willis 医生描述了颅底血管的解剖结构[6]。Willis 环借助前后交通动脉为前循环（颈内动脉、大脑前动脉、大脑中动脉）和后循环（大脑后动脉、椎动脉和基底动脉）之间提供重要的沟通途径[7]。双侧颈内动脉通过破裂孔进入颅内后发出大脑前动脉和大脑中动脉。两侧大脑前动脉通过前交通动脉相连。在大脑半球后部，左右椎动脉汇合成基底动脉，沿脑桥腹侧表面走行，最终分为左右大脑后动脉。双侧的颈内动脉通过后交通动脉与两侧的大脑后动脉相连，形成 Willis 环的后半部分（图 2.1）。

Willis 环是一个天然的血管枢纽，因此，

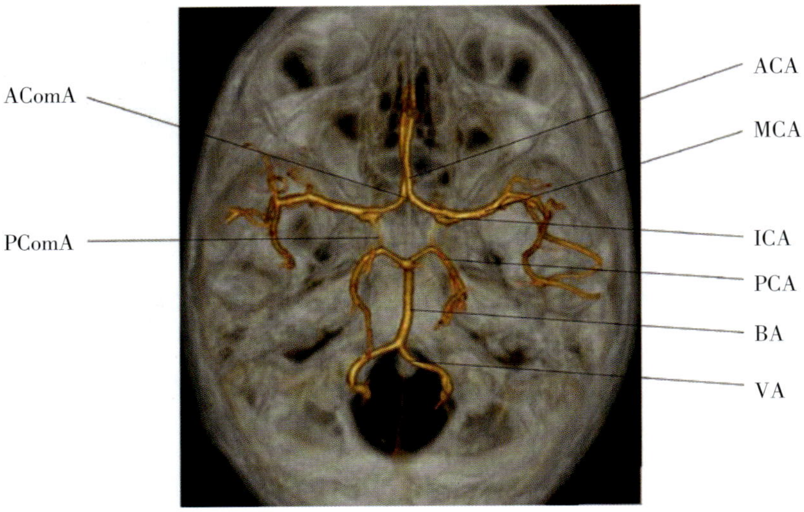

图 2.1 Willis 环。AComA，前交通动脉；PComA，后交通动脉；ACA，大脑前动脉；MCA，大脑中动脉；ICA，颈内动脉；PCA，大脑后动脉；BA，基底动脉；VA，椎动脉。

在近心端血管闭塞的情况下可以进行血流的重新分配。大脑动脉网络的作用是作为主要侧支循环来代偿颈动脉或椎动脉狭窄和闭塞时的血液供应[8]。然而，由于不同的解剖学变异，只有18%~20%的人存在完整的Willis环[9]。TCCD可以通过探测深度、血流方向和简单的解剖概念来识别血管。

2.2.2 经颞窗探测

颞窗是观察脑底动脉的主要途径，因为整个Willis环都是通过这个声窗显示的。在许多临床实践中，双侧检查被认为是TCCD的标准检查[10,11]。颞窗位于颧弓上方，沿耳屏到外眦画一条线，即眼眶外缘的部分。颞窗包含3种不同的窗口：A代表前窗，M代表中窗，P代表后窗，后窗通常是老年人唯一能观察的声窗。颞窗的中间部分被认为是最好的声窗，因为在这个方向上声束与血流的夹角接近于0°。多达23%的女性没有颞窗，尤其是在患有骨质增生或骨质疏松症疾病的老年女性中[12]。

在解剖结构良好的患者中，利用彩色血流模式可以观察到由大脑前动脉、大脑中动脉、大脑后动脉、颈内动脉和基底动脉(BA)共同组成的Willis环。MCA的水平段(M1)一般在40~60mm的深度范围内被显示。通常，我们将观察到朝向探头的血流标记为红色。大脑前动脉的检测深度在60~70mm，血流方向背离探头，因此具有负向的血流速度。大脑后动脉的检测深度在65~70mm。大脑后动脉的第一段(P1段)血流信号为正向，第二段(P2段)内血流信号变为负向。在图像的远场可以显示对侧大脑中动脉、大脑前动脉和大脑后动脉(图2.2)。

2.2.3 经眼窗探测

眼窗探查眼动脉和颈内动脉虹吸段。该窗口主要是由眼眶板薄弱区域，以及视神经孔和眶上裂形成的裂孔共同组成。探头直接放置在闭合的眼睑上，并略微向内侧和向上倾斜。操作者不应将超声探头放在眼睛上太久，以免造成任何伤害。从理论上讲，如果反复使用超声探查可能会诱发白内障。为了减少晶状体损伤性半脱位风险，经眼窗探查时降低输出功率(<17mW/cm^2)，目前此方法没

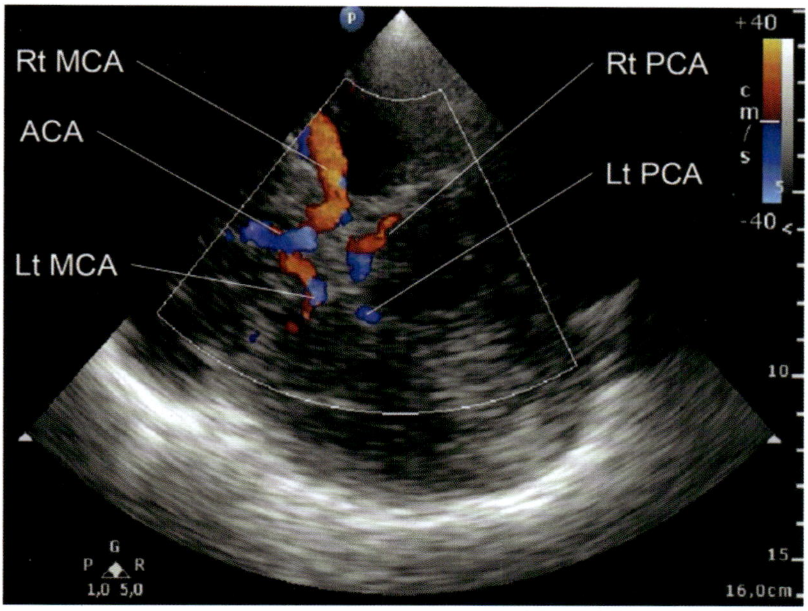

图 2.2　经颞窗的血管解剖。通过这个声窗可以显示完整的 Willis 环。Rt，右；Lt，左；ACA，大脑前动脉；MCA，大脑中动脉；PCA，大脑后动脉。

有不良影响的报道。

眼动脉的探测深度为 45~60mm，可检测出正向和高阻力型血流信号。深度超过 60mm 可探测到弯曲走行的颈内动脉虹吸段，其血流方向可以是朝向或远离探头(图 2.3)。当声束扫向颈内动脉 ICA 虹吸段的膝部时可以获得双向血流信号。

2.2.4 经枕窗探测

经枕骨或椎间孔探测可以通过枕骨和寰椎之间的天然孔隙显示椎动脉颅内段和基底动脉。探头应放置在乳突下内侧。经声窗探查时可能需要将患者的头转向一侧，也适用于头部略微向前屈的坐位患者扫查。声束应朝

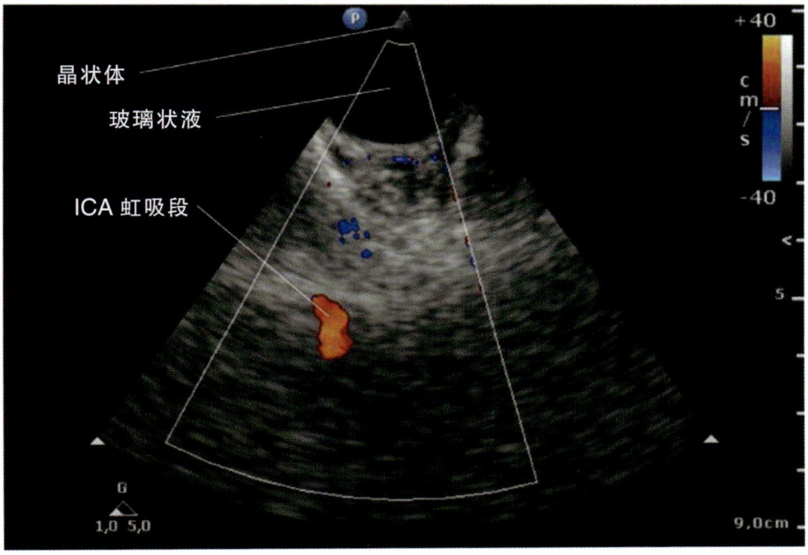

图 2.3　经眼窗的血管解剖。ICA，颈内动脉。

向鼻梁或对侧眼睛。该方向可以在 50~70mm 的深度范围内获得同侧椎动脉(VA)血流信号。当探头朝向内侧，深度>80mm 时可显示基底动脉(图 2.4)。此时血流方向背离探头。

2.2.5 经下颌下窗探测

探头应放置在解剖下颌下三角区域。

下颌下三角是由 3 条线构成的区域，这 3 条线分别是通过胸骨切迹和环状软骨的正中线、平行于下颌骨水平支并位于其下方的线，以及乳突到环状软骨的连线[4]。患者的头部始终保持自然轴位，既不伸展也不屈曲，同时，探头略微向内侧倾斜，朝向枕骨切迹。下颌下窗也可以在探测深度为 40~60mm 的范围内显示远端颈内动脉(硬膜外段)(图 2.5)。

2.2.6 大脑静脉和静脉窦的超声检查

大脑静脉和静脉窦在轴平面上可以根据其解剖位置和血流方向来识别。经颞窗扫查可以检测大脑中深静脉、基底静脉、直窦、横

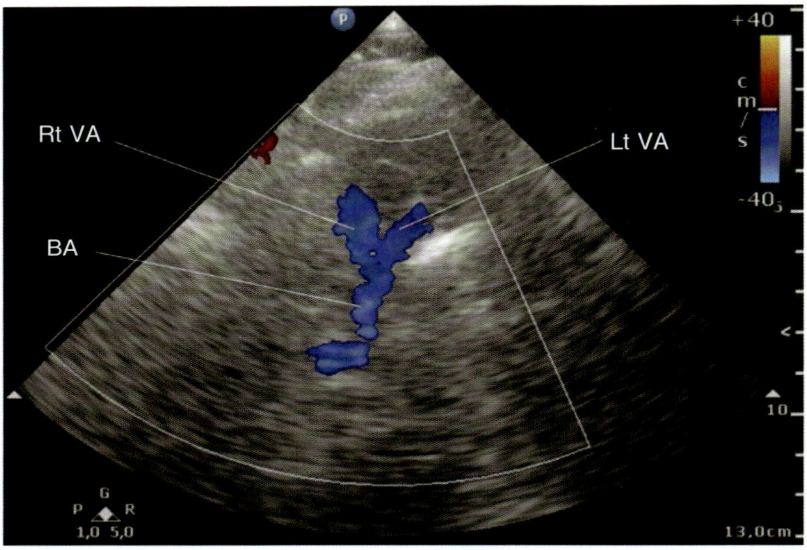

图 2.4 经枕窗的血管解剖。VA，椎动脉；BA，基底动脉。

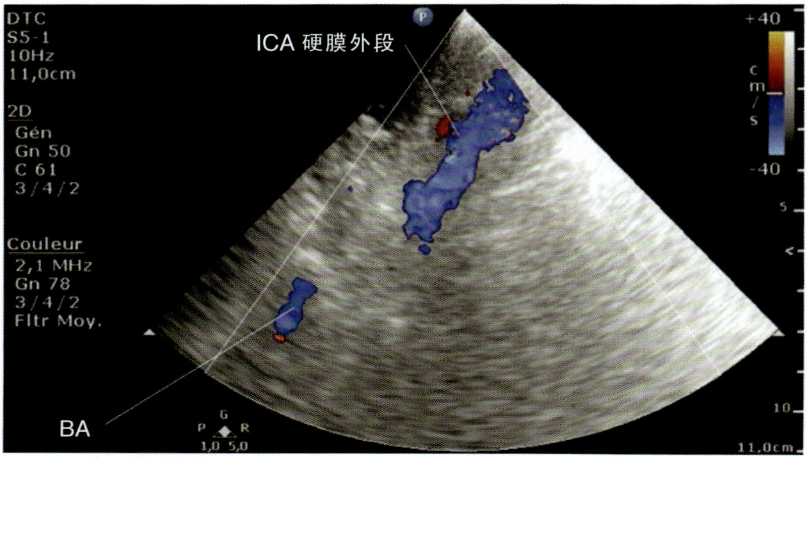

图 2.5 经下颌下窗的血管解剖。颈内动脉(ICA)和基底动脉(BA)显像。

窦、下矢状窦和上矢状窦[13]。大脑中深静脉(图 2.6)位于大脑中动脉后上方，与大脑中动脉血流方向相反[14]。基底静脉由大脑中深静脉、大脑前静脉，以及纹状体下静脉汇合而成[15]。由于 TCCD 无法显示大脑前静脉和纹状体下静脉，并且它们两者的汇合方式呈现多种解剖变异，因此超声不能显示从大脑中深静脉汇入基底静脉的全过程。从解剖学上来看，理论上基底静脉起始部可能在 49~55mm 的深度范围内被超声所显示。为了尽量减少大脑中深静脉与基底静脉混淆的可能性，大脑中深静脉的探测深度应<50mm。在大脑后动脉的上方并与之平行的地方可以显示基底静脉(图 2.7)大脑脚段[14]。基底静脉段的血流方向与大脑后动脉的血流方向相同[14]。

直窦在矢状面上走行有一个 40°~71°倾斜度的变化过程[16]。因此，在矢状面上旋转探头可以获得与声束平行的直窦声像。直窦处于静脉汇入过程的中间段，因此可以将它与近端的大脑大静脉和下矢状窦，以及远端的窦汇、横窦和上矢状窦区分开(图2.8)。横窦沿枕骨水平方向显像，为避免与直窦、窦

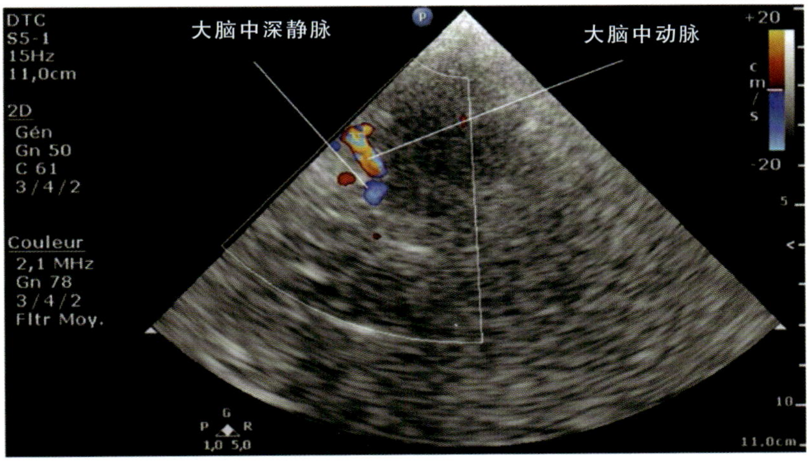

图 2.6　经颞窗显示大脑中深静脉。大脑中深静脉位于大脑中动脉的后上方，血流方向与大脑中动脉相反。

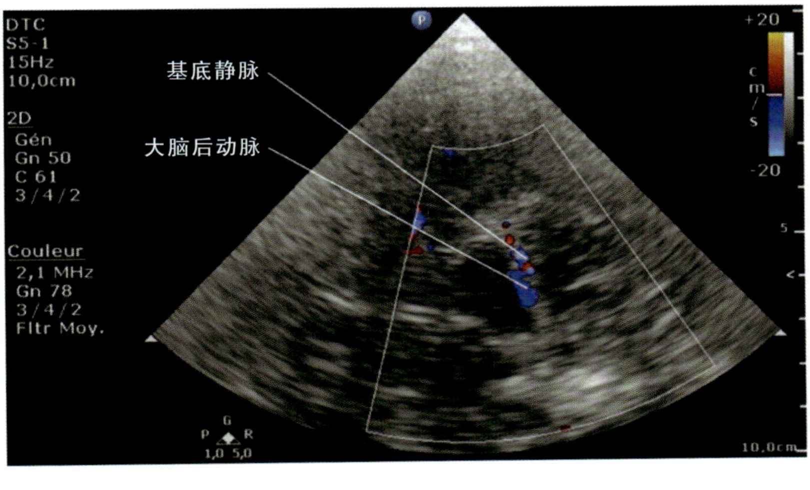

图 2.7　经颞窗显示基底静脉。基底静脉大脑脚段位于大脑后动脉上方并与之平行。

汇和上矢状窦混淆,多普勒取样容积应放置在对侧横窦水平部外侧,也就是刚好在其向前和向下弯曲之前。下矢状窦在中部和远端1/3处显像,上矢状窦在其远端进入窦汇之前显像。

2.3 颅脑超声解剖

在颅骨完整的患者中,探测大脑的声窗是颞窗。此外,有颅骨切除术史的患者则为探察颅内结构提供了独特的机会。在本章中,我们仅关注未行颅骨切除术的患者,可以通过颞窗进一步描述大脑解剖的超声表现。

2.3.1 解剖标志

通过颞窗在中脑平面观察到常见的骨性标志是高回声的蝶骨小翼和颞岩锥体上缘(图 2.9)。矢状窦后部的高回声可以帮助定位颅内结构前后的位置关系。通常,检查时首先需要确定典型的大脑结构,即中脑脑干,它是轴向超声平面定位的中心结构[17]。脑干呈低回声的蝶形图像,周围是高回声蛛网膜下腔(图 2.9)。将探头向上倾斜约 10°,可显示间脑平面。第三脑室的无回声腔是由两侧高回声的室管膜内衬构成的腔隙(图 2.10)。在后面,丘脑是围绕第三脑室的低回声或等回声结构。将声束稍向颅骨方向倾斜则显示侧脑室(图 2.11)[5]。在侧脑室平面,可以测量第三脑室和侧脑室的最大横径[18]。

2.3.2 临床应用

2.3.2.1 脑出血

脑出血(ICH)的进展是自发性或创伤后 ICH 最重要的预后因素之一[19]。我们可以通过反复 CT 进行随访,但需要将患者从 ICU 转移到具有 CT 设备的诊断室。TCCD 可以对床旁脑血肿患者进行无创性地随访,ICH 显示脑实质内高回声、边界清晰的肿块[17]。然而,该随访仅限于前 7 天,因为此时脑血肿的回声比周围脑组织回声强。有研究在 151 例脑卒中患者中采用 TCCD 检查可以区分是缺血性还是出血性脑卒中[20]。Perez 等也对 ICH 进行了早期监测[21],显示 TCCD 与 CT 测量的血肿体积大小之间有良好的相关性。TCD 仅漏诊 8 例 ICH 患者,其

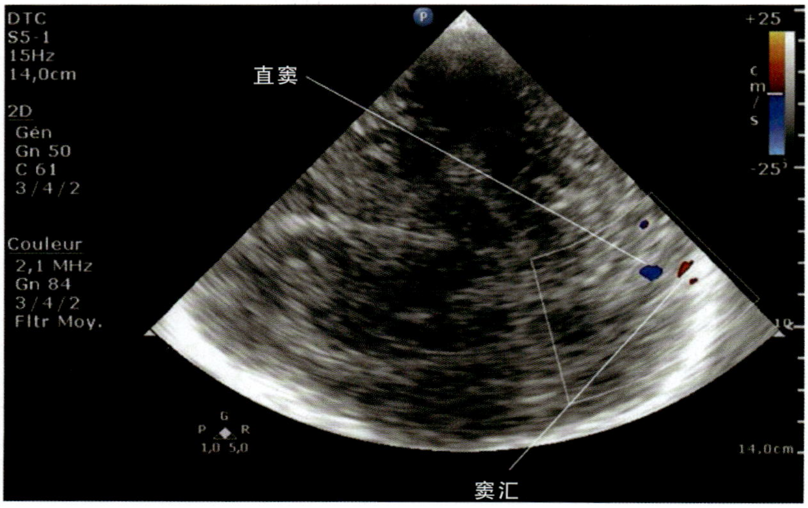

图 2.8 经颞窗显示直窦。探头在矢状面上旋转获得与声束平行的直窦声像。直窦处于静脉汇入过程的中间段,因此可以将它与近端的大脑大静脉和下矢状窦,以及远端的窦汇、横窦和上矢状窦区分开。

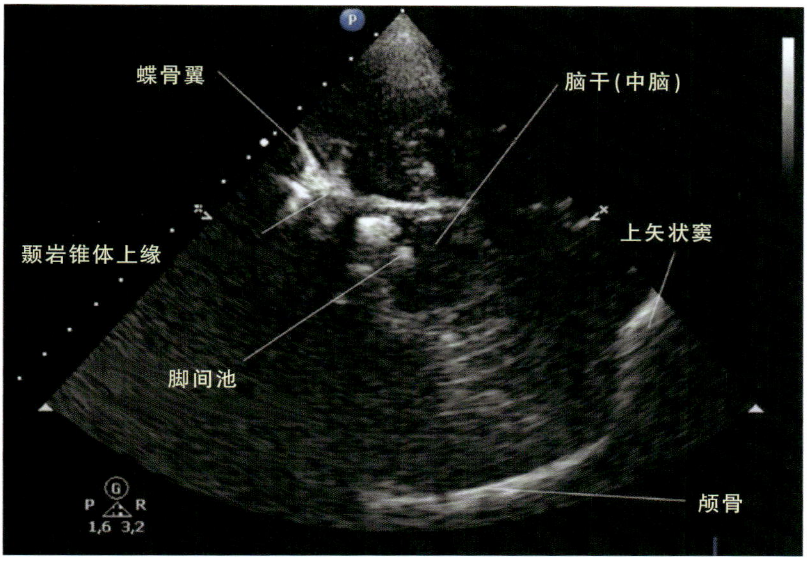

图 2.9　经颞窗显示脑解剖图:典型的斜轴平面,显示脑干、周围脑池和蝶骨小翼等主要标志物。

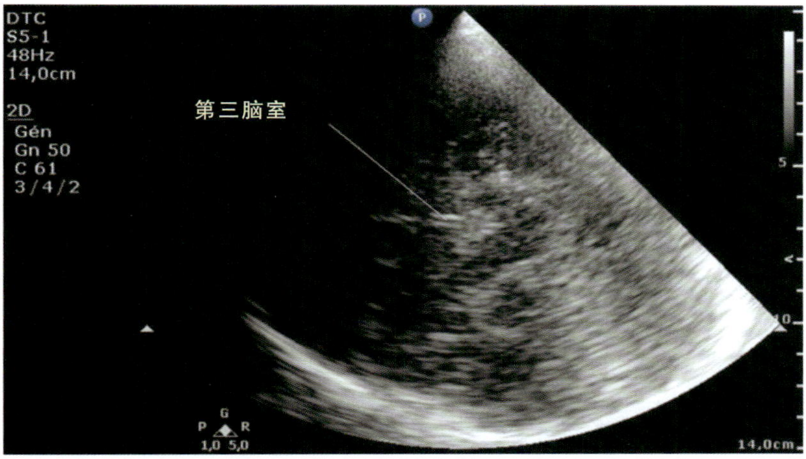

图 2.10　经颞窗显示脑解剖图;第三脑室的无回声腔由两侧高回声室管膜内衬构成腔隙。

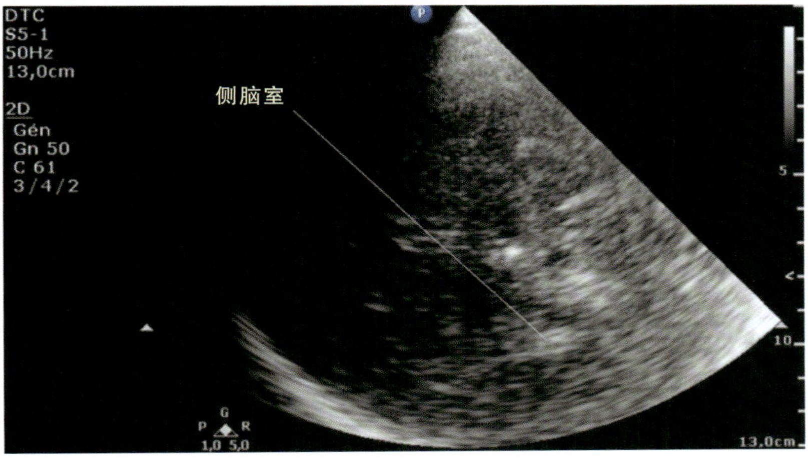

图 2.11　经颞窗显示脑解剖图。声束指向颅骨则显示出侧脑室。

中5例为少量出血,3例为小脑幕下出血。TCCD也用于检测缺血性脑卒中患者的出血性转化[22]。脑血肿的随访在去骨瓣减压术患者中甚至更容易实现。超声不仅可以显示脑内血肿的情况,还可以准确评估血肿的大小[23]。

2.3.2.2 硬膜外和硬膜下血肿

硬膜外和硬膜下血肿是创伤性脑损伤中最常见的外科病变,应立即诊断以评估手术切除效果。尽管CT是诊断血肿的金标准,但TCCD也能发现这些血肿[24]。通过经典的中脑平面,可以显示对侧颅骨。硬膜外血肿表现为颅骨板下的高回声。测量颅骨到蛛网膜硬脑膜侧这层高回声膜之间的距离可以评估硬膜下血肿的大小[25]。

2.3.2.3 脑中线移位

脑中线移位是需要立即处理的紧急情况。颅脑CT是诊断中线移位的金标准[26]。颅脑超声检查还可以通过测量两侧颅骨到第三脑室之间的距离来提供有关中线移位的有用信息(图2.12中临床病例的中线移位为A–B/2)。该方法首次在恶性缺血性脑卒中患者中描述[27,28]。最近一项纳入创伤性脑损伤(TBI)和脑出血患者的观察性研究发现,颅脑超声这种无创性方法与CT值之间存在良好的相关性,这表明TCCD可以作为床旁工具来诊断不同情况下的中线移位[29]。

2.3.2.4 脑积水

另一个临床应用就是TCCD诊断脑室扩张。事实上,通过测量脑室大小可以比较重症监护病房患者治疗前后的变化[30]。几位研究者发现,TCCD测量第三脑室和侧脑室的大小与CT测量值之间存在良好的相关性[18,31]。对于去骨瓣减压术患者通过TCCD诊断更容易实现[23]。脑室外引流(EVD)钳夹术后随访患者脑室扩大的程度,结果显示当脑室扩大超过5.5mm时,TCCD具有良好的敏感性[32]。TCCD也可以确认EVD引流管尖端的位置,尤其是在去骨瓣减压术的患者中[33]。

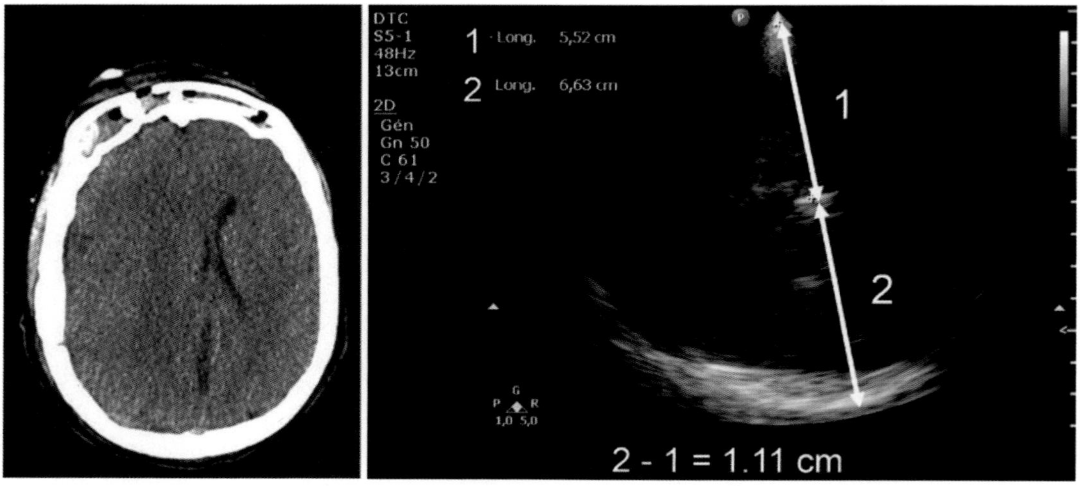

图2.12 脑脓肿患者中线移位。超声检查发现中线移位的值(右图)与CT(左图)结果一样。

2.3.2.5 脑卒中

在脑卒中的早期阶段，TCCD 可以针对不同的临床需求进行检测。TCCD 可以显示动脉闭塞和潜在的侧支循环。它也可以用于评估溶栓后的动脉再通，并可检测早期并发症，如出血性转化。在恶性缺血性脑卒中发生后，TCCD 可以测量脑中线移位、检测颅内高压及评估大脑自调节功能[34]。因此，TCCD 可以作为床旁脑卒中患者标准成像技术的补充手段。

2.4 结论

TCCD 已成为许多神经重症监护室的标准监测手段。它的作用不仅仅是简单的测量血流速度，还可以对大脑内部的解剖结构进行探查。通过充分的培训，TCCD 可以帮助临床医生在不同的情况下进行脑血流量（CBF）评估、血管痉挛诊断、大脑结构探查。这些临床意义将 TCCD 比作日常 ICU 工作中的“新型脑听诊器”。

（白艳　译　林嶷　校）

参考文献

1. Aaslid R, Markwalder TM, Nornes H. Noninvasive transcranial Doppler ultrasound recording of flow velocity in basal cerebral arteries. J Neurosurg. 1982;57(6):769–74.
2. Tsivgoulis G, Alexandrov AV, Sloan MA. Advances in transcranial Doppler ultrasonography. Curr Neurol Neurosci Rep. 2009;9(1):46–54.
3. Robba C, Cardim D, Sekhon M, Budohoski K, Czosnyka M. Transcranial Doppler: a stethoscope for the brain-neurocritical care use. J Neurosci Res. 2018;96(4):720–30.
4. Geeraerts T, Thome W, Tanaka S, Leblanc PE, Duranteau J, Vigue B. An alternative ultrasonographic approach to assess basilar artery flow. Neurosurgery. 2011;68(2 Suppl Operative):276–81. discussion 81
5. Krejza J, Mariak Z, Melhem ER, Bert RJ. A guide to the identification of major cerebral arteries with transcranial color Doppler sonography. AJR Am J Roentgenol. 2000;174(5):1297–303.
6. Wragge-Morley A. Imagining the soul: Thomas Willis (1621-1675) on the anatomy of the brain and nerves. Prog Brain Res. 2018;243:55–73.
7. Grand W. The anatomy of the brain, by Thomas Willis. Neurosurgery. 1999;45(5):1234–6. discussion 6-7
8. Mukherjee D, Jani ND, Narvid J, Shadden SC. The role of circle of Willis anatomy variations in cardio-embolic stroke: a patient-specific simulation based study. Ann Biomed Eng. 2018;46(8):1128–45.
9. Machasio RM, Nyabanda R, Mutala TM. Proportion of variant anatomy of the circle of Willis and association with vascular anomalies on cerebral CT angiography. Radiol Res Pract. 2019;2019:6380801.
10. White H, Venkatesh B. Applications of transcranial Doppler in the ICU: a review. Intensive Care Med. 2006;32(7):981–94.
11. Bouzat P, Oddo M, Payen JF. Transcranial Doppler after traumatic brain injury: is there a role? Curr Opin Crit Care. 2014;20(2):153–60.
12. Babikian VL, Feldmann E, Wechsler LR, Newell DW, Gomez CR, Bogdahn U, et al. Transcranial Doppler ultrasonography: year 2000 update. J Neuroimaging. 2000;10(2):101–15.
13. Baumgartner RW, Gonner F, Arnold M, Muri RM. Transtemporal power- and frequency-based color-coded duplex sonography of cerebral veins and sinuses. AJNR Am J Neuroradiol. 1997;18(9):1771–81.
14. Chung JI, Weon YC. Anatomic variations of the deep cerebral veins, tributaries of basal vein of Rosenthal: embryologic aspects of the regressed embryonic tentorial sinus. Interv Neuroradiol. 2005;11(2):123–30.
15. Ono M, Rhoton AL Jr, Peace D, Rodriguez RJ. Microsurgical anatomy of the deep venous system of the brain. Neurosurgery. 1984;15(5):621–57.
16. Mattle H, Edelman RR, Reis MA, Atkinson DJ. Flow quantification in the superior sagittal sinus using magnetic resonance. Neurology. 1990;40(5):813–5.
17. Caricato A, Pitoni S, Montini L, Bocci MG, Annetta P, Antonelli M. Echography in brain imaging in intensive care unit: state of the art. World J Radiol. 2014;6(9):636–42.
18. Seidel G, Kaps M, Gerriets T, Hutzelmann A. Evaluation of the ventricular system in adults by transcranial duplex sonography. J Neuroimaging. 1995;5(2):105–8.
19. Dowlatshahi D, Demchuk AM, Flaherty ML, Ali M, Lyden PL, Smith EE, et al. Defining hematoma expansion in intracerebral hemorrhage: relationship with patient outcomes. Neurology. 2011;76(14):1238–44.
20. Maurer M, Shambal S, Berg D, Woydt M, Hofmann E, Georgiadis D, et al. Differentiation between intracerebral hemorrhage and ischemic stroke by transcranial color-coded duplex-sonography. Stroke. 1998;29(12):2563–7.
21. Perez ES, Delgado-Mederos R, Rubiera M, Delgado

P, Ribo M, Maisterra O, et al. Transcranial duplex sonography for monitoring hyperacute intracerebral hemorrhage. Stroke. 2009;40(3):987–90.
22. Seidel G, Cangur H, Albers T, Burgemeister A, Meyer-Wiethe K. Sonographic evaluation of hemorrhagic transformation and arterial recanalization in acute hemispheric ischemic stroke. Stroke. 2009;40(1):119–23.
23. Caricato A, Mignani V, Bocci MG, Pennisi MA, Sandroni C, Tersali A, et al. Usefulness of transcranial echography in patients with decompressive craniectomy: a comparison with computed tomography scan. Crit Care Med. 2012;40(6):1745–52.
24. Caricato A, Mignani V, Sandroni C, Pietrini D. Bedside detection of acute epidural hematoma by transcranial sonography in a head-injured patient. Intensive Care Med. 2010;36(6):1091–2.
25. Niesen WD, Burkhardt D, Hoeltje J, Rosenkranz M, Weiller C, Sliwka U. Transcranial grey-scale sonography of subdural haematoma in adults. Ultraschall Med. 2006;27(3):251–5.
26. Srairi M, Hoarau L, Fourcade O, Geeraerts T. What is the gold standard method for midline structures shift assessment using computed tomography? Crit Care Med. 2012;40(12):3332–3.
27. Gerriets T, Stolz E, Konig S, Babacan S, Fiss I, Jauss M, et al. Sonographic monitoring of midline shift in space-occupying stroke: an early outcome predictor. Stroke. 2001;32(2):442–7.
28. Gerriets T, Stolz E, Modrau B, Fiss I, Seidel G, Kaps M. Sonographic monitoring of midline shift in hemispheric infarctions. Neurology. 1999;52(1):45–9.
29. Motuel J, Biette I, Srairi M, Mrozek S, Kurrek MM, Chaynes P, et al. Assessment of brain midline shift using sonography in neurosurgical ICU patients. Crit Care. 2014;18(6):676.
30. Berg D, Becker G. Perspectives of B-mode transcranial ultrasound. NeuroImage. 2002;15(3):463–73.
31. Becker G, Bogdahn U, Strassburg HM, Lindner A, Hassel W, Meixensberger J, et al. Identification of ventricular enlargement and estimation of intracranial pressure by transcranial color-coded real-time sonography. J Neuroimaging. 1994;4(1):17–22.
32. Kiphuth IC, Huttner HB, Struffert T, Schwab S, Kohrmann M. Sonographic monitoring of ventricle enlargement in posthemorrhagic hydrocephalus. Neurology. 2011;76(10):858–62.
33. Robba C, Simonassi F, Ball L, Pelosi P. Transcranial color-coded duplex sonography for bedside monitoring of central nervous system infection as a consequence of decompressive craniectomy after traumatic brain injury. Intensive Care Med. 2019;45(8):1143–4.
34. Poca MA, Benejam B, Sahuquillo J, Riveiro M, Frascheri L, Merino MA, et al. Monitoring intracranial pressure in patients with malignant middle cerebral artery infarction: is it useful? J Neurosurg. 2010;112(3):648–57.

第 3 章

声窗与实际操作

Aoife Quinn，Andrea Rigamonti

3.1 引言

随着医疗设备的不断发展，颅脑超声检查已成为提供实时个性化患者护理的有效工具。由于颅骨比较平坦，适合进行超声评估。获得的数据补充了从病史、临床检查和影像学中收集到的信息。已经证明了其在观察者内和观察者间令人满意的可靠性[1,2]。颅脑超声检查结果与CT和MRI检查结果的相关研究表明，颅脑超声虽然不能替代当前的金标准脑成像模式，也不能直接测量颅内压，但颅脑超声也具有许多优势[3-5]。颅脑超声是一种便携式、床旁、易于重复的实时成像，可有效避免转移过程中的风险和放射性损伤，最大限度地降低使用成本。

颅脑超声在评估结构和血管问题方面发挥着重要作用，尤其是评估脑内血肿[6]、中线移位、脑积水[7]、颅内压升高[8]、显示血流状态[9]、血管痉挛[10]和自调节[11-13]。这些指标的测量与各种神经疾病的治疗尤其相关，包括脑卒中、蛛网膜下腔出血、创伤性脑损伤和脑出血[14-18]。颅脑超声作为急诊科护理检查的一部分正在发挥着重要作用[19]。随着专业技术的发展，在门诊、病房和所有重症监护病房通过经颅多普勒超声获得的价值不断扩大，并变得更加重要[20]。其便携性对体外循环的患者尤其有利，并可作为评估个性化脑保护性通气策略的一种手段[21,22]。无创评估颅内压的能力在凝血病患者的治疗中或在标准有创性ICP监测不可用的情况下是一种潜在的有用工具[23-25]。

通过4个窗口对大脑进行超声检查。本章介绍了一种系统的检查方法。采用的声窗入路为下颌骨、枕骨、颞骨、眼眶。在许多情况下，经颞骨窗产生的信息最丰富。然而，完整的检查要求通过所有4个窗口对大脑结构进行扫查。在不同的窗口中观察血管，可以跟踪血管和流量变化，并有助于识别血管异常。

3.2 解剖异常

Willis 环的异常很常见，发生率高达80%。解剖异常在后循环中更为常见，最常见的异常是血管发育不良，24%~35%的患者会出现这种情况。10%~20%的患者可能发生大脑前动脉第一部分(A1 段)发育不良。在胎儿大脑后动脉起源描述了 PCA 起源于颈内动脉而非基底动脉时的排列，这种情况发生在 15%~25%的患者中，另有 6%的患者可能没有 PCA。也有一些系列文献报道了副血管，有 12%的患者前交通动脉重复或 3 次重复[26-28]。

3.3 测量和基本计算

利用 B 型模式成像来识别结构标识。彩色多普勒和脉冲波多普勒的结合可以显示血管，并进行测量，从而提供有关速度的信息[29]。根据血管的位置、深度和相对于探头的流向，可以使用彩色多普勒确定实质和其他血管。在获得血管的最佳视图后，可使用脉冲波多普勒对血管进行取样，一旦记录了波形，就可以测量收缩期峰值流速(PSV)、舒张期峰值流速(PDV)和平均流速(MFV)的值。以 5mm 为间隔对连续节段测量值进行比较，可以推断出病理学诊断[30]。因导致血流速度增加而影响数据解释的因素包括女性、妊娠、红细胞压积降低、PCO_2 升高、MAP 增加，以及精神或机体活动。年龄的影响是可变的，在 10 岁之前流速增加，10 岁之后出现下降，如表 3.1 所示(流速以 cm/s 为单位)。

这些测量可以计算搏动指数和阻力指数，并评估血管痉挛、脑血管的自调节和颅内压[31,32]。表 3.2 概述了进行基本调查的关键速度指数。

表 3.1 颅内血管的流速范围

动脉	20~40 岁	40~60 岁	>60 岁
ACA	56~60 岁	53~61 岁	44~51 岁
MCA	74~81 岁	72~73 岁	58~59 岁
PCA			
P1	48~57 岁	41~56 岁	37~47 岁
P2	43~51 岁	40~57 岁	37~47 岁
椎动脉	37~51 岁	29~50 岁	30~37 岁
基底动脉	39~58 岁	27~56 岁	29~47 岁

注：ACA，大脑前动脉；MCA，大脑中动脉；PCA，大脑后动脉；P1，PCA 第一段；P2，PCA 第二段。速度单位：cm/s。

血流脉动性反映了血液流动的阻力。正常搏动指数(PI)值范围为 0.8~1.2。偏离正常范围可以提供病理学线索[33]。>1.2 表示下游狭窄，因为狭窄会增加平均流速，超过 1.2 的增加值也可能反映了继发于颅内压升高的外周阻力增加[34]。ICP 以线性方式影响 PI。低碳酸血症、主动脉瓣关闭不全或心动过缓都可能增加 PI 值。PI 值低于 0.8 的原因包括导致外周阻力降低的动静脉畸形，或者被检查位点血管扩张，位于近端阻塞或狭窄的下游。阻力指数(RI)测量的是测量点远端的血流阻力。测量值>0.8 表示下游阻力增加。

表 3.2 执行基本 TCCS 调查的关键速度指数

PSV	这是波形顶点处收缩期流速的最大值
EDV	这是在舒张末期测量的，通常是新波形开始前的最低点
MFV	(PSV+2×EDV)/3
Gosling PI	(PSV−EDV)/MFV
Pourcelot RI	(PSV−EDV)/PSV

Lindegaard 比值(LR)通过计算受检动脉的 MFV 与颈内动脉颅外部分的 MFV 之间的比值,比较颅内动脉和颅外动脉的 MFV[18]。它区分高动力血流和血管痉挛。颅内血流速度增加,而供应颅外成分的血流速度没有同时增加,这意味着血管痉挛[10]。LR>3 表示血管痉挛,异常低的 LR 表示高动力血流(如由 AVM 引起)。一种改良的后循环 LR 比值已被制订出来[15,35]。

3.4 设置

理想情况下,超声检查仪器应位于患者头部后侧,超声仪器位于一侧,易于触及。这有助于以系统的方式进行检查,并对患者的大脑两侧进行顺序评估。实际上,对于重症监护病房的患者来说,由于呼吸机、多个输液泵、心室外引流装置和 ICP 监护仪可能会占据床头位置,对这一设置带来了一些挑战。脊柱损伤可能会禁止患者移动,受伤后大脑顺应性差的患者可能无法忍受体位的改变,只能进行有限的检查。因此,灵活的检查方法至关重要。神经外科患者的敷料和手术部位并不会带来不可逾越的挑战,可能需要稍微调整探头位置,以避开包扎线。去骨瓣减压术的位置不会对图像采集产生负面影响,但必须注意施加在探头上压力的大小。事实上,如果解剖结构不会因脑肿胀而过度扭曲时,骨骼的缺乏会使得图像获取变得更容易。全身生理学变化对脑内生理学的影响、心电图和血压测量是评估的一部分。在分析数据时,必须考虑患者因素和特定诊断的预测试概率。需要考虑的患者因素包括诊断、执行的手术和 ICU 治疗的强度。

3.5 声窗

3.5.1 下颌骨

该窗口允许超声医生识别和检查颈内动脉的颅外成分。理想情况下,患者处于仰卧位,头部略微伸展。如果患者的颈部特别短,则尽可能延长颈部。颈椎项圈内的患者不能进行此项检查。探头的位置略偏于下颌角,并向上和中间对准。探头放置在软组织表面而非骨窗上,因此可能需要额外的耦合凝胶以获得理想的视图(图 3.1a)。使用这种方法显示的血管视图有很大的变化。颈内动脉颅外段的血流应远离探头,正常速度应为 24~28cm/s,远端 ICA 位于 40~60mm 的深度处(图 3.1b)。颈外动脉位于颈部内侧,阻力较大,分支较多[36,37]。TCCS 可以识别儿童镰状细胞病 ICA 的变化,并作为供血区域继发于脑梗死的脑卒中风险标志物[38]。颈动脉损伤有可能引起内膜瓣,并随之出现夹层、血栓形成、狭窄或闭塞等问题。创伤患者的单侧血流速度变化可能表明存在内膜瓣,并有助于指导进一步的检查和处理[39]。与颅内血管相比,颅外血管的血流动力学信息对于确定是否存在血管痉挛的可能性至关重要。

3.5.2 枕骨

枕骨和寰椎的交界处形成了一个天然的间隙[40]。这是枕骨下视图窗口(图 3.2a)。它提供了椎动脉和基底动脉的视图(图 3.2b)。颈部向前弯曲可获得最佳图像[41]。这对于大多数重症监护患者来说并不特别可行。对于仰卧的 ICU 患者,可以通过将头部倾斜到对侧来获取视图[42]。该窗口的两个关键方位标

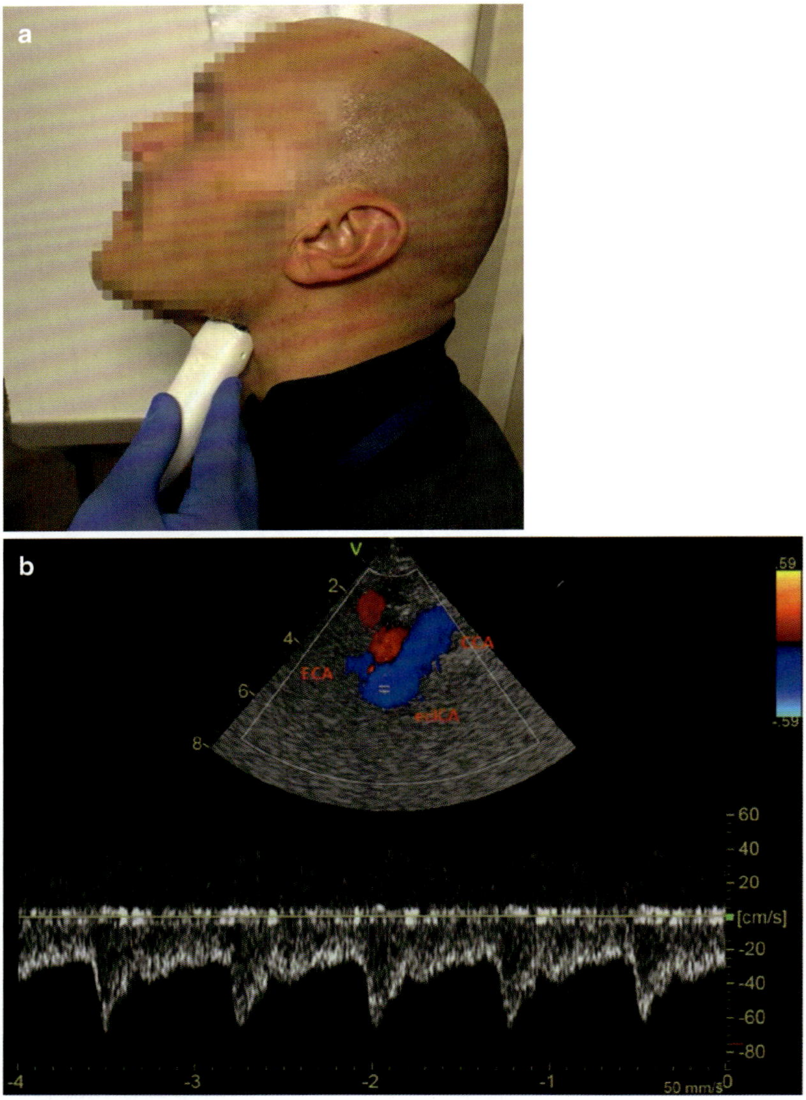

图 3.1 (a)下颌窗。(b) CCA，颈总动脉；ECA，颈外动脉；ecICA，颈内动脉颅外段。

志是低回声的枕骨大孔和高回声斜坡。将探头定位在乳突下方和内侧，并朝向对侧眼部倾斜，可以看到同侧椎动脉。识别特征包括50~75mm 的深度和远离探头的血流。当视图深入探查椎动脉时，可能会检测到流向探头的流量。这表明探查部位为椎动脉的硬膜外部分。这可以通过提高角度来纠正[43]。通过将探头放置在枕骨隆起的正下方，可以看到基底动脉。探头应朝向鼻梁，角度略高于观察椎动脉时的角度。如果不能立即观察到基底动脉，更偏向中线内侧扫描可以改善基底动脉的视野。基底动脉通常位于 60~70mm 的深处，但有时可能位于 100mm 以下。基底动脉中的血流远离探头[44]。通过优化单个患者的视图，可以显示两条椎动脉在汇入基底动脉时的 Y 形汇合。椎动脉和基底动脉的流速范围为 39~60cm/s[45]。Lindegaard 比值用于评估后循环中的血管痉挛[46,47]。

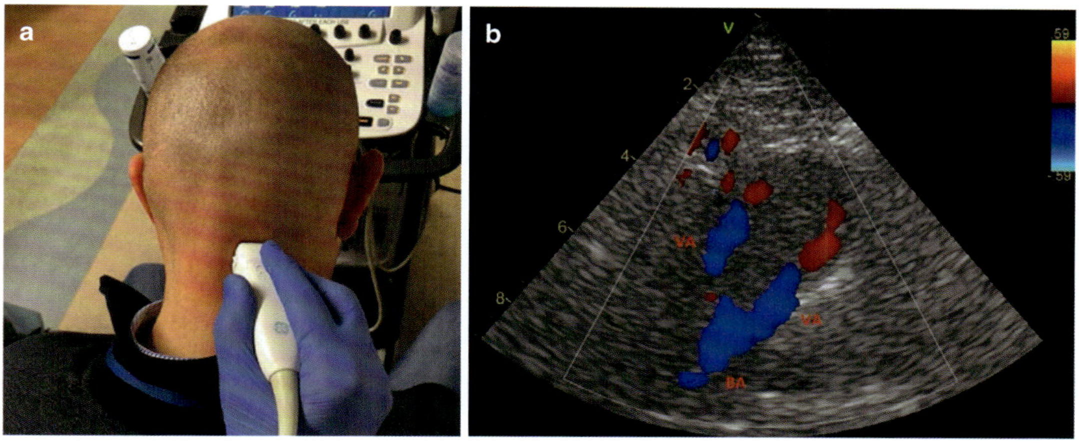

图 3.2 (a)枕骨窗。(b) BA,基底动脉;VA,椎动脉。

基底动脉的可视化可能具有挑战性。使用枕骨窗和颞骨窗联合检查，可在84%~94%的患者中识别基底动脉和小脑后动脉[48,49],在只有45%的患者中能看到基底动脉远端。TCCS在急性后循环病理学的评估中显示出作为诊断工具的一些前景[50],但与血管造影技术相比,对于排除严重的病理学,它被认为还不够可靠[51]。尤其难以确定是否存在流动阻抗。椎动脉的高搏动性打击可能提示近端狭窄或闭塞。如果闭塞较远,椎动脉血流可能正常。间接信号的解释会导致从数据中推断结果有误。

3.5.3 经颞骨

经颞骨探查是TCCS检查的高产窗口。它可以评估Willis环的实质和脉管系统。该窗口通过翼点,即蝶骨大翼、颞骨鳞部、额骨和顶骨的汇合处。探头的方向应使索引标记朝向患者的前方。这应该与超声屏幕左侧的索引标记相关。如果患者处于坐姿,探头最初应与地板平行,并放置在颧弓正上方(图3.3a)。

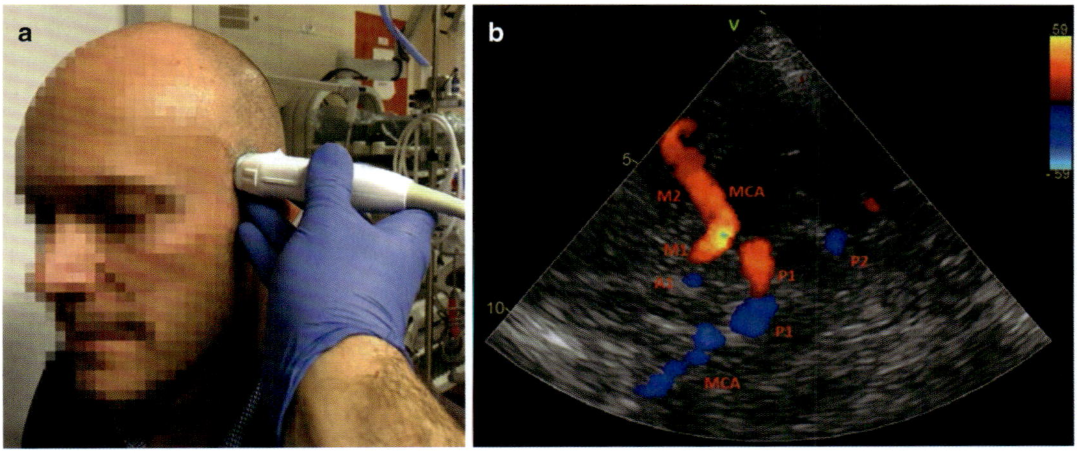

图 3.3 (a)颞骨窗。(b)大脑中动脉(M1,第一段;M2,第二段)。A1,大脑前动脉的第一段;P1,大脑后动脉的第一段;P2,大脑后动脉的第二段。通过这个窗口可以看到同侧和对侧循环。

需要稍微调整角度以获得足够的视图。最初，探头应置于耳朵前方 1cm 处，但可能需要根据每个人情况来调整此距离[53]。经颞骨窗很差者高达 20%[54]，阻碍了检查。骨质增生会影响检查效果，因为骨骼厚度会影响图像质量[55]。这在某些人群中尤其明显，如非裔美国女性、亚裔男性及大龄女性。

在经颞骨窗中获取图像的第一步是识别对侧颞骨。颞骨是远场可见的弯曲明亮的白线。最初，深度应设置为 10~15cm，以便于识别颞骨(图 3.4)。蝶骨具有典型的蝴蝶翅膀外观，在近场可以看到一条白线；倾斜探头尾部有助于了解这一点。脑蒂呈低回声心形，周围有高回声的基底池。值得注意的是，脑室内的信号亮度较低，但中脑周围的基底池看起来很亮。第三脑室为狭缝状低回声结构，有两条水平的高回声线，代表脑脊液填充的空间和脑室壁。在无病理改变的情况下，第三脑室应为中线结构。

鉴别对侧颞骨、大脑脚和第三脑室是一个关键步骤。这些结构的显示证实了经该窗口可以获得足够的血管信息。可以减小深度，使脑蒂位于超声图像的远场，从而通过应用颜色更容易显示血管。

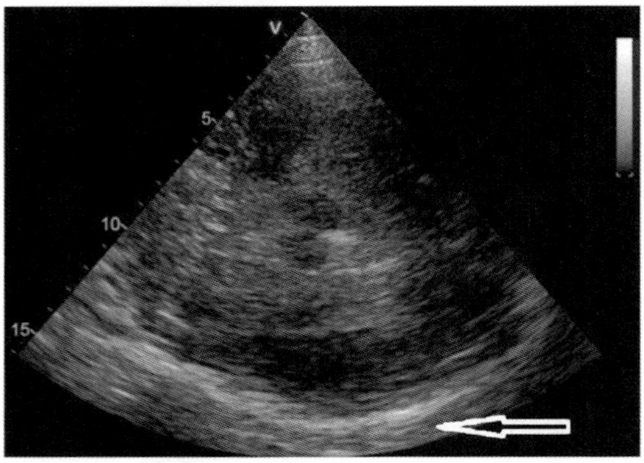

图 3.4 通过颞骨窗观察对侧骨(白色箭头所示)。

经颞骨窗扫查可以呈现许多大脑结构的关键信息。如果有满意的颞骨窗，中脑、脑桥、第三脑室、侧脑室前后角、大脑镰、丘脑、基底节、松果体和颞叶的识别率超过 75%[5]。

通过将传感器向上倾斜 30°朝向颅骨顶，可以看到丘脑平面。该平面的解剖标志包括松果体，通常伴钙化，因此呈高回声，丘脑呈低回声，第三脑室位于松果体前面，由两个椭圆形丘脑包围。侧脑室的额角呈低回声，进入第三脑室。第三脑室增大是脑萎缩的超声标志之一[57]。第三脑室的宽度通常为 3~4mm，但据报道，其宽度范围为 2.76~7.31mm[58]。尾状核和豆状核位于额角和丘脑之间[59]。

通过将探头再倾斜 10°，可以看到侧脑室平面。此时可识别低回声侧脑室。将探头从中脑轴平面向下倾斜，可以看到颞中窝。它由蝶骨的大翼前部和颞骨的岩骨部分后部组成。小脑明显呈低回声结构。

通过前后倾斜探头，可以进一步评估经颞骨窗。这将检查窗口的前部、中部和后部。后窗位于耳朵正前方，该窗口提供了前后脑循环的最佳分离点，有助于识别血管[45]。中窗位于后窗前方约 1.5cm 处，前窗位于中窗前方 1.5cm 处。应检查所有窗口，以确定每例患者的最佳视图。

识别实质结构和骨标志可以确定是否存在中线移位、脑积水或肿块。通过计算第三脑室到颞骨的距离来确定脑中线移位。

TCCS 可显示邻近血管的组织结构和流向。与 TCD 相比，它不依赖于对血管深度的准确评估来帮助识别。对预期深度的了解是识别正常解剖的一种有用的辅助手段。Willis 环的血管位于大脑脚附近。眼眶鼻骨平面扫描显示中脑脑干，然后可以定位脑脚。紧接着脑干外侧的区域可以通过多普勒的彩色功能来描绘血管。一旦确定了流量，探头可以缓慢倾斜，以获得最佳图像。

ICA 通常在 55~65mm 处分叉，进入大脑前动脉和大脑中动脉。分叉处同时存在双向流动，便于识别，因为红色和蓝色流动都很明显。大脑前动脉远离探头，大脑中动脉流向探头（图 3.3b）。

大脑中动脉位于基底池的前方和侧面。通常在 55~60mm 深处发现。健康患者的 MCA 是低阻力血管，血流向前和横向流向探头，延伸至血管的三分叉处。应增加 2~5mm 的深度，从 MCA 起点到 ICA 的 M1 段进行探查。

通过对 MCA 进行更深的扫描，直到获得相反方向的血流信号来定位 ACA；近端 ACA 可能很短，只能在短距离内进行取样[53]。A-CA 通常位于约 60mm 的深度，血流朝向颅内，远离探头（图 3.3b）。如果在较深距离约 80mm，检测到朝向探头的血流，则可能是对侧 ACA A1[40]。只能看到大脑前动脉的 A1 段。A2 处的 90°弯曲妨碍了使用颅脑超声进行显示。

在一些患者中，当首次发现 MCA 时，PCA 可能是 Willis 完整循环的一部分，如果不是，则需要进行操作以显示小脑后动脉。首先观察到 MCA 后，探头可以瞄准后部，略向尾部。通常，PCA 位于 ICA 分叉后 1~2cm，与 Willis 环位于同一平面，P1 流向探头，为红色，P2 远离探头，因此为蓝色（图 3.3b）。PCA 的速度低于 MCA。P1 在胎儿期 PCA 的结构中很难识别。在这种情况下，PCA 的大部分血流来源于一条较大的后交通动脉，PCA 可能发育不良[21]。

3.5.4 眼眶

眼眶入路可用于显示血管结构和视神经。视神经的测量提供了可以用来推断颅内压是否升高的信息。因此，在没有标准 ICP 监护仪的情况下，TCCS 在神经危重病患者的管理中可能发挥重要作用。

经眼眶窗口检查时，应尽可能缩短检查时间，机器的输出功率应减少到 10%，以避免损坏精致的眼眶内容物[40]。需选用高频线性传感器探头[60]，深度最初应设置为 0.5~2cm。眼睑应轻轻闭合，并用透明敷料覆盖，以防止凝胶损坏。传感器应向上和中间倾斜，以显示结构。

3.5.4.1 视神经鞘

视神经鞘与脑膜连续，因此与蛛网膜下腔连续。此前已经证明，颅内压升高与视神经鞘直径（ONSD）增加相关[61,62]。可以使用 ONSD 确定 ICP 升高，但不能确定 ICP 升高的程度。ONSD 评估不能替代正式的持续 ICP 监测。它确实为一些禁止放置 LP 或头颅探头的患者提供了另一种可能的评估方法，如脑病性肝衰竭患者[63]，在插入 ICP 探头之前，或在无法使用脑室外引流装置或脑实质内监测器的情况下。

眼球是无回声的，球后脂肪有回声，视神经及其周围鞘从眼球后部穿过球后脂肪。视神经是无回声的，鞘是一条薄的低回声线，位于神经两侧的外侧。测量沿神经走行的每条低回声线的水平距离被确定为视神经鞘直径，在神经起点后 3mm 处测量，成人正常值的上限为 5mm。双侧增厚与颅内压升高一致[64]。确保视神经鞘轮廓清晰很重要，打开颜色功能以确保没有血管与鞘平行，避免因此导致的测量不准确。

视神经管通常位于内侧，包含颈动脉虹吸。通常深度为55~70mm。不同的部分具有不同的流动方向，其中床突上段部分远离探头，鞍旁部分流向探头。向前和向外检测到的信号表明颈动脉虹吸的膝部。眼动脉的深度通常为60mm，流向探头，并显示出高阻力频谱。

3.6 问题解答

敲击实验可能有助于识别某些血管。轻敲供血部位并观察供血的血管频谱，可产生振荡现象。终末ICA和PCA均位于后角，有时两者很难区分。通过敲打颅底在椎动脉中产生振荡将在PCA中引起混响(前提是PCA不是胎儿来源)。在锁骨水平敲打颈动脉会引起前循环血管的振荡。ICA是前循环的供应血管。短暂阻断颈动脉(前提是没有禁忌证)可以帮助区分血管。如果血流减少或逆转，这意味着血管起源于颈内动脉，是前循环的一部分。如果没有产生流量变化，则表明该血管是后循环的一部分。

3.7 结论

颅脑超声检查是一种检查大脑及其血管系统的微创方法。它可以用于各种病理状态，提供实时数据，并且在进行治疗干预后很容易重复。它提供了可靠的数据来指导孤立颅内问题的处理，还提供了全身病理学后颅内并发症的信息。本章就颅脑超声检查循序渐进的方法、机动灵活的途径所获取的信息进行了阐述。

(尹立雪 张红梅 译 林燕青 校)

参考文献

1. Kaczynski J, Home R, Shields K, Walters M, Whiteley W, Wardlaw J, et al. Reproducibility of transcranial Doppler ultrasound in the middle cerebral artery. Cardiovasc Ultrasound. 2018;16(1):15.
2. Baumgartner RW, Mathis J, Sturzenegger M, Mattle HP. A validation study on the intraobserver reproducibility of transcranial color-coded duplex sonography velocity measurements. Ultrasound Med Biol. 1994;20(3):233–7.
3. Cattalani A, Grasso VM, Vitali M, Gallesio I, Magrassi L, Barbanera A. Transcranial color-coded duplex sonography for evaluation of midline-shift after chronic-subdural hematoma evacuation (TEMASE): a prospective study. Clin Neurol Neurosurg. 2017;162:101–7.
4. Niesen W-D, Rosenkranz M, Weiller C. Bedside transcranial sonographic monitoring for expansion and progression of subdural hematoma compared to computed tomography. Front Neurol. 2018;9:374.
5. Kern R, Perren F, Kreisel S, Szabo K, Hennerici M, Meairs S. Multiplanar transcranial ultrasound imaging: standards, landmarks and correlation with magnetic resonance imaging. Ultrasound Med Biol. 2005;31(3):311–5.
6. Seidel G, Kaps M, Dorndorf W. Transcranial color-coded duplex sonography of intracerebral hematomas in adults. Stroke. 1993;24(10):1519–27.
7. Blanco P, Blaivas M. Applications of transcranial color-coded sonography in the emergency department: transcranial Doppler in the ED. J Ultrasound Med. 2017;36(6):1251–66.
8. Rasulo FA, Bertuetti R, Robba C, Lusenti F, Cantoni A, Bernini M, et al. The accuracy of transcranial Doppler in excluding intracranial hypertension following acute brain injury: a multicenter prospective pilot study. Crit Care. 2017;21(1). [Internet] [cited 2019 Jun 13] http://ccforum.biomedcentral.com/articles/10.1186/s13054-017-1632-2
9. Müller M, Hermes M, Brückmann H, Schimrigk K. Transcranial Doppler ultrasound in the evaluation of collateral blood flow in patients with internal carotid artery occlusion: correlation with cerebral angiography. AJNR Am J Neuroradiol. 1995;16(1):195–202.
10. Schebesch K-M, Woertgen C, Schlaier J, Brawanski A, Rothoerl RD. Doppler ultrasound measurement of blood flow volume in the extracranial internal carotid artery for evaluation of brain perfusion after aneurysmal subarachnoid hemorrhage. Neurol Res. 2007;29(2):210–4.
11. Sorrentino E, Budohoski KP, Kasprowicz M, Smielewski P, Matta B, Pickard JD, et al. Critical thresholds for transcranial Doppler indices of cerebral autoregulation in traumatic brain injury. Neurocrit Care. 2011;14(2):188–93.
12. Panerai RB. Transcranial Doppler for evaluation of cerebral autoregulation. Clin Auton Res. 2009;19(4):197–211.

13. Bellapart J, Fraser JF. Transcranial Doppler assessment of cerebral autoregulation. Ultrasound Med Biol. 2009;35(6):883–93.
14. Lupetin AR, Davis DA, Beckman I, Dash N. Transcranial Doppler sonography. Part 2. Evaluation of intracranial and extracranial abnormalities and procedural monitoring. Radiographics. 1995;15(1):193–209.
15. Moppett IK, Mahajan RP. Transcranial Doppler ultrasonography in anaesthesia and intensive care. Br J Anaesth. 2004;93(5):710–24.
16. Brunser AM, Mansilla E, Hoppe A, Olavarría V, Sujima E, Lavados PM. The role of TCD in the evaluation of acute stroke: TCD in acute stroke. J Neuroimaging. 2016;26(4):420–5.
17. Gerriets T, Stolz E, König S, Babacan S, Fiss I, Jauss M, et al. Sonographic monitoring of midline shift in space-occupying stroke: an early outcome predictor. Stroke. 2001;32(2):442–7.
18. Kirsch JD, Mathur M, Johnson MH, Gowthaman G, Scoutt LM. Advances in transcranial Doppler US: imaging ahead. Radiographics. 2013;33(1):E1–14.
19. Ketelaars R, Reijnders G, van Geffen G-J, Scheffer GJ, Hoogerwerf N. ABCDE of prehospital ultrasonography: a narrative review. Crit Ultrasound J. 2018;10(1). [Internet] [cited 2019 Apr 29] https://criticalultrasoundjournal.springeropen.com/articles/10.1186/s13089-018-0099-y
20. Robba C, Goffi A, Geeraerts T, Cardim D, Via G, Czosnyka M, et al. Brain ultrasonography: methodology, basic and advanced principles and clinical applications. A narrative review. Intensive Care Med. 2019;. [Internet] [cited 2019 Apr 29]; http://link.springer.com/10.1007/s00134-019-05610-4
21. Corradi F, Robba C, Tavazzi G, Via G. Combined lung and brain ultrasonography for an individualized "brain-protective ventilation strategy" in neurocritical care patients with challenging ventilation needs. Crit Ultrasound J. 2018;10(1). [Internet] [cited 2019 Apr 29] https://criticalultrasoundjournal.springeropen.com/articles/10.1186/s13089-018-0105-4
22. Young N, Rhodes JKJ, Mascia L, Andrews PJD. Ventilatory strategies for patients with acute brain injury. Curr Opin Crit Care. 2010;16(1):45–52.
23. Robba C, Cardim D, Tajsic T, Pietersen J, Bulman M, Donnelly J, et al. Ultrasound non-invasive measurement of intracranial pressure in neurointensive care: a prospective observational study. Schreiber M, editor. PLoS Med. 2017;14(7):e1002356.
24. Vaquero J, Fontana RJ, Larson AM, Bass NMT, Davern TJ, Shakil AO, et al. Complications and use of intracranial pressure monitoring in patients with acute liver failure and severe encephalopathy. Liver Transpl. 2005;11(12):1581–9.
25. Karvellas CJ, Fix OK, Battenhouse H, Durkalski V, Sanders C, Lee WM, et al. Outcomes and complications of intracranial pressure monitoring in acute liver failure: a retrospective cohort study. Crit Care Med. 2014;42(5):1157–67.
26. Nicoletto HA, Burkman MH. Transcranial Doppler series. Part I: understanding neurovascular anatomy. Am J Electroneurodiagnostic Technol. 2008;48(4):249–57.
27. Iqbal S. A comprehensive study of the anatomical variations of the circle of Willis in adult human brains. J Clin Diagn Res. 2013;7(11):2423–7.
28. Pascalau R, Padurean VA, Bartoş D, Bartoş A, Szabo BA. The geometry of the circle of Willis anatomical variants as a potential cerebrovascular risk factor. Turk Neurosurg. 2019;29(2):151–8.
29. Puls I, Berg D, Mäurer M, Schliesser M, Hetzel G, Becker G. Transcranial sonography of the brain parenchyma: comparison of B-mode imaging and tissue harmonic imaging. Ultrasound Med Biol. 2000;26(2):189–94.
30. Robba C, Cardim D, Sekhon M, Budohoski K, Czosnyka M. Transcranial Doppler: a stethoscope for the brain-neurocritical care use. J Neurosci Res. 2018;96(4):720–30.
31. Lavinio A, Schmidt EA, Haubrich C, Smielewski P, Pickard JD, Czosnyka M. Noninvasive evaluation of dynamic cerebrovascular autoregulation using Finapres Plethysmograph and Transcranial Doppler. Stroke. 2007;38(2):402–4.
32. Cardim D, Robba C, Bohdanowicz M, Donnelly J, Cabella B, Liu X, et al. Non-invasive monitoring of intracranial pressure using transcranial Doppler ultrasonography: is it possible? Neurocrit Care. 2016;25(3):473–91.
33. Michel E, Zernikow B. Gosling's Doppler pulsatility index revisited. Ultrasound Med Biol. 1998;24(4):597–9.
34. Kassab MY, Majid A, Farooq MU, Azhary H, Hershey LA, Bednarczyk EM, et al. Transcranial Doppler: an introduction for primary care physicians. J Am Board Fam Med. 2007;20(1):65–71.
35. Vinciguerra L, Lanza G, Puglisi V, Pennisi M, Cantone M, Bramanti A, et al. Transcranial Doppler ultrasound in vascular cognitive impairment-no dementia. Ginsberg SD, editor. PLoS One. 2019;14(4):e0216162.
36. Nicoletto HA, Burkman MH. Transcranial Doppler series part III: interpretation. Am J Electroneurodiagnostic Technol. 2009;49(3):244–59.
37. Nicoletto HA, Burkman MH. Transcranial Doppler series part II: performing a transcranial Doppler. Am J Electroneurodiagnostic Technol. 2009;49(1):14–27.
38. Bogdahn U, Becker G, Winkler J, Greiner K, Perez J, Meurers B. Transcranial color-coded real-time sonography in adults. Stroke. 1990;21(12):1680–8.
39. Gorman MJ, Nyström K, Carbonella J, Pearson H. Submandibular TCD approach detects post-bulb ICA stenosis in children with sickle cell anemia. Neurology. 2009;73(5):362–5.
40. Lee TS, Ducic Y, Gordin E, Stroman D. Management of carotid artery trauma. Craniomaxillofac Trauma Reconstr. 2014;7(3):175–89.
41. Bathala L, Mehndiratta MM, Sharma VK. Transcranial Doppler: technique and common findings (part 1). Ann Indian Acad Neurol. 2013;16(2):174–9.
42. Arnolds BJ, Kunz D, von Reutern GM. Spatial resolu-

tion of transcranial pulsed Doppler technique in vitro evaluation of the sensitivity distribution of the sample volume. Ultrasound Med Biol. 1989;15(8):729–35.
43. Hennerici M, Rautenberg W, Sitzer G, Schwartz A. Transcranial Doppler ultrasound for the assessment of intracranial arterial flow velocity--part 1. Examination technique and normal values. Surg Neurol. 1987;27(5):439–48.
44. Hennerici M, Rautenberg W, Schwartz A. Transcranial Doppler ultrasound for the assessment of intracranial arterial flow velocity–part 2. Evaluation of intracranial arterial disease. Surg Neurol. 1987;27(6):523–32.
45. Purkayastha S, Sorond F. Transcranial Doppler ultrasound: technique and application. Semin Neurol. 2013;32(04):411–20.
46. Lupetin AR, Davis DA, Beckman I, Dash N. Transcranial Doppler sonography. Part 1. Principles, technique, and normal appearances. Radiographics. 1995;15(1):179–91.
47. Soustiel JF, Shik V, Shreiber R, Tavor Y, Goldsher D. Basilar vasospasm diagnosis: investigation of a modified "Lindegaard index" based on imaging studies and blood velocity measurements of the basilar artery. Stroke. 2002;33(1):72–7.
48. Sviri GE, Ghodke B, Britz GW, Douville CM, Haynor DR, Mesiwala AH, et al. Transcranial Doppler grading criteria for basilar artery vasospasm. Neurosurgery. 2006;59(2):360–6. discussion 360-366
49. Becker G, Lindner A, Bogdahn U. Imaging of the vertebrobasilar system by transcranial color-coded real-time sonography. J Ultrasound Med. 1993;12(7):395–401.
50. Pade O, Eggers J, Schreiber S, Valdueza J. Complete basilar artery assessment by Transcranial color-coded duplex sonography using the combined transforaminal and transtemporal approach. Ultraschall Med – Eur J Ultrasound. 2011;32(S 02):E63–8.
51. Kermer P, Wellmer A, Crome O, Mohr A, Knauth M, Bähr M. Transcranial color-coded duplex sonography in suspected acute basilar artery occlusion. Ultrasound Med Biol. 2006;32(3):315–20.
52. Brandt T, Knauth M, Wildermuth S, Winter R, von Kummer R, Sartor K, et al. CT angiography and Doppler sonography for emergency assessment in acute basilar artery ischemia. Stroke. 1999;30(3):606–12.
53. Aaslid R, Markwalder TM, Nornes H. Noninvasive transcranial Doppler ultrasound recording of flow velocity in basal cerebral arteries. J Neurosurg. 1982;57(6):769–74.
54. Bazzocchi M, Quaia E, Zuiani C, Moroldo M. Transcranial Doppler: state of the art. Eur J Radiol. 1998;27(Suppl 2):S141–8.
55. Naqvi J, Yap KH, Ahmad G, Ghosh J. Transcranial Doppler ultrasound: a review of the physical principles and major applications in critical care. Int J Vasc Med. 2013;2013:1–13.
56. Kollár J, Schulte-Altedorneburg G, Sikula J, Fülesdi B, Ringelstein EB, Mehta V, et al. Image quality of the temporal bone window examined by transcranial Doppler sonography and correlation with postmortem computed tomography measurements. Cerebrovasc Dis. 2004;17(1):61–5.
57. Lin Y-P, Fu M-H, Tan T-Y. Factors associated with no or insufficient temporal bone window using transcranial color-coded sonography. J Med Ultrasound. 2015;23(3):129–32.
58. Müller M, Esser R, Kötter K, Voss J, Müller A, Stellmes P. Width of 3. Ventricle: reference values and clinical relevance in a cohort of patients with relapsing remitting multiple sclerosis. Open Neurol J. 2013;7:11–6.
59. Puz P, Lasek-Bal A, Radecka P. Transcranial sonography of subcortical structures in patients with multiple sclerosis. Acta Neurol Scand. 2017;136(1):24–30.
60. Llompart Pou JA, Abadal Centellas JM, Palmer Sans M, Pérez Bárcena J, Casares Vivas M, Homar Ramírez J, et al. Monitoring midline shift by transcranial color-coded sonography in traumatic brain injury. A comparison with cranial computerized tomography. Intensive Care Med. 2004;30(8):1672–5.
61. Soldatos T, Chatzimichail K, Papathanasiou M, Gouliamos A. Optic nerve sonography: a new window for the non-invasive evaluation of intracranial pressure in brain injury. Emerg Med J. 2009;26(9):630–4.
62. Hansen HC, Helmke K. The subarachnoid space surrounding the optic nerves. An ultrasound study of the optic nerve sheath. Surg Radiol Anat. 1996;18(4):323–8.
63. Liu D, Kahn M. Measurement and relationship of subarachnoid pressure of the optic nerve to intracranial pressures in fresh cadavers. Am J Ophthalmol. 1993;116(5):548–56.
64. Liu D, Li Z, Zhang X, Zhao L, Jia J, Sun F, et al. Assessment of intracranial pressure with ultrasonographic retrobulbar optic nerve sheath diameter measurement. BMC Neurol. 2017;17(1). [Internet] [cited 2019 Mar 26] http://bmcneurol.biomedcentral.com/articles/10.1186/s12883-017-0964-5

第 4 章

视神经鞘直径

Thomas Geeraerts, Louis Delamarre, Charles-Henri Houze-Cerfon

4.1 引言

近年来,眼部超声已经成为一种有效的无创颅内压评估方法。视神经是中枢神经系统的组成部分之一,位于含有脑脊液的蛛网膜下腔之内。视神经周围的蛛网膜下腔与颅内相通,因此,颅内脑脊液压力的变化可以通过视神经鞘的改变体现出来。球后视神经鞘是可膨胀的,当脑脊液压力增高时,脑脊液蓄积于球后间隙内而导致球后视神经鞘膨胀。眼部超声可精确地测量视神经鞘直径。

4.2 解剖学基础

1806 年,Tenon 发现视神经鞘与巩膜是硬脑膜的延续。视神经是中枢神经系统的一部分,周围包绕硬脑膜鞘。在体内,脑脊液由后向前在颅腔内循环。脑脊液循环无障碍时,眼眶内脑脊液压力是随颅腔及椎管腔内脑脊液压力变化而变化的[1]。1964 年,Hayreh 的研究表明,猴的颅腔与视神经鞘相通,蛛网膜下腔脑脊液压力增高可沿着视神经鞘传递[2]。同时,Hayreh 也证实视神经鞘内压力增高是导致视盘水肿的重要原因。视盘水肿可能是球后脑脊液慢性积聚所导致的迟发性并发症[3]。根据 Monro-Kellie 学说[4],如果颅内压升高,脑脊液可向远端腔隙内重新分布;且由于视神经是一种盲端样结构,脑脊液可积聚于球后间隙内。通过直接测量视神经鞘直径来反映脑脊液的积聚,可为颅内压增高提供早期的判断依据。

在视神经管内,视神经后部的视神经与视神经鞘紧密贴合。然而,在视神经前部,特别是球后段,视神经与视神经鞘几乎不贴合,其周围由眶内脂肪组织包绕。因此,在脑脊液压力升高时,球后段视神经鞘是可膨胀的。在尸体实验中显示,向眼眶周围蛛网膜下腔内注液后,视神经鞘几乎均向前膨大[5]。在人体视神经鞘内注射林格液后,当脑脊液压达到峰值时,视神经鞘膨大也达到了最大值:这表明脑脊液压力与视神经鞘膨大具有明显的相关性[5]。视神经鞘的膨大常在脑脊液压力升高后几秒钟内出现。临床上，视神经鞘直径的动态变化可用于颅内压急性变化的无创性监测。

4.3 仪器与方法

4.3.1 仪器

应选择至少7.5MHz的高频探头以便进行精确的测量。目前大多数超声仪器均为配有高频超声探头（至少7.5MHz，通常为7.5~10MHz）的多用途超声仪器，具有较高侧向和轴向分辨率，可用于扫查[6]。并不需要复杂的、专用的探头用于视神经鞘直径测量[7]。用于检查血管的高频线阵探头也可用于测量视神经鞘直径。图像深度设置为4cm，在二维图像模式下进行测量。

4.3.2 方法

患者取仰卧位，与水平面呈20°~30°。嘱患者闭合双眼，并在上眼睑涂一层较厚的耦合剂。应注意勿用探头对眼球施压。应将探头放置在眼睑靠颞侧而非眼球正前方，以避免压力施加于眼球上。需要适当调整探头，以寻找一个合适的角度显示视神经进入眼球处。

4.3.3 正常声像图表现

视神经从中心到周围的正常超声表现：低回声神经纤维被高回声软脑膜紧密包绕；蛛网膜下腔内可有无回声或低回声，外周为高回声硬脑膜及眶周脂肪组织[6]。

通常在二维模式下眼球后方3mm的球后段，即脑脊液压力升高时视神经鞘扩张前段，测量视神经鞘直径（图4.1）。测量的标准为：测量线与视神经长轴垂直。蛛网膜下腔

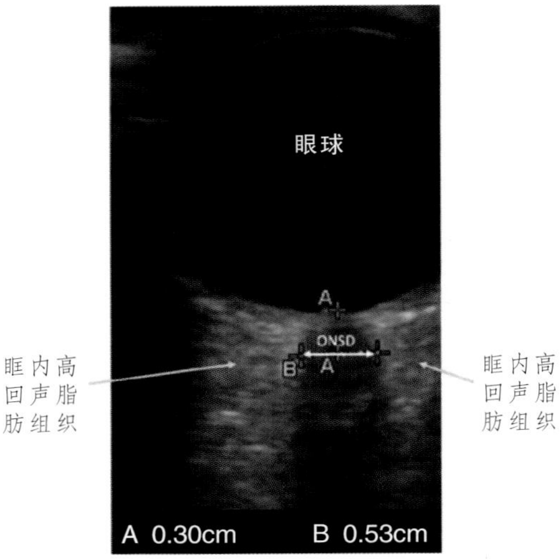

图4.1 正常眼部超声二维模式下测量视神经鞘直径；首先将测量游标置于视网膜后方，测量其后视神经3mm的距离（即A与A之间的距离）；然后垂直于视神经长轴测量视神经鞘直径。测量线与视神经长轴垂直。蛛网膜下腔外壁之间的距离，或眶内高回声脂肪组织之间的低回声脑脊液的宽度即为视神经鞘直径；图像显示视神经鞘直径为5.3mm。

外壁之间的距离，或眶内高回声脂肪组织之间的低回声脑脊液的宽度即为视神经鞘直径。

检查中，应该测量双侧视神经鞘的直径。部分作者通过旋转探头在不同切面上测量视神经鞘直径。通常在视神经的横切面和纵切面进行视神经鞘直径的测量。最后，以所获取的4个测量值的平均值作为视神经鞘直径（图4.2）。Bhelar等研究表明，在横切面测量的神经鞘直径始终大于纵切面的测量值[8]。这可能与视神经鞘为非球面形态有关；此外，有时筛板所致的声学伪像引起声影遮挡部分图像或老旧超声诊断仪器的图像成像差错均可导致上述现象。根据笔者的经验，在横切面上进行视神经鞘直径测量即可判断患者是否存在颅内压增高。

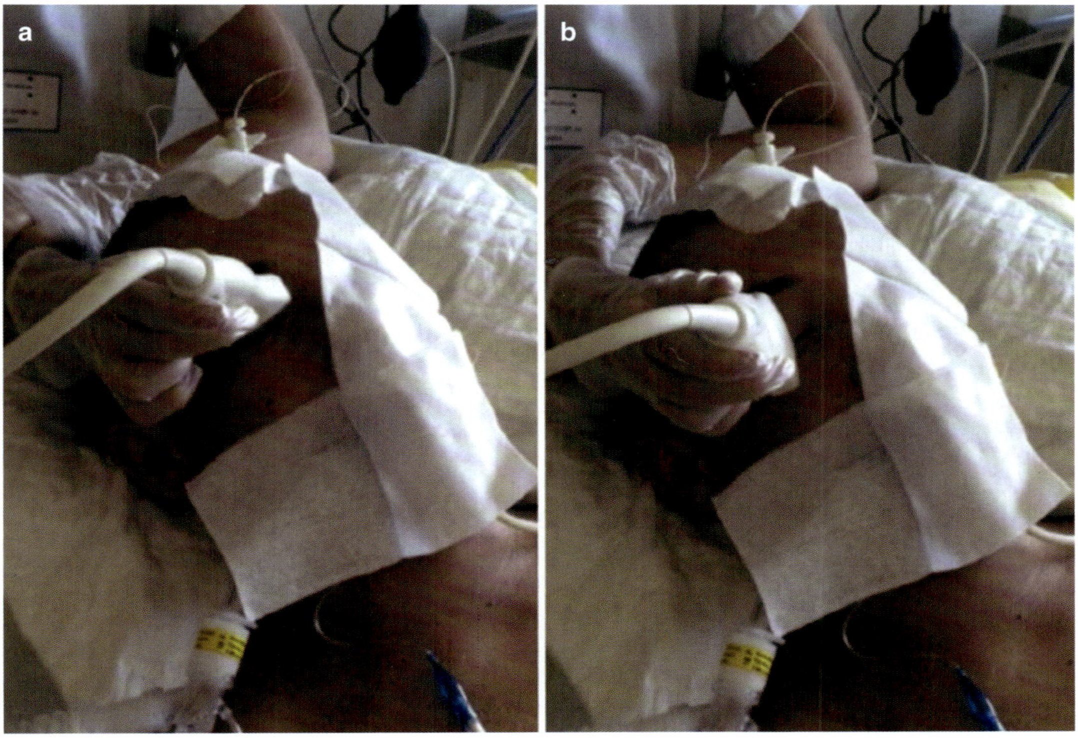

图 4.2 测量视神经鞘直径时探头的位置。应用 7.5MHz 线阵探头进行检查，其中(a)为横切面，(b)为纵切面。

为避免后方伪像，应在避开晶状体的切面进行视神经鞘的测量。正确的图像要求能够清晰地辨识视神经和蛛网膜，同时能够识别蛛网膜下腔的外边界。视神经和眼球均为低回声，因此，声像图中显示的视神经不包括视神经进入眼球后的巩膜高回声层。检查过程中应调整探头位置使视神经轴与眼球后部中线平行。图像质量标准汇总表如表 4.1 所示。

在临床诊疗过程中，越来越多的证据表明，超声测量的视神经鞘直径毫米级的增加与颅内压的升高有关。视神经直径(视神经，即不考虑神经鞘而只考虑视神经本身)与颅内压变化无明显相关性，因而无法通过视神经直径变化来反应颅内压变化[9]。颅内压升高时，视神经鞘直径的变化与视神经增粗(神经水肿)无关，而可能与视神经周围脑脊液压力增高所致的神经鞘扩张有关。

4.3.4 可行性与重复性

已证实可以在患者身处各种困难的条件下，如在入院前、高海拔地区[10,11]、手术室内[12]，

表 4.1 视神经鞘测量的质控标准

1.应在避开晶状体的切面进行视神经鞘测量
2.视神经为低回声，不包括视神经进入眼球后的巩膜高回声层
3.视神经轴与眼球后部中线平行
4.神经与蛛网膜之间应该有明显的边界
5.蛛网膜下腔的外边界必须可辨识
6.后方无伪像(线状低回声不随深度增加而衰减)
7.视神经鞘的标准测量：视网膜后 4mm(眼球后 3mm)处，垂直于神经轴
8.双侧测量：双眼，横切面+纵切面或横切面

甚至在国际空间站中宇航员的失重状态下[13]，进行视神经鞘直径测量。即使在上述的困难条件下进行测量，也可以得到满意的结果。观察者内和观察者间的中位变异性分别<0.2mm和0.3mm，这表明不同检查者间应用超声测量视神经鞘直径无明显差异[9,14-16]。

4.4 局限性和安全性

4.4.1 局限性

眼部超声检查具有一定的局限性。应了解这些局限性，以避免在测量视神经直径时产生偏差。

这个测量方法最大的局限性是检查者缺乏超声检查经验。然而，获取该检查的经验较快：有经验的超声医生仅需要进行10次视神经鞘测量和3次异常视神经鞘检查即可获得合格的检查结果；而新手超声医生可能需要完成20~25次检查才能合格的检查结果[17,18]。

超声检查只能进行时序性测量，而颅内压却能快速地发生动态变化。因而超声检查无法及时发现显著性颅内压升高发作。由于在既定视神经鞘直径测值下，颅内压值仍可能存在至少10mmHg（1mmHg=0.133kPa）的浮动，因而超声检查测量视神经鞘直径仍无法精确预测颅内压。

Hansen等的研究表明[19]，在给予游离人视神经压力后，神经鞘的直径较基线时的测值增加了140%。然而，当施加的压力过高（达到45~55mmHg，甚至更高）后再降低压力，视神经鞘直径无法达到基线状态；这表明当施加过高压力后，视神经鞘的弹性下降。这一现象表明对于有过颅内压明显升高并且接受了降颅内压治疗（渗透疗法或减压治疗）的患者，其治疗后颅内压正常，但视神经鞘仍可存在长期扩张。此外，视神经鞘直径与颅内压并非呈线性关系。在脑死亡患者中测到的视神经鞘直径最大值为8mm[20]。

成人视神经鞘直径不随年龄变化而变化[21]。然而，1岁前儿童视神经鞘直径随着年龄的增加而减少[22]。因此，我们认为1岁以上儿童的视神经鞘直径正常值为4.5mm，1岁以下儿童的视神经鞘直径正常值为4mm。

4.4.2 安全性

眼部超声检查已在眼部疾病检查中应用超过了25年[23]。只要多普勒超声波不长时间作用于眼部，眼部超声就是一项安全的检查[24]。最常用的二维超声模式检查时产生的温度对眼部是在安全范围内的[25]。然而，长时间高频多普勒暴露下可能会对视网膜产生热损伤。在进行眼部超声检查时，应考虑到上述安全问题。2010年，英国超声医学会制定了有助于安全使用超声诊断设备的指南[26]。指南推荐进行眼部超声检查时应注意热指数和机械指数。检查时，热指数应当<1。如果热指数>1时，建议不要进行眼部超声检查。检查时，机械指数应当<0.3。如果机械指数>1时，则存在空化效应风险。

4.5 最新进展与展望

近期有研究认为，与单独应用视神经鞘直径相比，视神经鞘直径与眼球横径比值能够更好地评估颅内压[27]。这可能是一种较好的标准化不同患者的视神经鞘直径的方法。

最新的三维超声技术有望用于视神经鞘直径的三维测量。视神经鞘的容积测量可能有助于提高预测颅内压升高风险的准确性[28,29]。

有研究提出，应用自动估计法测量视神经鞘直径。即应用一种算法进行测量，该算法能够利用眼的位置、大小提取眼后视神经区域，并进行滤波、回声强度调节以降低衰减效应[30]。

这些进展能够帮助临床医生在日常工作中应用视神经鞘直径，以及更好地评估颅内压增高的风险。

4.6 结论

视神经鞘直径的扩大反映了颅内压升高时脑脊液的再分布。在遵循测量规则，保证测值质量时，眼部超声是一种有效用于测量视神经周围硬脑膜鞘扩张的方法。测量视神经鞘直径不需要专业的技巧。这能够为评估颅内压增高的风险提供有简单、快速的检查方法，并有助于在早期为脑损伤患者的管理提供更好的个体化治疗。

（马荣川 译　陈小果 校）

参考文献

1. Helmke K, Hansen HC. Fundamentals of transorbital sonographic evaluation of optic nerve sheath expansion under intracranial hypertension II. Patient study. Pediatr Radiol. 1996;26:706–10.
2. Hayreh SS. Pathogenesis of oedema of the optic disc (papilloedema) a preliminary report. Br J Ophthalmol. 1964;48:522–43.
3. Hayreh SS. Optic disc edema in raised intracranial pressure: V. pathogenesis. Arch Ophthalmol. 1977;95:1553–65.
4. Cross ME, Plunkett EVE. The Monro–Kellie doctrine. In: Physics, Pharmacol. Physiol. Anaesth. 2014; 310–312.
5. Hansen H-C, Helmke K. Validation of the optic nerve sheath response to changing cerebrospinal fluid pressure: ultrasound findings during intrathecal infusion tests. J Neurosurg. 2009;87:34–40.
6. Bergès O, Koskas P, Lafitte F, Piekarski JD. Sonography of the eye and orbit with a multipurpose ultrasound unit. J Radiol. 2006;87:345–53.
7. Shah S, Kimberly H, Marill K, Noble VE. Ultrasound techniques to measure the optic nerve sheath: is a specialized probe necessary? Med Sci Monit. 2009;15:MT63-8.
8. Blehar DJ, Gaspari RJ, Montoya A, Calderon R. Correlation of visual axis and coronal axis measurements of the optic nerve sheath diameter. J Ultrasound Med. 2008;27:407–11.
9. Geeraerts T, Merceron S, Benhamou D, Vigué B, Duranteau J. Non-invasive assessment of intracranial pressure using ocular sonography in neurocritical care patients. Intensive Care Med. 2008;34:2062–7.
10. Houzé-Cerfon CH, Bounes V, Guemon J, Le Gourrierec T, Geeraerts T. Quality and feasibility of sonographic measurement of the optic nerve sheath diameter to estimate the risk of raised intracranial pressure after traumatic brain injury in prehospital setting. Prehosp Emerg Care. 2019;23:277–83.
11. Canepa CA, Harris NS. Ultrasound in austere environments. High Alt Med Biol. 2019;20:103–11.
12. Verdonck P, Kalmar AF, Suy K, Geeraerts T, Vercauteren M, Mottrie A, De Wolf AM, Hendrickx JFA. Optic nerve sheath diameter remains constant during robot assisted laparoscopic radical prostatectomy. PLoS One. 2014;9:e111916.
13. Sirek AS, Garcia K, Foy M, Ebert D, Sargsyan A, Wu JH, Dulchavsky SA. Doppler ultrasound of the central retinal artery in microgravity. Aviat Space Environ Med. 2014;85:3–8.
14. Ballantyne J, Hollman AS, Hamilton R, Bradnam MS, Carachi R, Young DG, Dutton GN. Transorbital optic nerve sheath ultrasonography in normal children. Clin Radiol. 1999;54:740–2.
15. Soldatos T, Karakitsos D, Chatzimichail K, Papathanasiou M, Gouliamos A, Karabinis A. Optic nerve sonography in the diagnostic evaluation of adult brain injury. Crit Care. 2008;12:R67.
16. Lochner P, Coppo L, Cantello R, Nardone R, Naldi A, Leone MA, Brigo F. Intra- and interobserver reliability of transorbital sonographic assessment of the optic nerve sheath diameter and optic nerve diameter in healthy adults. J Ultrasound. 2016;19:41–5.
17. Tayal VS, Neulander M, Norton HJ, Foster T, Saunders T, Blaivas M. Emergency department sonographic measurement of optic nerve sheath diameter to detect findings of increased intracranial pressure in adult head injury patients. Ann Emerg Med. 2007;49:508–14.
18. Shrestha GS, Upadhyay B, Shahi A, Jaya Ram KC, Joshi P, Poudyal BS. Sonographic measurement of optic nerve sheath diameter: how steep is the learning curve for a novice operator? Indian J Crit Care Med. 2018;22:646–9.
19. Hansen HC, Lagrèze W, Krueger O, Helmke K. Dependence of the optic nerve sheath diameter on acutely applied subarachnoidal pressure—an experimental ultrasound study. Acta Ophthalmol. 2011;89:e528–32.
20. Topcuoglu MA, Arsava EM, Bas DF, Kozak HH. Transorbital ultrasonographic measurement of optic nerve sheath diameter in brain death. J Neuroimaging. 2015;25:906–9.

21. Chan PYN, Mok KL. Transorbital sonographic evaluation of optic nerve sheath diameter in normal Hong Kong Chinese adults. Hong Kong J Emerg Med. 2008;15:197–204.
22. Newman WD, Hollman AS, Dutton GN, Carachi R. Measurement of optic nerve sheath diameter by ultrasound: a means of detecting acute raised intracranial pressure in hydrocephalus. Br J Ophthalmol. 2002;86:1109–13.
23. Bedi DG, Gombos DS, Ng CS, Singh S. Sonography of the eye. Am J Roentgenol. 2006;187:1061–72.
24. Williamson TH, Harris A. Color Doppler ultrasound imaging of the eye and orbit. Surv Ophthalmol. 1996;40:255–67.
25. Barnett SB, Ter Haar GR, Ziskin MC, Rott HD, Duck FA, Maeda K. International recommendations and guidelines for the safe use of diagnostic ultrasound in medicine. Ultrasound Med Biol. 2000;26:355–66.
26. Safety Group of the British Medical Ultrasound Society. Guidelines for the safe use of diagnostic ultrasound equipment. Ultrasound. 2010;18:52–9.
27. Du J, Deng Y, Li H, Qiao S, Yu M, Xu Q, Wang C. Ratio of optic nerve sheath diameter to eyeball transverse diameter by ultrasound can predict intracranial hypertension in traumatic brain injury patients: a prospective study. Neurocrit Care. 2019; https://doi.org/10.1007/s12028-019-00762-z.
28. Hoffmann J, Schmidt C, Kunte H, Klingebiel R, Harms L, Huppertz HJ, Lüdemann L, Wiener E. Volumetric assessment of optic nerve sheath and hypophysis in idiopathic intracranial hypertension. Am J Neuroradiol. 2014;35:513–8.
29. Dentinger A, MacDonald M, Ebert D, Garcia K, Sargsyan A. Volumetric ophthalmic ultrasound for inflight monitoring of visual impairment and intracranial pressure. Acta Neurochir Suppl. 2018;126:97–101.
30. Gerber S, Jallais M, Greer H, McCormick M, Montgomery S, Freeman B, Kane D, Chittajallu D, Siekierski N, Aylward S. Automatic estimation of the optic nerve sheath diameter from ultrasound images. Imaging Patient Cust Simul Syst Point Care Ultrasound. 2017;10549:113–20.

第 5 章

局限与不足

Aarti Sarwal

5.1 引言

颅脑超声是利用B型超声获取脑实质及脑室图像的技术。运用血流显像及B型超声获取颅内血流图像的脉冲波多普勒成像技术称作经颅彩色多普勒(TCCS)超声。未使用B超显像、只运用脉冲波多普勒频谱波形的技术叫作经颅多普勒。以上技术均可探查颅内循环情况,将探头置于颞窗、枕窗或眶窗等声窗可检测脑死亡及镰状细胞贫血、脑缺血、右向左分流、蛛网膜下腔出血等疾病,还可用于围术期或术中监测。目前,TCCS、TCD及颅脑超声的应用范围仍在不断扩展,如探测全身性疾病的脑血流改变[1]。

本章讨论颅脑超声、TCD及TCCS的应用和局限性,梳理临床应用中必须考虑的相关技术缺陷、解剖结构差异。同时讨论各成像技术的使用范围和技术缺陷(表5.1)。

5.2 技术因素

5.2.1 图像采集

研究发现,TCCS和TCD采集的颅内信号无差异,但超声医生可能会觉得其中某种技术更易学习和掌握[2]。TCD的探头更小,并且易固定到头带上,便于长时间持续采集图像;而TCCS使用的相控阵探头较大,并且检查过程中需要手持探头扫查,不利于长时间持续采集图像。

5%~40%的患者颅骨较厚,超声波难以穿透颞骨进入颅内[3,4],因此,颅脑超声检查需调节仪器条件,以提高穿透力。

TCCS检查中,颞窗缺失时仍可显示二维B型成像,并可获取中脑图像,但因无法捕捉多普勒频移信号,所以无法获取彩色多普勒和脉冲波多普勒图像(图5.1a)。对于仅有单

表 5.1 经颅超声及经颅多普勒的局限与不足

	局限	不足
颅内解剖结构的B型成像	• 颞窗缺失 • 超声检查对于脑中线移位、缺血性脑卒中、脑出血,以及脑室大小的容积测量敏感性不够,不足以取代CT	• 测量可信度取决于操作员的经验 • 测值重复性差,因为成像切面难以标准化;评估值优于绝对值 • 局灶性病变造成的移位可能在超声上不可测;因此,脑中线未见移位并不能排除颅内病变的可能
Willis 环的 TCD 检查	• 少数患者颞窗和枕窗缺失 • 基于波形分析、动脉深度、动脉血流方向等标准指标"盲探"脑动脉;或需运动模式多普勒提供多种深度成像以增强超声成像效能 • 脑循环检查费时费力,完成检查率较低	• 解剖存在变异,同时缺乏对血管走形可视化引导,这种情况下对血管的识别将存在困难 • 波形分析本身可能不会显示 Willis 环解剖变异的特征 • 不同深度脑血管的探查需要不断倾斜和移动探头,在某些局灶性病变部位,可能存在病变节段血管遗漏 • 在局部狭窄或串行狭窄中,可能探测不到狭窄处的最高流速
Willis 环的 TCCS 检查	• 少数患者颞窗和枕窗缺失 • 需手持探头,因而难以开展长时间的持续监测 • 患者颈部解剖条件受限时,难以通过枕窗(后冠状切面)探查基底动脉远端	• 并非所有患者都可获取满意的血流信号 • 或需提高增益,使用能量多普勒或B型超声引导放置脉冲波多普勒取样框
经眶窗测量视神经鞘直径	• 需要高频探头以确保成像的可信度 • 需要预先设置低机械指数,以避免对晶状体造成损伤	• 需要短轴上测量是神经鞘的直径 • 长轴上的测量结果可能不准确
眼动脉的经眶窗 TCD 或 TCCS 检查	• 需要预先设置低机械指数,以避免对晶状体造成损伤	• 注意鉴别眼动脉和颈内动脉的虹吸部

侧颞窗的患者,可扫查该侧血流成像;可尝试通过同一声窗增加探测深度,获取对侧血流图像。部分患者可以显示二维图像和脉冲波多普勒信号,但由于彩色模式增益较低,无法探查彩色频谱。对于这些患者,可使用能量多普勒模式探测血流频谱,并引导脉冲波多普勒取样框的放置。在二维图像上的解剖位置用大取样框(10~15mm)定位多普勒信号,定位后将取样框调整为标准的 5mm 即可[4]。TCD 基于波形分析、动脉深度、动脉血流方向等指标"盲探"脑动脉[1]。不同位置深度的脑血管探查需要不断倾斜和移动探头。使用该技术时,可使脉冲波多普勒成像技术提供不同深度的探查频谱(图 5.1h)。

对于枕窗条件有限、椎基底动脉走行弯曲（如颈椎病或肥胖的患者），难以进行枕窗扫查[5]。对于有眼眶创伤的患者，经眶窗检查视神经也非常困难，小心操作或使用低过敏性凝胶可防止角膜暴露的相关并发症。

5.2.2 定量测量的准确度

与大多数超声成像技术一样，颅脑超声、TCD，以及TCCS中的定量测量需要切面标准化且全面细致的操作流程，同时要求操作人员经验丰富，才能确保测值的可靠性[6]。

研究显示，颅脑超声与CT相比，对脑中线移位及脑室大小的测量具有较好的一致性，不同的操作人员间也有较好的可重复性[1,7,8]。定量测量的可重复性需要密切关注标准化操作流程及操作人员的经验。基于既往对不同切面中线移位和脑室宽度的研究报道，为了提高测量准确度，不应分别通过大脑两侧进行测量，而应经由同一颞窗在同一切面对大脑两侧同时进行测量。不过，对于颅骨明显宽阔的患者，深部成像会出现谐波伪影，这一方法的应用会受到限制。不利于该技术广泛应用的因素还有：超声成像中标准切面难以统一，通过颞窗成像时角度与CT轴位图角度难以保持一致。此外，超声无法探查颞部局灶性病变导致的移位；因此，未探测到中线移位并不能排除颅内病变。尽管超声不能在颅内病灶、中线移位及脑室大小的容积测量中取代颅脑CT，但对于病情不稳定，难以转运去做颅脑CT的患者，连续多次测量可以预测病情趋势，随访比测量绝对值更有价值[1]。

经眶窗测量视神经鞘直径同样面临可重复性的问题，因为最具代表性的横截面很难标准化，二维超声成像有助于重复测量，从而提高颅内压预测的准确度（图5.1i）[9]。限制该检查在临床广泛应用的因素有测量重复性差，标准值变异大，对颅内压升高的预测有限等[10,11]。

一些研究报道称，TCCS和TCD在测量颅内狭窄、颅内梗死、前交通动脉和后交通动脉的交叉血流方面具有较高的敏感性和特异性：测量颅内狭窄的敏感性和特异性分别为94%~100%和99%~100%，测量大脑中动脉梗死的敏感性和特异性分别为93%~100%和98%~100%，测量前交通动脉血流的敏感性和特异性分别为98%和100%，测量后交通动脉血流的敏感性和特异性分别为84%和94%。特异性和敏感性未能达到100%的原因在于声窗的限制，以及部分患者无法获取完整的多普勒波形[12]。频谱多普勒波形定量测量的相关系数值较高，但由于Willis环解剖结构复杂，不同节段的血管需要不断调节校正角度，从而导致技术误差。目前指南认为，对于颅内血流的超声检查无须校正角度[4]。仔细分段追踪血管，可重复测量以确保可重复性，对于已有病理变化的患者尤其如此。颅内成像时，血管腔不能显示时建议采用标准宽度5mm的取样框；但是，在低血流状态或彩色信号难以探查时，需增大取样框容积。

应用TCD测量颅内压时，由于存在脑血流自调节效应、压力分隔化效应，以及沿血管长轴的差异效应，现有算法存在高估压力值的倾向。大多数ICP无创检查的预测模型基于创伤性脑损伤的初步检查，假设血管管径正常；因此这些检查在缺血性脑卒中、出血性脑卒中或蛛网膜下腔出血等涉及血管痉挛的局灶性颅内病变中的应用并不明确[1]。应用TCD测量脑血流自调节的准确度和标准值只在大脑中动脉的检测中得到证实。在TCD检查中使用平均流速预测血管痉挛的敏感性

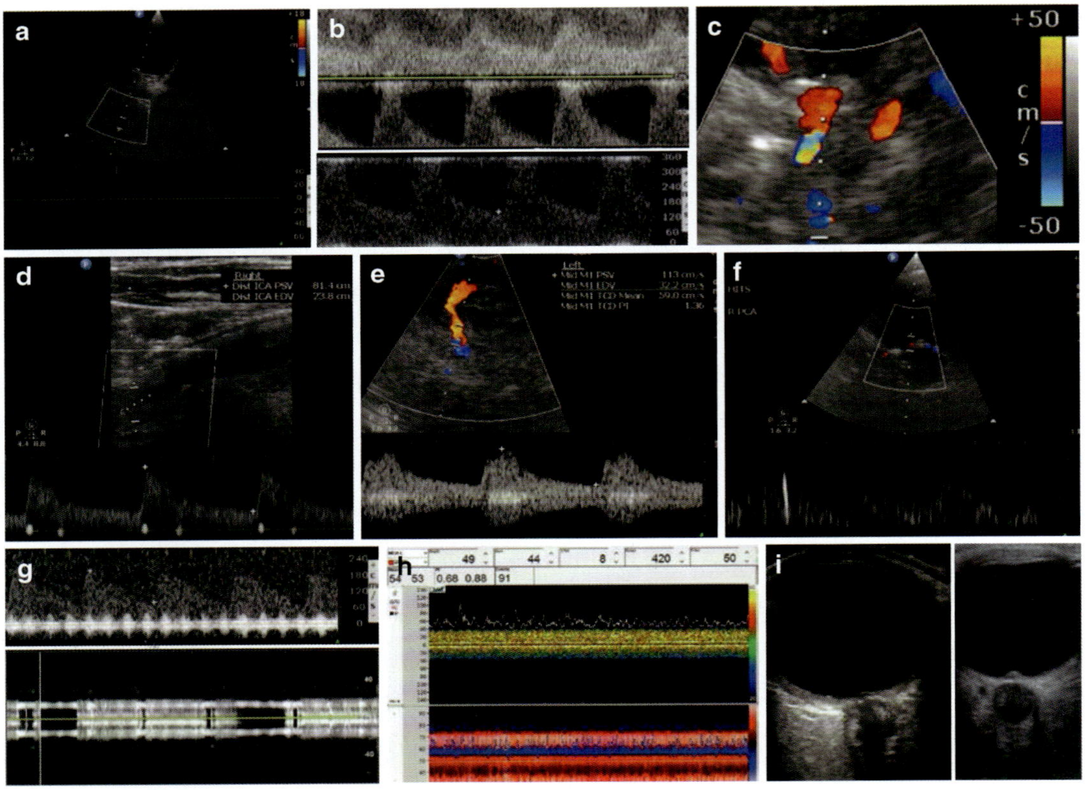

图 5.1 经颅超声和多普勒要考虑的技术因素。(a)颞窗缺失。(b)混叠(上图)及纠正后消除(下图)。(c)彩色多普勒上出现混叠,血管内出现黄色和湖绿色信号。(d)收缩期"喀喇"音与收缩期杂音的对比。(e)湍流信号。(f)高强度血栓信号。(g)高频振荡器通气导致的谐波伪影。(h)能量运动型多普勒有助于 TCD 检查的声波穿透。(i)眶部超声测量视神经鞘直径时应聚焦于视网膜后 3mm 处(左图),但测量应在短轴位上开展(右图)[1]。

高、特异性低,因为超声血管痉挛的发生与迟发性脑缺血没有关联。尽管存在以上限制,TCD 仍将是常规无创筛查颅内压升高的唯一技术手段[13]。

评估不同的病变,使用标准值时需要基于群体的具体详细数据,还必须考虑流行病学因素[14,15]。

5.2.3 超声相关伪像

临床医生应了解常见的超声和多普勒伪像,如镜像伪像、混叠伪像(图 5.1b)、振铃伪像(图 5.1d),以及噪声(图 5.1e)[16,17]。组织谐波成像(THI)可增强脑实质回声,但同时可产生条带/条纹伪像,在多普勒成像时更明显[3,16,18-20]。该伪像可通过以下方式消除:预设特殊颅脑成像参数,或使用多普勒成像时关闭谐波成像[3,18,21]。在彩色多普勒模式中,颅内动脉瘤的迂曲可成为强大的反射器,产生闪烁伪像,在迂曲动脉瘤内可以见到假阳性血流彩色信号,可通过脉冲波多普勒上的无频谱波形来识别[20]。

超声图像侧边的小回声结构可能会被放大,尤其在脑室边界。当在图像上发现异常的回声结构时,必须充分考虑这类伪像,因为它会影响脑积水中侧脑室前角和颞角宽度的测量。在 Willis 环的彩色超声检查中,中线出现大脑镰高回声则很少引起镜像伪像。

多普勒成像中出现的混叠伪像(图5.1b)则必须通过调低基线或调高速度标尺予以消除,这两种调整可以增加脉冲重复频率,从而通过奈奎斯特频率限制消除伪像。在彩色多普勒中出现混叠伪像时,颜色反转同时出现,此时,可通过反向血流辨别伪像,后者颜色变化会跨越基线(图5.1c)[16]。

诊断高强度血栓信号(HITS)时,需避免运动伪像或声速失真导致的伪像,两者会导致频谱波形中产生高信号。图5.1(d~f)显示了收缩期的“喀喇”音与收缩期杂音,以及HITS的对比。瓣膜运动或快心率具备与心动周期一致的周期性,两者产生低强度和低振幅的“喀喇”音,与进入颅内循环的栓塞颗粒导致的高强度信号不同。收缩期杂音可与“喀喇”音及HITS相鉴别,因为杂音信号在整个心脏收缩期都持续存在,并且产生血管频谱波形范围内的低振幅波形[22]。

5.3 解剖因素

应充分考虑Willis环的解剖变异,应用脉冲波多普勒行血管超声检查时尤应如此。约50%的大脑存在变异,其中1/4存在血管发育异常。颅脑超声检查发现10%存在胚胎型大脑后动脉[5,23]。其他解剖变异,如异常起源、血管狭小、附属血管(如永存三叉动脉)、血管分叉、血管畸形等都可能存在。其中一些变异在TCCS彩色波谱中可以被识别,而TCD或许不能揭示某些变异特点。

大脑后动脉远端及基底静脉有时会产生一个既有动脉成分又有静脉成分的混合信号(图5.2a)[24]。识别静脉波形对于狭窄后波形的鉴别至关重要,在并非深部脑静脉成像的罕见区域开展PCA成像时尤其如此(图5.2b)[24]。大脑后动脉的狭窄后波形可能会被错误识别为静脉波形。对血管多个节段进行成像,同时分析血管与间脑之间的关系,有助于上述鉴别。

枕窗超声成像发现,只有小部分(25%~30%)患者的椎动脉优势平等;而大部分患者椎动脉颅内段的色彩和多普勒信号是不对称的[5]。通过枕窗检查椎动脉时若出现血流反转,应仔细检查,以防将同侧后下小脑动脉误认为是弯折的椎动脉,防止误诊为锁骨下盗血综合征。小脑血管起源处的双向信号有助于分辨来自各血管的波形(图5.2c)[5]。同样,弯折的ACA也必须与近端MCA相鉴别,在TCD上使用标准深度识别血管时尤其如此,因为它可能是近端ICA闭塞引起侧支循环的潜在征象(图5.2d)[25]。

5.4 临床因素

5.4.1 超声波的损伤效应

尽管经颅超声和多普勒相对安全,但在调整输出功率及成像时间时,仍要遵循ALARA(在可成像范围内输出应尽可能低)原则。TCD常使用高强度声波,避免超声波穿过颅骨后快速衰减,通过所有声窗检查所有脑血管需要30~60分钟[4]。超声波的热效应可能导致颅骨温度明显升高,也可能导致继发脑组织温度升高。对于长时间持续检查,应密切监测局部热效应。在经眶窗成像时,为避免超声波产生的机械压力对眼睛造成潜在损伤,应以最低功率成像,将机械指数值设置在0.3以下[4]。

5.4.2 与患者心肺状态相关的系统性因素

脑部血液流速及搏动指数受患者血压、

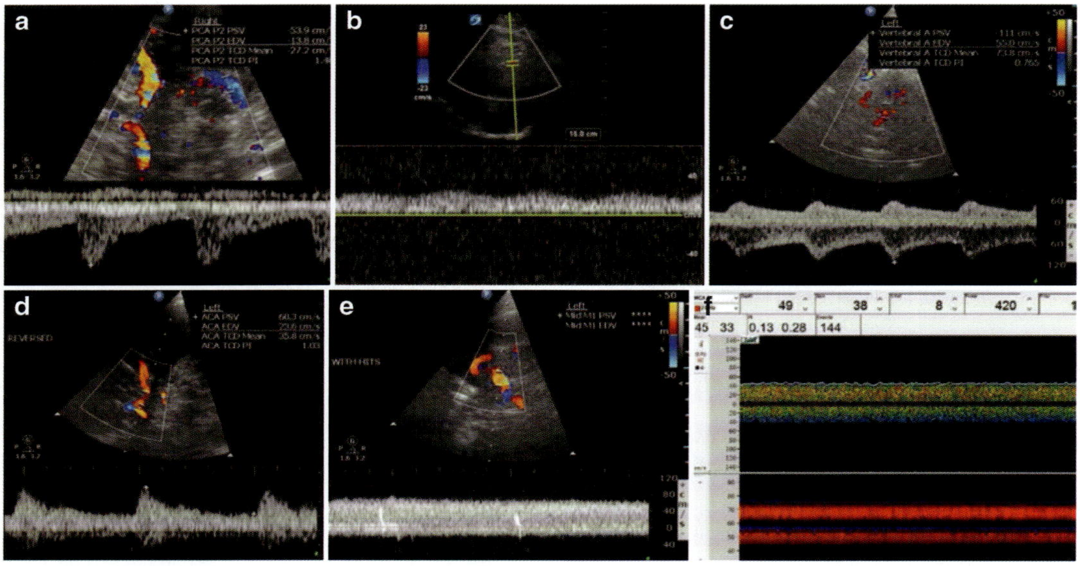

图 5.2 经颅多普勒要考虑的解剖因素。(a)大脑后动脉检查可伴脑深部静脉成像,此时识别静脉波形对于狭窄后波形的鉴别至关重要。(b)由于后颅窝拥挤,后循环波形可能常表现为狭窄后波形,须与静脉波形相鉴别。(c)如果椎动脉似乎出现弯折则必须小心鉴别。图像显示 PICA 起始部和椎动脉的成像。(d)TCD 检查中,弯折的 ACA 必须与近端 MCA 相鉴别,因为前者体现了近端 ICA 闭塞引起侧支循环的病理变化。(e)使用 VA-ECMO 的患者的 TCCS(e)与 TCD(f)检查中的非搏动动脉波形。

二氧化碳浓度、患者体温、心律失常、贫血,以及严重心脏疾病等因素影响。败血症、肾衰竭和肝衰竭等系统性疾病引起脑部血流动力学发生改变,同样会引起脑部波形发生变化[1]。在书写报告时必须仔细考虑这些因素,以上因素在动脉波形的波谱中广泛出现时尤应如此。存在左室辅助装置或体外动静脉循环时,多普勒上可能会出现非搏动型波形(图 5.2e,f)。

5.4.3 急性脑血管病变的波形分析

对颅内血流动力学波形的评估应综合考虑该血管其他节段,以及其他血管的整体情况,只分析阐释某血管的个别异常可能导致诊断错误。血管 TCD 检查需细致全面,沿血管进行扫描,找到最高流速。对于存在血管痉挛或串行狭窄的血管,取样不足可能导致探测不到流速最高的节段。同样,在双功引导脉冲波多普勒波形的取样中,也要注意取样问题,在各血管节段均可识别、应用取样框开展测量时尤其如此。

血流动力学发生明显变化的局灶性狭窄会在病灶附近表现出高阻波形,并且在其血管远端的成像中出现狭窄后低阻波形(图 5.3d,e)。如果疑似狭窄的近端血管未表现出狭窄后波形,而是表现出相对正常的波形,则应考虑串行狭窄的可能。前循环和后循环均广泛出现狭窄后波形时,则应怀疑近端脑外病变,如引起整体细迟脉表现的主动脉瓣狭窄[25,26]。同样,平均流速增大伴高阻波形可能提示某些整体病变,如增加远端阻力的脑水肿、多发血管痉挛,或者高血压引发的自调节效应。在颈内动脉颅外段的成像中,可以通过计算 Lindegaard 比值,对系统性高血压进行评估。当发现个别血管流速增加时，须对局灶性血管痉挛、轻度狭窄，以及充血做鉴别诊断，鉴别时须对整段血管进行全面评估，同时评估与其他血管病变表现的相关性[26]。尽管侧支循环相关的自调节血管充血可能仅表现为平均流速增加，但充血血管可能表现出更高的舒张期流速，以及更低的搏动指数值(图5.3c)。

颅内病变引起脑部血管顺应性改变，可能出现Windkessel切口效应(图5.3a)，而顺应性良好的脑部血管表现为逐级降低(图5.3b)。该效应须与狭窄后波形相鉴别(图5.3d)[27]。对于患有远端颅内动脉粥样硬化的老龄患者，或者颅后窝狭窄的年轻患者，其后循环血管，尤其是大脑后动脉和基底动脉，可能在整段血管走形中都表现为狭窄后波形[5]。以上波形与其他病理状态波形的鉴别点在于，它们在双侧大脑后动脉和基底动脉均出现，同时不伴有近端阻力变化。

此外，高搏动指数一般提示远端阻力增加，但其特异性不足以鉴别阻力增加的原因是颅内压升高还是颅内动脉粥样硬化，或是高龄原因[25]。

5.4.4 脑循环骤停

前文梳理技术的局限与不足时特别提到了TCD和TCCS在脑死亡评估中的应用。严格遵循检查流程的TCD或TCCS对于脑循环骤停的评估具有较高准确度。一项汇总了12项研究的Meta分析显示两者对于脑循环骤停诊断的集合敏感性和特异性分别

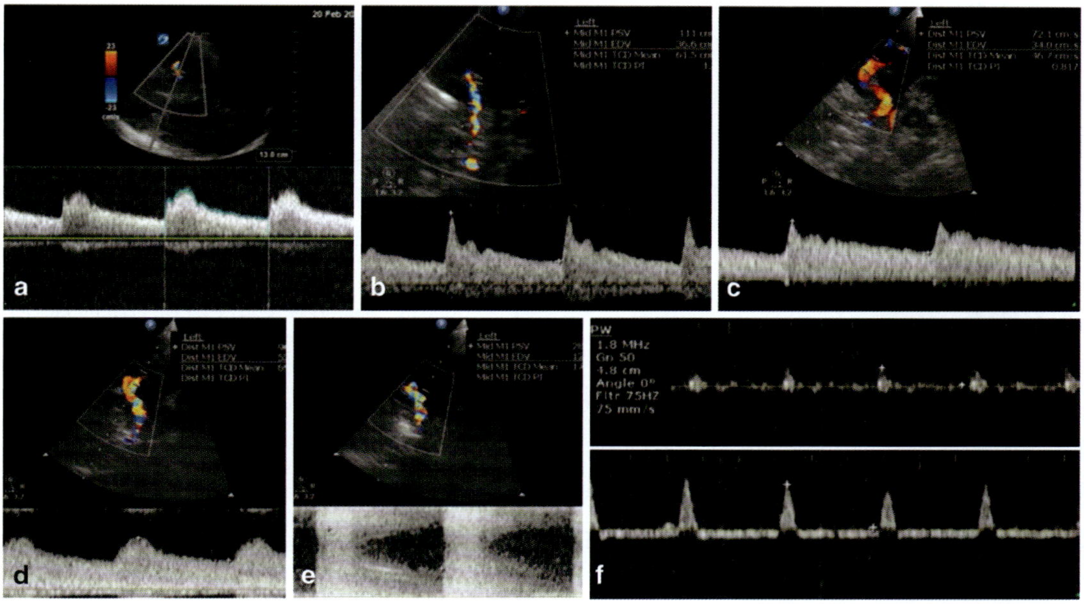

图5.3　经颅超声和多普勒检查中应考虑的临床因素。(a)脑部顺应性降低导致的Windkessel切口应与后狭窄波形相鉴别。左图显示在Windkessel切口之前存在明显的收缩期上扬，前者振幅大于后者。右图显示收缩期上扬振幅最大处的波形，以及之后所有的收缩期Windkessel切口都更低，符合顺应性正常的脑部典型的逐级减慢模式。异常多普勒波形可见于颅内狭窄(b)和充血(c)或远端阻力增加。在颅内狭窄的近端成像，通常会见到后狭窄段(d)伴阻力波形(e)。(f)脑循环骤停的诊断需要证实不可逆波形，后者可表现为收缩期尖峰(上图)或振荡波形(下图)。

为 0.90(95% CI,0.87~0.92)和 0.98(95% CI,0.96~0.99)。曲线下相应标准差(SE)的面积为 0.964±0.018,同时指数 Q±SE 预计为 0.910±0.028[28]。

使用 TCD 或 TCCS 确认脑循环骤停之前,必须先证实颞窗存在。多普勒检查中完全不见血流不能作为无血流的充分证据,因为一部分生理正常的患者可能没有颞窗。经颅多普勒评估的是脑循环骤停,而不是脑干功能;因此,它不应取代脑干反射的临床评估,以及呼吸暂停试验。前循环与后循环的两侧所有血管都应仔细探查。颅外循环(颈部颈内动脉超声检查)应显示双侧生理性的正向流动。如果前循环和后循环的所有颅内血管都出现了正向和反向流动成分相当的振荡模式,或者在间隔至少 30 分钟的两次研究中,收缩期尖峰<50m/s 并<200ms,则符合脑循环骤停[29]。这类收缩期尖峰必须与收缩期"喀喇"音伪影相鉴别(图 5.1d)。而探查低流速血管时,须降低脉冲重复频率、关闭滤波器、增大多普勒取样框(10~15mm),并在可行情况下增加多普勒能量和增益[29]。

5.5 结论

颅脑超声、TCD 及 TCCS 均为无创检查,可用于急性颅脑病变,以及脑血管血流动力学的快速评估。确保相关医务人员训练有素、经验丰富,使其能胜任图像采集工作、波形的分析与解释工作,并熟悉临床工作,均有利于弥补此类检查的不足之处。

(颜华英 罗安果 译 孟庆国 校)

参考文献

1. Robba C, Goffi A, Geeraerts T, et al. Brain ultrasonography: methodology, basic and advanced principles and clinical applications. A narrative review. Intensive Care Med. 2019;45:913–27.
2. Krejza J, Swiat M, Pawlak MA, et al. Suitability of temporal bone acoustic window: conventional TCD versus transcranial color-coded duplex sonography. J Neuroimaging. 2007;17:311–4.
3. Vignon F, Shi WT, Yin X, Hoelscher T, Powers JE. The stripe artifact in transcranial ultrasound imaging. J Ultrasound Med. 2010;29:1779–86.
4. Alexandrov AV, Sloan MA, Wong LK, et al. Practice standards for transcranial Doppler ultrasound: part I—test performance. J Neuroimaging. 2007;17:11–8.
5. Kaps M, Seidel G, Bauer T, Behrmann B. Imaging of the intracranial vertebrobasilar system using color-coded ultrasound. Stroke. 1992;23:1577–82.
6. Robba C, Poole D, Citerio G, Taccone FS, Rasulo FA. Brain ultrasonography consensus on skill recommendations and competence levels within the critical care setting. Neurocrit Care. 2019;32:502.
7. Motuel J, Biette I, Srairi M, et al. Assessment of brain midline shift using sonography in neurosurgical ICU patients. Crit Care. 2014;18:676.
8. Robba C, Cardim D, Sekhon M, Budohoski K, Czosnyka M. Transcranial Doppler: a stethoscope for the brain-neurocritical care use. J Neurosci Res. 2018;96:720–30.
9. Robba C, Cardim D, Tajsic T, et al. Non-invasive intracranial pressure assessment in brain injured patients using ultrasound-based methods. Acta Neurochir Suppl. 2018;126:69–73.
10. Lochner P, Czosnyka M, Naldi A, et al. Optic nerve sheath diameter: present and future perspectives for neurologists and critical care physicians. Neurol Sci. 2019;40:2447.
11. Robba C, Santori G, Czosnyka M, et al. Optic nerve sheath diameter measured sonographically as non-invasive estimator of intracranial pressure: a systematic review and meta-analysis. Intensive Care Med. 2018;44:1284–94.
12. Baumgartner RW. Transcranial color duplex sonography in cerebrovascular disease: a systematic review. Cerebrovasc Dis. 2003;16:4–13.
13. Kumar G, Alexandrov AV. Vasospasm surveillance with transcranial Doppler sonography in subarachnoid hemorrhage. J Ultrasound Med. 2015;34:1345–50.
14. Bavarsad Shahripour R, Mortazavi MM, Barlinn K, et al. Can STOP trial velocity criteria be applied to Iranian children with sickle cell disease? J Stroke. 2014;16:97–101.
15. Tegeler CH, Crutchfield K, Katsnelson M, et al. Transcranial Doppler velocities in a large, healthy

population. J Neuroimaging. 2013;23:466–72.

16. Rubens DJ, Bhatt S, Nedelka S, Cullinan J. Doppler artifacts and pitfalls. Radiol Clin N Am. 2006;44:805–35.
17. Ratanakorn D, Kremkau FW, Myers LG, Meads DB, Tegeler CH. Mirror-image artifact can affect transcranial Doppler interpretation. J Neuroimaging. 1998;8:175–7.
18. Puls I, Berg D, Maurer M, Schliesser M, Hetzel G, Becker G. Transcranial sonography of the brain parenchyma: comparison of B-mode imaging and tissue harmonic imaging. Ultrasound Med Biol. 2000;26:189–94.
19. Srinivasan V, Smith M, Bonomo J. Bedside cranial ultrasonography in patients with hemicraniectomies: a novel window into pathology. Neurocrit Care. 2019;31:432–3.
20. Khan HG, Gailloud P, Martin JB, et al. Twinkling artifact on intracerebral color Doppler sonography. AJNR Am J Neuroradiol. 1999;20:246–7.
21. Maciak A, Kier C, Seidel G, Meyer-Wiethe K, Hofmann UG. Detecting stripe artifacts in ultrasound images. J Digit Imaging. 2009;22:548–57.
22. Guepie BK, Sciolla B, Millioz F, Almar M, Delachartre P. Discrimination between emboli and artifacts for outpatient transcranial Doppler ultrasound data. Med Biol Eng Comput. 2017;55:1787–97.
23. Iqbal S. A comprehensive study of the anatomical variations of the circle of Willis in adult human brains. J Clin Diagn Res. 2013;7:2423–7.
24. Schreiber SJ, Stolz E, Valdueza JM. Transcranial ultrasonography of cerebral veins and sinuses. Eur J Ultrasound. 2002;16:59–72.
25. Alexandrov AV, Sloan MA, Tegeler CH, et al. Practice standards for transcranial Doppler (TCD) ultrasound. Part II. Clinical indications and expected outcomes. J Neuroimaging. 2012;22:215–24.
26. Alexandrov AV. Extra- and intracranial waveform analysis algorithm, descriptions, classifications, and differential diagnosis. J Vasc Ultrasound. 2015;39:192–202.
27. Aggarwal S, Brooks DM, Kang Y, Linden PK, Patzer JF II. Noninvasive monitoring of cerebral perfusion pressure in patients with acute liver failure using transcranial doppler ultrasonography. Liver Transpl. 2008;14:1048–57.
28. Chang JJ, Tsivgoulis G, Katsanos AH, Malkoff MD, Alexandrov AV. Diagnostic accuracy of transcranial Doppler for brain death confirmation: systematic review and meta-analysis. AJNR Am J Neuroradiol. 2016;37:408–14.
29. Ducrocq X, Hassler W, Moritake K, et al. Consensus opinion on diagnosis of cerebral circulatory arrest using Doppler-sonography: task force group on cerebral death of the Neurosonology Research Group of the World Federation of Neurology. J Neurol Sci. 1998;159:145–50.

第 6 章

低级、中级及高级技能:如何提升你的能力

Frank A. Rasulo, Nicola Zugni

6.1 引言

学习大多数处理复杂及尖端科技的技术,应该首先接受培训,以便更好地理解技术本身,然后才能正确地应用该技术。因此,涉及医疗器械时,这条建议变得至关重要。

初学的超声医生应充分利用由各个学会组织、并由该领域内专家教授管理的经认证的理论及实践课程[1]。

虽然颅脑超声是一种相对简单的技术,但为了正确地应用该项技术,需要大量大脑解剖和参数的知识,还必须进行复杂的诊断测试,这些测试终将导致临床决策的制定。因此,当从专业的神经超声学家那里学习时,对脑超声的理解及其应用变得更快、更有效。正如 Klinzing 等所证明的那样。在他们于 2015 年发表的研究中,尽管大脑中动脉的超声识别与陡峭且有利的学习曲线相关,但如果操作者在专家导师的指导下,缺乏经验的操作者在短暂的理论实践课程后对大脑中动脉的超声识别呈现出更快和更陡峭的曲线。当此类工具应用于实践时,很少有监测系统随附与显著临床改善相关的高水平证据。美国超声心动图学会的最新建议描述了如何对成年患者进行完整的超声心动图检查,并确定了高级超声心动图的认证指南[3]。对于经颅多普勒,由于缺乏统一的指南,基于现有证据、临床专业知识和共识,制定了 TCD 检查的操作标准。

有必要根据所涉及的技术定义两种方法:经颅多普勒(TCD)和经颅彩色多普勒(TCCD)。

6.2 TCD 及 TCCD

颅脑超声包括所有种类的超声应用方法,包括基于多普勒的方法。因此,超声设备可能主要包括两种类型:

• TCD,利用多普勒原理评估主要脑血管的血流速度(图 6.1)。

• 经颅彩色多普勒超声检测技术,结合 B 型模式(彩色多普勒成像、脑实质和骨)(图 6.2)。

探头的选择是基于不同的使用方法。建议颅脑超声学家熟悉这两种类型的超声方法,因为某些诊断检测的可靠性可能因所采用的技术而不同[4,5]。

与 TCD 相比,TCCD 具有多项优势[6]:

• 识别每条大脑动脉血流的可靠性。

• 更准确地识别血管病理。

• 校正辐照角度,从而提高流速测量的精度。

• 评估和研究脑实质、血管和骨结构。

TCCD 具有与传统 TCD 超声相同的局限性,如需要良好的声窗和对操作者的依赖性。

诸如此类和其他限制强调了为获得特定技能所需的培训的重要性,以便从一个零经验的操作员发展为颅脑超声专家。

TCCD 的临床应用包括[7-12]:

• 脑病理诊断:脑出血、脑积水、脑水肿等(图 6.3)。

• 评估流速频谱:诊断脑循环骤停,评估颅内压,执行自调节测试,诊断血管痉挛(图 6.4)。

6.3 培训策略

最近关于颅脑超声检查的共识旨在评估专家对确定从基础水平过渡到高级水平所必

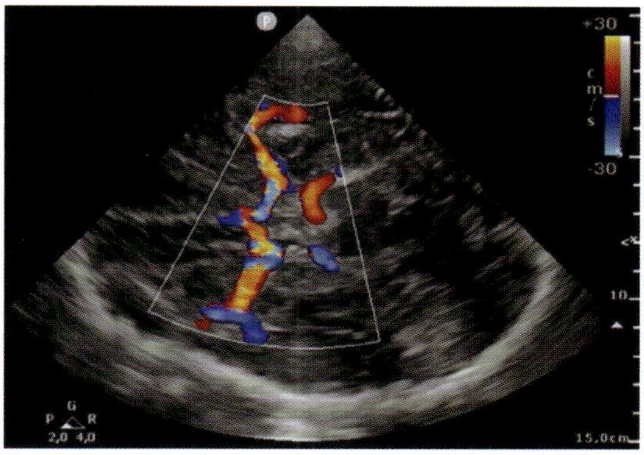

图 6.2 经颅彩色多普勒(Willis 环)。

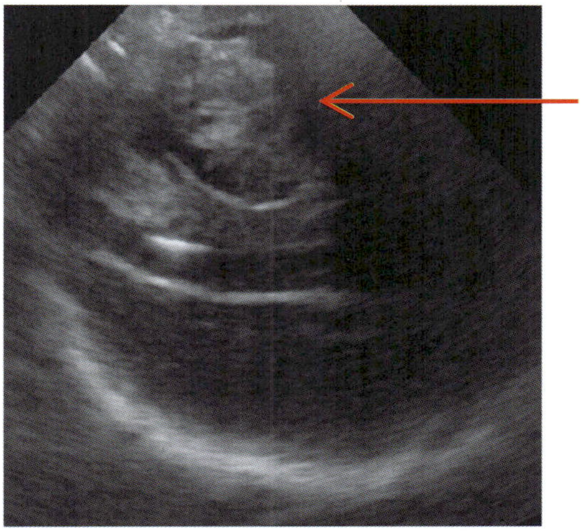

图 6.3 脑出血(箭头所示)。

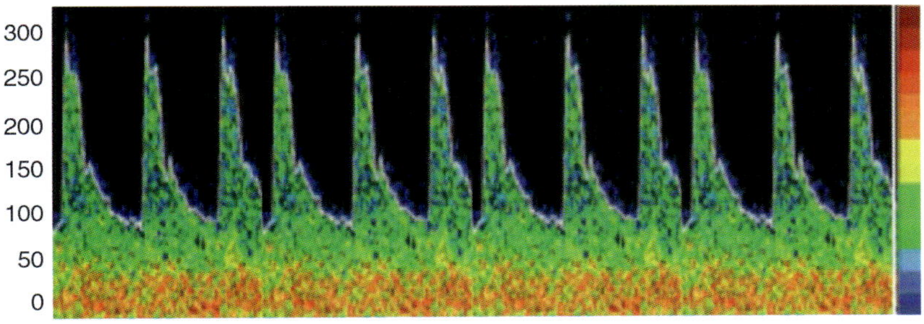

图 6.1 经颅多普勒(流速)。

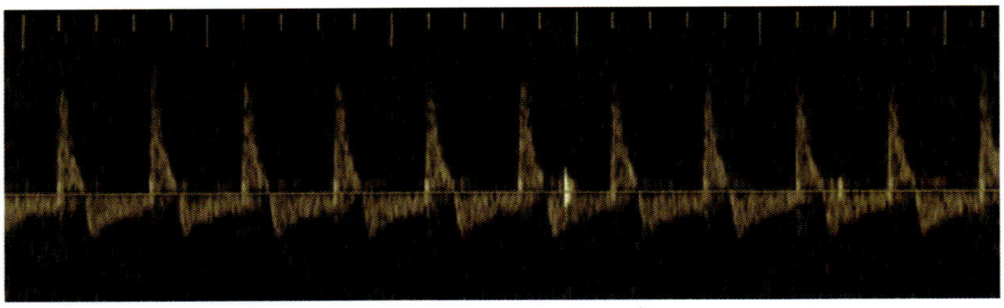

图 6.4　脑循环停止（振荡波）。

需的技能的意见[13]。他们提出了一种阶梯式方法，其中第一步代表颅脑超声学家开始培训的基本水平。从那时起，为了进入下一个能力级别，必须完成前一个级别的每一项技能。

从颅脑超声共识中，根据专家的回答确定了 3 个技能级别：低级、中级和高级（图 6.5）。

建议新手超声医生熟悉脑部解剖学、超声技术和基准辐照参数的基本知识，其次掌握超声探查常规血管和解剖结构的能力（表 6.1）。

• 如果超声医生为了对目标血管进行超声检查而绕过必要的结构，则检查难度更大，检查的可靠性也更低。

下面是几个例子：

当使用颞声窗并定位探头时，如果在 B 型模式下看不到对侧骨骼，则不太可能定位其他结构或血管，因为颅骨是强回声。

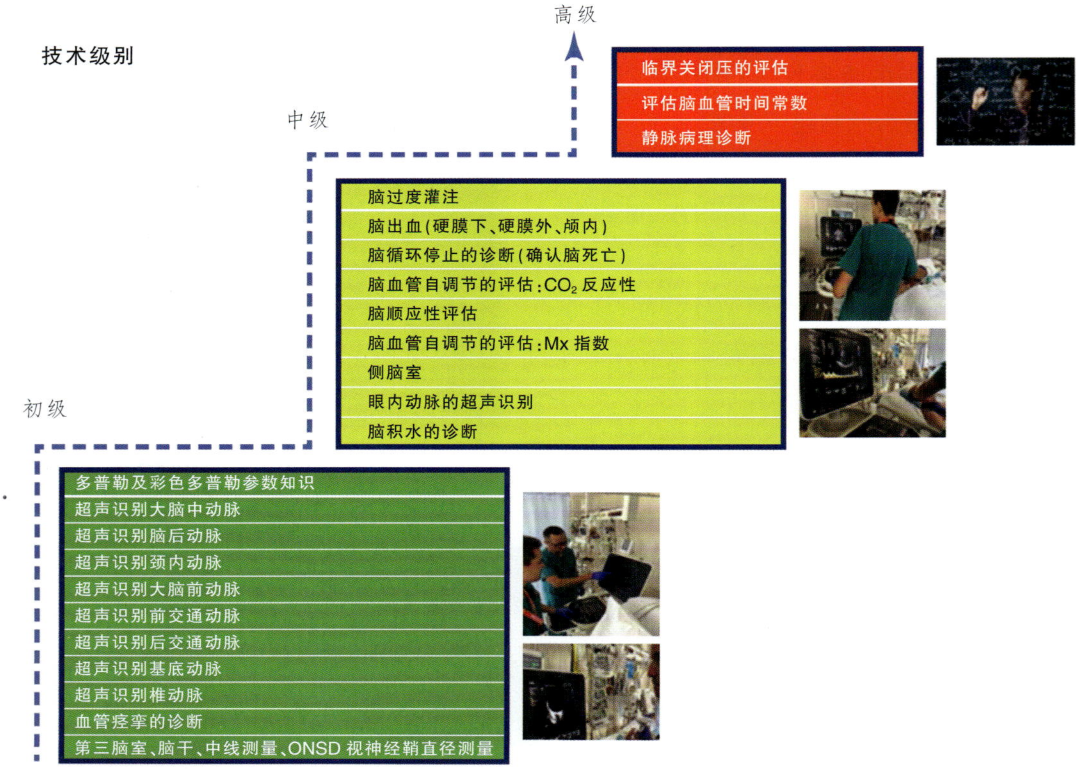

图 6.5　脑超声不同技术级别所具备的技能。

表 6.1　基础技能

基础技能		
动脉的识别及超声探查	大脑中动脉和大脑前动脉的识别和探查	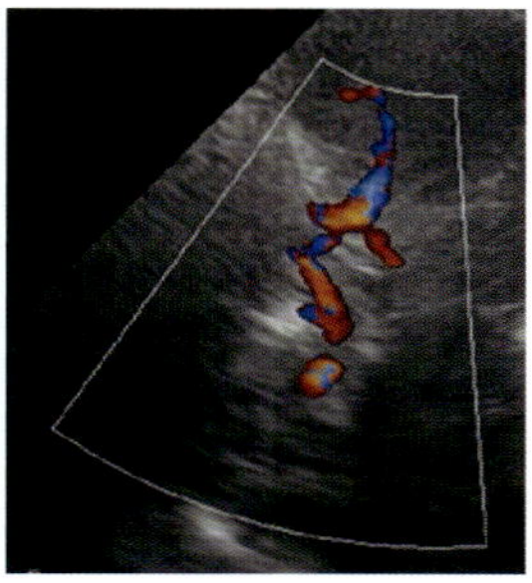
	颈内动脉的识别和探查	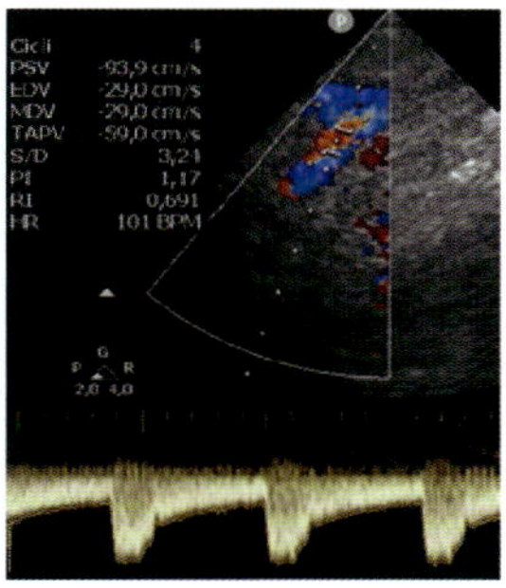
	大脑后动脉的识别和探查（红色 P1，蓝色 P2）	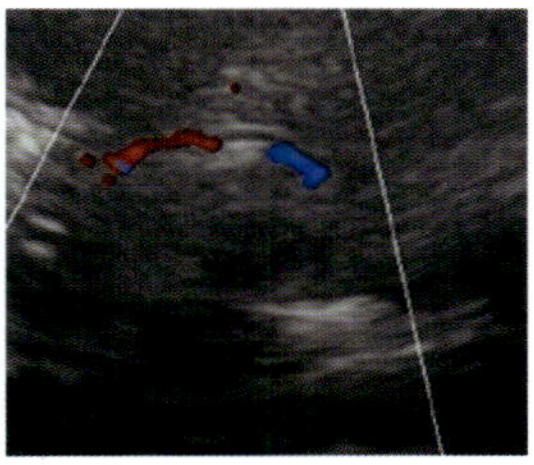
	基底动脉的识别和探查（红线） 椎动脉的识别和超声（蓝线）	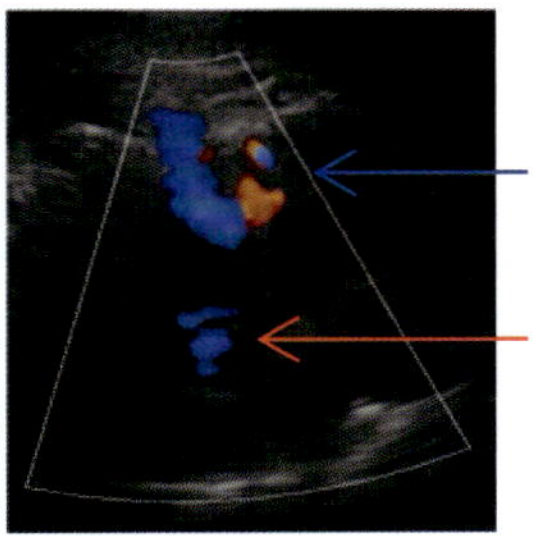

（待续）

表 6.1(续)

基础技能			
识别其他解剖结构	视神经鞘直径	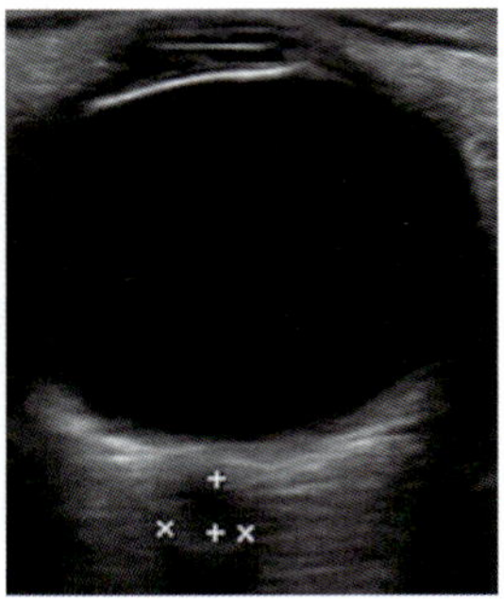	$L.I.=\frac{FV_mMCA}{FV_mICA}$
	第三脑室(蓝线) 脑干(红线)	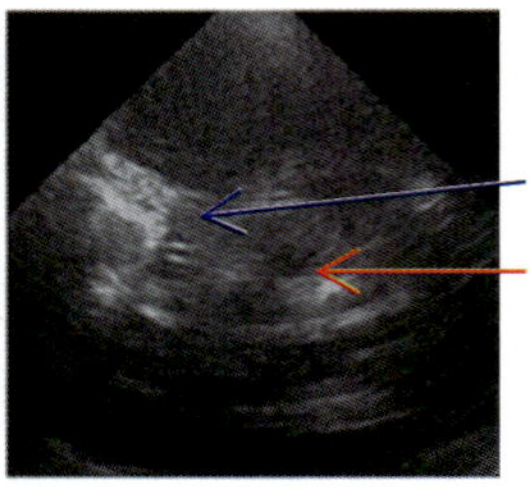	
	中线移位的测量	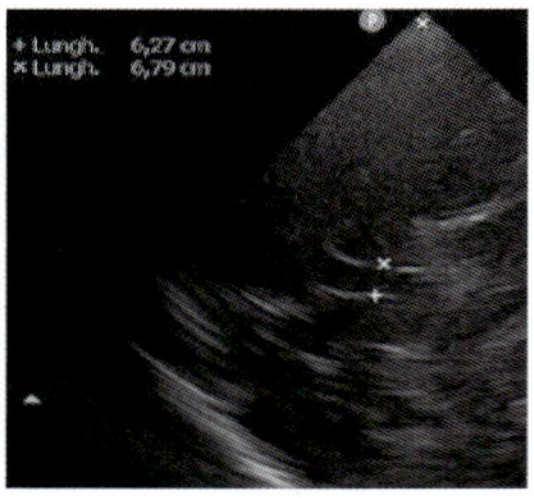 	
	对侧颞骨	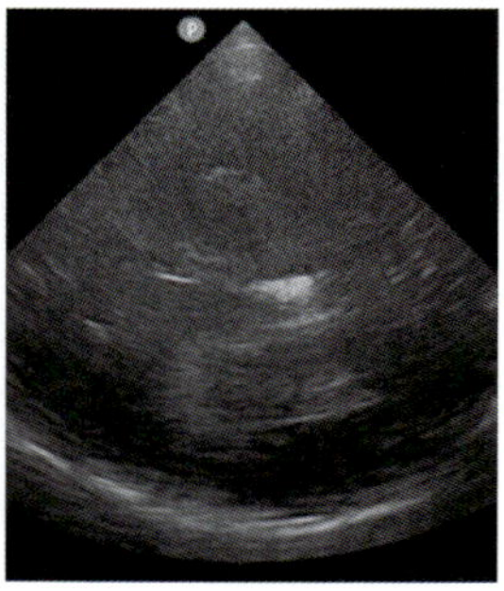	

(待续)

表 6.1(续)

基础技能			
脑病理诊断	诊断脑血管痉挛 Lindegaard 指数(L.I.)	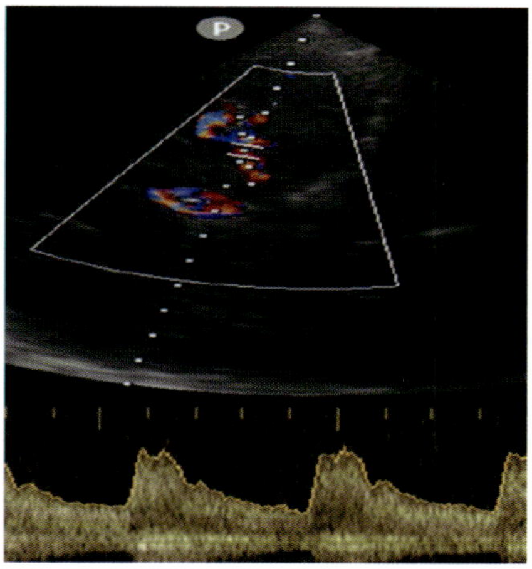	$L.I.=\frac{FV_mMCA}{FV_mICA}$

如果没有对侧骨的标志，就不可能计算中线移位。

首先在 B 型模式下观察脑梗死，就更容易定位大脑后动脉(P1 和 P2)，因为它之后会直接经过脑干的顶部。

通过蝶骨翼和岩骨弓状隆起的定位，可以识别出大脑中、前动脉和 Willis 环的其他血管。

在第一阶段最好有导师在场，以指导学生并教授正确有效的脑超声检查技巧和窍门，例如，调整患者头部位置、找到解剖标志、手持探头时调整手位置、根据所需检查类型正确选择探头、学习基本的机器设置和安全提示。当进行脑超声检查时，最好在导师在场的情况下教学，因为导师会纠正检查中犯的错误，或者简要回答有关技术本身的问题。

在本阶段，所有在检查中获得的技能都将用于脑超声操作，并将之作为临床诊断工具。同样，尽管超声医生不再是一个新手，但还是建议有一位导师在场，至少在需要的时候可以联系导师。在这一层面，除了通过直接观察异常血流速度和解剖结构来诊断疾病外，超声医生还应能够进行某些诊断性检查和计算，这些检查和计算不仅有助于诊断，还有助于做出治疗决策。上述共识中的专家提出利用超声波的某些监测参数和计算分层，如大脑自调节监测，可以是即时的或连续的，同时执行起来也不会过于复杂(表 6.2)。

$$CrCP = ABP \cdot \left[1 - \frac{1}{\sqrt{(CVR \cdot Ca \cdot HR \cdot 2\pi)^2 + 1}}\right]$$

处于高级水平的超声专家能够进行最困难的检查和监测技术，如脑顺应性评估、脑血管时间常数、静脉超声。此时，超声医生已经有足够的经验充当导师，并向其他学生教授脑超声技术(表 6.3)。

表 6.2 中级技能

中级技能			
超声识别动脉	超声识别眼内动脉	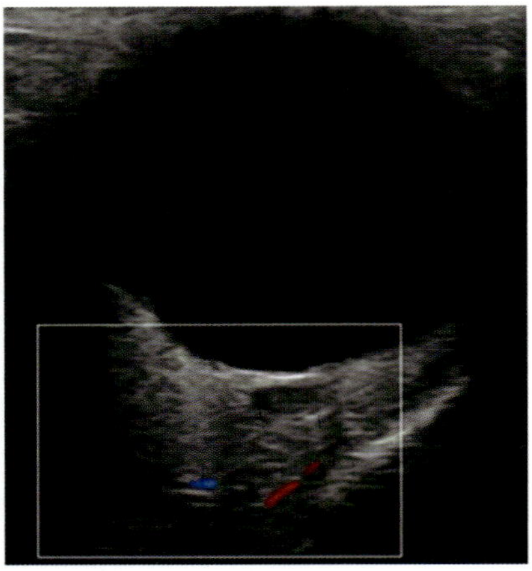	
识别其他解剖结构	侧脑室	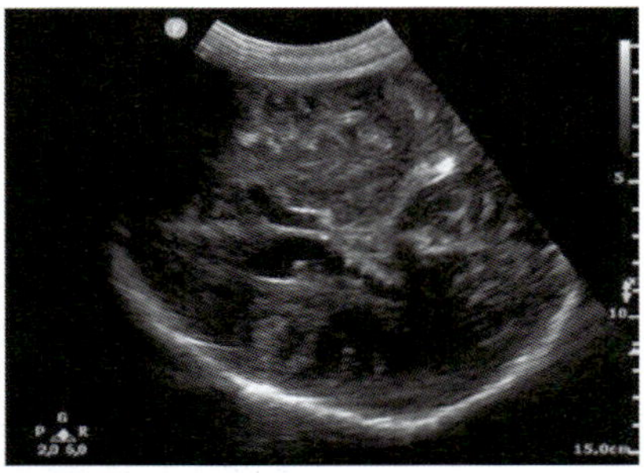	
脑病理诊断	诊断脑过度灌注，以及 Lindegaard 指数	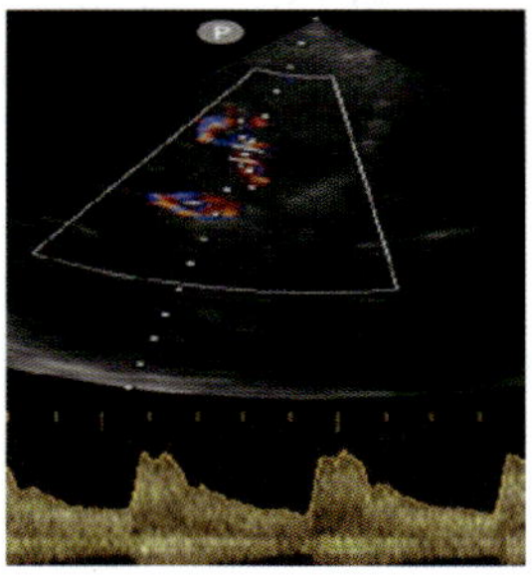	$L.I.=\frac{FV_mMCA}{FV_mICA}$
	脑出血(硬膜下出血、硬膜外出血、脑出血)(红线)	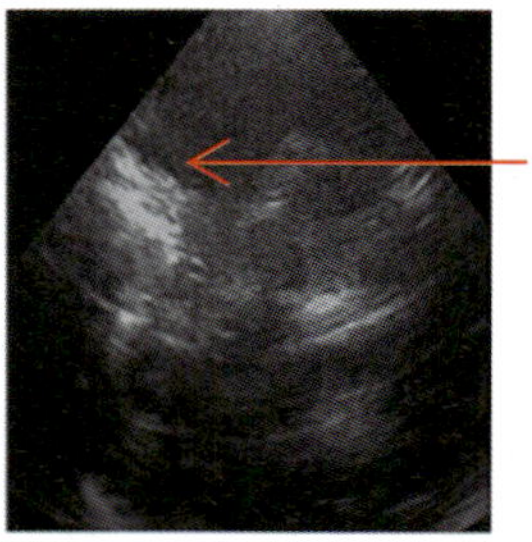	

(待续)

表 6.2(续)

中级技能			
脑病理诊断	脑循环停止的诊断与脑死亡的确认	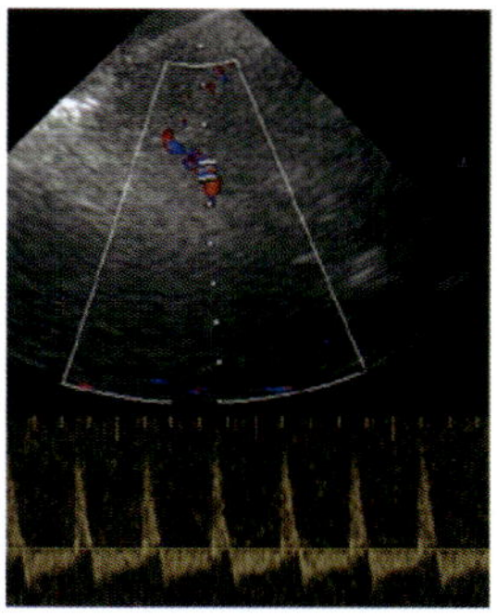	
	脑血管自调节的评估：CO_2 反应性	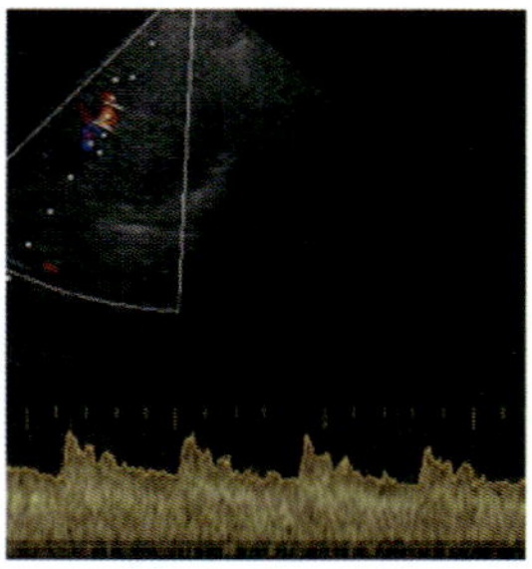	绝对 CO_2 反应性=$\Delta CBFV/\Delta PaCO_2$
	第三脑室脑积水的诊断(红线)	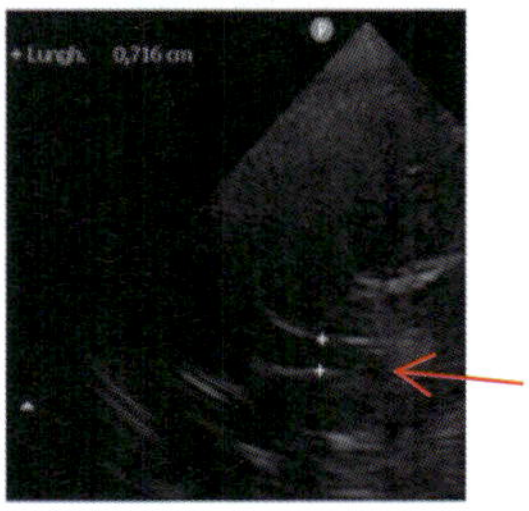	

注：ΔCBFV 表示 CBFV 的变化，单位为 cm/(s·mmHg)。$\Delta PaCO_2$ 表示 $PaCO_2$ 张力变化。

6.4 通过技术援助学习

我们目前生活在一个技术模拟的时代，不仅在医学领域，而且在体育、军事、商业飞行员训练等方面也是如此。在医学上，模拟器被用于外科手术、麻醉(如困难的插管)、心肺复苏和产科。超声教学也可以通过使用模拟器来指导[14]，例如：

- 模拟器。
- 自动信号检索器。
- 智能手机探头和软件。
- 与其他监控系统或成像设备融合(EEG、术中 MRI、MMM)。
- 改善信号质量(三维成像)。

表 6.3 高级技能

高级技能			
脑病理诊断	评估临界关闭压	$CrCP = ABP \cdot \left[1-\frac{1}{\sqrt{(CVR \cdot Ca \cdot HR \cdot 2\pi)^2+1}}\right]$	临界关闭压是动脉血压阈值，低于此值小动脉血管塌陷，脑血流停止
	评估脑血管时间常数(τ)	$\tau = C_a \cdot CVR$	脑血管时间常数表示脑动脉床顺应性与超声探查部位远端血管阻力的乘积
	静脉病理(直窦)的诊断	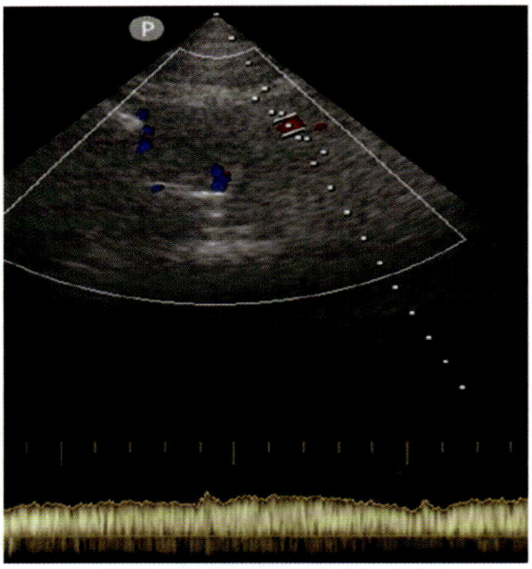	

注：τ，脑动脉时间常数(秒)。Ca，脑动脉顺应性；CVR，脑血管阻力；CrCP，临界关闭压；ABP，动脉压；HR，心率。

6.5 通过指南和实践标准学习

实践参数和技术标准并不是僵化的实践规则或要求，也不旨在为设定合法的标准治疗而使用。

应该认识到，坚持实践参数并不能保证准确的诊断或成功的预后。应该期望的是，从业者将根据当前知识、可用资源和共识遵循合理的实施方案。实践参数的唯一目的是帮助从业者实现预后的改善。

在不同国家、城市，甚至同一城市内的医院之间，医生的资格、职责和检查的书面请求等因素可能会有所不同。使用超声诊断脑循环停止的指南中有一个很好的例子。在最近的一篇论文[15]中，笔者强调了各个中心和国家之间在脑死亡(BD)确定和说明方面存在的巨大差异。尽管有共识指南可用于诊断 BD 的国家流程标准化，但目前欧洲实践中的变化和不一致使得制订国际共识势在必行。

关于颅脑超声，许多协会都成立了特别工作组，试图统一指导方针和实践标准。例如，美国神经病学学会(AAN)发布了 2004 年的 TCD 使用指南，并为 TCD 评估最常见的病理提供了适应证、敏感性、特异性和参考标准[16]。

然而,本文件已于2018年2月23日由准则制订、传播和实施小组委员会停用,原因是在上一次发布后5年或更短时间内没有更新或重新认定。因此,所有已停用的指南中的建议和结论都被认为不再有效,不再得到AAN的支持。

最近,美国神经电生理监测协会(ASNM)和美国神经影像学会(ASN)指南委员会组成了一个联合工作组,并制定了指南,以协助在外科和重症监护环境中使用经颅多普勒监测[17]。

具体地说,这些指南描述了经颅多普勒监测的目标,描述了超声医生在监测期间的职责和行为,并描述了与监测相关的方法和伦理问题。他们强调,为了进行高质量的检查,术中TCD超声图像的获取和解读应由有资质的人来执行,服务提供机构应阐明诊断标准,并在实践中研发这些执行标准的持续自我验证程序。

2010年,一个多学科专家小组审查了1982年至2009年12月发表的关于TCD的文献。鉴于对血管实验室认证的重视[18],他们强调扫描和解读过程标准化的必要性,并着手由经颅多普勒专家、美国神经影像实践指南委员会成员,以及国际神经超声组织制定一系列标准和指南。

尽管颅脑超声的使用越来越多,但这项技术仍然没有得到充分利用。例如,TCD在重症监护室最常见的适应证之一——动脉瘤性蛛网膜下腔出血(aSAH),超声用于监测脑血管痉挛(CV)[19]。在这项研究中,作者利用2002年至2011年的全国住院患者样本(NIS)数据,对全国范围内TCD流行趋势进行了分析。分别对教学医院的TCD利用率进行检查。目的是使用NIS评估aSAH患者接受TCD监测的比例。在教学医院,2%的aSAH患者(95% CI,1.0~4.0)接受了TCD检查。TCD使用率从2002—2005年的<1%上升到2006—2011年的≥1.5%(优势比2.3, 95% CI,1.0~5.7), 这一增长也出现在非教学医院。他们得出结论, 在全美范围内,TCD在aSAH治疗中使用不足,而且TCD在非教学医院中几乎不存在。

国际血管实验室国际认证委员会(I-CAVL)[18]制定了实验室认证指南,用于使用经颅多普勒对脑血流速度(CBFV)进行诊断性超声测量或解读。然而,在ICAVL批准的950多个设备中,只有不到2%的设备获得了颅内或TCD测量的认证。

有众多与各种科研机构相关的培训项目供受训者选择,硬件和软件方面的技术进步使获得必备技能变得更加容易。这些项目包括模拟器、认证课程和对用户友好的超声仪。

6.6 能力

快速胜任经颅彩色多普勒超声操作[2]。

在重症监护病房中,经颅多普勒作为一种评估脑血流动力学的方法有广泛的使用场景,包括检测蛛网膜下腔出血的血管痉挛、动脉狭窄闭塞疾病、估计颅内压,以及确定脑死亡。

TCD作为一种床旁、易操作、无创的检查方法,是非常有吸引力的工具。

在一项研究中,与训练有素的TCD操作员相比,未经训练的操作员估测的血流速度变化很大。当未经训练的操作员来操作时,TCD的临床实用性大大减低。相比之下,在TCCD中还没有进行过类似的研究[20]。

结果表明,TCCD 用于测量 MCA 的平均流速(MFA)是一种简单易学的工具,志愿者即使是经由未经培训的操作员检查，也能产生准确可靠的测量结果[2]。总体而言,未经培训的操作员和受过培训的操作员的测量结果之间有很好的一致性。一个短期学习项目接受了评估,它包括一项基础课程,然后是 5 次督导检查和 5 次非督导检查（督导组）或 10 次非督导检查(非督导组)。除了重复测量的影响外,由于积极的督导,有督导的项目产生了更快和更准确的学习曲线。

Neulen 等[21]在最近发表的一项研究中,研究了"图像引导"方面的问题,其中采集的图像数据与允许解剖定位的 TCD 系统相结合。经验丰富的操作人员被要求通过传统的 TCD 识别脑血管，而经验不足的操作人员则被要求通过"图像引导"来完成同样的任务。有经验的操作员进行 TCD 检查的误标率为 37%,而图像引导将误标率降至 10%。解剖定位和视觉引导有助于正确识别感兴趣的血管。特别是在操作员缺乏经验的环境中,这一优势可能有助于进行可靠的测量，并很好地解释了我们在本研究中发现的有利的 TCCD 学习曲线。

（彭佳 译　丁戈琦 校）

参考文献

1. https://www.asnweb.or/i4a/pages/index.cfm?pageID=4028&acriveFuII=true
2. Klinzing S, Steiger P, Schüpbach RA, et al. Competence for transcranial color-coded duplex sonography is rapidly acquired. Minerva Anestesiol. 2015;81(3):298–304.
3. Echocardiography. Accreditation in adult critical care echocardiography. https://www.bsecho.org/media/161652/cc_accreditation_pack_2015.pdf.
4. Bartels E. Transcranial color-coded duplex ultrasound possibilities and limits of this method in comparison with conventional transcranial Doppler ultrasound. Ultraschall Med. 1993;14:272–8.
5. Schoning M, Buchholz R, Walter J. Comparative study of transcranial color duplex sonography and transcranial Doppler sonography in adults. J Neurosurg. 1993;78:776–84.
6. Rasulo F, et al. Visualizing impending cerebral circulatory arrest caused by intracranial hypertension following aneurysmal subarachnoid hemorrhage. J Neurosurg Anesthesiol. 2017;29(1):64–6.
7. Becker G, Bogdahn U, Strassburg HM, et al. Identification of ventricular enlargement and estimation of intracranial pressure by transcranial color-coded real-time sonography. J Neuroimaging. 1994;4:17–22.
8. Seidel G, Gerriets T, Kaps M, Missler U. Dislocation of the third ventricle due to space-occupying stroke evaluated by transcranial duplex sonography. J Neuroimaging. 1996;6:227–30.
9. Cardim D, Robba C, Bohdanowicz M, et al. Non-invasive monitoring of intracranial pressure using transcranial Doppler ultrasonography: is it possible? Neurocrit Care. 2016;25:473–91.
10. Robba C, Santori G, Czosnyka M, et al. Optic nerve sheath diameter measured sonographically as non-invasive estimator of intracranial pressure: a systematic review and meta-analysis. Intensive Care Med. 2018;44:1284–94.
11. Robba C, Cardim D, Tajsic T, et al. Ultrasound non-invasive measurement of intracranial pressure in neurointensive care: a prospective observational study. PLoS Med. 2017;14:e1002356. https://doi.org/10.1371/journal.pmed.1002356.
12. Rasulo FA, Bertuetti R, Robba C, et al. The accuracy of transcranial Doppler in excluding intracranial hypertension following acute brain injury: a multicenter prospective pilot study. Crit Care. 2017;21(1):44.
13. Robba C, Poole D, Citerio G, et al. Brain ultrasonography consensus on skill recommendation and competence levels within the critical care setting. Neurocrit Care. 2019;32:502.
14. Parks AR, Atkinson, Verheul G. Can medical learners achieve point-of-care ultrasound competency using a high-fidelity ultrasound simulator? A pilot study. Crit Ultrasound J. 2013;5:9.
15. Robba C, Iaquaniello C, Cierio G. Death by neurologic criteria: pathophysiology, definition, diagnostic criteria and tests. Minerva Anestesiol. 2019;85(7):774–8.
16. Sloan MA, Alexandrov AV, Teheler CH, et al. Assessment: transcranial Doppler ultrasonography: report of the Therapeutics and Technology Assessment Subcommittee of the American Academy of Neurology. Neurology. 2004;62(9):1468–81.
17. Edmonds HL, Isley MR, Sloan TB, et al. American Society of Neurophysiologic Monitoring and American Society of Neuroimaging joint guidelines for transcranial Doppler ultrasonic monitoring. J Neuroimaging. 2011;21(2):177–83.

18. http://www.icavl.org
19. Kumar G, Albright KC, Donnelly, et al. Trends in transcranial Doppler monitoring in aneurysmal subarachnoid hemorrhage: a 10-year analysis of the nationwide inpatient sample. J Stroke Cerebrovasc Dis. 2017;26(4):851–7.
20. McMahon CJ, McDermott P, Horsfall D, Selvarajah JR, King AT, Vail A. The reproducibility of transcranial Doppler middle cerebral artery velocity measurements: implications for clinical practice. Br J Neurosurg. 2007;21:21–7.
21. Neulen A, Greke C, Prokesch E, et al. Image guidance to improve reliability and data integrity of transcranial Doppler sonography. Clin Neurol Neurosurg. 2013;115(8):1382–8.

第 2 部分

基本参数和高级参数

第 7 章

流速、搏动指数、自调节和临界关闭压力

Marta Fedriga, Marek Czosnyka

7.1 引言

经颅多普勒被命名为“大脑听诊器”。除了检测脑血流速度及其血流频谱形态外,还可以检测二级指标和衍生出的公式。这些测量结果可能具有一些实用的临床应用,过去几十年来的研究表明,颅脑超声检查作为一种安全、无创的可重复检查,在急性脑损伤患者中具有很大的潜力,特别是当其他侵入性的脑血流动力学评估方法被禁止的时候,这种非侵入性技术的方法的使用可能会变得更加广泛,例如,应用于肝衰竭患者或处于传染病期间的患者。此外,它在术中和围术期也很有用。尽管多年来,颅脑超声一直是临床评估和患者管理的重要组成部分,但我们不能否认它有局限性,如需要开放性经颅声窗和对操作员的依赖性。研究认为,TCD 和 TCCD 虽然是相对简单的方法;然而,要求不仅要识别不同的解剖标志和大脑的解剖特征,更重要的是要正确解读机器得出的数值,这些都需要特定的技能。在使用经颅多普勒时,我们应该记住,不要拘泥于单一的测量;实际上,更重要的是跟踪患者临床路径中的测量趋势,将所有的指标和衍生的计算放在一起,以便为我们正在研究和治疗的患者绘制一个完整的生理病理图。

7.2 流速

TCD 和 TCCD 可以检测流经大脑大动脉的红细胞的速度。1843 年,Christian Doppler 首次将多普勒原理描述为频移,即原始信号(由超声波机发送)与反射信号之间测得的频率差。多普勒频移与红细胞的流速成比例,通常以 cm/s 表示。

流速(FV)可作为脑血流的替代指标;它允许动态、无创监测,具有良好的时间和空间

分辨率。然而，我们必须注意规范 TCD 使用的两个主要假设：恒定的血管直径和恒定的声波角度[1,2]。

测得的速度用以下公式表示：

测量速度=实际速度×入射角余弦($\cos\theta$)

因此，当角度为 0°时，余弦为 1，测得的速度等于实际速度。90°时，余弦为 0，无法检测流速。因此，真实速度的检测受到解剖的限制，这些限制来自血管相对于探头的位置和方向。

为了解决这一问题，使用更新、更先进的 TCCD 可以使操作员看到超声照射的动脉，并修改照射角度，以便更准确地估计血流速度。然而，只要照射角度保持不变，检测到的速度的变化就会反映真实速度的变化，从而反映脑血流的变化。

另一个影响 TCD 速度的关键因素是超声照射的血管的横截面积，因为通过血管的流体体积取决于红细胞的速度和血管的直径。因此，在测量过程中，如果操作人员想要检测到真实的速度，血管的直径应该保持稳定。

Aaslid 等于 1982 年首次确定了成人正常血流速度值的范围，并在术中直接进行了多普勒测量。因此，在过去几十年，这些数值已经作为标准值被其他作者采用(表 7.1)。

几位作者提出，流速在个体之间存在差异，并证明健康和脑损伤受试者在同一个体内存在“时时刻刻”的差异；这一共识强调了连续测量的重要性，而不是关注单个值[4]。

此外，正常值不仅受血管直径和入射角度的影响，还受侧支循环、红细胞压积、动脉二氧化碳分压($PaCO_2$)、动脉血压(ABP)、颅内压和脑血管阻力(CVR)的影响。血液稀释时流速较高[5]，这一事实可能导致对血管狭窄的误解，必须加以考虑，尤其是在评估蛛网膜下腔相关血管痉挛时。

表 7.1 考虑到 Aaslid 等确定的平均流速，该表代表了主要脑动脉的正常值范围[2]

动脉	平均流速(cm/s)
MCA M1	46~86
ACA A1	41~76
PCA P1	33~64
EICA	37
TICA	60
眼动脉	20
颈动脉虹吸部	55
椎动脉	27~55
基底动脉	30~57

注：MCA，大脑中动脉；ACA，前交通动脉；PCA，后交通动脉；EICA，颅外颈内动脉；TICA，终末颈内动脉。

$PaCO_2$ 每增加 1mmHg，流速通常增加 2.5%~3%[6]。

影响血流速度的人口统计学因素包括年龄、性别、妊娠和性征觉醒状态。出生时，大脑中动脉的流速约为 24cm/s，到 4~6 岁时，流速增至 100cm/s。此后，在第七个 10 年中，它稳定地下降到大约 40cm/s。女性的血流速度通常高于男性，尽管差异通常很小(10%~15%)。在正常妊娠期间，血流速度在前两个 3 个月保持不变，但在第三个 3 个月下降。在睡眠期间，流速也会下降约 15%[7,8]。

利用快速傅立叶变换对多普勒频移进行信号处理，可返回一个包含 3 个分量的 TCD 波形：CBF 收缩期流速(FV_s)、CBF 平均流速(FV_m)和 CBF 舒张末期流速(FV_d)(图 7.1)。

收缩期流速首先取决于全身血流动力学，更重要的是取决于心输出量，而不是脑血流动力学[9]。

舒张流速的临床意义在重症监护中仍有争议；由于颅内压升高导致的脑灌注压

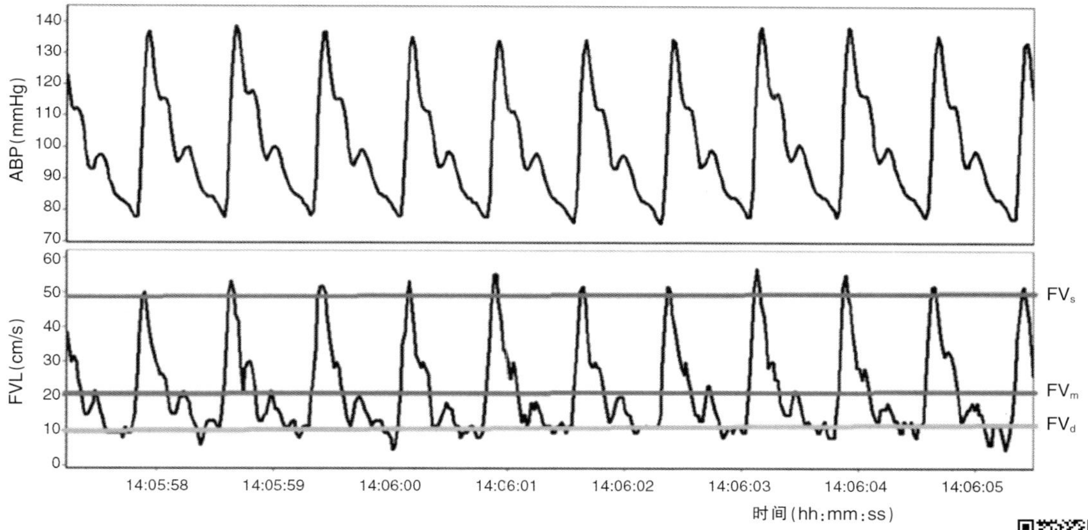

图 7.1 TCD 波形与血压波形相似。如图所示,标志值为收缩期流速(FV_s)、舒张末期流速(FV_d)和平均流速(FV_m)。

(CPP)降低反映为舒张流速的降低,因此舒张流速可能被视为脑灌注不足的一个指标。当ICP 增加到非常高的值时,舒张脑血流量接近于零。随着 ICP 持续升高,舒张血流重新出现,但方向相反(反向血流),TCD 显示为逆向血流[11,12]。

平均血流速度与脑血流有较好的相关性[13,14],主要用于评估脑动脉流量。许多 TCD 设备使用传统公式计算收缩期流速(FV_s)和舒张末期流速(FV_d)计算 FV_m:

$$FV_m=(FV_s + 2\times FV_d)/3$$

这个公式前提是假设所有组件之间存在特定的线性关系。更准确地说,FV_m 可以评估为当前流速的时间积分除以积分周期。

7.3 搏动指数

有关脑血流动力学的信息可以从 TCD 波形中获得;最常用的脑血流动力学参数是由 Gosling 搏动指数(gPI)得出的,它描述了TCD 波形的搏动性;计算公式为(FV 收缩压-FV 舒张压)除以 FV 均值。测量 PI 的好处是它不受入射角度的影响。然而,PI 在评估脑血管阻力、无创 ICP 和无创 CPP 方面的应用的可靠性和准确性存在争议[15]。

PI 的正常值范围为 0.5~1[2];然而,其值取决于大量因素,如 ABP 搏动性、心率、CPP、红细胞压积、体温、CVR、血管顺应性、ICP 和脑脊液颅内顺应性。

虽然 PI 对应于脑血流动力学的变化,但仅该指数并不能提供有关变化原因的有意义信息;因此,必须结合临床背景进行解释。

虽然 PI 不能准确估计 ICP,但在评估 ICP 时仍需计算 PI;例如,在正常血压患者中,PI值高于 2 且平均 ABP 正常,可能意味着 ICP 升高[16-18](图 7.2)。

PI 可以识别脑血流动力学不对称性,提示低 CPP,但不能作为脑血管阻力的可靠描述指标[19]。

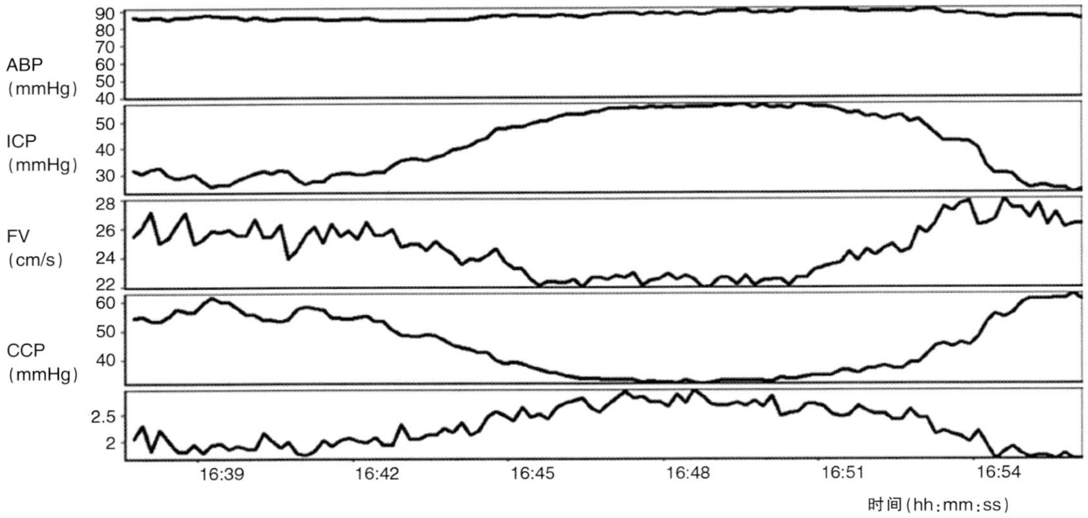

图 7.2 搏动指数是描述 TCD 脉冲波形的变量。当脑灌注压(CPP)降低时,搏动指数增加。在 ICP 平台波期间观察到 PI 的变化,流速(FV)和 CPP 均降低。

7.4 临界闭合压

伯顿在 1951 年建立了第一个理论模型,该模型证明小血管在"临界值"以下塌陷。这个压力值被称为临界闭合压(CrCP),它表示 ABP 的一个较低的阈值,低于该阈值时,CBF 将趋近于 0。血管收缩张力或管壁张力和 ICP 是 CrCP 的主要决定因素。实际上,CrCP 可以描述为两种闭合力的总和:ICP 和血管壁张力(WT),后者代表活跃的脑血管舒缩张力[21]:

$$CrCP=ICP+WT(mmHg)$$

动脉"打开"和"闭合"力之间的差值是维持血管打开的力,可以表示为"闭合边界"。如果这个"闭合边界"降至 0,血管将会塌陷,脑血流停止[22]。

基于这种关系,有发生颅内高压风险的患者可以通过无创性 CrCP(或通过有创性 ICP 测量估计 WT)来确定,以获得有关血管张力的信息[23]。

TCD/TCCD 可以无创评估血流速度,并将血流速度的搏动波形与动脉血压的搏动波形进行比较。可以将 CrCP 估计为沿 X 轴绘制的动脉压与沿 Y 轴绘制的相应血流速度值之间回归线的截距点(图 7.3)。

截距是指 CBF(通过血流速度估计)等于 0 时的动脉血压值[22,24]。

最常用的 CrCP 估计方法是使用在频域分解的动脉血压和流速(FV)脉冲波形的基波[25,26]:

$$CrCP=ABP-AMP_{ABP}\times FV/AMP_{FV}(mmHg)$$

其中,ABP 和 FV 是各自信号的平均值,而 AMP 表示 ABP 和 FV 的基波振幅。目前的方法受到获得 CrCP 负值可能性的限制,这无法从生理上解释。

另一个压力阈值来自 CrCP 和舒张 ABP(ABP_d),后者是脑微血管的舒张闭合边缘($DCM=ABP_d$ CrCP)[27]。

DCM 可能代表一个指数,提供有关"压力储备"的可用信息,以避免在心动周期的舒

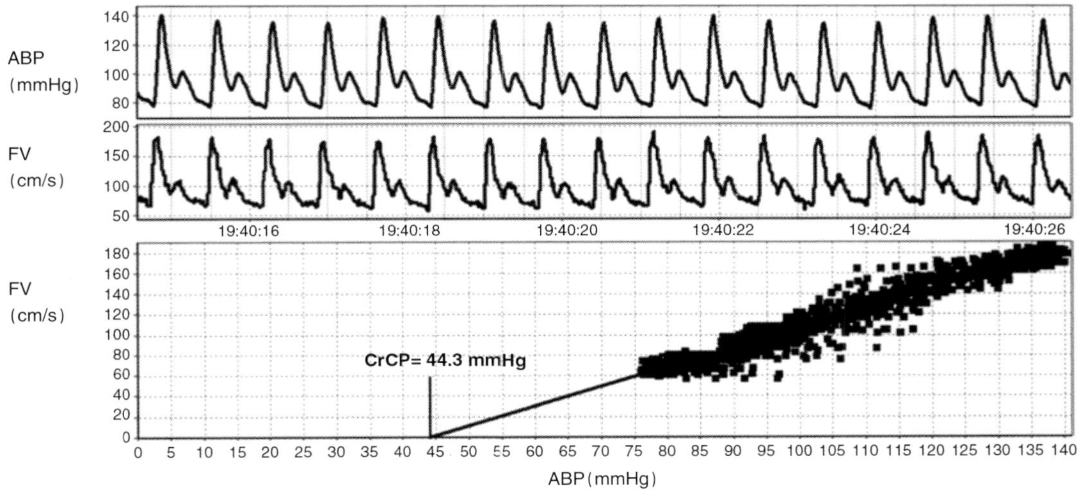

图 7.3 CrCP 计算为 ABP 和 FV 波形之间的平均回归。在回归之前,ABP 波形随时间向后移动(血压比 FV 延迟,因为它是从桡动脉测量的)。

张期停止通过血流速度进行估计。

7.5 自调节

脑自调节反映了尽管脑灌注压发生变化,大脑仍能保持相对恒定的脑血流量水平。它是一种内在的神经保护机制,生理基础尚不清楚。Mogens Fog 在 1938 年首次观察到这一现象,他证明了猫脑膜动脉的直径与 ABP 的升高成反比关系[28]。“自调节概念”的有用性及其临床意义已经被研究了几年;在过去几年中,研究人员推测,自调节不仅是一种巧妙的机制,而且确实可以带来显著的临床意义。已经证明,自调节具有预后价值[29],它使临床医生能够了解患者的病理状态,还可以通过使用“最佳脑灌注压”影响治疗策略[30,31]。

有多种具有良好空间分辨率的模式,可以可靠地反映 CBF,包括成像,并有助于直接评估灌注,如正电子发射断层扫描(PET)、单光子发射计算机断层扫描(SPECT)、氙气增强 CT(Xe-CT)和计算机断层灌注(CTP)。然而,这些方法的时间分辨率有限,只能评估静态自调节,价格昂贵,不易在床旁使用。TCD/TCCD 作为一种非侵入性的、相对低成本的监测工具填补了这一空白。

通过 TCD/TCCD,我们可以通过测量静态的自调节,研究 CPP 或 ABP 和 CBF 的“稳态”变化之间的关系,或通过评估 CPP 或 ABP 和 CBF 的连续变化来研究动态的自调节。

7.5.1 静态自调节

静态自调节可通过输注 0.01%的去氧肾上腺素并同时测量 FV 使平均血压(MBP)增加 20mmHg 来评估。

根据 MBP 和 FV,脑血管阻力可以估计为 eCVR=MBP/FV。静态自调节率(SRoR)是估计 CVR 的百分比变化与 CPP 的百分比变化之比(如果未测量 ICP,则为 MBP 的百分比变化)。当使用 MBP 而不是 CPP 时,结果可能会受到与“虚假自调节”相关的误差的影响，当ICP随MBP持续上升而保持CPP不变时，这种误差发生在非自调节大脑中。

如果CVR的百分比变化与MBP的百分比变化一致，则FV保持不变。因此，0的SRoR反映了自调节的完全中断，而100%的SRoR则意味着完美的自调节。

7.5.2 动态自调节

动态自调节可通过测量CBF时快速变化的ABP和CPP进行评估。为了测量动态自调节，随时间推移观察CBF对CPP/ABP激发（诱导或自发）反应的时间和幅度，这只有在使用具有高时间分辨率的监测模式（即TCD、激光多普勒血流测量或近红外光谱）时才可能实现。可以使用的一种方法是紧腿袖带释放，在这种方法中，操作员需要观察大腿袖带放气引起血压快速短暂下降后FV的恢复情况[32]。放置袖带并将其充气至高于收缩压50mmHg，持续3分钟。袖带的放气使ABP下降约20mmHg。可以通过一种经过验证的算法来分析对流速对压力下降的响应，以确定动态脑自调节（dRoR）或自调节指数（ARI）的速率。ARI是一个从0到9的无量纲指数，描述了CBF对ABP急剧下降的反应。自调节良好或受到干扰的阈值是ARI值约为5。RoR描述了FV（每秒百分比）相对于MBP下降的恢复率。正常dRoR为20%/s[32]。然而，腿袖带的释放也可能通过排出袖带充气期间外周循环中积聚的血管活性代谢物来改变CVR。

另一种方法是瞬时充血反应试验，该试验通过压迫颈总动脉5~8秒，观察压迫停止后血流速度的变化[33]。然后计算瞬时充血反应比（THRR：颈动脉释放后记录的充血流速与压缩前基线流速之比）（图7.4）。健康志愿者的正常值在1.105~1.29。已采用阈值1.10作为正常响应的下限。然而，这种方法可能会带来一些释放栓塞的风险和额外的ABP变异性。

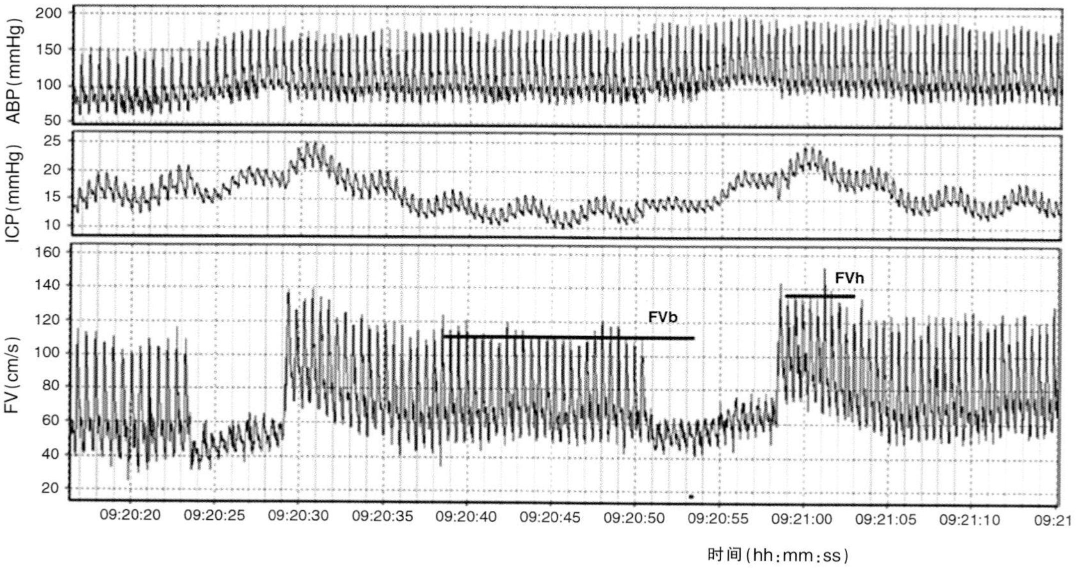

图7.4 自调节良好的瞬时充血反应试验示例（FV_h/FV_b>1.15）。

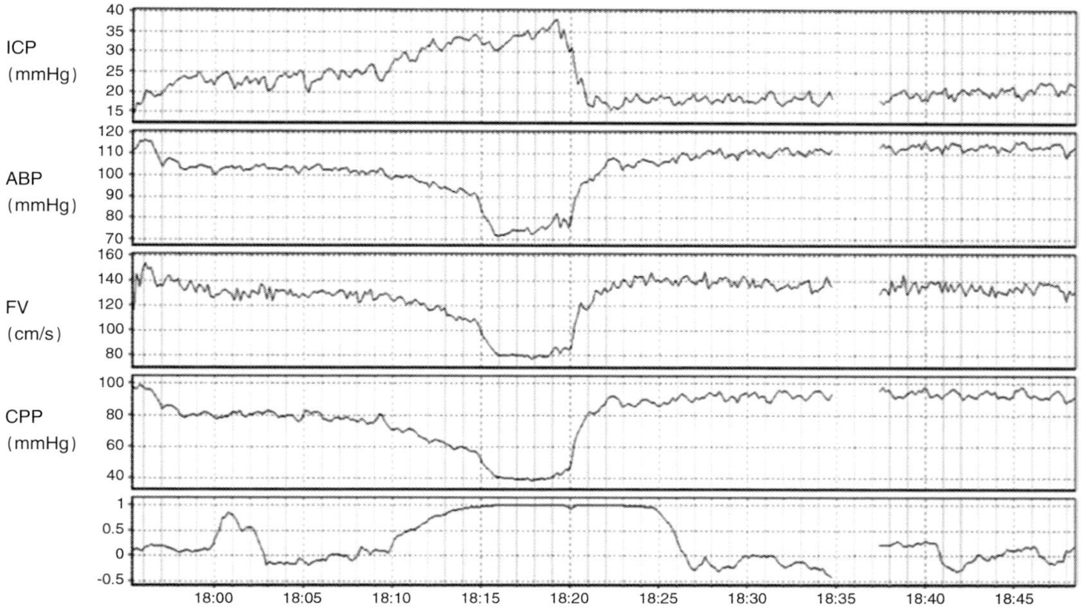

图 7.5 TBI 患者的 TCD、ICP 和 ABP 记录示例,包括一段不稳定的 ABP 和 ICP。在此期间,MX 值从 0 左右变化到 0.5 以上,表明出现了短期自调节。

其他方法包括蹲立或坐立动作、控制缓慢呼吸、下半身负压、Valsalva 动作或分析 ABP 的自发缓慢波动。

7.5.3 自调节的连续监测

通过对 FV 和 CPP 或 ABP 的连续时间平均样本进行分析,可以对自调节进行连续监测(通常取 30 个 10 秒的平均值)。

Mx[34]是 FV_m 和 CPP 之间计算的相关系数指数,Sx 是 FV_s 和 CPP 之间的相关系数指数。当 Mx 或 Sx 为阳性时,FV 和 CPP 之间存在正相关性,从而干扰自调节。负相关系数或 0 表示完整的自调节(图 7.5)。它们都描述了脑血管的反应性,并与脑损伤后的结果相关,因此可以用来指导以自调节为导向的治疗[35]。

Mxa 是 ABP 和 FV 之间的相关系数。接近+1 的 Mxa 表示 ABP 的缓慢波动会导致 FV 的同步缓慢变化,这描述了紊乱的自调节。根据以往关于 TBI 患者的文献,Mxa 的负值或值<0.3 表示完整的自调节,而值>0.3 表示大脑自调节失败[36]。

该指数似乎是无创床旁连续监测自调节短暂变化的理想指标,这种变化可以即时预测。

(徐芸 译 舒庆兰 校)

参考文献

1. Kontos HA. Validity of cerebral blood flow calculations from velocity measurements. Stroke. 1989;20:1–3.
2. Aaslid R, Markwalder TM, Nornes H. Noninvasive transcranial Doppler ultrasound recording of flow velocity in basal cerebral arteries. J Neurosurg. 1982;57:769–74.
3. Nornes H, Grip A, Wikeby P. Intraoperative evaluation of cerebral hemodynamics using directional Doppler technique. J Neurosurg. 1979;50:570–7.

4. Venkatesh B, Shen Q, Lipman J. Continuous measurement of cerebral blood flow velocity using transcranial Doppler reveals significant moment-to-moment variability of data in healthy volunteers and in patients with subarachnoid hemorrhage*. Crit Care Med. 2002;30:563–9.
5. Brass LM, Pavlakis SG, DeVivo D, Piomelli S, Mohr JP. Transcranial Doppler measurements of the middle cerebral artery. Effect of hematocrit. Stroke. 1988;19:1466–9.
6. Markwalder T-M, Grolimund P, Seiler RW, Roth F, Aaslid R. Dependency of blood flow velocity in the middle cerebral artery on end-tidal carbon dioxide partial pressure—a transcranial ultrasound Doppler study. J Cereb Blood Flow Metab. 1984;4:368–72.
7. Brouwers PJ, Vriens EM, Musbach M, Wieneke GH, van Huffelen AC. Transcranial pulsed Doppler measurements of blood flow velocity in the middle cerebral artery: reference values at rest and during hyperventilation in healthy children and adolescents in relation to age and sex. Ultrasound Med Biol. 1990;16:1–8.
8. Grolimund P, Seiler RW. Age dependence of the flow velocity in the basal cerebral arteries—a transcranial Doppler ultrasound study. Ultrasound Med Biol. 1988;14:191–8.
9. Robba C, Cardim D, Sekhon M, Budohoski K, Czosnyka M. Transcranial Doppler: a stethoscope for the brain-neurocritical care use. J Neurosci Res. 2018;96:720–30.
10. Purkayastha S, Sorond F. Transcranial Doppler ultrasound: technique and application. Semin Neurol. 2012;32:411–20.
11. Ziegler D, Cravens G, Poche G, Gandhi R, Tellez M. Use of transcranial Doppler in patients with severe traumatic brain injuries. J Neurotrauma. 2017;34:121–7.
12. Ract C, Le Moigno S, Bruder N, Vigué B. Transcranial Doppler ultrasound goal-directed therapy for the early management of severe traumatic brain injury. Intensive Care Med. 2007;33:645–51.
13. Czosnyka M, Matta BF, Smielewski P, Kirkpatrick PJ, Pickard JD. Cerebral perfusion pressure in head-injured patients: a noninvasive assessment using transcranial Doppler ultrasonography. J Neurosurg. 1998;88:802–8.
14. Shigemori M, Kikuchi N, Tokutomi T, Ochiai S, Harada K, Kikuchi T, Kuramoto S. Monitoring of severe head-injured patients with transcranial Doppler (TCD) ultrasonography. Acta Neurochir Suppl (Wien). 1992;55:6–7.
15. Bellner J, Romner B, Reinstrup P, Kristiansson KA, Brandt L. Transcranial Doppler sonography pulsatility index (PI) reflects intracranial pressure (ICP). Surg Neurol. 2004;62:45–51.
16. Behrens A, Lenfeldt N, Ambarki K, Malm J, Eklund A, Koskinen LO Transcranial Doppler pulsatility index: not an accurate method to assess intracranial pressure. Neurosurgery. 2010;66:1050–7.
17. Figaji AA, Zwane E, Fieggen AG, Siesjo P, Peter JC. Transcranial Doppler pulsatility index is not a reliable indicator of intracranial pressure in children with severe traumatic brain injury. Surg Neurol. 2009;72:389–94.
18. Tude Melo JR, Di Rocco F, Blanot S, Cuttaree H, Sainte-Rose C, Oliveira-Filho J, Zarah M, Meyer PG. Transcranial Doppler can predict intracranial hypertension in children with severe traumatic brain injuries. Childs Nerv Syst. 2011;27:979–84.
19. De Riva N, Budohski K.P., Smielewski P, Kasprowicz M, Zweifel C, Steiner LA, Reinhard M, Fàbregas N, Pickard JD, Czosnyka M. Transcranial Doppler pulsatility index: what it is and what it isn't. Neurocrit Care. 2012;17:58–66.
20. Nichol J, Girling F, Jerrard W, Claxton EB, Burton AC. Fundamental instability of the small blood vessels and critical closing pressure in vascular beds. Am J Phys. 1951;164:330–44.
21. Dewey RC, Pieper HP, Hunt WE. Experimental cerebral hemodynamics. J Neurosurg. 1974;41: 597–606.
22. Donnelly J, Czosnyka M, Harland S, Varsos GV, Cardim D, Robba C, Liu X, Ainslie PN, Smielewski P. Cerebral haemodynamics during experimental intracranial hypertension. J Cereb Blood Flow Metab. 2017;37:694–705.
23. Panerai RB. The critical closing pressure of the cerebral circulation. Med Eng Phys. 2003;25:621–32.
24. Varsos GV, Kasprowicz M, Smielewski P, Czosnyka M. Model-based indices describing cerebrovascular dynamics. Neurocrit Care. 2014;20:142–57.
25. Michel E. Gosling's Doppler pulsatility index revisited. Baseline. 1998;29:713–6.
26. Varsos GV, Richards H, Kasprowicz M, Budohoski KP, Brady KM, Reinhard M, Avolio A, Smielewski P, Pickard JD, Czosnyka M. Critical closing pressure determined with a model of cerebrovascular impedance. J Cereb Blood Flow Metab. 2013;33:235–43.
27. Varsos GV, Richards HK, Kasprowicz M, Reinhard M, Smielewski P, Brady KM, Pickard JD, Czosnyka M. Cessation of diastolic cerebral blood flow velocity: the role of critical closing pressure. Neurocrit Care. 2014;20:40–8.
28. Fog M. The relationship between the blood pressure and the tonic regulation of the pial arteries. J Neurol Psychiatry. 1938;1:187–97.
29. Czosnyka M, Smielewski P, Kirkpatrick P, Laing RJ, Menon D, Pickard JD. Continuous assessment of the cerebral vasomotor reactivity in head injury. Neurosurgery. 1997;41:11–7.
30. Donnelly J, Aries MJ, Czosnyka M. Further understanding of cerebral autoregulation at the bedside: possible implications for future therapy. Expert Rev Neurother. 2014;15:169–85.
31. Panerai RB, Kerins V, Fan L, Yeoman PM, Hope T, Evans DH. Association between dynamic cerebral autoregulation and mortality in severe head injury. Br J Neurosurg. 2004;18:471–9.
32. Tiecks FP, Lam AM, Aaslid R, Newell DW. Comparison of static and dynamic cerebral autoregulation measurements. Stroke. 1995;26:1014–9.
33. Smielewski P, Czosnyka M, Kirkpatrick P, Pickard

JD. Evaluation of the transient hyperemic response test in head-injured patients. J Neurosurg. 1997;86:773–8.
34. Czosnyka M, Smielewski P, Kirkpatrick P, Menon DK, Pickard JD. Monitoring of cerebral autoregulation in head-injured patients. Stroke. 1996;27:1829–34.
35. Czosnyka M, Smielewski P, Piechnik S, Steiner LA, Pickard JD. Cerebral autoregulation following head injury. J Neurosurg. 2001;95:756–63.
36. Czosnyka M, Brady K, Reinhard M, Smielewski P, Steiner LA. Monitoring of cerebrovascular autoregulation: facts, myths, and missing links. Neurocrit Care. 2009;10:373–86.

第 8 章

经颅多普勒和视神经超声对颅内压的无创评估

Danilo Cardim, Chiara Robba

8.1 引言

颅脑超声已通过以下两种方式成为无创性评估颅内压(nICP)的工具:大脑中动脉经颅多普勒和视神经鞘内径评估。

TCD 衍生的 nICP 评估方法是基于颅内压和脑血流速度相关参数之间的关系。颅内压的升高会影响壁顺应性的脑血管血流速度及压力之间的生理关系,使脑血流速度波形发生显著改变,导致舒张期血流速度降低、波形高尖、搏动指数升高[1,2]。这些脑血流紊乱的征象被应用于各种脑血流动力学评估和 nICP 监测[3]。基于 TCD 的nICP 评估方法源于颅内压和 TCD 相关血流参数之间的定量关系。从方法学上,它们可以分为以下 3 类:①基于 TCD 衍生搏动指数的方法;②基于无创脑灌注压(nCPP)的定量评估的方法;③基于脑动脉血流速度和动脉血流压关联数学模型的方法。

视神经鞘是硬脑膜的延伸,硬脑膜包含脑脊液(CSF)和神经周围蛛网膜下腔内的视神经。在脑外伤和脑水肿的情况下,颅内腔室的体积变化致 ICP 升高,使脑脊液转移到视神经鞘,导致 ONSD 增宽[4-6]。值得一提的是,ONSD 测量能够通过 TCCD 获得。

本章汇编了基于颅脑超声的 nICP 主要评估方式。

8.2 TCD 相关搏动指数

TCD 衍生搏动指数的方法依赖于颅内压和搏动指数正相关的观察。PI 量化了由不同 CPP 引起的 TCD 波形的形态变化。Gosling 于 1974 年首次将这一关系通过收缩期流速与舒张期流速的差值除以平均流速表示[7]:

$$PI = \frac{FV_s - FV_d}{FV_m}(a.u.)$$

搏动指数已被证实与脑灌注平均压力呈反比，与动脉血压脉冲振幅成正比，与脑动脉床(Ca)、脑血管阻力和心率(HR)成非线性比例[8]。在 Gosling 最初的研究工作中，PI 的正常值被认定在 0.5~1.19[7]。近端血管的狭窄或闭塞会导致下游小动脉血管舒张，从而使 PI 降至 0.5 以下，而远端血管的闭塞或收缩可能会使 PI 高于 1.19[9]。PI<0.5 也可能表明动静脉畸形，因为远端静脉持续流动导致近端血管阻力降低[10]。

最近，一项包括 350 多名健康人的大型研究报告了 Willis 环 TCD 评估的正常值范围[11]。远端和近端大脑中动脉 PI 正常值分别为(0.82±0.16)(平均值±标准差)和(0.81±0.13)(平均值±标准差)。PI 由于是比值，不受超声声束角度的影响，因而可作为颅内血流紊乱改变的早期检测参数[11]。

PI 预测 ICP 和 CPP 的价值仍然存在争议。这一争议源于 PI 的变化并非仅随 ICP 的变化而变化。PI 可以通过 CPP 和动脉血压，以及 CO_2 分压的变化或 ABP 波形的搏动来调节[8]。基于 TCD 衍生搏动指数的 nICP 方法(表 8.1)。

8.3 nCPP 检测方法

许多作者也研究了基于无创脑灌注压的初步计算方法，以及基于“nICP=ABP−nCPP”假设的无创 ICP 计算。表 8.2 列出了基于 TCD 衍生的脑灌注压 nICP 方法。

8.3.1 Aaslid 等($nICP_{Aaslid}$)

Aaslid 等(1986)[12]是开发基于 TCD 波形分析无创评估 CPP 数学模型的先驱。基于颈内动脉血流波形降低与 ICP 升高相关这一理论[13]，作者认为，用更为精细的波形分析方法检测不太明显的血流波形变化是可行的。从这个角度来看，TCD 可用于获取 ICP 的估测值。CPP 作为脑血管床血流驱动力和决定搏动动力学的主要因素，CPP 与血流量近似成正比[12]。

在 ICP 升高期间，随着 ICP 接近舒张期 ABP，收缩期 CPP 与舒张期 CPP 的比值升高。因此，CPP 的搏动分量与其平均值成比例增加，这也将反映在 FV 波形中。因此，FV 平均值(FV_m)与 FV 波动幅度(f_1)的比值与 CPP 相关。在这种情况下，最简单的方法是将此比值作为 CPP 指标。然而，它没有考虑 ABP 波形振幅的变化引起的比值变化。这种限制通过将上述比值乘以 ABP 的一阶谐波振幅(a_1)来解决：

$$nCPP_{Aaslid} = \left(FV_m / f_1\right) \times a1\,mmHg$$

在进行脑室输注试验的幕上脑积水患者中测试了这种方法。考虑所有病例的 nCPP 估计的线性回归为：

$$CPP = 1.1\,nCPP_{Aaslid} - 5\,mmHg$$

在个别病例中，nCPP 和 CPP 之间有很强的相关性，R=0.93−0.99。在 40mmHg 时 nCPP 与 CPP 的标准差为 8.2mmHg，而平均差仅为 1mmHg。有两例存在高估，分别为 10mmHg 和 18mmHg。另外两例存在低估，分别为 8mmHg 和 9mmHg。对于其余 6 例，估计值在 CPP 实测值的±5mmHg 范围内。该方法能正确区分所有患者降低(<40mmHg)和正常(>80mmHg)的 CPP。在较高的 CPP 水平下，估计结果的准确性较低，在 80%的病例中显示 CPP 在 70mmHg 和 100mmHg 之间的正确区分。

表 8.1 基于 TCD 衍生的搏动指数($nICP_{PI}$)的 nICP 方法

方法	作者	研究目的	样本量及疾病	有创的 ICP 监测	nICP 评估方法的准确性和 ICP 相关监测方法	敏感性(%)	特异性(%)	曲线下面积(AUC)
$nICP_{PI}$	Steiger[54]	研究 TBI 患者的 PI 值,并将其与健康志愿者进行比较	9 例,TBI	不适用	PI 分析显示，对照组的值为 1.5~2.0，表明创伤后脑水肿患者逐渐增加。PI≥3 与重度的颅内高压相关			
	Chan 等[15]	检测 FV、SJO_2 与 ABP、ICP、CPP 变化之间的关系	41 例,TBI	硬脑膜下	ICP 升高或 ABP 降低与 FV 降低相关，特别是 FV_d 降低较 FV_s 降低更为显著。PI 值与 ICP 密切相关(R=0.09[a])			
	Homburg 等[55]	研究 PI 与 ICP 的关系，以评估 TCD 作为侵入性 ICP 的替代方案	10 例,TBI	硬脑膜外	PI 与 ICP 相关系数 R=0.82			
	Martin 等[56]	在 3 个不同的血流动力学阶段（低灌注、充血和血管痉挛）评估 PI	125 例,TBI	心室内/脑实质内	在外伤后前 2 周内的所有血流动力学阶段都发现了更高的 PI 值(在第 0 天,与创伤后第 1~3 天和第 4~14 天相比)			
	McQuire 等[57]	通过 CT 扫描结果与 TCD–PI 相结合,探讨脑外伤后早期脑循环异常的发生率	22 例,TBI	未检测	10 例患者在提示 ICH 的情况下出现 PI 升高（CT 上有占位性血肿或脑肿胀指征）			
	Moreno 等[58]	探讨脑外伤患者 TCD、ICP、CPP 的相关性。	125 例,TBI	不适用	PI 与 ICP 的相关系数为 R^2=0.69。PI 升高提示预后不良			
	Rainov 等[59]	研究成人脑积水患者 ICP 变化与 PI、RI、FV 值的相关关系	29 例,脑积水	硬膜外	ICP 升高的患者在分流前 PI 显著升高。分流前 ICP 与 PI 无相关性			

（待续）

表 8.1(续)

方法	作者	研究目的	样本量及疾病	有创的 ICP 监测	nICP 评估方法的准确性和 ICP 相关监测方法	敏感性(%)	特异性(%)	曲线下面积(AUC)
	Asil 等[60]	TCD 与临床检查及神经放射学结果做对比	18 例,脑卒中和 MCA 梗阻	未检测	PI 升高与中线移位相关，提示颅内压升高(R=0.66[a])			
	Bellner 等[61]	神经外科患者中 ICP 与 PI 相关关系	81 例(SAH，TBI 和其他颅内疾病)	心室内	PI 与 ICP 的相关系数 R=0.94[a] (ICP=10.93×PI−1.28)。ICP 范围 5~40mmHg，相关性公式：ICP=11.5×PI−2.23 (R^2=0.73[a]) 在此期间，nICP_PI 的标准差为 ±2.5mmHg，95%CI 为 ±4.2mmHg	88(阈值 10mmHg) 83(阈值 20mmHg)	69(阈值 10mmHg) 99(阈值 20mmHg)	
	Voulgaris 等[62]	探讨 TCD 作为颅内血流动力学改变的检测工具	37 例，TBI	脑实质内	ICP 与 PI 的总体相关系数 R=0.64[a] ICP≥20mmHg 时，相关系数 R=0.82[a] PI 可以早期识别 CPP 降低和具有脑缺血风险的患者			
	Behrens 等[63]	验证 TCD 作为 INPH 的 ICP 检测方法	10 例，INPH	脑实质内	PI 和 ICP 相关系数 R^2= 0.22[a] (ICP=23×PI+14) ICP 均值为 20mmHg 的 95% CI −3.8 ~ 43.8mmHg PI 不是 ICP 的可靠预测因子			

(待续)

表 8.1(续)

方法	作者	研究目的	样本量及疾病	有创的 ICP 监测	nICP 评估方法的准确性和 ICP 相关监测方法	敏感性(%)	特异性(%)	曲线下面积(AUC)
	Figaji 等[64]	研究重度 TBI 患儿中 PI、ICP、CCP 的相关性	34 例,TBI 儿童	未检测	PI 与 ICP 的边缘相关系数 $R=0.36^a$ 当个体内差异或 PI 的二元检查(PI<1 和 PI≥1)时,PI 进行个体诊断与双元诊断时 PI 与 ICP 之间无显著相关性,在重度 TBI 患儿 PI 不是 ICP 的可靠无创预测指标	25(阈值 20mmHg)	88(阈值 20mmHg)	
	Brandi 等[65]	使用 TCD 评估 TBI 后最佳 nICP 和 nCPP	45 例,TBI	心室内	Bellner 方程得出的 nICP 与 ICP 相似,nICP 为 10.6±4.8,ICP 为(10.3±2.8)mmHg			
	Tude Melo 等[66]	评估 TCD 预测 TBI 患儿颅内高压和异常 CPP 的准确性	117 例,TBI	脑实质内	在 94% 的 ICP 初始升高病例和 59% 的初始 ICP 值正常的病例中观察到 PI ≥1.31。TCD 是筛查需要紧急治疗和持续有创 ICP 监测的儿童的绝佳一线检查手段	94(用于检测初始 ICH)	95(用于检测初始 ICH)	
	Zweifel 等[67]	评估 PI 作为 nICP 和 nCPP 估计的诊断工具	290 例,TBI	脑实质内	PI 与 ICP 的相关性为 $R=0.31^a$,95% 预测区间 >±15mmHg。PI 评估 nICP 的价值非常有限			0.62(ICP≥15mmHg) 0.74(ICP≥35mmHg)

(待续)

表 8.1(续)

方法	作者	研究目的	样本量及疾病	有创的 ICP 监测	nICP 评估方法的准确性和 ICP 相关监测方法	敏感性(%)	特异性(%)	曲线下面积(AUC)
	De Riva 等[8]	评估在 TBI 患者 CVR 升高(轻度低碳酸血症)和降低(ICP 平台波)时,PI 和 CVR 之间的关系	345 例,TBI	脑实质内	在这种情况下,PI 和 ICP 的相关性为 R=0.70[a],95% CI 为±21mmHg			
	Wakerley 等[68]	评估 PI 与脑脊液压力的相关性	78 例,混杂的颅内疾病	腰椎穿刺	PI 与 ICP(CSF 压力)的相关性为 R=0.65[a]。二项 logistic 回归分析表明 ICP 升高与 PI 之间有显著相关性(OR: 2.44; 95% CI: 1.57~3.78)	81.1	96.3	0.84(阈值≥20cmH$_2$0)
	Wakerley 等[69]	介绍了 TCD 作为 nICP 监测有效工具的案例	病例报告,矢状窦血栓	未检测	ICP 的升高与 PI 的快速升高相关。报道记录第 4 天,PI 值为 1.93(正常值参考范围为 0.6~1.2)。根据临床状态(意识水平、头痛)和视盘水肿,ICP 升高			

(待续)

表 8.1(续)

方法	作者	研究目的	样本量及疾病	有创的 ICP 监测	nICP 评估方法的准确性和 ICP 相关监测方法	敏感性(%)	特异性(%)	曲线下面积(AUC)
	O'Brien 等[70]	确定重症 TBI 患儿 PI、FV_d 与 ICP 的关系	36 例儿童,TBI	心室内、脑实质内	伤后 24 小时 PI 和 ICP 的相关性为 $R=0.6^a$,24 小时 PI 和 ICP 的相关性为 $R=0.38^a$	伤后 24 小时内 100(PI 值 1.3 的阈值≥20mmHg) 超过 24 小时后 47(1.3 PI 阈值≥20mmHg)	伤后 24 小时内 82(PI 值 1.3 的阈值≥20mmHg)	

注:ABP,动脉血压;AUC,曲线下面积;CI,置信区间;CT,计算机断层扫描;CSF,脑脊液;FV_d,舒张流速;ICH,颅内压;INPH,特发性正常压力脑积水;LP,腰椎穿刺;MCA,大脑中动脉;NA,不可用;NM,未测量;NPV,阴性预测值;OR,比值比;PPV,阳性预测值;R,相关系数;R^2,决定系数;RI,阻力指数;SAH,蛛网膜下腔出血;SD,标准差;SJO_2,颈静脉血氧饱和度;TBI,创伤性脑损伤。

[a] 在 0.05 水平上,相关系数显著。

表 8.2 基于无创性脑灌注压估算的 nICP 方法

方法	作者	研究目的	样本量及疾病	有创的 ICP 监测	nICP/nCPP 方法的准确性及与 ICP/CPP 的相关性	曲线下面积（AUC）	阳性预测值（PPV%）	阴性预测值（NPV）
$nICP_{Aaslid}$	Aaslid 等[12]	描述和评估基于 FV 和 ABP 的 nCPP 计算方法	10 例，幕上脑积水	心室内	nCPP 的标准差估测为 8.2mmHg（40mmHg） 在所有病例中能够区分低（≤40mmHg）和正常（≥80mmHg）的 CPP 在较高水平的 CPP（70~100mmHg）中准确性降低（80%）			
	Czosnyka 等[14]	评估 $nICP_{Aaslid}$	96 例，TBI	脑实质内	nCPP 估值的 95%PE>27mmHg 检测 CPP 随时间变化敏感			
$nICP_{FV_d}$	Czosnyka 等[14]	描述和评估一种基于 FV（使用 FV_d 的概念）和 ABP 的 nCPP 计算方法	96 例，TBI	脑实质内	nCPP 与 CPP 的相关性为 R=0.73[a] 71% 和 84% 病例的估计误差分别 <10mmHg 和 15mmHg 检测随时间变化的高度特异性：R^2=0.82 CPP 和 nCPP 之间逐日变异性的平均相关性为 R=0.71		94（CPP≤60mmHg）	
	Schmidt 等[71]	评估 $nICP_{FV_d}$	25 例，TBI	脑实质内	89% 和 92% 的病例 nCPP 估计误差分别 <10mmHg 和 13mmHg 95%CI 为 ±12mmHg			
	Gura 等[72]	评估 $nICP_{FV_d}$	47 例，TBI	脑实质内	nCPP 与 CPP 的相关系数 R=0.92[a]、nCPP 和 CPP 的平均值分别为（66.10±10.55）mmHg 和（65.40±10.03）mmHg			

（待续）

表 8.2(续)

方法	作者	研究目的	样本量及疾病	有创的 ICP 监测	nICP/nCPP 方法的准确性及与 ICP/CPP 的相关性	曲线下面积(AUC)	阳性预测值(PPV%)	阴性预测值(NPV)
	Brandi 等[65]	使用 TCD 评估 TBI 后最佳的 nICP 和 nCPP	45 例,TBI	脑实质内	nICP:偏差为 5.6mmHg,95%CI 为 ±17.4mmHg nCPP:偏差为 −5.5mmHg,95%CI 为 ±20.6mmHg			
	Rasulo 等[73]	评估 $nICP_{FVd}$	38 例,急性脑损伤	脑实质内 28 例,脑室内 10 例	偏差为 6.2mmHg 和 95%CI 为 11.8mmHg	0.96(≥20mmHg)		
	Cardim 等[74]	评估 $nICP_{FVd}$	100 例,TBI	脑实质内	ICP 与 nICP 无相关性(R=−0.17)	0.34(≥20mmHg)		
	Cardim 等[42]	评估 $nICP_{FVd}$	11 例,心脏骤停后缺氧缺血性脑损伤	脑实质内	ICP 与 nICP 的相关性 R=0.30[a]		0.91(≥20mmHg)	
$nICPE_{douard}$	Edouard 等[16]	描述并评估在稳定条件下和 CO_2 反应性试验基于 FV 和 ABP 的 nCPP 计算方法	20 例,TBI	脑实质内	在无高碳酸血症期间:nCPP 和 CPP 相关(斜率,0.76;截距,10.9;95%CI,−3.5~25.4mmHg) 高碳酸血症期间:nCPP 和 CPP 相关,但随着差异增加,反映在置信区间(斜率,0.55;截距,32.6;95% CI,16.3~48.9mmHg)			

(待续)

表 8.2(续)

方法	作者	研究目的	样本量及疾病	有创的 ICP 监测	nICP/nCPP 方法的准确性及与 ICP/CPP 的相关性	曲线下面积(AUC)	阳性预测值(PPV%)	阴性预测值(NPV)
	Brandi 等[65]		45 例,TBI	脑实质内	nICP: 6.8mmHg 的偏差和 95%CI±19.7mmHg nCPP: -6.8mmHg 和 95%CI±45.2mmHg 的偏差			
$nICP_{CrCP}$	Varsos 等[18]	描述并评估一种基于 FV(使用 CrCP 的概念)和 ABP 的 nCPP 计算方法	280 例,TBI	脑实质内	nCPP 与 CPP 的相关系数 R=0.85[a] 偏差±标准差为(4.02±6.01)mmHg 83.3% 病例的 nCPP 估计误差低于 10mmHg 时间分析:时域平均相关 R=0.73(0.23~0.99) 3.45mmHg 的偏差(范围:4.69~9.03mmHg)平均标准差为 5.52mmHg(范围:1.52~10.76mmHg),标准差的 95%CI 为 1.89~5.01mmHg			
光谱 nCPP	Abecasis 和 Cardim 等[24]	描述和评估一种基于 FV 和 ABP 的 nCPP 计算方法			nCPP 与 CPP 的相关系数 R=0.67[a] 19.61mmHg 的偏差 95%CI:±40.1mmHg 时间分析:时域平均相关 R=0.55(±0.42)			

注:AUC,曲线下面积;ABP,动脉血压;CI,置信区间;FV,脑血流速度;NPV,阴性预测值;PPV,阳性预测值;PE,预测误差;R,相关系数;R^2,决定系数;SD,标准差;SAH,蛛网膜下腔出血;TBI,创伤性脑损伤。

[a] 在 0.05 水平时相关系数显著。

8.3.2 Czosnyka 等[14]($nICP_{FV_d}$)

一些研究表明，TCD 波形的某些模式，如 FV_d 的降低，反映出 CPP 下降引起的脑灌注受损[14,15]。Czosnyka 等[14]用下列公式表述相关关系：

$$nCPP_{FV_d} = ABP \times \frac{FV_d}{FV_m} + 14mmHg$$

创伤性脑损伤患者的 nCPP 与侵入性 CPP 测量的相关性 R=0.73，P<0.001。在 71% 的检查中，估计误差<10mmHg，在 84%的检查中，误差<15mmHg。这种方法在检测低 CPP(<60mmHg)时有较高的阳性预测值(94%)。估测的 CPP 对于监测由 ICP(平台波)升高或全身性低血压引起的 CPP 测值随时间的变化具有高度特异性，这些变化是由 ICP(平台波)增加或系统性低血压引起的。在 6 例表现为平台波的患者中，nCPP 与 CPP 实测值相比，平均拟合优度系数 R^2 为 0.82。

此外，nCPP 对检测低于 70mmHg (10 例患者)ABP 下降非常敏感，平均相关系数 R^2 为 0.92。在获取 41 例患者的逐日变异性时，测量的 CPP 平均值和 nCPP 平均值之间具有良好的相关性(R=0.71)。

8.3.3 Edouard 等[16]($nICP_{Edouard}$)

这种方法是基于结合 MCA 和 ABP 中 FV 的相位值来无创评估 CPP。通过比较 nCPP 和在硬膜外间隙测量的 CPP，在子痫前期和健康孕妇中初步验证了这一方法[17]。

Edouard 等的前瞻性研究[16]中，研究目的是分别在稳定状态和诱导改变动脉血二氧化碳分压($PaCO_2$)后脑血管张力快速变化时，评估这种方法对 TBI 患者进行有创性 ICP 监测的充分性。

无创 CPP($nICP_{Edouard}$)的计算公式如下：

$$nCPP_{Edouard} = \left(\frac{FV_m}{FV_m - FV_d}\right) \times \left(ABP_m - ABP_d\right) mmHg$$

ABP_m 和 ABP_d 分别代表平均 ABP 和舒张期 ABP。

20 例双侧弥漫性脑损伤的成年人被纳入研究，并细分为两组。A 组(N=10)在稳定条件下重复比较。B 组(N=10)在 CO_2 反应性试验中进行比较。本研究未评估 nICP。A 组中，nCPP 和 CPP 实测值是相关的(斜率，0.76；截距，10.90；95% CI，-3.50~25.40)。在 B 组反应性试验导致 ICP 升高期间，这种关系仍然存在(斜率，0.55；截距，32.60；95% CI，16.30~48.90)。然而，nCPP 和 CPP 实测值之间的差异由于偏倚和变异性的增加而增加。

8.3.4 Varsos 等[18]($nICP_{CrCP}$)

临界闭合压(CrCP)的概念由 Burton 的模型首先提出，描述为 ICP 与血管壁张力(WT)的总和[19]。WT 代表主动的脑血管舒缩张力，与 ICP 共同决定 CrCP。临床上，CrCP 代表 ABP 的较低阈值，低于此阈值时，脑微血管的血压不足以防止血流崩溃和停止[19]。通过比较 FV 和 ABP 的搏动波形，可以无创地使用 TCD 评估 CrCP。鉴于与小血管舒缩张力的关系，CrCP 可以提供脑血流动力学状态信息，并反映 CPP 的变化[19-23]。

CPP 无创评估模型($nCPP_{CrCP}$)的概念和评估通过队列 280 例 TBI 患者进行，患者分为两个亚组：形成组 232 例(包括 455 项记录)和验证组 48 例(含 325 项记录)：

$$nCPP_{CrCP} = ABP \times \left[0.734 - \frac{0.266}{\sqrt{(CVR \cdot C_a \cdot HR \cdot 2\pi)^2 + 1}}\right] - 7.026\,mmHg$$

$$CVR = \frac{ABP}{FV}$$

$$C_a = \frac{C_a BV_1}{a_1}$$

CVR[mmHg/(cm/s)]代表脑血管阻力，Ca(cm/mmHg)代表脑动脉床（动脉和小动脉）的顺应性，HR(b/s)表示心率。a_1 代表 ABP 波形一阶谐波的脉冲振幅；f_1 代表 FV 脉冲波形的一阶谐波振幅；CaBV$_1$ 代表脑动脉血容量谐波波形的一阶谐波振幅(CaBV)。采用快速傅立叶变换(FFT)确定一阶谐波脉冲振幅。

使用验证组的侵入性 CPP 数据对 $nCPP_{CrCP}$ 进行了检验。$nCPP_{CrCP}$ 与 CPP 测值相关(R=0.85，P<0.001)，偏差为(4.02±6.01)mmHg，83.3%的病例估计误差低于 10mmHg。在低 CPP 限值(50mmHg、60mmHg 和 70mmHg)下进行 $nCPP_{CrCP}$ 预测分析，结果显示，所有限值的 AUC 均 >0.8。$nCPP_{CrCP}$ 与 CPP 有很强的时域变化相关性(R 均值=0.73，范围为 0.23~0.99)。对于每一例患者，$nCPP_{CrCP}$ 与 CPP 的平均差异为 3.45mmHg（范围为 4.69~19.03mmHg），该差值的平均标准差为 5.52mmHg(范围为 1.52~10.76mmHg)。$nCPP_{CrCP}$ 可预测多个记录之间的 CPP, 95% CI 为 1.89~5.01mmHg。

8.3.5 Abecasis 和 Cardim 等（光谱 nCPP）[24]

这一最近提出的方法是基于搏动性脑动脉血容量(C_aBV)的参数变化，并应用于分析 CBF 和 CSF 的简化流体力学模型[25-27]。该方法的光谱特征有一些优点：该方法的光谱特征具有一些优点：它在心脏水平（一种常见的临床实践）部分独立于与 ABP 传感器归零相关的不准确性，并部分消除了外周 ABP 和 MCA 中 FV 之间的时间延迟问题。Ursino 和 Lodi[25,26]提出的脑脊液动力模型和脑血循环模型是光谱 nCPP 方法的理论基础；前者也被其他作者修改为脑血容量的变化，并适用于评估 nICP 或 nCPP。在章节 8.4 中描述的 $nICP_{Heldt}$[28]就是一个例子。与这种方法相似，光谱 nCPP 生成患者的特异性 CPP 估测值，并且不需要对相关患者校准数据集。

Abecasis 和 Cardim 等[24]对 19 例儿童(69 份 TCD 记录)的光谱 nCPP 进行了回顾性分析。光谱 nCPP 与侵入性 CPP 测值有良好的相关性(R=0.67，P<0.0001)，良好的平均时域相关性(R=0.55±0.42)。光谱 nCPP 在预测低于 70mmHg 的 CPP 时也显示出很强的能力[AUC，0.908(95% CI，0.83~0.98)]。通过 Bland-Altman 分析光谱 nCPP 和侵入性 CPP 评估之间的一致性显示，nCPP 较侵入性 CPP 高估了 19.61mmHg，95% CI 为±40.4mmHg。

8.4 基于脑血流速度与动脉血压相关的数学模型方法

一些作者提出了利用 FV 和 ABP 同时测量来模拟脑血管动力学的数学模型。表 8.3 列出了基于数学模型的 nICP 方法。

8.4.1 ICP 估测的黑盒模型($nICP_{BB}$)

在这个模型中，颅内腔室被认为是一个黑盒(BB)系统，ICP 是对传入信号 ABP 的系统

表 8.3 基于数学模型的 nICP 方法

方法	作者	研究目的	样本量及疾病	侵入性 ICP 监测	nICP 方法的准确性和与 ICP 监测的相关性	敏感性(%)	特异性(%)	曲线下面积(AUC)
$nICP_{BB}$	Schmidt 等[29]	使用黑盒模型描述和评估一种基于 FV 和 ABP 的 nICP 计算方法	11 例,外伤性脑损伤	硬膜外	偏差 4.0mmHg 及标准误 1.8mmHg 在该队列中,最大的 95% CI 为 ±12.8mmHg			
	Schmidt 等[75]	本研究旨在预测脑脊液输注试验中颅内压升高的时间过程及其对使用 $nICP_{BB}$ 估计 R_{CSF} 的适用性	21 例,不同类型的脑积水	硬膜外	分析所有记录: nR_{CSF} 和 R_{CSF} 之间的相关性 R=0.73[a],R_{CSF} 预测值偏差 4.1mmHg 和标准误差 2.2(mmHg·min)/mL 分析特定的不同类型的脑积水: nR_{CSF} 和 R_{CSF} 之间的相关性 R=0.89[a],R_{CSF} 预测值偏差 2.7mmHg 和标准误 1.7(mmHg·min)/mL			
	Schmidt 等[76]	评估颅内压平台波期间的 $nICP_{BB}$	17 例,外伤性脑损伤[7 例患者在平台波(A)期间观察]	脑实质	在 ICP 升高时,nICP 和 ICP 之间的相关性 R=0.98[a] 分析平台波的基线: 偏差 8.3mmHg 和标准误 5.4mmHg; 分析平台波的波峰:偏差 7.9mmHg 和标准误 4.3mmHg; 平台波期间 nICP 和直接 ICP 增加的相关性:R=0.98(P<0.001)			

(待续)

表 8.3(续)

方法	作者	研究目的	样本量及疾病	侵入性 ICP 监测	nICP 方法的准确性和与 ICP 监测的相关性	敏感性(%)	特异性(%)	曲线下面积(AUC)
	Schmidt 等[77]	本研究以 Mx 和 PRx 为参数，旨在研究 $nICP_{BB}$ 对 SCA 的适应能力	145 例(135TBI 10 例脑卒中患者)	脑实质/脑室内	nMx 和 Mx 的相关性 R=0.90[a]；nPRx 和 PRx 的相关性 R=0.62[a] 中位偏差为 6.0mmHg 只有外伤性脑损伤：偏差为 7.1mmHg 只有脑卒中：偏差为 4.3mmHg	Mx: 97 PRx: 61	Mx: 92 PRx: 67	
$nICP_{Heldt}$	Kashif 和 Heldt 等[28]	描述和评估一种基于 FV 和 ABP 的 nICP 计算方法	37 例（总共 45 次 TCD 记录，其中 30 例双侧），外伤性脑损伤	脑实质	所有的 TCD 记录： nICP 和 ICP 的相关性 R=0.90； 偏差 1.6mmHg 和标准误±7.6mmHg；推断的 95% CI ±14.9mmHg； 双侧 TCD 记录： nICP 和 ICP 的相关性 R=0.76； 偏差 1.5mmHg 和标准误 5.9mmHg； 推断的 95% CI ±11.6mmHg； 根据一例患者的记录：nICP 和 ICP 的相关性 R=0.90(N=45 次记录)	83 90	70 80	0.83(≥20mmHg) 0.88(≥20mmHg)
修正的 $nICP_{BB}$	Xu 等[33]	描述和评估一种基于 FV 和 ABP 的 nICP 计算方法，使用一种适合 $nICP_{BB}$ 的模型	23 例(14 例 TBI，9 例 MPH)	脑实质/脑室内	$nICP_{BB}$ 非线性模型的偏差为 <6.0mmHg，而线性模型的偏差为 6.7mmHg； 推断的非线性模型的 95% CI ≤±10.8mmHg，而线性模型为 10.6mmHg			

（待续）

表 8.3(续)

方法	作者	研究目的	样本量及疾病	侵入性 ICP 监测	nICP 方法的准确性和与 ICP 的相关性	敏感性(%)	特异性(%)	曲线下面积(AUC)
数据挖掘	Hu 等[38]	基于数据挖掘概念，描述和评估一种基于 FV 和 ABP 的 nICP 计算方法	9 例 TBI	脑室内	数据挖掘 nICP 与 ICP 之间的中位相关性为 R=0.80			
	Kim 等[39]	基于数据挖掘概念，描述和评估一种基于 FV 和 ABP 的 nICP 计算方法	57 例 TBI	未提及	基于核谱回归方法的中位偏差为 4.37mmHg			
半监督学习	Kim 等[40]	基于半监督机器学习概念，描述和评估一种基于 FV 和 ABP 的 nICP 计算方法	90 例（44 例，TBI,36 例 SAH,10 例 NPH)	脑实质内/脑室内	决策曲线分析表明，半监督方法不仅比监督方法或基于 PI 的方法更准确，而且在临床上更有用			0.92

推断的 95% CI 计算为 1.96×标准误。

AUC，曲线下面积；CI，置信区间；R，相关系数；R^2，决定系数；SDE，标准误；R_{CSF}，脑脊液流出的阻力，源于 nICP 的 R_{CSF}；NPH，正常颅压脑积水；TBI，外伤性脑损伤。SAH，蛛网膜下腔出血；SCA，大脑自调节状态。

[a] 相关系数在 0.05 水平显著。

响应[29]。该数学模型来源于系统分析，它提供了一种描述输入和输出信号传输特性的方法。颅内腔室被比喻为一种传递函数[30,31]，它将假定的输入信号 ABP 与输出信号 ICP 连接起来。首先建立了两个线性模型来描述 ABP 与 ICP 之间的关系，以及 ABP 与 FV 之间的关系，分别得到了两个系数 f 和 w。应用这种线性映射函数，首先根据 ABP 和 FV(TCD 特征)来获得系数 w，然后估算 f，从而进行无创 ICP 估测。然后用计算的 f 可以从 ABP 得到 ICP 的估计值。输出数据提供了一个连续的 nICP 完整波形(单位为 mmHg)及 FV 和 ABP 之间的恒定关系。

$nICP_{BB}$ 首次在 11 例 TBI(外伤性脑损伤)患者的队列中得到证实[29]。在 100 秒的时间间隔内比较每例患者测量和预测的 ICP。为了对模型准确性进行衡量，得到了测量和预测 ICP 值(MAD–ICP)之间的绝对值差异(偏差)的平均值。为了验证该模型预测一个心动周期(ICP_{cc})内平均 ICP 的能力，我们计算了测量和预测 ICP_{CC}(MAD–ICP_{cc})之间的绝对差异(偏倚)的平均值。

4 例患者的 MAD–ICP<3mmHg，8 例患者的 MAD–ICP<5mmHg，最大 MAD–ICP 为 7.50mmHg。MAD–ICP_{CC} 略低于 MAD–ICP；4 例患者<3mmHg，9 例患者<5mmHg，最大值为 7.50mmHg。患者平均 MAD–ICP 为(4.0±1.80)mmHg，MAD–ICP_{cc} 为(3.80±1.90)mmHg。3 例患者 ICP 预测的 95%CI<5mmHg，8 例患者<10mmHg，最大值为 12.80mmHg。4 例患者的 ICP_{cc} 的 95%CI<5mmHg，11 例患者<10mmHg，最大值为 11.70mmHg。

8.4.2 估测 ICP 的脑血管动力学模型[28,32]($nICP_{Heldt}$)

这种基于模型的 nICP 方法侧重于颅内主要分区及其相关变量：脑组织、脑血管和脑脊液。它通过测量外周 ABP 和 MCA 中 FV 的数据来连续估计和跟踪 ICP。这种脑血管动力学的生理模型代表一种循环通路，并提供了将测量波形与 ICP 联系起来的数学极限。患者特异的 ICP 估计由一种算法产生，不需要在特定人群中进行标化或训练。Ursino 和 Lodi[26]最初描述了脑脊液和脑血流的动力学模型，然后被许多独立工作的神经科学家修改。

$nICP_{Heldt}$ 方法在 37 例严重闭合性头部损伤的 TBI 患者队列中得到了验证，共 45 次记录，其中 30 份记录进行了双侧 FV 监测。在 2665 个非重叠估计窗口上获得的总数据中，$nICP_{Heldt}$ 与测量的 ICP 之间的相关系数为 R=0.90。在本例中，所有患者的 $nICP_{Heldt}$ 与测量的 ICP 的偏倚为 1.6mmHg，标准误(SDE)为 7.60mmHg。与测量的 ICP（范围高达 100mmHg)的总体相关系数较强(R=0.90)。由于仅考虑双侧记录值，尽管 ICP 变化范围较窄(少数点在 40mmHg 以上)，SDE 较小，为 5.90mmHg，但相关性下降至 0.76。根据 45 项估计数的患者记录，相关系数为 0.92，反映了这些记录的平均 ICP 覆盖范围约为 75mmHg，而 SDE 低于 6mmHg。

考虑到 nICP 阈值为 20mmHg，对 2665 对数据测试了该方法正确识别 ICP 升高的能力，估计值的敏感性为 83%，特异性为 70%。通过将 nICP 阈值从 0 改变到 100mmHg，获得一个完整的受试者操作特征曲线，其结果是 AUC 为 0.83。在患者记录的基础上重复此过程，阈值为 20mmHg，其敏感性和特异性分别为 90%和 80%。在这种情况下，同样通过改变 nICP 阈值而获得的 ROC 结果，其 AUC 为 0.88。

8.4.3 基于动脉血压与脑血流速度之间的非线性模型

8.4.3.1 修正后的 $nICP_{BB}$

前面描述用于ICP估计的黑盒模型[29]采用了ABP、ICP和FV之间的线性关系。Xu等[33]研究假设这3个信号之间的关系比线性模型更复杂，并且通常不足以描述f和w系数之间的关系，因此，他们的研究采用了几种非线性回归方法。该研究证明非线性回归，如支持向量机(SVM)[34]和核谱回归(KSR)[35]，比线性回归对预测问题更有效[36,37]，作者建议使用这些方法来建模以明确系数f和w之间的关系。

与原方法的平均ICP误差6.70mmHg相比，改进后的$nICP_{BB}$显示非线性方法可以降低到6mmHg以下。此外，所提出的非线性核方法的ICP估计误差在统计学上比最初的线性模型更小($P<0.05$)。

8.4.3.2 数据挖掘

Hu等[38]最初提出了一种创新的nICP评估数据挖掘框架。该框架探索了从ABP和FV推导ICP的规则，这些规则通过一种信号数据库而不是数学模型来捕获。该框架的主要策略是提供一个映射函数来量化与每个数据库条目相关的ICP估计值的不确定性，并使用这些信息来确定最佳条目，以建立ICP模拟模型，进行最优ICP估测。它在ICP的模拟精度方面取得了显著的提高，例如，与$nICP_{BB}$相比，所提出的方法对ICP的中位标化预测误差为39%，而对$nICP_{BB}$的预测误差为51%，其估计和测量的标化ICP之间的中位相关系数为0.80，而对$nICP_{BB}$的中位相关系数为0.35。

在另一项工作中，Kim等[39]旨在采用一种新的(线性和非线性组合)映射函数用于以前的数据挖掘框架，以证明通过使用恰当的映射函数可以改进nICP评估的性能。新的框架使用了一个同时记录信号的数据库(ABP、FV和ICP)和信号的动态模型(输入：ABP和FV；输出：ICP)。从该数据库中提取了两种类型的相关数据：血流动力学特征和差异性度量。从ABP和FV中提取血流动力学特征，以获取大脑血流动力学状态的特征信息。通过模拟数据库中的动态模型，差异性度量被计算为实际ICP与其估计值之间的差值。这种方法量化了每个动态模型仅使用相应的ABP/FV信号来估计实际ICP的程度。

数据挖掘框架的主要策略是在血流动力学特征和差异性测量之间建立一个映射函数。结果表明，与其他线性映射函数相比，非线性映射函数显著提高了所提出的数据挖掘框架的性能，中位ICP估计误差为4.37mmHg。

8.4.4 半监督机器学习

Kim等[40]引入了一种基于单独TCD测量FV的无创ICH检测方法，以证明其在监督和半监督学习环境中的性能。

脑出血检测是鉴别ICP升高的患者与ICP正常(或降低)患者的一个分类问题。传统的方法只使用标记的样本来训练给定的分类器，称为监督学习。这种方法的主要缺点是，它不能使用未标记的样本，即使从这些样本中获得的有用信息可能会提高分类精度。

为了解决标记样本中的不确定性，作者采用了一种新的分类方法，即半监督学习。有了这个概念，标记不是必需的，因为分类器可以同时使用已标记和未标记的样本进行分类。

模拟结果表明，半监督方法的预测精度（AUC）可高达 92%，而监督方法的预测精度仅为 82%左右。基于 PI 方法的 AUC 可低至 59%。决策曲线分析表明，半监督脑出血检测方法不仅比监督脑出血检测方法或基于 PI 的脑出血检测方法更准确，而且在临床上更有用。

8.5 视神经鞘直径测量

在创伤性脑损伤和缺氧缺血性损伤患者中，视神经鞘直径不断增加与颅内压升高相关，并被认为是识别颅内高压的有用标志物[4,41–43]。根据最近的一项系统回顾 Meta 分析评估成人超声 ONSD 诊断的准确性[41]，阈值在 4.80~6.30mm 范围内显示了可靠的评估颅内高压（设定阈值>20mmHg 或>25cmH_2O）的预测能力（AUC 为 0.94）。合并诊断比值比和正负似然比也显示了该方法的稳定性，分别为 67.5（95%CI，29~135）、5.35（95%CI，3.76~7.53）和 0.088（95%CI，0.046~0.152）。

然而，ONSD 检测颅内高压的截断值仍存在争议。一些研究甚至表明，不同性别[44]和种族[45]的截断值不同，这可以用个体的解剖学和结缔组织弹性的不同模式来解释[46]。然而，大多数研究显示这种最佳截断值在 5.0~6.0mm 范围内[6,47–49]。

为了补充利用基于超声的无创 ICP 的研究结果，最近一项关于在颅内高压的临床方案中使用 ONSD 和 TCD 评估进行 nICP 估测的研究中，成功地治疗了一例疑似脑膜炎患者，该患者表现出潜在的 ICP 升高，由于存在凝血病风险，因此禁止对其进行侵入性监测[50]。此外，患者入院时评估的 ONSD 与脑血流自调节受损相关，并证明了其在 TBI 患者临床管理中对持续颅内高压事件的合理预测[51]。

其他潜在的应用包括心搏骤停后缺氧缺血性脑损伤的颅内高压的评估。在 Cardim 等[42]的一项研究中，ONSD 与 ICP 呈一种线性关系（R=0.53，P<0.0001）即 ONSD 在该人群中具有强的预测颅内高压（ICP≥20mmHg）的能力［AUC=0.96（95%CI，0.90~1.00）］。

此外，未来的研究应考虑对描述脑血流动力学的不同参数的联合评估。例如，已经证明 ONSD 与其他超声方式相结合，如静脉经颅多普勒评估直窦，可以比单独使用 ONSD 提高预测颅内高压的预后准确性。Robba 等[52]的研究表明，与 ONSD 相比，ONSD 和直窦收缩期流速相结合在预测模型中的 AUC 值在统计学上显著提高（分别为 0.93 和 0.91，P=0.01）。

8.6 临床医生的知识点回顾

考虑到 ICP 的临床相关范围约为 10 或 20mmHg，由于整体内在置信区间为±12mmHg，根据最近的文献综述[3]，基于 TCD 技术的方法不能可靠地预测平均 ICP 值。

尽管预测 ICP 平均绝对值存在固有的局限性和不精确性，但基于 TCD 定性的 nICP 方法通常与测量的 ICP/CPP 检测随时间的变化具有一致性和相关性。鉴于此，需要强调的一个重要概念是，ICP 不仅仅是一个绝对值，因为该参数的动态特征（例如，脉冲波形和时间上的相对变化）对于完整的临床评估非常重要[53]。

正如本书的其他章节所指出的，对 TCCD 衍生的指标和颅内解剖图像的评估可能提供关于脑血管疾病的发病和演变的重要床旁信息。特别是当有创监测方法不可用或有禁忌时，超声测量 ONSD 可能有助于识别颅内高压(存在或缺乏)。

8.7 结论

通过 TCD 和 ONSD 评估的颅脑超声检查是一种通用的 nICP 检测技术。然而,不同方法所预测的准确性的差异使其不能用于诊断目的。尽管有这些内在的局限性,基于超声的 nICP 方法作为一种辅助的临床工具可能有潜在的效用，因为这种技术允许无创评估 ICP 随时间变化的脑循环动力学,可以实时跟踪 nICP/nCPP 在各种临床环境(急诊室、门诊、手术室等)的变化。

(李宜蓁 陈佳 译 白芳 周易 校)

参考文献

1. Klingelhöfer J, Conrad B, Benecke R, et al. Evaluation of intracranial pressure from transcranial Doppler studies in cerebral disease. J Neurol. 1988;235:159–62.
2. Czosnyka M, Richards HK, Whitehouse HE, Pickard JD. Relationship between transcranial Doppler-determined pulsatility index and cerebrovascular resistance: an experimental study. J Neurosurg. 1996;84:79–84. https://doi.org/10.3171/jns.1996.84.1.0079.
3. Cardim D, Robba C, Bohdanowicz M, et al. Non-invasive monitoring of intracranial pressure using transcranial Doppler ultrasonography: is it possible? Neurocrit Care. 2016; https://doi.org/10.1007/s12028-016-0258-6.
4. Geeraerts T, Launey Y, Martin L, et al. Ultrasonography of the optic nerve sheath may be useful for detecting raised intracranial pressure after severe brain injury. Intensive Care Med. 2007;33:1704–11. https://doi.org/10.1007/s00134-007-0797-6.
5. Geeraerts T, Merceron S, Benhamou D, et al. Non-invasive assessment of intracranial pressure using ocular sonography in neurocritical care patients. Intensive Care Med. 2008;34:2062–7. https://doi.org/10.1007/s00134-008-1149-x.
6. Dubourg J, Javouhey E, Geeraerts T, et al. Ultrasonography of optic nerve sheath diameter for detection of raised intracranial pressure: a systematic review and meta-analysis. Intensive Care Med. 2011;37:1059–68. https://doi.org/10.1007/s00134-011-2224-2.
7. Gosling RG, King DH. Arterial assessment by Doppler-shift ultrasound. Proc R Soc Med. 1974;67:447–9.
8. De Riva N, Budohoski KP, Smielewski P, et al. Transcranial doppler pulsatility index: what it is and what it isn't. Neurocrit Care. 2012;17:58–66. https://doi.org/10.1007/s12028-012-9672-6.
9. Nicoletto HA, Burkman MH. Transcranial Doppler series part III: interpretation. Am J Electroneurodiagnostic Technol. 2009;49:244–59.
10. Nicoletto HA, Burkman MH. Transcranial Doppler series part IV: case studies. Am J Electroneurodiagnostic Technol. 2009;49:342–60.
11. Tegeler CH, Crutchfield K, Katsnelson M, et al. Transcranial doppler velocities in a large, healthy population. J Neuroimaging. 2013;23:466–72. https://doi.org/10.1111/j.1552-6569.2012.00711.x.
12. Aaslid R, Lindegaard KF, Lundar T, et al. Estimation of cerebral perfusion pressure from arterial blood pressure and transcranial Doppler recordings. In: Miller JD, Teasdale GM R, JO et al. (eds) Intracranial Pressure VI. Berlin: SpringerVerlag; 1986. p. 226–9.
13. Greenfield JC, Tindall GT. Effect of acute increase in intracranial pressure on blood flow in the internal carotid artery of man. J Clin Invest. 1965;44:1343–51. https://doi.org/10.1172/JCI105239.
14. Czosnyka M, Matta BF, Smielewski P, et al. Cerebral perfusion pressure in head-injured patients: a noninvasive assessment using transcranial Doppler ultrasonography. J Neurosurg. 1998;88:802–8. https://doi.org/10.3171/jns.1998.88.5.0802.
15. Chan KH, Miller JD, Dearden NM, et al. The effect of changes in cerebral perfusion pressure upon middle cerebral artery blood flow velocity and jugular bulb venous oxygen saturation after severe brain injury. J Neurosurg. 1992;77:55–61. https://doi.org/10.3171/jns.1992.77.1.0055.
16. Edouard AR, Vanhille E, Le Moigno S, et al. Non-invasive assessment of cerebral perfusion pressure in brain injured patients with moderate intracranial hypertension. Br J Anaesth. 2005;94:216–21. https://doi.org/10.1093/bja/aei034.
17. Belfort MA, Tooke-Miller C, Varner M, et al. Evaluation of a noninvasive transcranial Doppler and blood pressure-based method for the assessment of cerebral perfusion pressure in pregnant women. Hypertens Pregnancy. 2000;19:331–40.
18. Varsos GV, Kolias AG, Smielewski P, et al. A noninvasive estimation of cerebral perfusion pressure using critical closing pressure. J Neurosurg. 2015;11 https://doi.org/10.3171/2014.10.JNS14613.Disclosure.
19. Nichol J, Girling F, Jerrard W, et al. Fundamental instability of the small blood vessels and critical closing pressures in vascular beds. Am J Phys. 1951;164:330–44.
20. Czosnyka M, Richards H, Pickard JD, et al. Frequency-dependent properties of cerebral blood transport—an experimental study in anaesthetized rabbits. Ultrasound Med Biol. 1994;20:391–9. https://

doi.org/10.1016/0301-5629(94)90008-6.
21. Michel E, Hillebrand S, vonTwickel J, et al. Frequency dependence of cerebrovascular impedance in preterm neonates: a different view on critical closing pressure. J Cereb Blood Flow Metab. 1997;17:1127–31. https://doi.org/10.1097/00004647-199710000-00015.
22. Puppo C, Camacho J, Yelicich B, et al. Bedside study of cerebral critical closing pressure in patients with severe traumatic brain injury: a transcranial Doppler study. Acta Neurochir Suppl. 2012;114:283–8. https://doi.org/10.1007/978-3-7091-0956-4_55.
23. Varsos GV, Richards H, Kasprowicz M, et al. Critical closing pressure determined with a model of cerebrovascular impedance. J Cereb Blood Flow Metab. 2013;33:235–43. https://doi.org/10.1038/jcbfm.2012.161.
24. Abecasis F, Cardim D, Czosnyka M, et al. Transcranial Doppler as a non-invasive method to estimate cerebral perfusion pressure in children with severe traumatic brain injury. Childs Nerv Syst. 2019; https://doi.org/10.1007/s00381-019-04273-2.
25. Ursino M, Di Giammarco P. A mathematical model of the relationship between cerebral blood volume and intracranial pressure changes: the generation of plateau waves. Ann Biomed Eng. 1991;19:15–42. https://doi.org/10.1007/BF02368459.
26. Ursino M, Lodi CA. A simple mathematical model of the interaction between intracranial pressure and cerebral hemodynamics. J Appl Physiol. 1997;82:1256–69.
27. Czosnyka M, Piechnik S, Richards HK, et al. Contribution of mathematical modelling to the interpretation of bedside tests of cerebrovascular autoregulation. J Neurol Neurosurg Psychiatry. 1997;63:721–31. https://doi.org/10.1136/JNNP.63.6.721.
28. Kashif FM, Verghese GC, Novak V, et al. Model-based noninvasive estimation of intracranial pressure from cerebral blood flow velocity and arterial pressure. Sci Transl Med. 2012;4:129ra44. https://doi.org/10.1126/scitranslmed.3003249.
29. Schmidt B, Klingelhöfer J, Schwarze JJ, et al. Noninvasive prediction of intracranial pressure curves using transcranial Doppler ultrasonography and blood pressure curves. Stroke. 1997;28:2465–72. https://doi.org/10.1161/01.STR.28.12.2465.
30. Kasuga Y, Nagai H, Hasegawa Y, Nitta M. Transmission characteristics of pulse waves in the intracranial cavity of dogs. J Neurosurg. 1987;66:907–14. https://doi.org/10.3171/jns.1987.66.6.0907.
31. Marmarelis PMV. Analysis of physiological systems. New York: Plenum Press; 1978.
32. Kashif FM, Heldt T, Verghese GC. Model-based estimation of intracranial pressure and cerebrovascular autoregulation. Comput Cardiol. 2008;35:369–72. https://doi.org/10.1109/CIC.2008.4749055.
33. Xu P, Kasprowicz M, Bergsneider M, Hu X. Improved noninvasive intracranial pressure assessment with nonlinear kernel regression. IEEE Trans Inf Technol Biomed. 2010;14:971–8. https://doi.org/10.1109/TITB.2009.2027317.
34. Lin C-J. Formulations of support vector machines: a note from an optimization point of view. Neural Comput. 2001;13:307–17. https://doi.org/10.1162/089976601300014547.
35. Cai D, He X, Han J. Spectral regression for efficient regularized subspace learning. Proc IEEE Int Conf Comput Vis. 2007; https://doi.org/10.1109/ICCV.2007.4408855.
36. Melgani F, Bazi Y. Classification of electrocardiogram signals with support vector machines and particle swarm optimization. IEEE Trans Inf Technol Biomed. 2008;12:667–77. https://doi.org/10.1109/TITB.2008.923147.
37. Bates DM, Watts DG. Nonlinear regression analysis and its applications: Wiley; 2007. http://eu.wiley.com/WileyCDA/WileyTitle/productCd-0470139005.html. Accessed 9 Sep 2015
38. Hu X, Nenov V, Bergsneider M, Martin N. A data mining framework of noninvasive intracranial pressure assessment. Biomed Signal Process Control. 2006;1:64–77. https://doi.org/10.1016/j.bspc.2006.05.003.
39. Kim S, Scalzo F, Bergsneider M, et al. Noninvasive intracranial pressure assessment based on a data-mining approach using a nonlinear mapping function. IEEE Trans Biomed Eng. 2012;59:619–26. https://doi.org/10.1109/TBME.2010.2093897.
40. Kim S, Hamilton R, Pineles S, et al. Noninvasive intracranial hypertension detection utilizing semisupervised learning. IEEE Trans Biomed Eng. 2013;60:1126–33. https://doi.org/10.1109/TBME.2012.2227477.
41. Robba C, Santori G, Czosnyka M, et al. Optic nerve sheath diameter measured sonographically as non-invasive estimator of intracranial pressure: a systematic review and meta-analysis. Intensive Care Med. 2018;44:1284–94. https://doi.org/10.1007/s00134-018-5305-7.
42. Cardim D, Griesdale DE, Ainslie PN, et al. A comparison of non-invasive versus invasive measures of intracranial pressure in hypoxic ischaemic brain injury after cardiac arrest. Resuscitation. 2019; https://doi.org/10.1016/j.resuscitation.2019.01.002.
43. Robba C, Goffi A, Geeraerts T, et al. Brain ultrasonography: methodology, basic and advanced principles and clinical applications. A narrative review. Intensive Care Med. 2019;45:913–27. https://doi.org/10.1007/s00134-019-05610-4.
44. Goeres P, Zeiler FA, Unger B, et al. Ultrasound assessment of optic nerve sheath diameter in healthy volunteers. J Crit Care. 2016;31:168–71. https://doi.org/10.1016/j.jcrc.2015.10.009.
45. Maude RR, Hossain MA, Hassan MU, et al. Transorbital sonographic evaluation of normal optic nerve sheath diameter in healthy volunteers in Bangladesh. PLoS One. 2013; https://doi.org/10.1371/journal.pone.0081013.
46. Hansen HC, Helmke K. The subarachnoid space surrounding the optic nerves. An ultrasound study of the optic nerve sheath. Surg Radiol Anat. 1996;18:323–8.

https://doi.org/10.1007/BF01627611.
47. Ebraheim AM, Mourad HS, Kishk NA, et al. Sonographic assessment of optic nerve and ophthalmic vessels in patients with idiopathic intracranial hypertension. Neurol Res. 2018; https://doi.org/10.1080/01616412.2018.1473097.
48. Kimberly HH, Shah S, Marill K, Noble V. Correlation of optic nerve sheath diameter with direct measurement of intracranial pressure. Acad Emerg Med. 2008;15:201–4. https://doi.org/10.1111/j.1553-2712.2007.00031.x.
49. Soldatos T, Karakitsos D, Chatzimichail K, et al. Optic nerve sonography in the diagnostic evaluation of adult brain injury. Crit Care. 2008;12:R67. cc6897 [pii]\r10.1186/cc6897
50. Sheehan JR, Liu X, Donnelly J, et al. Clinical application of non-invasive intracranial pressure measurements. Br J Anaesth. 2018; https://doi.org/10.1016/j.bja.2018.04.017.
51. Robba C, Donnelly J, Cardim D, et al. Optic nerve sheath diameter ultrasonography at admission as a predictor of intracranial hypertension in traumatic brain injured patients: a prospective observational study. J Neurosurg. 2019:1–7. https://doi.org/10.3171/2018.11.JNS182077.
52. Robba C, Cardim D, Tajsic T, et al. Ultrasound non-invasive measurement of intracranial pressure in neurointensive care: a prospective observational study. PLoS Med. 2017;14:e1002356. https://doi.org/10.1371/journal.pmed.1002356.
53. Czosnyka M, Smielewski P, Timofeev I, et al. Intracranial pressure: more than a number. Neurosurg Focus. 2007;22:E10. https://doi.org/10.3171/foc.2007.22.5.11.
54. Steiger HJ. Carotid Doppler hemodynamics in posttraumatic intracranial hypertension. Surg Neurol. 1981;16:459–61.
55. Homburg AM, Jakobsen M, Enevoldsen E. Transcranial Doppler recordings in raised intracranial pressure. Acta Neurol Scand. 1993;87:488–93. https://doi.org/10.1111/j.1600-0404.1993.tb04142.x.
56. Martin NA, Patwardhan RV, Alexander MJ, et al. Characterization of cerebral hemodynamic phases following severe head trauma: hypoperfusion, hyperemia, and vasospasm. J Neurosurg. 1997;87:9–19. https://doi.org/10.3171/jns.1997.87.1.0009.
57. McQuire JC, Sutcliffe JC, Coats TJ. Early changes in middle cerebral artery blood flow velocity after head injury. J Neurosurg. 1998;89:526–32. https://doi.org/10.3171/jns.1998.89.4.0526.
58. Moreno JA, Mesalles E, Gener J, et al. Evaluating the outcome of severe head injury with transcranial Doppler ultrasonography. Neurosurg Focus. 2000;8:e8.
59. Rainov NG, Weise JB, Burkert W. Transcranial Doppler sonography in adult hydrocephalic patients. Neurosurg Rev. 2000; https://doi.org/10.1007/s101430050029.
60. Asil T, Uzunca I, Utku U, Berberoglu U. Monitoring of increased intracranial pressure resulting from cerebral edema with transcranial Doppler sonography in patients with middle cerebral artery infarction. J Ultrasound Med. 2003;22:1049–53.
61. Bellner J, Romner B, Reinstrup P, et al. Transcranial Doppler sonography pulsatility index (PI) reflects intracranial pressure (ICP). Surg Neurol. 2004;62:45–51. https://doi.org/10.1016/j.surneu.2003.12.007.
62. Voulgaris SG, Partheni M, Kaliora H, et al. Early cerebral monitoring using the transcranial Doppler pulsatility index in patients with severe brain trauma. Med Sci Monit. 2005;11:CR49-R52.
63. Behrens A, Lenfeldt N, Ambarki K, et al. Transcranial Doppler pulsatility index: not an accurate method to assess intracranial pressure. Neurosurgery. 2010;66:1050–7. https://doi.org/10.1227/01.NEU.0000369519.35932.F2.
64. Figaji AA, Zwane E, Fieggen AG, et al. Transcranial Doppler pulsatility index is not a reliable indicator of intracranial pressure in children with severe traumatic brain injury. Surg Neurol. 2009;72:389–94. https://doi.org/10.1016/j.surneu.2009.02.012.
65. Brandi G, Béchir M, Sailer S, et al. Transcranial color-coded duplex sonography allows to assess cerebral perfusion pressure noninvasively following severe traumatic brain injury. Acta Neurochir. 2010;152:965–72. https://doi.org/10.1007/s00701-010-0643-4.
66. Melo JRT, Di Rocco F, Blanot S, et al. Transcranial Doppler can predict intracranial hypertension in children with severe traumatic brain injuries. Childs Nerv Syst. 2011;27:979–84. https://doi.org/10.1007/s00381-010-1367-8.
67. Zweifel C, Czosnyka M, Carrera E, et al. Reliability of the blood flow velocity pulsatility index for assessment of intracranial and cerebral perfusion pressures in head-injured patients. Neurosurgery. 2012;71:853–61. https://doi.org/10.1227/NEU.0b013e3182675b42.
68. Wakerley BR, Kusuma Y, Yeo LLL, et al. Usefulness of transcranial Doppler-derived cerebral hemodynamic parameters in the noninvasive assessment of intracranial pressure. J Neuroimaging. 2014:1–6. https://doi.org/10.1111/jon.12100.
69. Wakerley B, Yohana K, Luen Teoh H, et al. Non-invasive intracranial pressure monitoring with transcranial Doppler in a patient with progressive cerebral venous sinus thrombosis. J Neuroimaging. 2014;24:302–4. https://doi.org/10.1111/j.1552-6569.2012.00745.x.
70. O'Brien NF, Maa T, Reuter-Rice K. Noninvasive screening for intracranial hypertension in children with acute, severe traumatic brain injury. J Neurosurg Pediatr. 2015:1–6. https://doi.org/10.3171/2015.3.PEDS14521.
71. Schmidt EA, Czosnyka M, Gooskens I, et al. Preliminary experience of the estimation of cerebral perfusion pressure using transcranial Doppler ultrasonography. J Neurol Neurosurg Psychiatry. 2001;70:198–204. https://doi.org/10.1136/jnnp.70.2.198.
72. Gura M, Silav G, Isik N, Elmaci I. Noninvasive estimation of cerebral perfusion pressure with transcranial doppler ultrasonography in traumatic brain injury. Turk Neurosurg. 2012;22:411–5. https://doi.

org/10.5137/1019-5149.JTN.4201-11.1.
73. Rasulo FA, Bertuetti R, Robba C, et al. The accuracy of transcranial Doppler in excluding intracranial hypertension following acute brain injury: a multicenter prospective pilot study. Crit Care. 2017;21:44. https://doi.org/10.1186/s13054-017-1632-2.
74. Cardim D, Robba C, Czosnyka M, et al. Noninvasive intracranial pressure estimation with transcranial Doppler: a prospective observational study. J Neurosurg Anesthesiol. 2019;1 https://doi.org/10.1097/ANA.0000000000000622.
75. Schmidt B, Czosnyka M, Schwarze JJ, et al. Evaluation of a method for noninvasive intracranial pressure assessment during infusion studies in patients with hydrocephalus. J Neurosurg. 2000;92:793–800. https://doi.org/10.3171/jns.2000.92.5.0793.
76. Schmidt B, Czosnyka M, Klingelhöfer J. Clinical applications of a non-invasive ICP monitoring method. Eur J Ultrasound. 2002;16:37–45. https://doi.org/10.1016/S0929-8266(02)00044-7.
77. Schmidt B, Czosnyka M, Raabe A, et al. Adaptive noninvasive assessment of intracranial pressure and cerebral autoregulation. Stroke. 2003;34:84–9. https://doi.org/10.1161/01.STR.0000047849.01376.AE.

第 9 章

脑灌注：床旁经颅多普勒的实际应用

Carla B. Rynkowski，Marcel J. Aries

9.1 引言

使用多普勒超声来估测脑血流速度(CBFV)于1960年被描述，但直到20世纪80年代，该技术才被重视，认为超声可以通过颅骨来检测颅内循环中的脑血流。经颅多普勒是一种超声无创床旁神经系统评估方法，广泛应用于择期和紧急重症监护室。由于监测血管直径未知，该方法不能直接测量CBF。它检测红细胞在Willis环大血管中的运动速度[1,2]。它提供一种半连续方程方法——动态灌注变化和计算灌注相关的血管反应性、自调节和(或)脑顺应性指标，而不需要运送潜在不稳定的患者[3]。经典(“盲”法)TCD或B型经颅彩色多普勒超声获得的多普勒频谱模式提供了有关不同动脉段血流特征的重要信息。

脑基底动脉舒张期血流，反映了下游血管的阻力；收缩期血流取决于上游血管，如心输出量、颈动脉血流和动脉血压(ABP)。在紧急情况下，床旁检查仅限于大脑中动脉，易于获取时间窗口、信号质量和非常有限的(声波)角度校正。MCA承载着50%~60%的同侧颈动脉血流，因此可以代表脑半球的CBF。平均CBFV是血管中不同声速的加权速度，随着CBF的降低而降低[4]。

CO_2反应性可通过TCD的CBFV间接估计脑血管自调节，但TCD常用来直接估计大脑自调节。传统的测定大脑自调节的方法通常需要复杂的CBF测量，并使用药物对ABP进行操作。当ABP突然(由于袖带的膨胀和紧缩)下降，通过比较CBFV和ABP的变化率，也可以直接估计ABP的CBFV和ABP的变化率。所有这些操作，由药物及袖带引起CO_2的变化，ICU患者均不能很好地耐受[5]，因此研究基于不同频率或时间相关“自发”振荡方法ABP对CBFV测量的影响。这依赖于一个假设：大脑血容量和流量恒定，CBFV恢复到基线的速度远快于ABP。这种方法提出探索不同疾病中受损动态自调节的重要的特殊工具。我们将提供一些基于相关自调节方法的示例。

9.2 TCD:速度或流量?

需要记住的是,多普勒超声测量的是流速而不是流量,因此,只有在血管直径保持不变的情况下,多普勒超声才能提供 CBF 的估测。在大多数 TCD 的文献,对经颅多普勒主要局限性(直径恒定性)的应用局限性往往是这样的:

$$\mathrm{CBF_{TCD}}=\frac{\pi R^2}{M}\frac{v}{2\cos\theta},$$

在 Poiseuille 流量的假设中,通过 TCD 测量的线速度("v")可以估算 CBF:R 代表血管半径,M 代表感兴趣区的质量 (Willis 环的不同位置),θ 代表超声入射角(超声探头与血管之间的角度)。根据每例患者的 TCCD 特征,M 和 θ 的值原则上可以估计和校正。特别是,对于流量与换能器信号相反±180°的水平 MCA(M1 部分),θ 校正非常有限(Cosinus180°=-1)。这个公式特别说明了在尝试用 CBFV 代替 CBF 时,传导动脉半径的重要性。流量对半径的二次依赖关系和测量过程中半径变化的可能性是 CBFV 作为 CBF 可能替代的最明显的原因。文献并没有对这个问题提供一个明确的答案[6]。然而,在过去的 8 年里,超过 2000 项研究依靠 CBFV 测量来诊断 CBF、对 CO_2 的血管反应性和自调节血压。其基本假设是,小血管的血管反应性和相应血管区域的灌注可以通过测量 Willis 环较大的传导动脉的 CBFV 来推断。

9.3 检测影响脑灌注的条件

CBFV 的一些测量结果与光谱曲线形状和相关指标相关,常见于不同的病理[7]。这些研究结果能发现病理状态,但无法辨别其病因。

9.3.1 无创估测颅内压

在床旁测量脑灌注压(CPP)被认为是全部 CBF 的驱动压力,计算方法是 ABP 减去 ICP。虽然 ICP 可以指导重症监护室的患者管理,但由于连续监测仪的侵入性及其相关的患者风险(主要是感染和出血),在许多临床情况下不常监测 ICP。TCD 基于 ICP/CPP 的测量是脑血管血流动力学和 ICP 之间的近似半定量关系。随着颅内压的增加,颅内压向外压迫脑血管,最初收缩速度(收缩峰值流量)增加,导致管腔直径变窄。随着在舒张期颅内高压成为阻碍动脉前向血流的主要外部压力,舒张期血流逐渐减弱(图 9.1)。在这种情况下,搏动指数更高[1,2]。这些观察可以作为一个"警报",可能是 CBF 发生重要变化的前奏[7]。在极端情况下,在舒张期颅内压可超过正常的前向血流,导致舒张期血流逆转和灾难性缺血。需要注意的是,PI 水平并不与 ICP 直接相关,因为该指数也依赖于 ABP 和 CO_2 水平——因此,可能更能代表 CPP 的变化[3,7]。CBFV 也可用于无创评估不同出版公式、不同精度的 nICP[8]。

9.3.2 脑血管痉挛

不同的病理情况, 如蛛网膜下腔出血,会并发严重的(短暂的)脑大动脉狭窄而变得复杂。这种血管痉挛的确切原因尚不清楚,但它的存在与因 CBF 受损引起迟发性脑缺血(DCI)有关。根据 Bernoulli 原理,TCD 可以通过显示 CBFV 的增加来检测血管狭窄[9]。为了检测局部颅内狭窄,而不是充血等情况,使用 Lindegaard 和 Sloan 比值比较颅内和硬

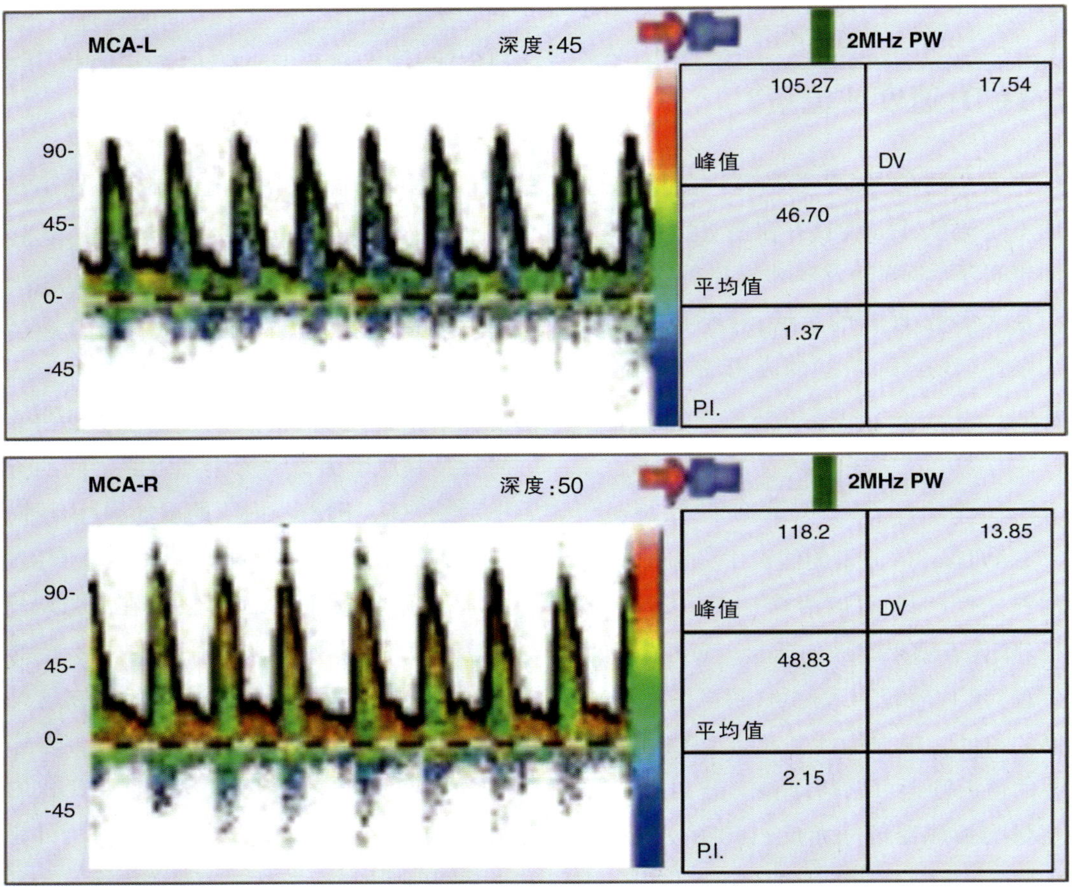

图 9.1 双侧经颅多普勒记录大脑中动脉(MCA)显示高收缩压、低舒张压和高搏动指数(PI)值。这种双侧模式可见颅内高压和低脑灌注状态。

膜外颈动脉、基底动脉的 CBVF 值(图 9.2)。脑血管痉挛不仅存在于动脉瘤性蛛网膜下腔出血,也存在于外伤性蛛网膜下腔出血,以及颅脑 CT 上看不到蛛网膜下腔出血的创伤性脑损伤中[10]。在重症监护室报告个别患者的脑灌注(变化)时,应始终考虑到血管痉挛的存在。

9.3.3 高灌注

充血是 TCD 检测到的 CBF(V)增加的情况,不符合局灶性血管痉挛的标准[1,2,9]。仅 CBFV 的增加并不能作为诊断高灌注的依据。在全脑高灌注时,Lindegaad 比值<3。可能怀疑由非惊厥性癫痫持续状态或高碳酸血症引起的充血(并伴有自调节功能受损)等生理状况。此外,严重高血压和(或)高血容量等系统性疾病也可能导致 SAH 患者的 CBFV 增加[7]。一般来说,CBFV 增加见于多个血管范围(图 9.3a)。TCD 可用于诊断和治疗颈动脉内膜剥脱术后的"高灌注综合征",通常需要积极降低 ABP[11]。

9.3.4 低灌注

在不同情况下,如严重的 TBI、脑出血、心

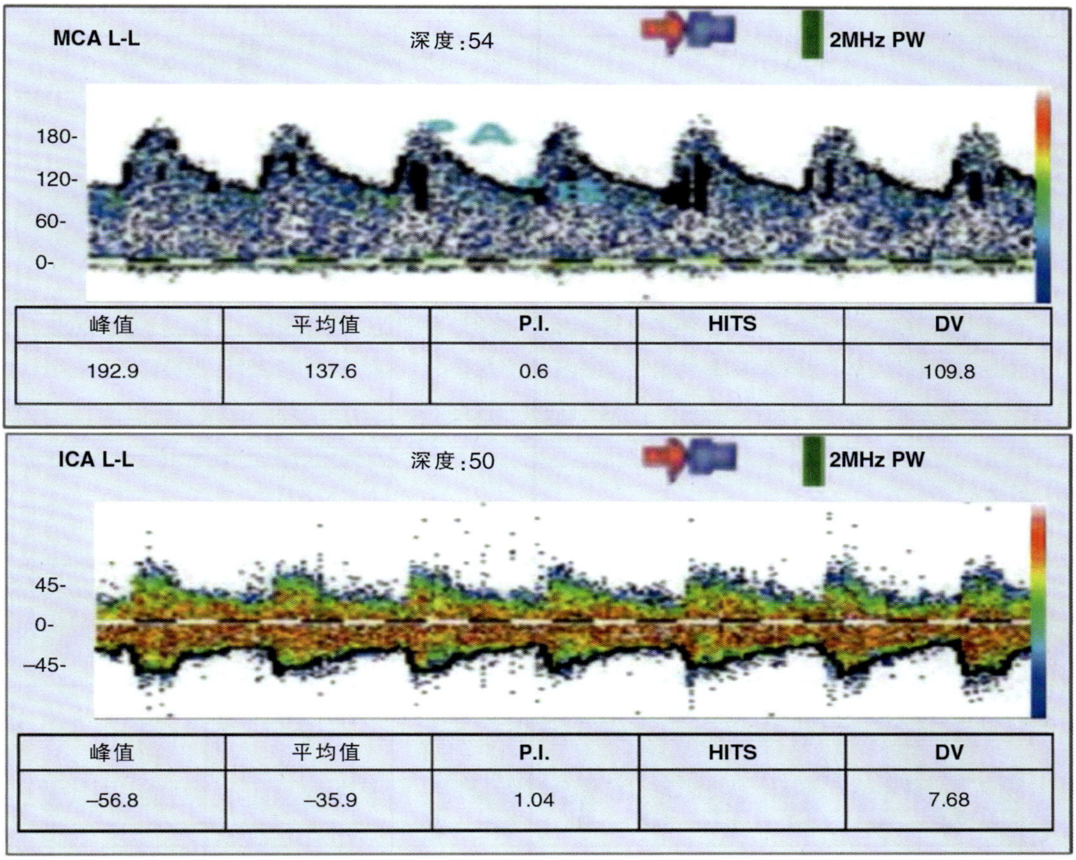

图 9.2　经颅多普勒测量双侧大脑中动脉(MCA)和远端颈内动脉(ICA)。左中动脉 CBFV 平均值高,其他动脉 CBFV 值正常。这可能是左 MCA(轻度)血管痉挛。

力衰竭、急性或慢性大血管脑卒中,都可以发现 CBFV 的降低(图 9.3b)。TCD 可以识别最初无症状的血管狭窄患者,这些患者不能忍受低血压期,并可能发展为分水岭性梗死[7]。院外心搏骤停(OHCA)TCD 的记录可能揭示与不良事件相关的脑血流动力学模式。发作后第一个 24 小时内,内临界关闭压力(CrCP, mmHg)高、PI 高、CBFV 低。脑循环 CrCP 提示 CBF 趋近于 0 时的 ABP(“假设”)值,可以基于不同的 TCD 的模型[12]。即使是短时间的灌注不足也与较差的临床结果相关,而且与灌注过多相比,灌注不足的关系更强。这表明个体应将 ABP 水平维持在足够高的水平,以避免继发性缺血性脑损伤。

9.3.5 脑死亡

在研究脑死亡时,TCD/TCCD 可以显示脑循环停止时发生的血流模式(图 9.4)。最重要的模式是 MCA 和椎动脉(VA)两者的舒张血流消失(或甚至呈阴性)。然而,这些发现仅对通过神经学检查指向脑死亡的患者有效[2]。TCD 对脑死亡的诊断能力与 CT 血管造影和脑电图相似。在严重脑损伤中——在疝出前——血流模式倾向于反映大脑循环停止模式。一般来说,它类似于极端颅内高压的情况,具有极高的收缩期 CBFV 和极低的舒张

a1

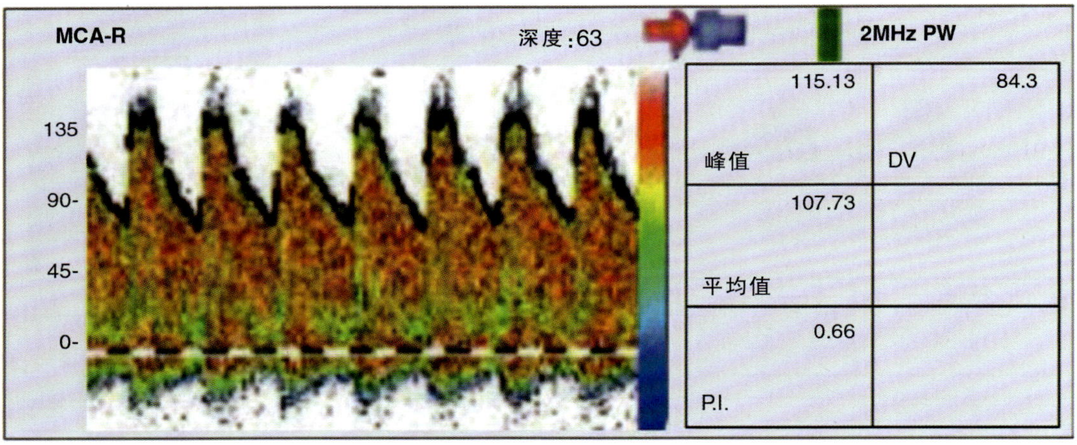

a2

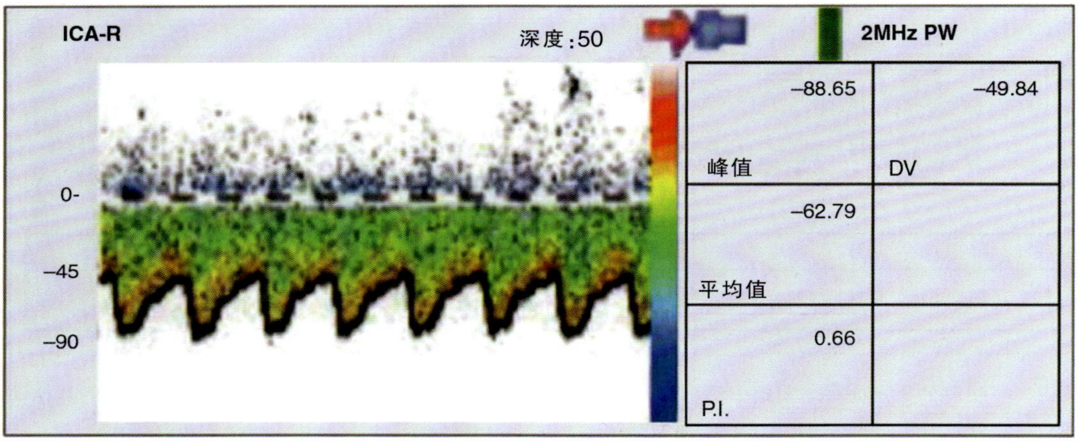

图 9.3 经颅多普勒(TCD)测量蛛网膜下腔出血(a)和脑出血(b)患者的脑血流速度(CBFV)值较高的大脑中动脉(MCA)(a1)和颈内动脉远端(dICA)(a2)在 SAH 患者提示前脑循环充血。(待续)

期 CBFV。

9.4 TCD 评估脑灌注在 ICU 常见病变中的应用

在本节中,我们将提供一些 TCD 如何用于急性脑卒中、严重脑外伤、OHCA 和肝性脑病以评估脑灌注或脑自调节的病例。然而,由于 TCD 并没有纳入不同的管理指引(除 SAH 痉挛外)检查,目前其应用仅限于实践研究。

9.4.1 急性脑卒中

经 TCD 检查,当血管直径缩小>50%时,可发现脑内动脉狭窄,这可能是指导脑卒中患者 ABP 管理的重要信息[1,2]。如今,CT/MR 血管造影和灌注成像被建议用于指导急性脑卒中的治疗,但这些模式在低收入国家并不常用,或仅限于学术领域。TCD 可用于连续监测模式——在 IV/IA 溶栓期间或之后——以确认血管成功再通,检测再闭塞或低流量状态,并

b1

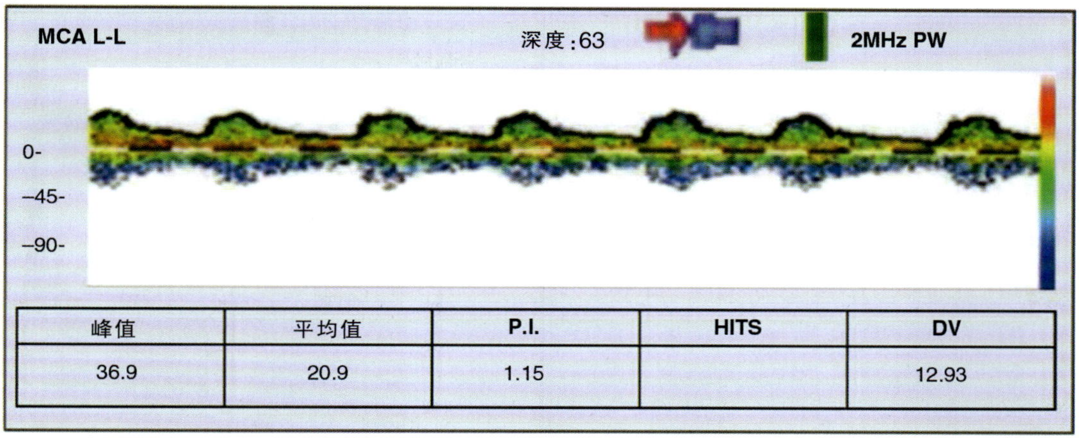

b2

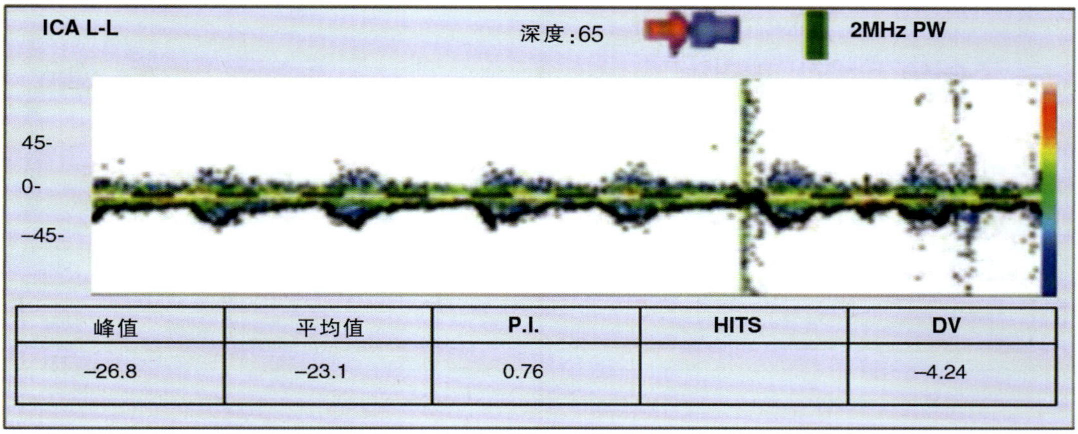

图 9.3(续)　脑出血患者双血管(b1 和 b2)CBFV 值偏低，提示低灌注状态，需要(紧急)进一步评估其原因。

加强凝块纤溶[13]。TCCD 可用于识别恶性 MCA 脑卒中早期的脑转移和(或)梗死区域的出血性转化，并允许对符合条件的患者及时进行手术减压[13]。

结合连续(无创或有创)ABP 记录，TCD 可以告知临床医生大脑的自调节。大多数研究依赖于线性(交叉光谱或基于时间相关的)方法来评估自调节的完整性。时间相关方法使用慢波(平均 10 秒)ABP 和 CBFV(Mxa 指数)之间的移动线性相关。正相关表明被动的脑血管和受损的自调节。零相关或负相关表明反应性血管和完整的自调节[14]。动态自调节可能在急性、亚急性和慢性脑卒中阶段受损，并发生改变 CA 覆盖梗死侧、对侧或双侧。自调节受损与临床恶化和不良临床结局相关[15]。特别是在伴有大面积梗死的昏迷患者中，神经系统恶化可能会被忽视，间歇性神经监测可能会通过增强 ABP 或调节 CO_2 水平来优化治疗的 CBF 治疗[16]。一个“最佳”的 ABP 范围可能存在，但可能取决于个体的自调节变异性、脑卒中病理生理的空间异质性及脑卒中亚型[14]。

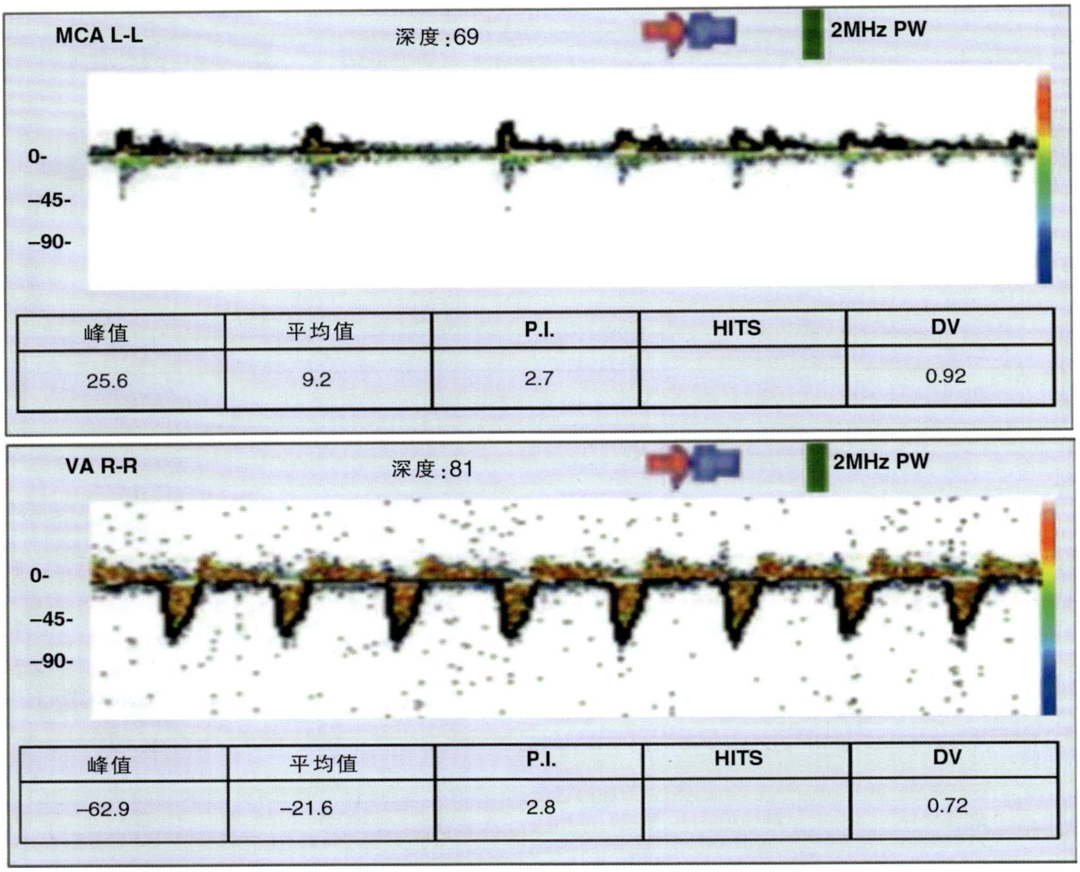

图 9.4 左侧经颅多普勒(TCD)频谱显示左侧大脑中动脉(MCA)收缩期短峰,无舒张期血流。在右侧的椎动脉中观察到同样的模式(VA)。两支血管的搏动指数(PI)均较高。无舒张期血流是不可逆脑循环停止的特征。

9.4.2 严重创伤性脑损伤

虽然目前仍然缺乏有效的治疗脑外伤患者的药物干预,但脑血流操作和优化仍是主要的治疗方法。然而,实时测量干预期间的 CBF 变化不能通过影像学技术得以实现。如今,神经监测通常局限于连续的有创 ICP/CPP 记录,估计 CBF[7]。创伤冲击后不同阶段的 TCD 血流模式不同。文献曾报道过脑灌注不足(28%,平均 CBFV<35cm/s)、正常灌注(45%)或血管痉挛期(27%)[17]。异常模式和低舒张 CBFV(定义为<20cm/s)和高 PI(定义为>1.4)都与更积极的治疗和不利的临床结果相关[10,18]。早期 TCD 目标定向治疗可恢复正常脑灌注,可发现因过度通气引起的无意性低碳酸血症,并可减少继发性损伤。自调节 Mx 指数——均值之间的移动相关指数自调节功能受损患者的 CBFV 和 CPP——均<0.05,而>0.3 反射时 CBFV 对 ABP 的依赖性较高[19]。大脑自调节受损一直与不良结局相关[17]。因此,不同的研究小组提出谨慎操作 CPP,以改善 CBFV,限制继发性脑出血初期低灌注期损伤[5]。目前正在进行一项可行性和有效性研究,以有创自调节监测来指导 CPP 作为脑血流的驱动力(如压力反应性指数,PRx)导致对 TBI 患者进行有创 ICP 监测[20]。PRx 指数计算为 ABP 与 10 秒值之间的移动相关指数 ICP。在不久的将来,一项积极的Ⅱ期研究可能会最终扩展间歇性 TCD 监测和床旁目标导向治疗的选择[21]。图 9.5 显示在机器人 TCD 探针的应用下,重度 TBI 患者 4 小时的多模式监测记录病例(图 9.5)。一个"最佳"CPP(CPPopt)可以通过两种有创性的 icp 衍生的自调节指数(即 PRx)和非侵入性 TCD 衍生的自调节指数(如 Mx)。不同的自调节指数针对 2.5mmHg CPP 的区间进行绘制,并使用自动曲线拟合方法:可以确定具有最佳自调节 (使用这些数的最负值)并在床旁显示 CPPopt 值[21,22]。

9.4.3 院外心搏骤停综合征

尽管最近 OHCA 的管理有所改善,但出院后的生存率仍低于 10%。神经损伤不仅是心搏骤停缺氧期的结果,而且在复苏后的阶段还会因脑血流的变化而加重[12]。最近,TCD 和无创视神经鞘直径(ONSD)测量表明,一些患者可能经历颅内高压,这可能是低 CBF 状态和预后差的原因[23]。通过这种方式,TCD 应该能够提前识别出可能受益于更长时间或更积极的镇静或针对性温度管理的全身性脑水肿的患者。

最近的研究将自然循环后(ROSC)的前 72 小时恢复分为 3 个阶段。ROSC 后,CBFV 的特征是充血 30 分钟,随后是持续 6~12 小时的低灌注期。第三个阶段,ROSC 后 12 ~72 小时,CBFV 恢复正常,CBFV 增加,或 CBF 持续下降[12]。Rafi 等研究认为,神经系统预后不良的患者舒张 CBFV 较低,PI 较高(CBFV17cm/s,PI 1.49) 与预后良好的患者(CBFV26cm/s,PI 1.12)相比,整体 ABP 没有差异。过早死于多器官衰竭的患者被排除在结局分析之外[24]。大脑的自调节状态可能被视为一个重要的解释,初始阶段出现一般损伤,部分患者在 ROSC 后 24 ~72 小时内恢复。然而,由于 ABP 非常稳定,无法实现自调节过程,因此自调节测量受到阻碍。

9.4.4 急性肝衰竭

在伴有急性肝衰竭(ALF)和肝性脑病的昏迷患者中,约有一半发展为颅内高压,死亡率高(约 25%)。在 80%的 ALF 患者中,颅脑超声检查将显示最初充血,可能先于和(或)导致危险的脑水肿。进展性脑病以低灌注状态和高 PI 为主。多种机制参与病因,包括循环神经毒素、系统性炎症和脑自调节的丧失[25]。间歇性 TCD 测量发现 ALF 患者整体大脑自调节受损,在肝功能改善或移植后恢复。对于有创性 ALF 患者,不建议进行 ICP/CPP 监测,主要是由于缺乏证据、相关的凝血障碍,以及不良的临床条件不允许大多数可用的 ICP 降低治疗。近年来,随着 ICP/CPP 的间歇性评估,无创 ICP 评估引起了人们的兴趣。作者能够显示良好的阴性预测价值与应用方法来排除颅内高压。这种无创测量可能是未来鉴别颅内高压 ALF 患者和测试脑保护疗法的重要床旁工具[25]。

9.5 结论

DC 和 TCCD 均可用于在床旁评估危重症患者的无创个体脑血流动力学。像机器人探针血管跟踪这样的创新可能保证更长的时间内的可靠测量,并将扩大床旁应用的范围,在低灌注期和高灌注期,以及血管痉挛或自调节障碍等并发症时向临床团队发出警报。危重患者神经系统并发症非常常见,

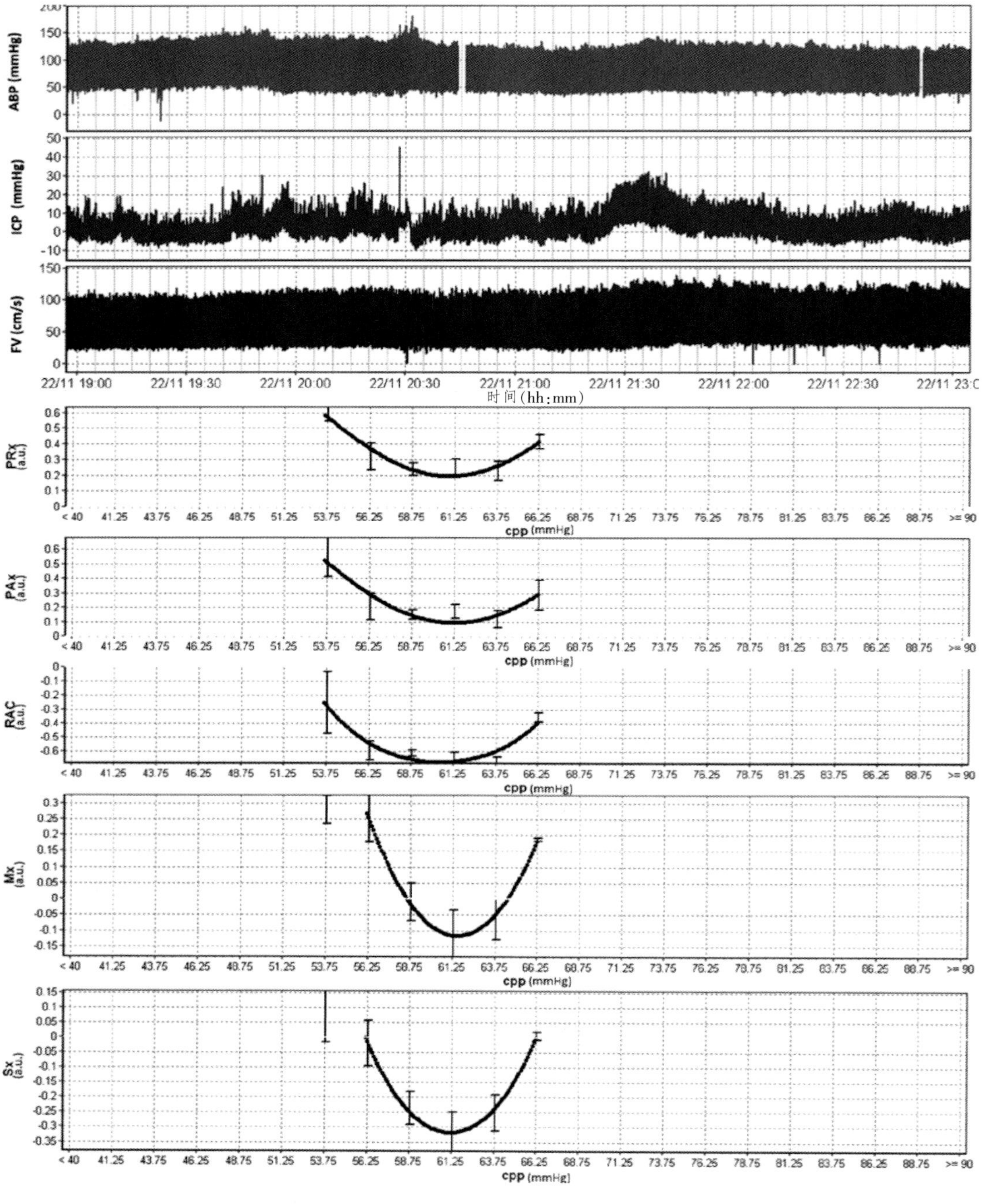

图 9.5 使用颅内压(ICP)和经颅多普勒(TCD)为基础的指数进行"最佳"CPP(CPPopt)估计的患者病例。前 3 块面板显示动脉血压的原始(高频)信号(ABP)、ICP 和脑血流速度(CBFV)超过 4 小时的监测周期,显示稳定的连续 TCD 记录。底部 5 个面板显示 CPPopt 绘制了有创性的 ICP 衍生的自调节指数 PRx、PAx 和 RAC 和无创的 tcd 衍生的自调节指数 Mx 和 Sx。所有不同的自调节指数似乎都表明 CPPopt 大概是 61mmHg。Mx 计算为平均 CBFV 与 CPP 之间的移动相关性;Sx 作为收缩期 CBFV 与 CPP 的相关性;PAx 作为 ICP 和 ICP 振幅之间的移动相关性 ABP;PRx 为 ICP 和之间的移动相关性 ABP;ICP 振幅与 CPP 的相关性为 RAC。大脑中动脉的 TCD 评估(MCA)CBFV 通过机器人 TCD 系统进行[21]。

TCD/TCCD 重点评估是改善临床管理和改善临床结局的一个强有力的选择。

（李文华 译　王斯佳 校）

参考文献

1. Alexandrov AV, Sloan MA, Wong LK, et al. Practice standards for transcranial Doppler ultrasound: part I—test performance. J Neuroimaging. 2007;17(1):11–8.
2. Alexandrov AV, Sloan MA, Tegeler CH, et al. Practice standards for transcranial Doppler (TCD) ultrasound. Part II. Clinical indications and expected outcomes. J Neuroimaging. 2012;22(3):215–24.
3. Robba C, Cardim D, Sekhon M, Budohoski K, Czosnyka M. Transcranial Doppler: a stethoscope for the brain-neurocritical care use. J Neurosci Res. 2018;96(4):720–30.
4. Bouzat P, Oddo M, Payen JF. Transcranial Doppler after traumatic brain injury: is there a role? Curr Opin Crit Care. 2014;20(2):153–60.
5. Donnelly J, Aries MJ, Czosnyka M. Further understanding of cerebral autoregulation at the bedside: possible implications for future therapy. Expert Rev Neurother. 2015;15(2):169–85.
6. Ainslie PN, Hoiland RL. Transcranial Doppler ultrasound: valid, invalid, or both? J Appl Physiol (1985). 2014;117(10):1081–3.
7. Robba C, Goffi A, Geeraerts T, et al. Brain ultrasonography: methodology, basic and advanced principles and clinical applications. A narrative review. Intensive Care Med. 2019;45(7):913–27.
8. Rasulo FA, Bertuetti R, Robba C, et al. The accuracy of transcranial Doppler in excluding intracranial hypertension following acute brain injury: a multicenter prospective pilot study. Crit Care. 2017;21(1):44.
9. Aaslid R. Transcranial Doppler assessment of cerebral vasospasm. Eur J Ultrasound. 2002;16(1–2):3–10.
10. Ziegler D, Cravens G, Poche G, Gandhi R, Tellez M. Use of transcranial Doppler in patients with severe traumatic brain injuries. J Neurotrauma. 2017;34(1):121–7.
11. Pennekamp CW, Moll FL, de Borst GJ. The potential benefits and the role of cerebral monitoring in carotid endarterectomy. Curr Opin Anaesthesiol. 2011;24(6):693–7.
12. van den Brule JMD, van der Hoeven JG, Hoedemaekers CWE. Cerebral perfusion and cerebral autoregulation after cardiac arrest. Biomed Res Int. 2018;2018:4143636.
13. Tsivgoulis G, Alexandrov AV, Sloan MA. Advances in transcranial Doppler ultrasonography. Curr Neurol Neurosci Rep. 2009;9(1):46–54.
14. Xiong L, Liu X, Shang T, et al. Impaired cerebral autoregulation: measurement and application to stroke. J Neurol Neurosurg Psychiatry. 2017;88(6):520–31.
15. Aries MJ, Elting JW, De KJ, Kremer BP, Vroomen PC. Cerebral autoregulation in stroke: a review of transcranial Doppler studies. Stroke. 2010;41(11):2697–704.
16. Petersen NH, Silverman A, Wang A, et al. Association of personalized blood pressure targets with hemorrhagic transformation and functional outcome after endovascular stroke therapy. JAMA Neurol. 2019;76:1256.
17. Le RP, Menon DK, Citerio G, et al. Consensus summary statement of the international multidisciplinary consensus conference on multimodality monitoring in Neurocritical care: a statement for healthcare professionals from the Neurocritical Care Society and the European Society of Intensive Care Medicine. Intensive Care Med. 2014;40(9):1189–209.
18. Santbrink van H, Schouten JW, Steyerberg EW, Avezaat CJ, Maas AI. Serial transcranial Doppler measurements in traumatic brain injury with special focus on the early posttraumatic period. Acta Neurochir. 2002;144(11):1141–9.
19. Sorrentino E, Diedler J, Kasprowicz M, et al. Critical thresholds for cerebrovascular reactivity after traumatic brain injury. Neurocrit Care. 2012;16(2):258–66.
20. Beqiri E, Smielewski P, Robba C, et al. Feasibility of individualised severe traumatic brain injury management using an automated assessment of optimal cerebral perfusion pressure: the COGiTATE phase II study protocol. BMJ Open. 2019;9(9):e030727.
21. Zeiler FA, Smielewski P. Application of robotic transcranial Doppler for extended duration recording in moderate/severe traumatic brain injury: first experiences. Crit Ultrasound J. 2018;10(1):16.
22. Aries MJ, Czosnyka M, Budohoski KP, et al. Continuous determination of optimal cerebral perfusion pressure in traumatic brain injury. Crit Care Med. 2012;40(8):2456–63.
23. Cardim D, Griesdale DE, Ainslie PN, et al. A comparison of non-invasive versus invasive measures of intracranial pressure in hypoxic ischaemic brain injury after cardiac arrest. Resuscitation. 2019;137:221–8.
24. Rafi S, Tadie JM, Gacouin A, et al. Doppler sonography of cerebral blood flow for early prognostication after out-of-hospital cardiac arrest: DOTAC study. Resuscitation. 2019;141:188–94.
25. Raghavan M, Marik PE. Therapy of intracranial hypertension in patients with fulminant hepatic failure. Neurocrit Care. 2006;4(2):179–89.

第 3 部分

急诊科病理学和临床应用

第 10 章

急诊与院前颅脑超声作为 POCUS 的一部分及超声多器官评估

Gabriele Via, Tomislav Petrovic, Frank A. Rasulo

10.1 引言

尽管在该特定领域发表的文献相对较少，但将颅脑超声(BUS)已有或最新的应用用于除神经重症监护室以外的危重患者早期管理，是越来越多科研方向和临床实践的目标[1-5]。BUS 既可作为急性神经危重患者早期临床诊断中的独立诊断检查方式，也可作为更广泛的多器官、临床综合、床旁超声(POCUS)方法的一部分。最近的证据表明，事实上，通过对多个器官/设备的研究得出的超声波组合模式能够为诊断和患者管理提供准确的信息[6-10]。

超声技术的床旁可用性和动态特性使其能作为在急诊科和(或)院前场景中获得大脑生理实时信息的潜在来源，特别是在以下方面：

(1)脑卒中。

(2)心搏骤停和心搏骤停后即刻综合征。

(3)创伤性脑损伤，合并或不合并多发伤。

尽管尚未得到证实，但在时间紧迫的院前和急诊情况下，BUS 有可能提供有关脑血流灌注、颅内高压和颅内病变的早期信息。因此，BUS 检查结果可能会指导更早的治疗(例如，二级 ICP 指导的干预措施，如在检测到颅内高压时对创伤性脑损伤进行高渗治疗或过度通气)和更快的分诊(例如，更早地实施神经外科手术)，甚至指导正在进行的复苏操作(例如，心搏骤停时胸外按压期间的脑血流灌注情况评估)。

本文介绍了这些情况下当前有限的证据，并为进一步开发和验证这些应用提供了概念框架。

10.2 脑卒中 BUS

在对急性脑卒中患者进行初步评估时，

进行简明快速的病因学调查非常重要，以便尽早采用可能影响预后的二级预防和治疗方案。

众所周知，任何类型的急性脑卒中治疗都应尽快开始，据估计在缺血性脑卒中期间，每分钟损失多达200万个神经元，这强调了早期诊断和治疗的重要性[11]。

颅脑超声已大大扩展到在脑血管疾病研究中发挥重要作用，并被认为是协助急性脑卒中患者急诊科（ED）进行临床研究的一种有价值的工具。它是一种无创、便携和快速的成像技术，由有经验的神经超声专家操作，提供关于颈部和颅内血管形态和血流动力学状态的可靠和可重复信息。在这种情况下，它既可用于疾病诊断，也可指导治疗。

急性缺血性脑卒中BUS的主要应用如下（图10.1）：

- 血管狭窄的早期诊断。
- 侧支循环的评估。
- 监测溶栓治疗期间和治疗后动脉再通情况。
- 基于颅脑超声制订动脉内治疗和血压增高治疗指南。
- 急性脑卒中后颅内压的无创评估。
- 超声溶栓指导。

10.2.1 狭窄的早期诊断

在脑卒中症状出现后的早期阶段，使用BUS诊断动脉狭窄越来越频繁。急诊努力将该检查应用到院前阶段、抢救现场或空运途中或救护车运输期间[12]。

由于技术的迅速发展，无论是便携式笔记本电脑还是数字平板电脑，都为住院前的早期诊断提供了新的机会，保证了对血管通畅性的监测，并可能缩短溶栓治疗的时间（图10.2和图10.3）。

10.2.2 监测溶栓治疗期间和治疗后动脉再通情况

早期再灌注治疗在临床治疗中得到了越来越广泛的应用。例如，使用重组组织型纤溶酶原激活剂（rtPA）静脉溶栓通常被认为是“一线”治疗，当在症状出现3小时内开始溶栓时，缺血性脑卒中患者轻微或无残疾的可能性增加30%[13]。

尽管rtPA的使用越来越多，但由于缺乏影像资料，通常不在院前治疗中使用。除了用于区分缺血性和出血性脑卒中外，在急性期，成像有助于识别血管和确定闭塞部位。

在这种情况下，BUS也可能是一种有用的检查方法，能够在脑卒中发病后早期验证rTPA溶栓治疗的疗效。在治疗前后对形成血栓的血管进行BUS检查，可提供有关疗效的重要信息（图10.4）。

此外，由于其无创性和适用性，能够进行持续床旁监测来重复评估血管通畅性。

也有一些评分标准，可以帮助分级血流速度和对血管闭塞或再通进行分类。例如，COGIF评分（颅内血流分级共识）和TIBI（脑缺血溶栓）分级，两者都提供了可比较的信息[14]（图10.5）。

10.2.3 侧支循环的评估

Willis环相关血管闭塞引起的临床表现，其严重程度存在很大的差异，从无症状到致命性缺血性脑卒中。

侧支循环已被认为是脑循环的一个重要方面，影响脑卒中的风险，以及脑卒中呈现的其他特征，如脑动脉血栓性疾病患者的脑卒中类型。通过脑血管自调节，即使全身情况发生

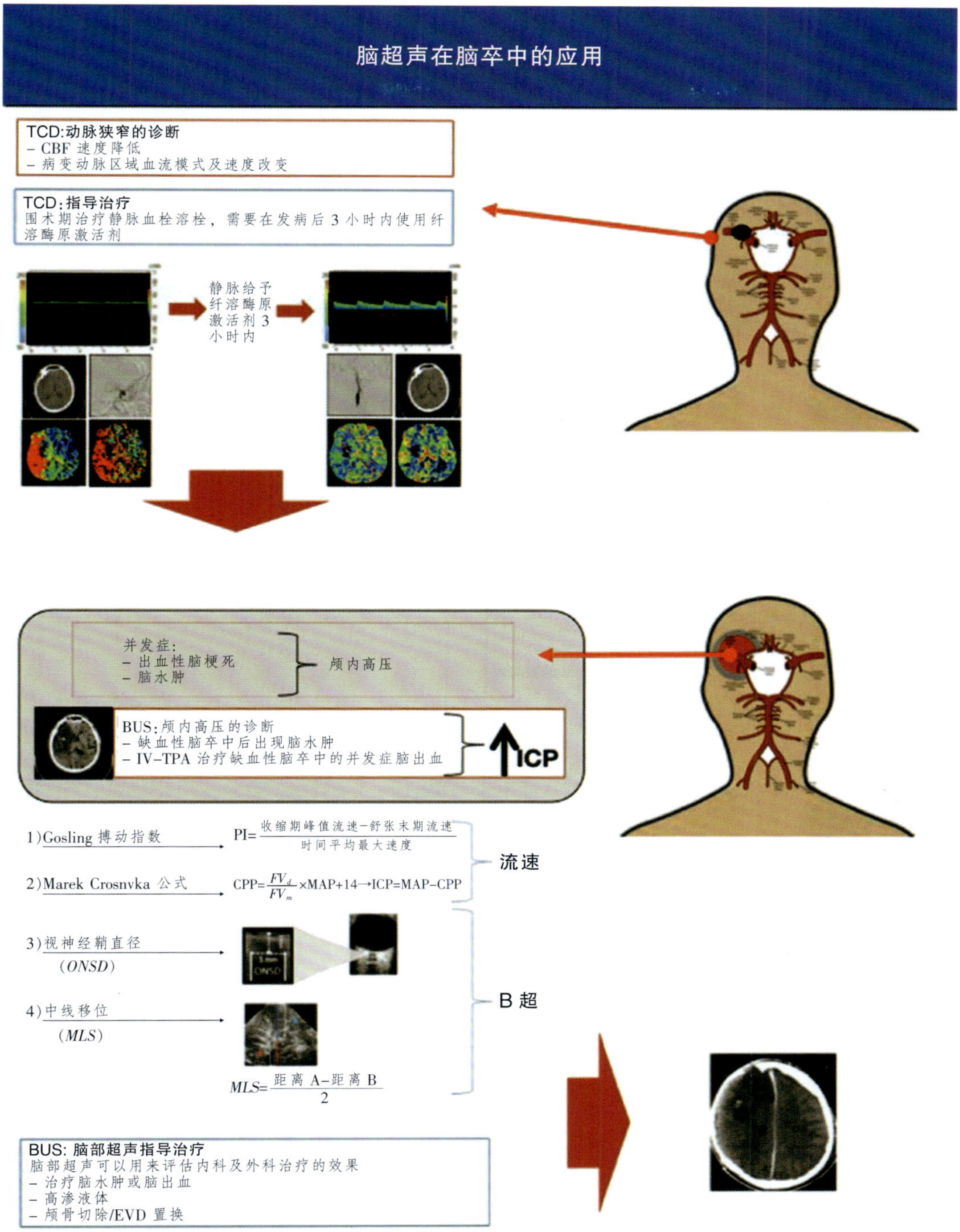

图 10.1　图像显示在院前和急诊中脑超声(BUS)在脑卒中管理中的主要应用示意图。(Modified from Robba et al. Intensive Care Medicine 2019)

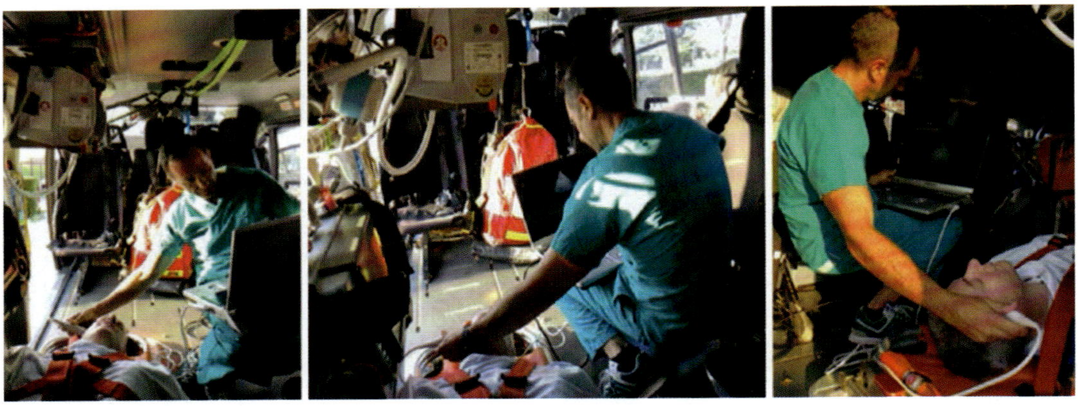

图 10.2 颅脑超声在早期院前治疗缺血性脑卒中的应用场景。空运前拍摄的照片。

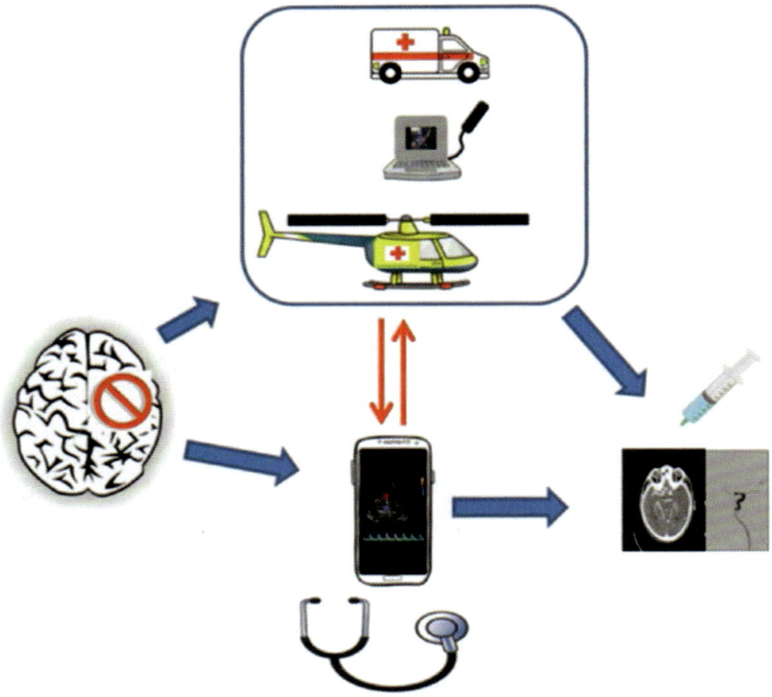

图 10.3 图解说明院前颅脑超声在缺血性脑卒中管理中的潜在作用，与“门到针”时间依赖性一致方法：BUS 可加快溶栓治疗、指导患者分诊、无创监测脑血流灌注和颅内压情况。

变化，脑循环系统仍试图维持恒定的脑血流灌注。如果其中一支主要脑动脉因闭塞性疾病而受损，则脑侧支循环通过增加血流，在保持脑血流灌注方面发挥重要作用。

随着 BUS 等技术的出现，可以快速评估脑血流灌注，也可以研究脑侧支循环及其有效性，从而能够迅速评估由于急性动脉闭塞而导致急性脑卒中的患者情况。

TCD 可以确定侧支循环的血流模式（图 10.6）。在大脑中动脉闭塞时，血流通常从颈内动脉远端分流到大脑前动脉（ACA）。这种血流分流可以用 TCD 检测，与对侧 ACA 相比，

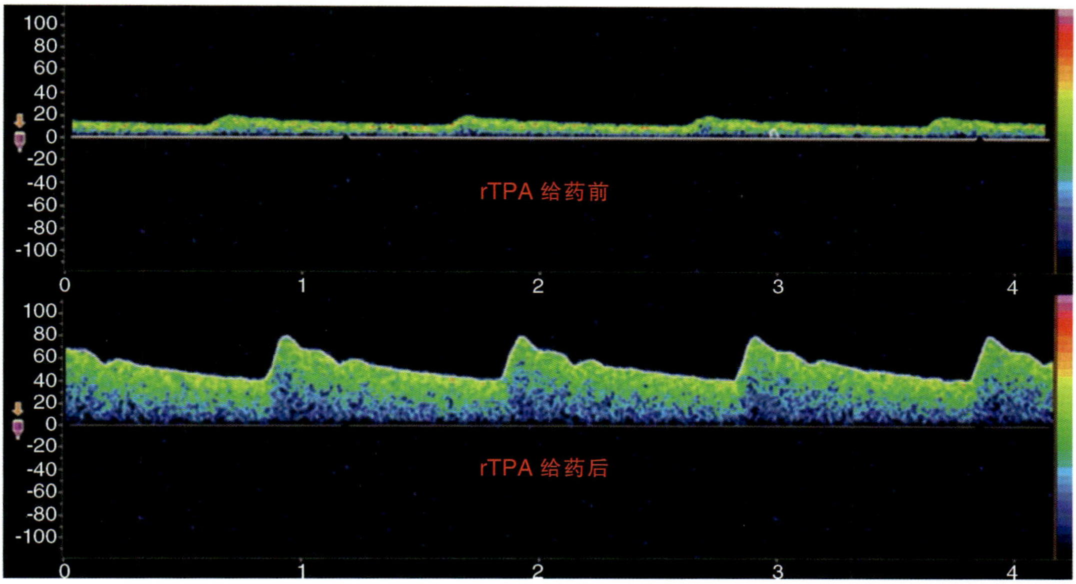

图 10.4　RtPA 治疗前(上)、治疗后(下)形成血栓的右侧大脑中动脉血流速度。

分类	表现形式	描述
TIBI O COGIF1		**无流速** 无流量信号
TIBI 1 COGIF2		**最低流量** 可变速度和持续时间的收缩尖峰;EDV 为零;混流
TIBI 2 COGIF3		**慢流速** 收缩期上升延迟(持续时间>0.2s);EDV>0,PI>1.2
TIBI 3 COGIF3		**低阻流速** 平均值下降大于对侧值的 30%;上冲正常;EDV>0
TIBI4 COGIF4c		**高流量** 血流速度节段性增加[平均“80cm/s 和(或)>30%]与对照侧相比,无湍流;低 PI;无谐波;低程度频谱增宽
TIBI4 COGIF4b		**假狭窄流** 局灶性血流速度增加(与对照侧相比,均值>30%,EDV>0;明显湍流或血流紊乱)
TIBI5 COGIF4a		**正常流速** 血流速度正常或在对照侧的±30%范围内 (*Bar: 50cm/s)

COGIF 分级	血流动力学模式	示例
1	无流量	
2	流速较低,无舒张期血流	
3	舒张期血流速较低	
4	建立灌注	
	a.流速等于对侧	
	b.高局灶性流速(即狭窄)	
	c.节段流速高(过度灌注)	

血流动力学改变	对 COGIF 评分的影响
1.回流 A.部分再通 B.完全再通	改善≥1 级
2.无变化 3.恶化	基线 COGIF 分级持续恶化≥1 级

图 10.5　COGIF(脑内血流分级共识)与 TIBI(脑缺血溶栓)评分比较,对脑动脉血流速度进行分级,并对闭塞和再通进行分类。(with permission from[15].)

同侧 ACA 中的血流速度通常更高。

TCD 还用于评估对二氧化碳的血管运动反应性(VMR),二氧化碳是脑血管储备和自调节的替代标志物。血管反应性降低提示大脑灌注受损和侧支循环不良[15]。

10.2.4 基于颅脑超声的治疗指南

急性缺血性脑卒中发生后的最初几个小时最关键,此时大多数具有较大临床影响的治疗方法被应用,如使用静脉溶栓剂或血管内治

<table>
<tr><th colspan="2">颅内血管</th><th>相连动脉</th><th>连接动脉</th></tr>
<tr><td colspan="2">Willis 环</td><td>ICA、BA、PCA</td><td>后交通动脉</td></tr>
<tr><td colspan="2"></td><td>ACA</td><td>前交通动脉</td></tr>
<tr><td colspan="2">椎基底动脉和 Willis 环</td><td>ICA、VA、BA</td><td>三叉神经，舌下动脉</td></tr>
<tr><td colspan="2">顶叶</td><td>PCA、SCA</td><td>幕上和幕下动脉顶叶支</td></tr>
<tr><td colspan="2">大脑动脉分支</td><td>MCA、ACA、PCA 分支</td><td>动脉区内和之间的终末分支</td></tr>
<tr><td rowspan="2">脑膜</td><td>软脑膜神经丛</td><td>主要脑动脉的相邻分支</td><td>来自邻近动脉分支的小动脉</td></tr>
<tr><td>脑膜</td><td>大脑和脑膜动脉</td><td></td></tr>
<tr><th colspan="2">颅外血管</th><th>连接动脉</th><th>连接动脉</th></tr>
<tr><td colspan="2">眼神经丛</td><td>眼动脉和中脑膜上颌动脉、筛动脉</td><td>终末支</td></tr>
<tr><td colspan="2">结合异网</td><td>ICA、ECA</td><td></td></tr>
</table>

图 10.6 可减弱脑动脉闭塞效应的侧支循环概要：动脉系统（左列），对应于相连动脉（中间列），使得前者之间的连接成为可能的动脉（右列）。ICA，颈内动脉。BA，基底动脉；PCA，大脑后动脉；ACA，大脑前动脉；VA，椎动脉；SCA，小脑上动脉；ECA，颈外动脉。

疗。符合静脉注射阿替普酶治疗条件的患者即使被考虑是 EVT，也应接受静脉阿替普酶治疗[16]。BUS 可能有助于其他影像技术，最近的一项研究表明，即使患者已经接受了脑部和颈部 CTA 等先进的神经血管影像检查技术，TCD 仍然可以为 1/2 的患者提供额外信息，1/6 病例的治疗方法发生了变化[17]。

尽管其他成像技术通过提供血管阻塞特征、侧支循环、低灌注和已确诊梗死范围等信息来识别再灌注治疗的“有效患者”，能够指导患者早期治疗，但它们在识别静脉溶栓治疗“无反应患者”方面敏感性较差[18]。然而，BUS 在指导急性脑卒中治疗方面发挥着重要作用，超声特征与重要的临床替代指标，如再灌注和梗死核心生长之间可能存在相关性，这可能有助于确定谁最有可能从治疗中获益[15]。经颅多普勒适用于确定 Willis 环动脉的侧支循环、时间进程，以及血管再通的完整性。许多研究对血管再通的特征和类型及其与早期神经功能改善的相关性进行了探究。

10.2.5 急性脑卒中后颅内压的无创评估

基于改善脑血流灌注的概念，目前脑卒中治疗的建议倾向于在急性期适度升高血压。BUS 可以通过评估足够的脑血流灌注来验证血压增强 CBF 的疗效。在急性脑卒中早期，脑血管自调节功能常受损[18]，这也导致了目前在超急性阶段允许高血压的治疗指南[15]。然而，脑血管自调节功能受损的脑卒中患者更容易出现低血流灌注或高血流灌注，这两种情况都可能导致脑水肿和颅内压升高。此外，脑梗死也可能因梗死区的出血性梗死而变得复杂化。后者也可能导致颅内高压[19-21]。

脑卒中患者的颅内压监测存在争议[19-21]。早期研究表明，ICP 监测有助于预测急性脑卒中后的临床结局。ICP 经常与病情恶化、最终结果和计算机断层扫描结果相关联。然而，对严重大脑中动脉梗死患者的研究表明，尽管颅内压正常，但也会出现瞳孔异常和严重脑干压迫的症状。ICP 监测的随机临床试验尚未在脑卒中患者中进行。一项对创伤性脑损伤患者进行的 ICP 监测随机对照试验显示，与连续的神经系统检查和重复的神经影像学检查相比，ICP 监测的效果不佳[19–21]。

因此，在脑和小脑梗死伴肿胀的患者中，不推荐在没有仔细解读神经学检查和神经影像学检查结果的情况下进行常规颅内压监测。然而，随着 ICP 无创测量新技术的发展，这种监测方法适用于缺血性脑卒中患者，甚至适用于清醒的患者。BUS 测量和相关参数可以有效地用于评估颅内压，以及颅内压变化对脑血管动力学的影响（图 10.7 和图 10.8）。

10.2.6 BUS 在超声溶栓中的作用

超声溶栓包括在全身或局部动脉内溶栓过程中对动脉内闭塞血栓进行持续的超声辐照，以促进血管再通和组织再通。超声溶栓被认为是目前唯一使用该技术用作溶栓治疗的方法[22]。

在过去的文献中，有研究表明，rtPA 输注联合经颅低频超声（超声溶栓）单独靶向辐照动脉闭塞段和（或）联合使用超声对比剂微泡也可能改善经颅溶栓疗效[23–28]。

然而，最近的一项随机对照试验显示，超声溶栓作为静脉溶栓的辅助治疗没有表现出临床效益，因此，2018 年《急性缺血性脑卒中患者早期治疗指南》不推荐使用超声溶栓[29]。

然而，重要的是要认识到 BUS 不能取代临床判断，而是用作目前公认的标准治疗的补充工具。超声具有几个特点，是对我们目前监测设备的理想补充。

10.3 BUS 在心搏骤停和复苏后综合征中的应用

目前，ACLS 建议侧重于早期有效的胸外心脏按压，旨在最大限度地增加脑血流灌注，同时诊断和治疗心律失常和其他原因的心搏骤停（CA）[30]。事实上，在非休克性 CA 情况下，寻找和治疗潜在可逆病因变得至关重要，因为这是确保恢复自主循环（ROSC）和增加生存机会的唯一方法[30]。最近的证据表明，根据推荐的胸部体表标志进行胸外按压可能不足以提供有效的心腔按压和心室被动射血[31,32]。因此，监测 CPR 的血流动力学和灌注效果，以评估和提高其疗效，成为人们关注的焦点。除了目前可用于评估 CPR 质量的临床和监测工具（$EtCO_2$[33,34]和有创舒张压测量[33,35]），提出了新的超声应用。在这种情况下，聚焦心脏超声显然占有一席之地，无论是经胸[36]还是经食管[37,38]。初步数据显示，根据获得的超声信息，可以获得更好的心肺复苏效果，如在超声引导下选择的胸部按压区域，$EtCO_2$ 值更高[39]。同样，在 CPR 过程中，对大脑中动脉流量进行 TCD 采样可为胸外按压产生的脑血流量提供更有针对性的信息[5,40]。尽管在心肺复苏期间，大脑中动脉血流速度可能与更好的脑血流灌注相关[41,42]，但目前的文献仍然局限于病例报道和小标本量的研究[5,40,43]。

超声在心肺复苏过程中的作用可能不局限于最初的心脏超声诊断机械性 PEA 病因（严重低血容量、严重左心室收缩功能障碍、急性肺心病、心脏压塞），正如 FEEL（聚焦超声心动图对生命支持评估）方法中所设想的[36,44]。增加肺部超声诊断气胸[45]，血管超声引导动脉和中心静脉插管[46]，或在电子心肺复苏中引导 ECMO 插管定位[47,48]，可以通过 TCD 和经食管心脏超声监测心肺复苏质量，以多器官超声的模式进行补充（图 10.9），可能具有相关管理意义。在 FEEL 复苏方法中还提出了使用颈动脉多普勒采样进行脑血流聚焦评估的概念[49]。

在急诊科多器官 POCUS 方法中，BUS 的另一个应用领域是在对复苏 CA 患者进行初次检查时使用 TCD 和 ONSD，作为心搏骤停后综合征患者管理的一部分[50]。在 PCAS 方法中，多器官 POCUS 在寻找恶性心功能不全（心肌梗死、低血容量、心脏压塞）的病因[51]和低氧血症（肺水肿、吸入性肺炎、通气不良）的原因[52]及筛查长时间 CPR 的潜在并发症（肋骨骨折、胸骨骨折[53]、肺挫伤、气胸、血胸[52]、肝/脾破裂并腹膜积血[54,55]）具有非常重要的价值。此外，超声可以有效地指导抢救后护理（动静脉插管[46]、胸腔积液或气胸引流、肺复张[52]）。

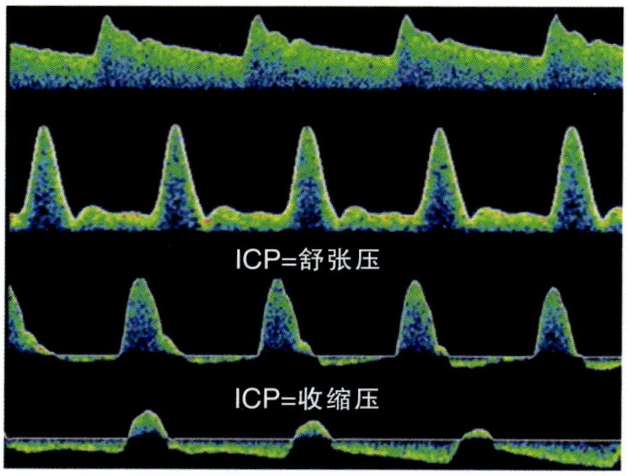

图 10.8 一例 85 岁患者右侧 MCA TCD 的血流模式，由于左侧 MCA 闭塞，左半球脑卒中后，患者的颅内压逐渐升高。当颅内压达到等效的舒张压时，在收缩期仅存在部分脑血流。当颅内压达到等效收缩压时，混响流表明脑循环停止。

在此背景下，有人提出 BUS 在预测神经系统预后的潜在作用。高 ONSD 与较差的神经系统预后有关，尽管准确性不高[3,56–58]，除非检测到特别高的 ONSD 值：Chelly 等在一项

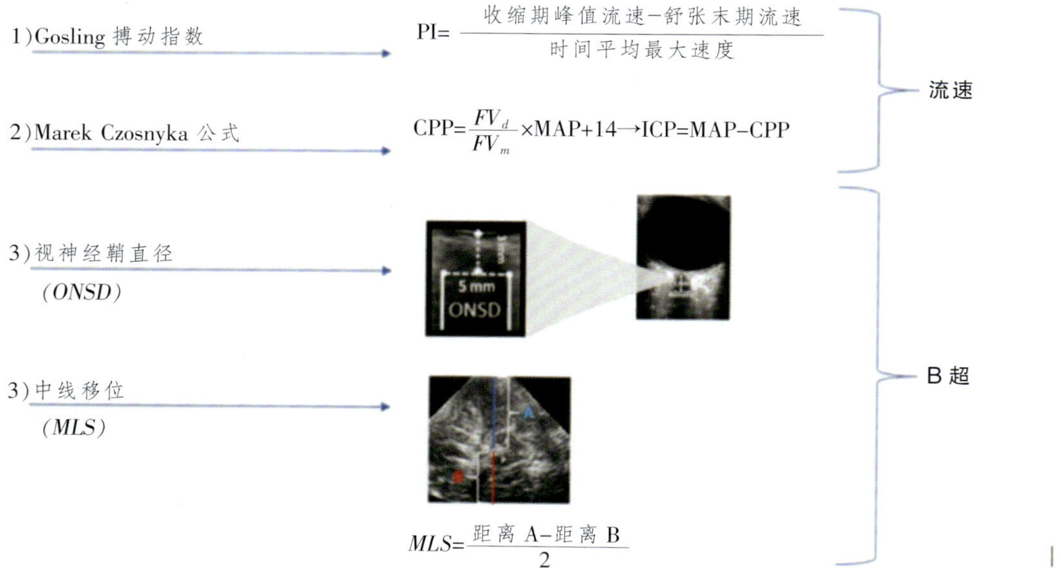

图 10.7 临床实践中用于测量/估计颅内压的颅脑超声测量值和参数。ICP，颅内压；MAP，平均动脉压；CPP，脑灌注压；FV_d，流速、舒张期；FV_m，流速平均值；MLS，中线移位。

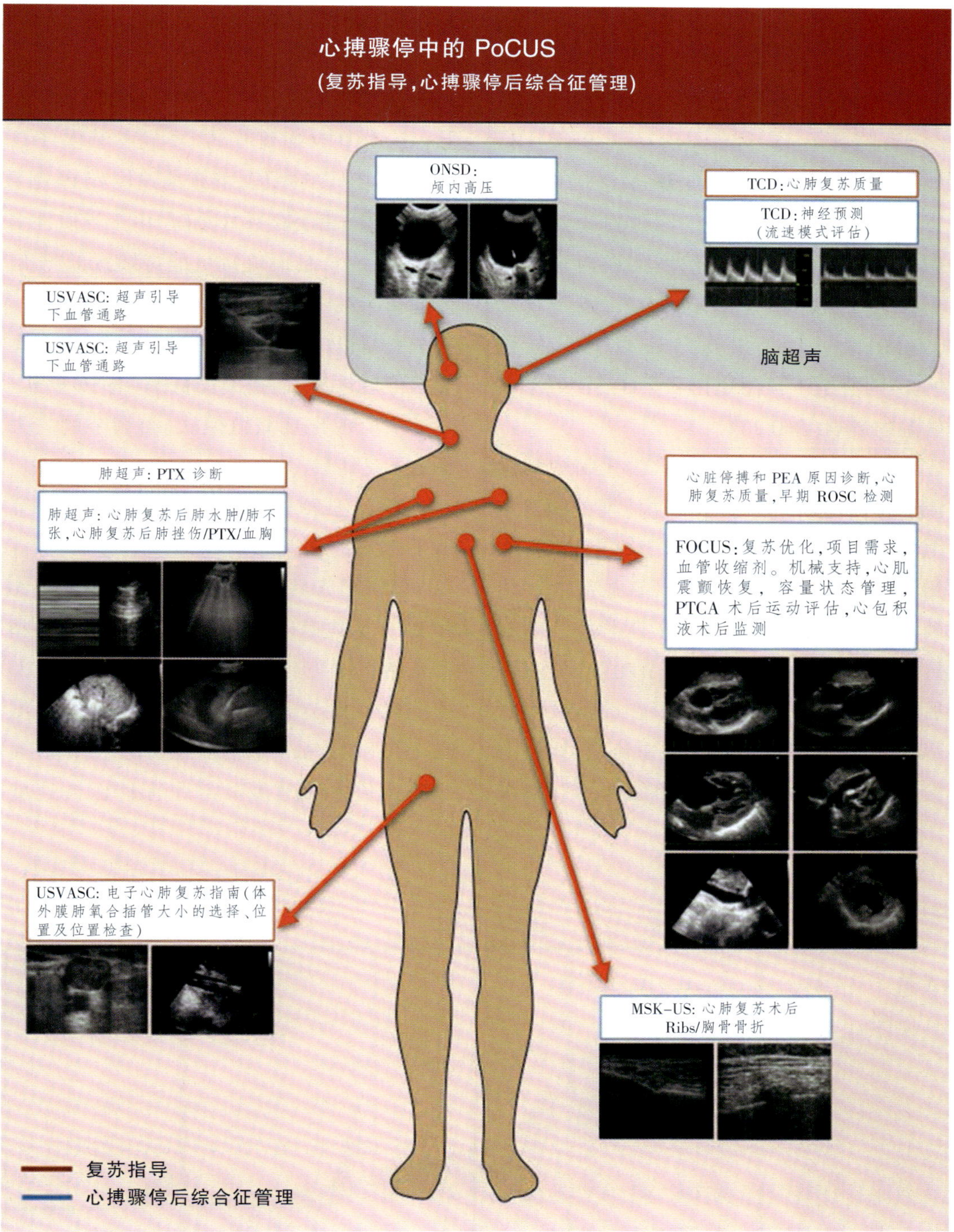

图 10.9　复苏期间和 ROSC 后阶段,心搏骤停多器官方法中 BUS 应用的示意图。

小型研究发现，在死亡患者中心搏骤停后的第一天ONSD更大[7.2mm(四分位数：6.8~7.4)与6.5mm(四分位数：6.0~6.8)相比；P=0.008]住院死亡率更高(OR 6.3；95% CI，1.05~40 每毫米ONSD 1>5.5mm；P=0.03)][3]。最近，Ertl等证实了ONSD测量对预测复苏术后神经系统预后的有效性：入院时进行的测量发现，死亡患者的ONSD值显著较高(P<0.001)，并计算出5.75mm的高特异性(100%)阈值用于预测死亡率。ONSD似乎不受低温的影响(P=0.70)[56]。

此外，TCD评估ROSC术后大脑中动脉血流的特征已被用于了解再灌注期的脑血流动力学，并研究与患者预后的潜在相关性。在使用ROSC恢复自主循环后，脑血流灌注出现两种相互矛盾的现象：在早期阶段大量充血再灌注(由于暂时失去自调节功能)[59]，以及随后微循环血流减少(由于潜在的持续血管痉挛和微血栓形成)[60]。全身血流动力学(心输出量和平均动脉压[61])之间的相互作用影响脑组织血流灌注和整体或局部脑血管阻力，以及脑水肿程度。

在复苏后阶段可以检测到几种大脑中动脉(MCA)TCD血流模式，不同的脑灌注条件下，具有不同的峰值、舒张期速度和PI指数[41](图10.10)。ROSC后6小时，由于异质性多灶性低灌注，全脑血流量可能持续减低[62]，但预计随后会在ROSC后72小时内增加[63,64]。在这个时间段内恢复正常的血流模式代表良好的骤停后进展，而持续的低速-高PI模式(灌注减少)，或出现充血模式(自调节的丧失)，预示不良结局。

通过TCD对复苏后神经预后的研究得出了已知的相互矛盾的结果。Wessels等发现，心肺复苏后4小时幸存者的MCA、ACA和PCA平均速度显著升高(在没有持续植物状态的情况下存活到出院的患者中MCA收缩期峰值血流速度和舒张末期血流速度为82cm/s和31cm/s，而随后死亡的患者MCA收缩期峰值血流速度和舒张末期血流速度为

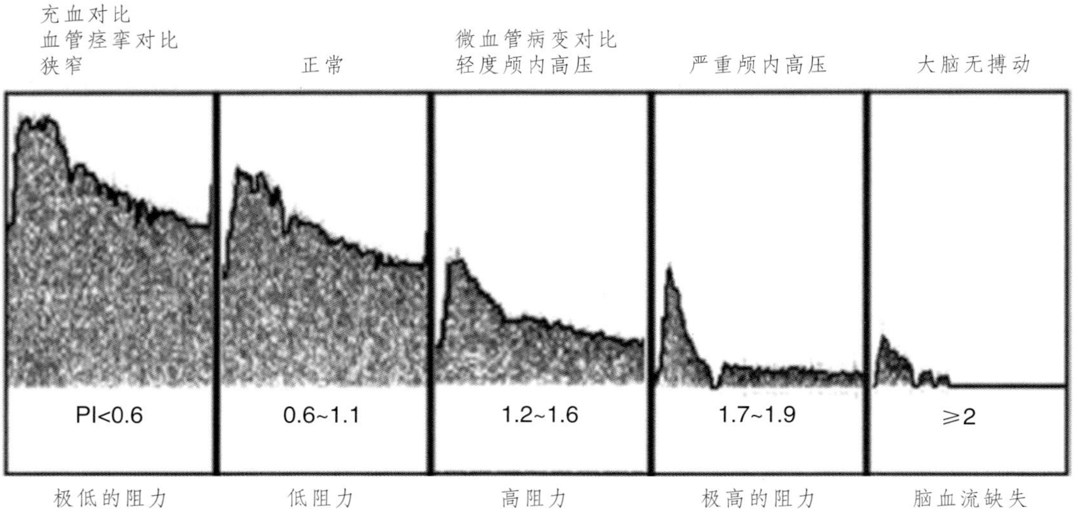

图10.10 在复苏后阶段可以检测到大脑中动脉的TCD血流模式(具有各自不同的峰值、舒张期速度和PI指数)。POCUS既可以作为诊断和监测工具，也可以作为诊疗指引。(with permission from[42].)

67cm/s 和 24cm/s；$P<0.05$）；因此，他们在前 24 小时内发现了严重致残或致命结局的患者。在心肺复苏后 72 小时，幸存者的平均 MCA 收缩期速度也显著升高（101 对 80cm/s；$P=0.03$）[65]。通过对 ROSC 后患者的连续 MCA TCD 测量，Lemiale 等描述了在整个人群中，MCA 流量从入院时的低值[27.3（21.5~33.6）cm/s]显著增加到 72 小时后的正常值[50.5（36.7~58.1）cm/s]。初始 PI 值较高[1.6（1.3~1.9）]，但在 72 小时后也达到了正常值[1.04（0.82~1.2）]。虽然脑氧提取仅在非存活者中显著下降，但 72 小时的 MCA 血流量在幸存者和非幸存者之间没有差异，但在 72 小时的幸存者中 MCA 舒张末期速度更高（39.6 对 29.3cm/s；$P=0.013$）[66]。Hoedmaeker 等还描述了心搏骤停后昏迷患者 MCA 平均流速的增加[入院时 26.0（18.6~40.4）cm/s]到 72 小时后 63.9 [（48.3~73.1）cm/s]（$P<0.0001$），幸存者和非幸存者之间没有显著差异（$P=0.4853$）。

Doepp 等测量了院外心搏骤停患者在复温后、48 小时内、第 3 天至第 5 天和第 7 天至第 10 天之间的整体脑血流，即颈内动脉和椎动脉的多普勒血流之和。在预后好和预后差的患者之间，CBF 没有显著差异，用脑功能分类（CPC）表示（尽管多普勒测量的 3 个步骤时间范围过宽，但不影响患者和组间比较的一致性）[67]。Heimburger 等（入院时和低体温时 24 小时测量的 MCA TCD）也发现 CPC1-2 和 CPC3-5 患者的 MCA 收缩期峰值、平均和舒张末期血流速度没有差异[68]，在少量接受了长时间（72 小时）的轻度低温治疗的 CA 患者中，Bisschops 等也没有描述幸存者和非幸存者之间连续 MCA TCD 血流和 PI 值（在入院 12、24、36、48、60、72、84、96 和 108 小时后）的任何差异[69]。Van der Brule 等的研究还发现，MCA 平均流速在进入 ICU 的幸存者和非幸存者间是相似的，并且所有患者均会增加[从 ICU 入院时 28.0(25.0~39.0)]，72 小时后增加到 78.0 [（65.0~123.0）cm/s，$P<0.001$]，但是非幸存者比幸存者增加的幅度更大（$P<0.001$）[64]。有趣的是，同一组还描述了 MCA 多普勒平均流速在非幸存者的观察期（72 小时）中显示出明显较小的自发波动[70]。据报道 MCA 血流的不对称可能提示骤停后脑缺血性脑卒中[41,71]。

总之，尽管 TCD 用于心搏骤停后的神经预后具有扎实的病理生理学背景，但目前的证据表明，这一有前景的工具的作用尚不明确。然而，在 ROSC 后期使用这一工具可能有助于评估对治疗干预（如体温、全身血压、心输出量和通气变化）的反应，以确保足够的脑血流[72]。

10.4 多发性创伤中的全身超声检查之颅脑超声

院前和急诊室创伤管理的核心是快速转运到恰当的场所，在那里可以在“黄金时间”内提供护理：这已被证明是急性创伤中最重要的死亡率预测因子[73]。自引入创伤重点超声评估（FAST）协议[74]并将其范式进一步发展为多器官方法以来[75,76]，POCUS 已经成为一项广泛使用和传授的技术，通过多部位检查来快速评估急性创伤患者，这些部位包括心胸腹[77]、血管和骨骼检查（图 10.11）。这种方法旨在发现危及生命的病变（例如，心包、胸膜、胸腔的隐匿性出血，以及张力性气胸），并在创伤高级生命支持系统（ATLS）初级检查中评估血流动力学损害的病理生理学[75]。在二次检查期间，超声可用于帮助检测腹部器官损伤（肝或脾血肿的患者不能鉴别的腹腔积

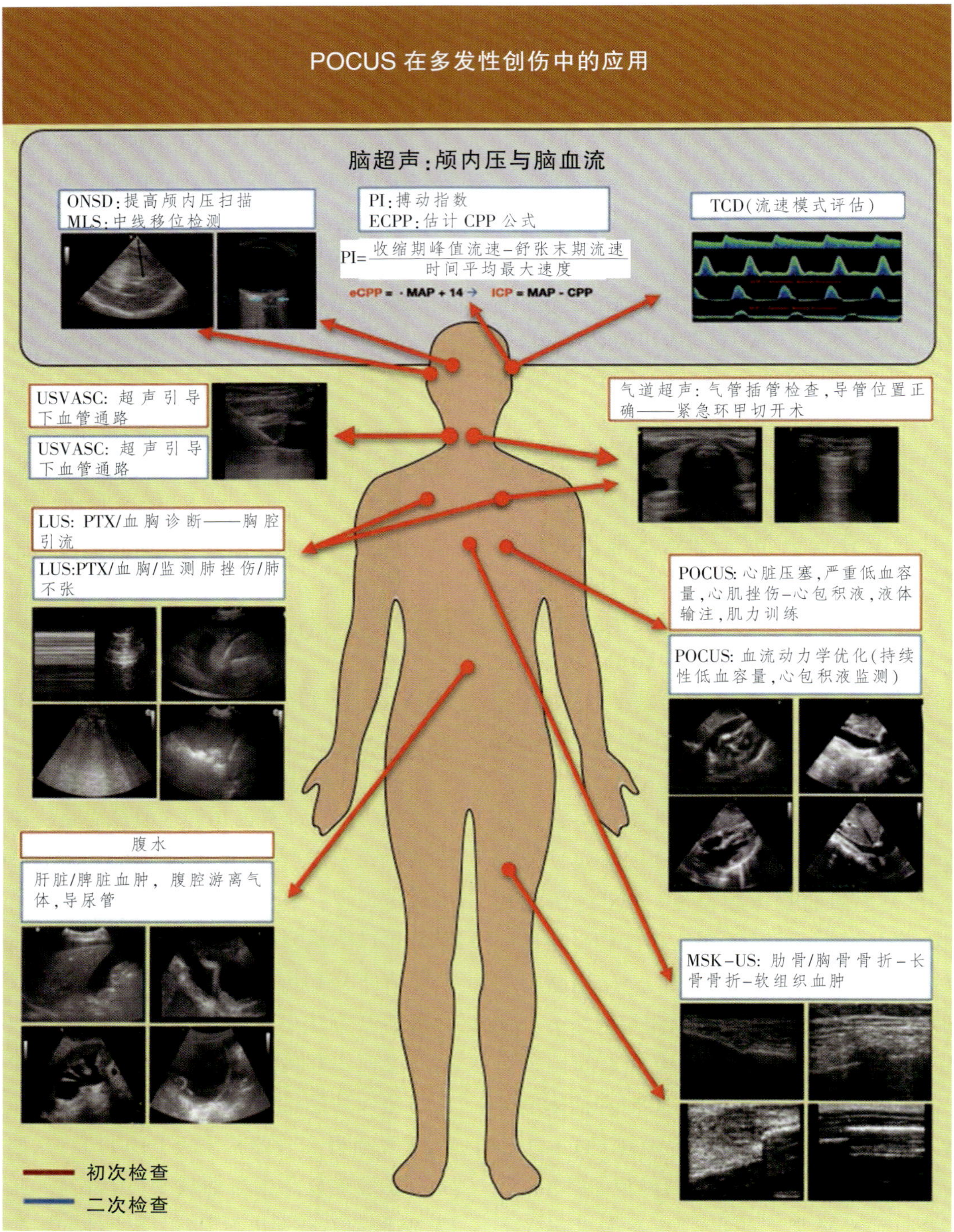

图 10.11 图像描述了在初次和二次检查及管理期间，BUS 在多器官创伤治疗方法中的综合应用。

血，腹腔积气、肾破裂）、肺挫伤、软组织血肿、眼部病变和 X 线检查中容易被掩盖的骨折，如肋骨和胸骨骨折[75]。事实上，POCUS 在创伤中可以协助/指导床旁急救程序和治疗（气道管理、胸腔引流、静脉和动脉置管、液体治疗和整体血流动力学管理、导尿），作为初次和二次检查的一部分[78]。由于明显的技术限制，院前场景和急诊室（在进行 CT 或设置有创监测之前）都缺乏关于颅内压的信息：颅脑超声筛查颅内高压的方法可能会填补这一空白。尽管在这种情况下，关于颅脑超声在院前的可行性和益处的证据仍然微不足道，但它作为多器官 POCUS 创伤方法的一部分，对创伤的评估作用是很有吸引力的，如确定神经外科护理的需要、开始早期的神经保护策略，并提前预警。

初步数据显示，在救护车或直升机上进行高质量的 ONSD 测量是可行的，可以评估创伤性脑损伤中颅内压升高的风险[4]。最近来自包括急诊创伤性脑损伤成人群体的 Meta 分析数据显示，ONSD>5.0mm 作为截断值检测颅内高压的准确性，其敏感性为 99%（95% CI 1/4 96~100），特异性为 73%（95% CI 1/4 65~80）[79]。

超声评估中线移位的研究主要集中在恶性脑卒中和幕上脑出血[80]。在大多数创伤性脑损伤患者所在的混合人群中，发现超声测量中线移位和 CT 测量的第三脑室水平（0.5cm CT 移位的曲线下面积为 0.85，95% CI=0.73%~0.94%）和透明隔水平（0.5cm CT 移位的曲线下面积为 0.86，95% CI =0.74% ~ 0.94%）之间有良好的相关性[81]。与 CT 中线检测相同的技术相比，脑外伤患者的检测结果（第三脑室中心）的平均差异为（0.12±1.08）mm（95%CI −0.15~0.41mm，P=0.36），线性相关为 0.88（P<0.0001），没有显著的偏差，符合标准的范围为 2.33~2.07mm[82]。

TCD 可以通过检测低 MCA 舒张期流速和高 PI 来早期检测低脑血流量：在急诊室使用 TCD 对 FV_d<20cm/s、FV_m<30cm/s、搏动指数>1.4 的成人重度 TBI 患者启动治疗（甘露醇、血管升压药和紧急神经外科手术），实现脑灌注压和颈静脉血氧饱和度的正常水平[83]。在一项可行性试点研究中，Tazarourte 等应用院前 MCA TCD，旨在指导早期目标为导向的治疗，以增加严重创伤性脑损伤患者的 CPP 治疗（病理性 TCD，PI>1.4 及 MAP<80mmHg，则注射去甲肾上腺素；如果 PI>1.4，MAP 已经>80mmHg 或反应性水肿，则使用甘露醇）：到达创伤中心后进行第二次 TCD 检查。虽然从这个小型前瞻性研究中不能得出有统计学意义的结论，但在大多数接受治疗的患者中，治疗与 TCD 流量的正常化相关；有趣的是，只有初始 TCD 异常的患者需要紧急神经外科手术[84]。最近的多中心试验研究（虽然在 ICU 进行）表明，事实上 TCD 也可以作为严重创伤性脑损伤患者 ICP 增高的早期筛查工具：通过比较 TCD 估计的 ICP 与侵入性金标准，Rasulo 等研究表明 TCD 检测 ICP>20mmHg 的敏感性为 100%[85]。

我们同时提倡开展研究院前和急诊医学中早期以 BUS 为导向的治疗对创伤性脑损伤患者（TBI）管理和预后的影响。

（叶露薇 陈佳 译 左明良 周易 校）

参考文献

1. Blanco P, Blaivas M. Applications of transcranial color-coded sonography in the emergency department. J Ultrasound Med. 2017;36(6):1251–66.
2. Blaivas M, Theodoro D, Sierzenski PR. Elevated intracranial pressure detected by bedside emergency

ultrasonography of the optic nerve sheath. Acad Emerg Med. 2003;10(4):376–81.
3. Chelly J, Deye N, Guichard JP, Vodovar D, Vong L, Jochmans S, et al. The optic nerve sheath diameter as a useful tool for early prediction of outcome after cardiac arrest: a prospective pilot study. Resuscitation. 2016;103:7–13.
4. Houze-Cerfon CH, Bounes V, Guemon J, Le Gourrierec T, Geeraerts T. Quality and feasibility of sonographic measurement of the optic nerve sheath diameter to estimate the risk of raised intracranial pressure after traumatic brain injury in prehospital setting. Prehosp Emerg Care. 2019;23(2):277–83.
5. Lewis LM, Gomez CR, Ruoff BE, Gomez SM, Hall IS, Gasirowski B. Transcranial Doppler determination of cerebral perfusion in patients undergoing CPR: methodology and preliminary findings. Ann Emerg Med. 1990;19(10):1148–51.
6. Laursen CB, Sloth E, Lassen AT, Christensen R, Lambrechtsen J, Madsen PH, et al. Point-of-care ultrasonography in patients admitted with respiratory symptoms: a single-blind, randomised controlled trial. Lancet Respir Med. 2014;2(8):638–46.
7. Nazerian P, Vanni S, Volpicelli G, Gigli C, Zanobetti M, Bartolucci M, et al. Accuracy of point-of-care multiorgan ultrasonography for the diagnosis of pulmonary embolism. Chest. 2014;145(5):950–7.
8. Volpicelli G, Lamorte A, Tullio M, Cardinale L, Giraudo M, Stefanone V, et al. Point-of-care multiorgan ultrasonography for the evaluation of undifferentiated hypotension in the emergency department. Intensive Care Med. 2013;39(7):1290–8.
9. Mayo P, Volpicelli G, Lerolle N, Schreiber A, Doelken P, Vieillard-Baron A. Ultrasonography evaluation during the weaning process: the heart, the diaphragm, the pleura and the lung. Intensive Care Med. 2016;42(7):1107–17.
10. Pivetta E, Goffi A, Lupia E, Tizzani M, Porrino G, Ferreri E, et al. Lung ultrasound-implemented diagnosis of acute decompensated heart failure in the ED: a SIMEU multicenter study. Chest. 2015;148(1):202–10.
11. Saver JL. Time is brain—quantified. Stroke. 2006;37(1):263–6.
12. Holscher T, Schlachetzki F, Zimmermann M, Jakob W, Ittner KP, Haslberger J, et al. Transcranial ultrasound from diagnosis to early stroke treatment. 1. Feasibility of prehospital cerebrovascular assessment. Cerebrovasc Dis. 2008;26(6):659–63.
13. National Institute of Neurological D, Stroke rt PASSG. Tissue plasminogen activator for acute ischemic stroke. N Engl J Med. 1995;333(24):1581–7.
14. Sobrino-Garcia P, Garcia-Pastor A, Garcia-Arratibel A, Dominguez-Rubio R, Rodriguez-Cruz PM, Iglesias-Mohedano AM, et al. Diagnostic, prognostic and therapeutic implications of transcranial color-coded duplex sonography in acute ischemic stroke: TIBI and COGIF scores validation. Rev Neurol. 2016;63(8):351–7.
15. Castro P, Azevedo E, Sorond F. Cerebral autoregulation in stroke. Curr Atheroscler Rep. 2018;20(8):37.
16. Powers WJ, Rabinstein AA, Ackerson T, Adeoye OM, Bambakidis NC, Becker K, et al. 2018 guidelines for the early management of patients with acute ischemic stroke: a guideline for healthcare professionals from the American Heart Association/American Stroke Association. Stroke. 2018;49(3):e46–e110.
17. Brunser AM, Mansilla E, Hoppe A, Olavarria V, Sujima E, Lavados PM. The role of TCD in the evaluation of acute stroke. J Neuroimaging. 2016;26(4): 420–5.
18. Ragoschke-Schumm A, Walter S. DAWN and DEFUSE-3 trials: is time still important? Radiologe. 2018;58(Suppl 1):20–3.
19. Schwab S, Aschoff A, Spranger M, Albert F, Hacke W. The value of intracranial pressure monitoring in acute hemispheric stroke. Neurology. 1996;47(2):393–8.
20. Poca MA, Benejam B, Sahuquillo J, Riveiro M, Frascheri L, Merino MA, et al. Monitoring intracranial pressure in patients with malignant middle cerebral artery infarction: is it useful? J Neurosurg. 2010;112(3):648–57.
21. Chesnut RM, Temkin N, Carney N, Dikmen S, Rondina C, Videtta W, et al. A trial of intracranial-pressure monitoring in traumatic brain injury. N Engl J Med. 2012;367(26):2471–81.
22. Alexandrov AV, Barlinn K. Taboos and opportunities in sonothrombolysis for stroke. Int J Hyperth. 2012;28(4):397–404.
23. Molina CA, Ribo M, Rubiera M, Montaner J, Santamarina E, Delgado-Mederos R, et al. Microbubble administration accelerates clot lysis during continuous 2-MHz ultrasound monitoring in stroke patients treated with intravenous tissue plasminogen activator. Stroke. 2006;37(2):425–9.
24. Culp WC, Porter TR, Lowery J, Xie F, Roberson PK, Marky L. Intracranial clot lysis with intravenous microbubbles and transcranial ultrasound in swine. Stroke. 2004;35(10):2407–11.
25. Alexandrov AV, Molina CA, Grotta JC, Garami Z, Ford SR, Alvarez-Sabin J, et al. Ultrasound-enhanced systemic thrombolysis for acute ischemic stroke. N Engl J Med. 2004;351(21):2170–8.
26. Barlinn K, Alexandrov AV. Sonothrombolysis in ischemic stroke. Curr Treat Options Neurol. 2013;15(2):91–103.
27. Tsivgoulis G, Eggers J, Ribo M, Perren F, Saqqur M, Rubiera M, et al. Safety and efficacy of ultrasound-enhanced thrombolysis: a comprehensive review and meta-analysis of randomized and nonrandomized studies. Stroke. 2010;41(2):280–7.
28. Ricci S, Dinia L, Del Sette M, Anzola P, Mazzoli T, Cenciarelli S, et al. Sonothrombolysis for acute ischaemic stroke. Cochrane Database Syst Rev. 2012;10:CD008348.
29. Nacu A, Kvistad CE, Naess H, Oygarden H, Logallo N, Assmus J, et al. NOR-SASS (Norwegian Sonothrombolysis in Acute Stroke Study): randomized controlled contrast-enhanced sonothrombolysis in an unselected acute ischemic stroke population. Stroke. 2017;48(2):335–41.

30. Monsieurs KG, Nolan JP, Bossaert LL, Greif R, Maconochie IK, Nikolaou NI, et al. European Resuscitation Council Guidelines for Resuscitation 2015: Section 1. Executive summary. Resuscitation. 2015;95:1–80.
31. Hwang SO, Zhao PG, Choi HJ, Park KH, Cha KC, Park SM, et al. Compression of the left ventricular outflow tract during cardiopulmonary resuscitation. Acad Emerg Med. 2009;16(10):928–33.
32. Shin J, Rhee JE, Kim K. Is the inter-nipple line the correct hand position for effective chest compression in adult cardiopulmonary resuscitation? Resuscitation. 2007;75(2):305–10.
33. Soar J, Nolan JP, Bottiger BW, Perkins GD, Lott C, Carli P, et al. European Resuscitation Council Guidelines for Resuscitation 2015: Section 3. Adult advanced life support. Resuscitation. 2015;95:100–47.
34. Paiva EF, Paxton JH, O'Neil BJ. The use of end-tidal carbon dioxide (ETCO2) measurement to guide management of cardiac arrest: a systematic review. Resuscitation. 2018;123:1–7.
35. Morgan RW, French B, Kilbaugh TJ, Naim MY, Wolfe H, Bratinov G, et al. A quantitative comparison of physiologic indicators of cardiopulmonary resuscitation quality: diastolic blood pressure versus end-tidal carbon dioxide. Resuscitation. 2016;104:6–11.
36. Breitkreutz R, Walcher F, Seeger FH. Focused echocardiographic evaluation in resuscitation management: concept of an advanced life support-conformed algorithm. Crit Care Med. 2007;35(5 Suppl):S150–61.
37. Parker BK, Salerno A, Euerle BD. The use of transesophageal echocardiography during cardiac arrest resuscitation: a literature review. J Ultrasound Med. 2019;38(5):1141–51.
38. Blaivas M. Transesophageal echocardiography during cardiopulmonary arrest in the emergency department. Resuscitation. 2008;78(2):135–40.
39. Anderson KL, Castaneda MG, Boudreau SM, Sharon DJ, Bebarta VS. Left ventricular compressions improve hemodynamics in a swine model of out-of-hospital cardiac arrest. Prehosp Emerg Care. 2017;21(2):272–80.
40. Blumenstein J, Kempfert J, Walther T, Van Linden A, Fassl J, Borger M, et al. Cerebral flow pattern monitoring by transcranial Doppler during cardiopulmonary resuscitation. Anaesth Intensive Care. 2010;38(2):376–80.
41. Alvarez-Fernandez JA, Martin-Velasco MM, Igeno-Cano JC, Perez-Quintero R. Transcranial Doppler ultrasonography usefulness in cardiac arrest resuscitation. Med Intensiva. 2010;34(8):550–8.
42. Lewis LM, Stothert JC Jr, Gomez CR, Ruoff BE, Hall IS, Chandel B, et al. A noninvasive method for monitoring cerebral perfusion during cardiopulmonary resuscitation. J Crit Care. 1994;9(3):169–74.
43. Belohlavek J, Skalicka H, Boucek T, Kovarnik T, Fichtl J, Smid O, et al. Feasibility of cerebral blood flow and oxygenation monitoring by continuous transcranial Doppler combined with cerebral oximetry in a patient with refractory cardiac arrest treated by extracorporeal life support. Perfusion. 2014;29(6):534–8.
44. Breitkreutz R, Price S, Steiger HV, Seeger FH, Ilper H, Ackermann H, et al. Focused echocardiographic evaluation in life support and peri-resuscitation of emergency patients: a prospective trial. Resuscitation. 2010;81(11):1527–33.
45. Volpicelli G. Sonographic diagnosis of pneumothorax. Intensive Care Med. 2011;37(2):224–32.
46. Troianos CA, Hartman GS, Glas KE, Skubas NJ, Eberhardt RT, Walker JD, et al. Special articles: guidelines for performing ultrasound guided vascular cannulation: recommendations of the American Society of Echocardiography and the Society of Cardiovascular Anesthesiologists. Anesth Analg. 2012;114(1):46–72.
47. Ahn HJ, Lee JW, Joo KH, You YH, Ryu S, Lee JW, et al. Point-of-care ultrasound-guided percutaneous cannulation of extracorporeal membrane oxygenation: make it simple. J Emerg Med. 2018;54(4):507–13.
48. Voicu S, Henry P, Malissin I, Dillinger JG, Koumoulidis A, Magkoutis N, et al. Improving cannulation time for extracorporeal life support in refractory cardiac arrest of presumed cardiac cause—comparison of two percutaneous cannulation techniques in the catheterization laboratory in a center without on-site cardiovascular surgery. Resuscitation. 2018;122:69–75.
49. Adedipe AA, Fly DL, Schwitz SD, Jorgenson DB, Duric H, Sayre MR, et al. Carotid Doppler blood flow measurement during cardiopulmonary resuscitation is feasible: a first in man study. Resuscitation. 2015;96:121–5.
50. Nolan JP, Soar J, Cariou A, Cronberg T, Moulaert VR, Deakin CD, et al. European Resuscitation Council and European Society of Intensive Care Medicine 2015 guidelines for post-resuscitation care. Intensive Care Med. 2015;41(12):2039–56.
51. Via G, Hussain A, Wells M, Reardon R, ElBarbary M, Noble VE, et al. International evidence-based recommendations for focused cardiac ultrasound. J Am Soc Echocardiogr. 2014;27(7):683. e1-e33
52. Volpicelli G, Elbarbary M, Blaivas M, Lichtenstein DA, Mathis G, Kirkpatrick AW, et al. International evidence-based recommendations for point-of-care lung ultrasound. Intensive Care Med. 2012;38(4):577–91.
53. Smereczynski A, Kolaczyk K, Bernatowicz E. Chest wall—underappreciated structure in sonography. Part II: non-cancerous lesions. J Ultrason. 2017;17(71):275–80.
54. Stengel D, Rademacher G, Ekkernkamp A, Guthoff C, Mutze S. Emergency ultrasound-based algorithms for diagnosing blunt abdominal trauma. Cochrane Database Syst Rev. 2015;(9):CD004446.
55. O'Dochartaigh D, Douma M. Prehospital ultrasound of the abdomen and thorax changes trauma patient management: a systematic review. Injury. 2015;46(11):2093–102.
56. Ertl M, Weber S, Hammel G, Schroeder C, Krogias C. Transorbital sonography for early prognostication of hypoxic-ischemic encephalopathy after cardiac arrest. J Neuroimaging. 2018;28(5):542–8.

57. Ueda T, Ishida E, Kojima Y, Yoshikawa S, Yonemoto H. Sonographic optic nerve sheath diameter: a simple and rapid tool to assess the neurologic prognosis after cardiac arrest. J Neuroimaging. 2015;25(6): 927–30.
58. You Y, Park J, Min J, Yoo I, Jeong W, Cho Y, et al. Relationship between time related serum albumin concentration, optic nerve sheath diameter, cerebrospinal fluid pressure, and neurological prognosis in cardiac arrest survivors. Resuscitation. 2018;131: 42–7.
59. Sundgreen C, Larsen FS, Herzog TM, Knudsen GM, Boesgaard S, Aldershvile J. Autoregulation of cerebral blood flow in patients resuscitated from cardiac arrest. Stroke. 2001;32(1):128–32.
60. Fischer M, Bottiger BW, Popov-Cenic S, Hossmann KA. Thrombolysis using plasminogen activator and heparin reduces cerebral no-reflow after resuscitation from cardiac arrest: an experimental study in the cat. Intensive Care Med. 1996;22(11):1214–23.
61. Mullner M, Sterz F, Binder M, Hellwagner K, Meron G, Herkner H, et al. Arterial blood pressure after human cardiac arrest and neurological recovery. Stroke. 1996;27(1):59–62.
62. Wolfson SK Jr, Safar P, Reich H, Clark JM, Gur D, Stezoski W, et al. Dynamic heterogeneity of cerebral hypoperfusion after prolonged cardiac arrest in dogs measured by the stable xenon/CT technique: a preliminary study. Resuscitation. 1992;23(1): 1–20.
63. Hoedemaekers CW, Ainslie PN, Hinssen S, Aries MJ, Bisschops LL, Hofmeijer J, et al. Low cerebral blood flow after cardiac arrest is not associated with anaerobic cerebral metabolism. Resuscitation. 2017;120:45–50.
64. van den Brule JM, Vinke E, van Loon LM, van der Hoeven JG, Hoedemaekers CW. Middle cerebral artery flow, the critical closing pressure, and the optimal mean arterial pressure in comatose cardiac arrest survivors—an observational study. Resuscitation. 2017;110:85–9.
65. Wessels T, Harrer JU, Jacke C, Janssens U, Klotzsch C. The prognostic value of early transcranial Doppler ultrasound following cardiopulmonary resuscitation. Ultrasound Med Biol. 2006;32(12):1845–51.
66. Lemiale V, Huet O, Vigue B, Mathonnet A, Spaulding C, Mira JP, et al. Changes in cerebral blood flow and oxygen extraction during post-resuscitation syndrome. Resuscitation. 2008;76(1):17–24.
67. Doepp Connolly F, Reitemeier J, Storm C, Hasper D, Schreiber SJ. Duplex sonography of cerebral blood flow after cardiac arrest—a prospective observational study. Resuscitation. 2014;85(4):516–21.
68. Heimburger D, Durand M, Gaide-Chevronnay L, Dessertaine G, Moury PH, Bouzat P, et al. Quantitative pupillometry and transcranial Doppler measurements in patients treated with hypothermia after cardiac arrest. Resuscitation. 2016;103:88–93.
69. Bisschops LL, van der Hoeven JG, Hoedemaekers CW. Effects of prolonged mild hypothermia on cerebral blood flow after cardiac arrest. Crit Care Med. 2012;40(8):2362–7.
70. van den Brule JM, Vinke EJ, van Loon LM, van der Hoeven JG, Hoedemaekers CW. Low spontaneous variability in cerebral blood flow velocity in non-survivors after cardiac arrest. Resuscitation. 2017;111:110–5.
71. Carbutti G, Romand JA, Carballo JS, Bendjelid SM, Suter PM, Bendjelid K. Transcranial Doppler: an early predictor of ischemic stroke after cardiac arrest? Anesth Analg. 2003;97(5):1262–5.
72. Reynolds JC, Elmer J. The adventure of the dying detective: commentary on "quantitative pupillometry and transcranial Doppler measurements in patients treated with hypothermia after cardiac arrest" by Heimberger et al. Resuscitation. 2016;103:A1–2.
73. Lockey DJ. Prehospital trauma management. Resuscitation. 2001;48(1):5–15.
74. Scalea TM, Rodriguez A, Chiu WC, Brenneman FD, Fallon WF Jr, Kato K, et al. Focused assessment with sonography for trauma (FAST): results from an international consensus conference. J Trauma. 1999;46(3):466–72.
75. Neri L, Storti E, Lichtenstein D. Toward an ultrasound curriculum for critical care medicine. Crit Care Med. 2007;35(5 Suppl):S290–304.
76. Montoya J, Stawicki SP, Evans DC, Bahner DP, Sparks S, Sharpe RP, et al. From FAST to E-FAST: an overview of the evolution of ultrasound-based traumatic injury assessment. Eur J Trauma Emerg Surg. 2016;42(2):119–26.
77. Subcommittee A, American College of Surgeons' Committee on T, International Awg. Advanced trauma life support (ATLS(R)): the ninth edition. J Trauma Acute Care Surg. 2013;74(5):1363–6.
78. Ketelaars R, Reijnders G, van Geffen GJ, Scheffer GJ, Hoogerwerf N. ABCDE of prehospital ultrasonography: a narrative review. Crit Ultrasound J. 2018;10(1):17.
79. Kim SE, Hong EP, Kim HC, Lee SU, Jeon JP. Ultrasonographic optic nerve sheath diameter to detect increased intracranial pressure in adults: a meta-analysis. Acta Radiol. 2019;60(2):221–9.
80. Liao CC, Chen YF, Xiao F. Brain midline shift measurement and its automation: a review of techniques and algorithms. Int J Biomed Imaging. 2018;2018:4303161.
81. Motuel J, Biette I, Srairi M, Mrozek S, Kurrek MM, Chaynes P, et al. Assessment of brain midline shift using sonography in neurosurgical ICU patients. Crit Care. 2014;18(6):676.
82. Llompart Pou JA, Abadal Centellas JM, Palmer Sans M, Perez Barcena J, Casares Vivas M, Homar Ramirez J, et al. Monitoring midline shift by transcranial color-coded sonography in traumatic brain injury. A comparison with cranial computerized tomography. Intensive Care Med. 2004;30(8): 1672–5.
83. Ract C, Le Moigno S, Bruder N, Vigue B. Transcranial Doppler ultrasound goal-directed therapy for the early management of severe traumatic brain injury. Intensive Care Med. 2007;33(4):645–51.

84. Tazarourte K, Atchabahian A, Tourtier JP, David JS, Ract C, Savary D, et al. Pre-hospital transcranial Doppler in severe traumatic brain injury: a pilot study. Acta Anaesthesiol Scand. 2011;55(4):422–8.
85. Rasulo FA, Bertuetti R, Robba C, Lusenti F, Cantoni A, Bernini M, et al. The accuracy of transcranial Doppler in excluding intracranial hypertension following acute brain injury: a multicenter prospective pilot study. Crit Care. 2017;21(1):44.

第 4 部分

普通重症监护室病理学和临床应用

第 11 章

脓毒症、肝衰竭

Giovanni Volpicelli

11.1 引言

一些危及生命的疾病和慢性疾病，如脓毒症、代谢性疾病和肝病，可能会严重损害大脑功能，并导致相关的大脑疾病。这些疾病可能与大脑损伤的直接机制无关。相反，它们通常与对脑血管形成和血液流入的间接影响有关[1]。这些疾病的病理生理学通常是多因素的，源于神经炎症因子、神经递质功能障碍和缺血过程的影响，同时也与脑灌注改变和颅内压升高有关[1-4]。在脓毒症和代谢性疾病的过程中，相关脑部疾病的发展可能会严重影响预后，并与较高的死亡率有关，同时也会降低幸存者的生活质量，他们可能会出现长期的神经系统后遗症。脑功能障碍也可能与在没有血管阻塞的情况下达到缺血程度的血流改变有关。全身性动脉低血压可能导致血流受损，甚至在没有血流动力学受损的情况下，由病理性代谢和炎症因子决定的脑自调节变化也可能成为脑损伤的主要决定性因素[1,5]。因此，在严重的多器官疾病，如脓毒症，以及代谢性疾病和急性肝病中，脑血流改变的早期诊断是预示大脑受累的重要线索。脑血流可以通过先进的有创技术工具进行评估，也可以应用颅脑超声在床旁进行无创评估。本章介绍经颅多普勒在脓毒症和急性肝病相关脑部疾病中的作用，并描述了在这些疾病的时程中颅脑超声研究血流及其变化的最新技术。

11.2 脓毒症

脓毒症是由宿主反应失调引起的多器官受累和功能障碍的感染状态，严重时可能危及生命[6]。重症监护病房中的大多数脓毒症患者会出现与脓毒症相关的脑功能障碍，并经常因此出现谵妄[7]。这种情况也与高死亡率有关。极少数情况下，脑部受累可能是由感染通过血脑屏障扩散所致。事实上，大多数时候，在没有中枢神经系统感染、药物过量效应和其他直接损伤机制的情况下，也可能观察到脑功能损害。脑功能障碍被认为是一种多器官影响的疾病中最常见的与脓毒症相关的器官功能障碍。大脑功能障碍不仅非常常见，而且通常在危重脓毒症早期病程中就表现出来，并且通常先于其他器官的受累[8]。由于这些原因，我们意识到在脓毒症早期诊断的过程中，即使是存在最轻微的脑功能障碍迹象，这也变得至关重要。有时，基于观察临床症状和一些床旁诊断仪器所获的脑功能障碍证据，甚至可能成为指导临床医生诊断危重脓毒症的主要且独特的线索，同时还提供了重要的预后信息。

脓毒症相关脑功能障碍的病因主要与缺血性脑损伤的机制有关。血管功能障碍可能是由休克和低血压引起的，但更常见的是，在没有血流动力学不稳定的情况下，它可能是机体生理上调节血液流入以代偿低灌注或高灌注的稳态机制受损的结果[9,10]。在灌注改变的情况下，脑自调节机制在很大程度上是积极的代偿机制，但在脓毒症期间，其功能可能会受到严重抑制。由于缺乏对脑小动脉口径的适应，这可能会导致脑血流失控[11]。

床旁使用经颅多普勒可以评估大脑的自调节功能[8]。多普勒超声评估的平均流量指数可用作衡量脑血流自调节的指标[12]。通过经颅多普勒，可以测量颅内血管中的血流速度，并将其与动脉血压的变化联系起来，动脉血压是脑灌注压的替代指标(表 11.1)[12]。测量脑平均血流指数的技术包括通过将探头放置在经颞窗中，并保持恒定的声波角度，来对大脑中动脉进行声波探测，以便及时监测脑血流速度。脑血流速度的变化与同期动脉血压的变化相关。平均流量是一个连续指数，范围从当平均动脉压和脑血流速度之间存在正相关关系时为+1，这意味着脑的自调节能力完全被抑制，以及对全身压力的被动依赖，当脑血管完全独立于动脉压时，到–1，这意味着大脑有完整的自调节能力[12]。

在重症监护期间对重症脓毒症患者进行的一项研究表明，根据对平均流量指数增加的评估，脑自调节功能显著受损的患者是那些表现出明显的脓毒症相关脑功能障碍神经系统症状的患者[12]。脑功能障碍患者在 ICU 住院时间延长和死亡率高方面预后是最差的。显示自调节受损与脑功能障碍之间相关性的数据表明，脑功能性缺氧可能是解释严重脑受累的主要机制。众所周知，即使在脓毒症患者等缺乏抵抗力的情况下，局部脑血流量出现最轻微的减少，也可能证明高级认知功能受到了显著的损害[13]。当脑血流的自调节受损时，脑损伤机制甚至是不受患者血流动力学状态和稳定无反应性全身性低血压影响的。因此，结合脑功能障碍所致的认知障碍和初始脓毒症的正常血流动力学而言，这可能是一种难以诊断和管理的情形，尤其是在紧急状况下。在表现出脑功能障碍的血流动力学稳定的患者中，导致脑自调节受损的机制可能是多种多样的，主要与有助于血脑屏障破坏因素的累积有关，如一氧化氮和神经炎症介质。在这些患者中，床旁评估和监测大脑中动脉水平的脑血流速度在未来可能会变得至关重要，以帮助确定诊断，并提供预后框架。

另一项针对重症脓毒症患者的研究评估了通过大脑中动脉多普勒超声测量所获的静态参数来表征相关脑功能障碍的可能性[14]。脑内皮细胞参与以脓毒症为特征的一般炎症过程，并在疾病的第一阶段早期被激活。如前所述，这种激活不仅会导致大脑中促炎细胞因子和一氧化氮的释放，还会导致水肿、血小

表 11.1　用于评估脓毒症和急性肝衰竭(ALF)相关脑功能障碍的经颅多普勒主要方法列表。多普勒通过经颞窗应用于大脑中动脉

疾病	方法	主要参考号	公式	说明	意义
脓毒症	平均流量指数	Crippa 等[12]	MAP 与 FV 的皮尔逊相关系数	CAR 的时域索引,MAP 代替 CPP,FV 代替 CBF	>0.18 (预示脑自调节功能障碍)
脓毒症	搏动指数(PI)	Pierrakos 等[14]	$\frac{(VelSyst - VelDiast)}{MBV}$	脑微循环阻力的初始(24 小时)静态评估	>1.3(预示谵妄)
脓毒症	脑血管反应性	Szatmari 等[15]	$\frac{(MBV_{ACZ} - MBV_{rest})}{MBV_{rest}}$	评估对血管舒张刺激(乙酰唑胺)的血管舒缩反应性	反应性降低是脑功能障碍的一种标志
急性肝衰竭	平均血流速度和搏动指数	Abdo 等[24]	MBV 对 PI 模式	低流量和高阻力之间的关系作为脑功能障碍的标志	低流量(平均血流速度值低);高电阻(正常平均血流速度,高搏动指数)
急性肝衰竭	弹性储存等级	Aggarwal 等[31]	斜率($\Delta V/\Delta t$;cm/S^2) 角度(°) 收缩期上扬: Windkessel 上行坡和下行坡	线性化波形的第二个收缩峰对应于动脉顺应性	依从性受损是高颅内压的标志
急性肝衰竭	预估颅内压	Rajajee 等[35]	MAP−CPP 其中 CPP=MAP×EDV/TAPV	通过关联经颅多普勒获得的 MA 和流速预估 ICP	排除颅内压 > 20mmHg 的阴性预测值

注:MAP,平均动脉压;FV,流速;CAR,脑自调节;CPP,脑灌注压;CBF,脑血流;VelSyst,收缩期流速;VelDiast,舒张期流速;MBV,平均血流速度;CV,脑血管;MBVACZ,乙酰唑胺刺激后平均血流速度;MBVrest,静止时平均血流速度;ICP,颅内压;CPP,脑灌注压;EDV,舒张末期速度;TAPV,时间平均峰值速度。

板积聚和其他损伤机制,以上这些共同导致微循环受损。缺氧是这些现象的最终结果,是脑损伤的主要机制。这些改变的特点是定期灌注的微血管密度降低,这是氧供应不足的主要决定性因素。缺氧在物理上是神经元和毛细血管之间距离增加的结果[11]。毛细血管床血管阻力的增加解释了灌注毛细血管密度的降低。超声可以通过测量搏动指数来评估脑血管阻力,该指数是通过经颅多普勒测量大脑中动脉水平的血流速度而获得的。通过经颅多普勒测量该水平的血流速度可以被视为评估脑血流的一个开放窗口,并且该速度随时间的变化预测由脑微循环介导的区域血流动力学变化的替代指标[15]。很大程度上,声波所及部位远端血流阻力增加的特点是血流搏动性增加[16]。因此,由于外周小动脉张力和口径的变化,血流搏动性与血管阻力的变化呈正相关。为了获得搏动指数,通过经颞骨窗扫描大脑中动脉并测量 10 秒的血流速度可以将其可视化[14]。在颅骨的两侧进行测量,最

高平均速度被认为是有效的。搏动指数计算为（收缩期速度–舒张期速度）/平均速度（表 11.1）。这是一个静态参数，当它增加时，表明微循环障碍与脓毒症相关脑功能障碍明确的临床症状呈显著相关。在脓毒症初始症状出现后的经第一次方法（24 小时内）测量的搏动指数超过 1.3 的高值表明即将发生损害和脑功能障碍[14]。事实上，即使在血流动力学稳定的患者中也可能发现静态搏动指数增加，作为弥漫性颅内微循环疾病发病的标志。然而，在脓毒症中，只有极早期阶段的增加是相关的，并被认为是功能性脑改变和严重预后的预测指标[14]。这一观察结果为早期评估大脑微循环水平的血管阻力奠定基础，通过计算大脑中动脉多普勒超声获得的搏动指数，可以更有效地进行疾病初步诊断评估和作为危重脓毒症的良好预后指标。此外，由于脓毒症是一种动态感染状态，并且具有系统性多方面的特点，因此，应用疾病时程中的搏动指数做评估也许还能预测治疗效果，并用作疾病恶化的标志，甚至是独立于血流动力学状态的评估。搏动指数的增加可能是脑血管阻力增加和自调节障碍发作的标志，这可能引起脓毒症患者的脑血流量减少。因此，在临床实践中，搏动指数的初步评估和监测可能成为危重脓毒症患者早期诊断和随访的一线床旁技术。

其他研究分析了不同刺激对大脑微循环的影响，以证明大脑自调节的异常[15,17,18]。这些刺激可能是乙酰唑胺等药物或二氧化碳分压增加等气体影响。搏动指数可用于评估大脑循环受到刺激时不同阶段的变化。这些实验模型证明，在患有脓毒症和有明确相关脑功能障碍症状的患者中，其自调节的血管舒缩反应性显著受损。他们对刺激的反应幅度较小，同时有脑功能障碍迹象的患者适应也较慢（表 11.1）[15]。因此，大脑自调节的损害不仅可以作为某一固定时刻的最大能力被证实，还可以在暴露于刺激的时程中被证实。

总之，大脑中动脉多普勒超声测量的动态和静态指标都是评估和监测脑血流变化和脓毒症相关脑功能障碍发作的有用参数。搏动指数和平均流量指数已被证明与脓毒症患者的脑功能障碍症状相关，是脑血流自调节改变和微血管阻力增加的标志，预示着弥漫性缺氧和随之而来的明显高级认知异常。

经颅多普勒在脓毒症中的研究结论存在局限性。首先，这里描述的经颅多普勒技术考虑了对颅内大动脉（即大脑中动脉）水平血流的评估。即使在这一水平上对血流的评估代表了微循环状况的预测指标，但也只是一种间接评估，不能完全代表可能出现局部孤立而非弥漫性缺血后果的微循环的真正损害。事实上，平均流量指数和搏动指数是复杂生物现象的数学简化，即脑血管自调节。

其次，众所周知，慢性肾病会对大脑微循环的功能产生负面影响，与脓毒症相关脑功能障碍的病理生理学中所描述的改变相似。事实上，晚期肾衰竭会促进内皮功能障碍和炎症，并导致尿素和其他血管活性因子的积累，从而改变交感神经系统的控制。以上所有这些改变都会导致血管阻力增加和大脑自调节受损。因此，在脓毒症危重患者中，急性或慢性肾脏疾病对脑微循环的影响可能使其成为一种混杂效应，不一定只与危重脓毒症的进展有关。所以应区分急性和慢性尿毒症对危重患者脑血管系统的负面影响，来推断出关于脓毒症的单纯影响[12]。在研究中，鉴别肾衰竭并不总是一件容易完成的任务，要同时考虑到脓毒症等多器官疾病模型的复杂性。为此，研究大量的患者是至关重要的，这在现有文献中尚未充分完成。事实上，迄今为止发表的所有研究都只招募了有限数量的患者，而且都是单中心研究。因此，需要新的研究来巩固加强已经测试过的内容，并在脓毒症发作及其进展过程中发现经颅多普勒模式与脑功能障碍之间真正的相关性。最后，另一个可能出现的重大限制是跨时间声窗的不足，据报道，在一些研究中，多达 10%~20%的患者存在这种情况[18]。

11.3 肝衰竭

肝病与大脑功能障碍密切相关[19]。与脓毒症和肾衰竭一样，当以器官功能综合衰竭为特征时，急性和慢性肝病通常会导致与炎症和内皮生物标志物相关的大脑微循环功能障碍[19]。微血管阻力增加和脑血管自调节功能丧失是脑缺氧和脑病的两个主要致病机制。在最严重的情况下，自调节丧失会导致脑血流量增加，从而引起颅内压升高。包括氨在内的循环神经毒素和其他引起神经炎症的因素都具有血管活性作用和降低脑血流自调节的生理功能[20]。此外，在神经胶质细胞中积累的氨会产生渗透梯度，并促进细胞水肿，这与血管舒张一起导致了颅内压的增加[20,21]。在相当大比例的急性危重肝衰竭病例中观察到这些变化。在这些患者中，脑病的特征是颅内高压，它会使得患者预后恶化，因为它增加了发病率，并容易导致脑疝和死亡[20-22]。因此，需要对危重肝衰竭的患者进行诊断和监测颅内高压，以指导治疗和预防神经损伤及死亡。

经颅多普勒是监测肝衰竭所致脑功能障碍的一种有潜力的床旁无创工具。颅内压会影响大脑中动脉水平超声评估的脑血流速度波形的模式[23]。在文献中，只有极少数有独到见解的研究证明了经颅多普勒在预测急性肝衰竭颅内高压方面的作用。我们可以基于病例系列从文献中提取一些证据。一系列从病毒性肝炎发展为急性衰竭患者的平均脑血流量减少，并且搏动指数增加[24-26]。在这些研究中，与正常模式相比，经颅多普勒模式证明了脑灌注不足。因此，从这个经验来看，脑血管床的低灌注似乎是应该通过增加脑灌注和改善缺氧来纠正的。一项针对急性发作终末期肝衰竭患者特别设计的原始研究证实了这一数据，这些患者通过大脑中动脉经颅多普勒检查来测量收缩压、舒张压、平均血流速度和搏动指数[27]。这项小型研究证实，这些患者最常见的表现是低流量和高阻力，以及高搏动指数（表 11.1）。这种组合在死亡患者的亚组中更为显著。高搏动指数被视作颅内压升高的标志，这与以前研究其他疾病的文献一致[28-30]。在急性肝衰竭患者中，这一数据得到证实，高搏动指数可作为颅内高压和预后较差的标志。

另一项研究更详细地回顾性检验出多普勒波形的变化与急性肝衰竭中脑灌注变化的相关性[31]。该研究表明，血流与急性肝衰竭之间的相关性具有时间依赖性，并且随着疾病的进展而发展。经颅多普勒波形的形状表明血流和脑血管舒张的初始增加对颅内压逐渐增加做出了解释。从第一次检测到脑血管舒张的那一刻起，脑血流动力学继续恶化，其表现为颅内压进行性增加，伴随着脑血管血管麻痹的迹象和自调节功能的丧失。在颅内高压的情况下，血管麻痹是由脑肿胀导致的壁外压力增加所致，在最后阶段可能会为多普勒带来急剧收缩峰和逆行血流的证据[32]。然而，即使发现这种对波形的详细分析与颅内压升高的演变和脑血管血流动力学的变化相关，也应该考虑到颅内血流动力学会受到复杂因素的相互作用,包括温度、全身动脉压和$PaCO_2$及其波动的影响[33]。因此,对波形进行如此详细的定量分析可能会过度简化需要考虑更复杂模型才能读取和解释的复杂现象。搏动指数的考虑则简化了评估。它是一个易于计算的指标,受正确的声波角度影响较小,更准确地表达了影响脑血流的多种因素的组合。然而,虽然该指数很好地反映了脑微循环的阻力,但还不够详细,无法分析在脑肿胀和颅内压进行性增加的影响下动脉血管顺应性的动态变化[33,34]。结合简单的搏动指数(观察流速的极值)和对线性多普勒血流波形一些特征的粗略分析的方法可能更有前景[31]。后面的这些分析可能集中于对 Windkessel 效应的评估,即脑血管系统弹性反弹减少所证明的血管弹性降低(表 11.1)[31,32]。其在线性化波形中通过相邻斜面角度的相应凹口变化能够得以证明(见图 11.1)。实际上,线性化波形这些角度的变化反映了颅内压升高和脑灌注压下降的影响,这是急性肝衰竭中脑功能恶化的典型特征。在这些病例中,波形显示出收缩期速度的增加和动脉顺应性的损失,正如 Windkessel 切迹角变得更钝,而 Windkessel 斜率减小;在疾病更晚期,当颅内压进一步升高和脑灌注减少时,Windkessel 现象也会消失[31]。这种波形的详细分析可能有助于将患者分为具有两个参数(颅内压和脑血流压力)的不同组合类别,这两个参数通过生理方程紧密联系。然而,这些任意类别不一定能反映实际医疗干预的事实差异。此外,线性化经颅多普勒波形的速度斜率和时间点的分析是基于视觉识别的,其定义较主观,像这样便反映了操作者间的变异误差性。因此,需要进一步研究定义基于血流波形详细读数的方法。

另一项回顾性研究评估了经颅多普勒和

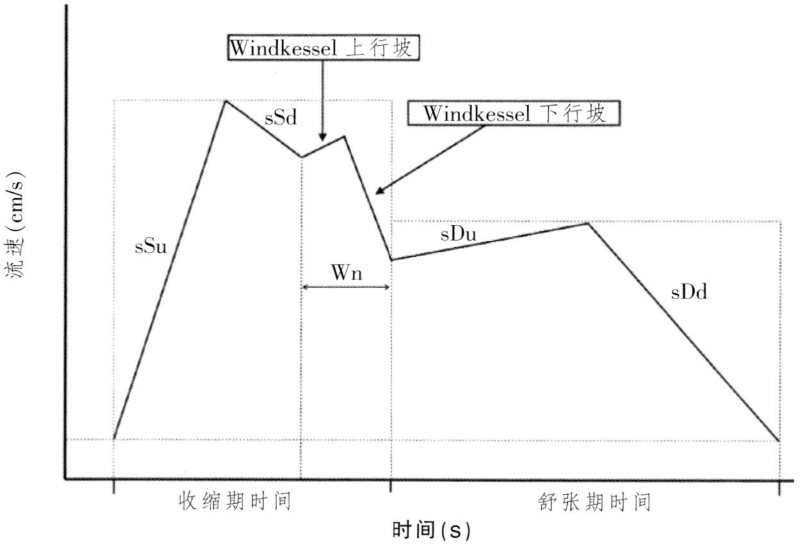

图 11.1 简化的线性多普勒血流波形[31]。波形分析可以区分收缩期和舒张期(上行和下行)。Windkessel 切迹对应收缩期的第二个峰值。后者是心肌收缩性在接收到第一个峰值后动脉壁顺应性的作用结果。Windkessel 缺口也分为上行坡和下行坡。斜率和角度的分析预示远端血管中的血管阻力。sSu,斜率收缩上行;sSd,斜率收缩下行;sDu,斜率舒张上行;sDd,斜率舒张下行;Wn,Windkessel 切迹。

视神经鞘直径(通过经眼超声评估)预测 ICU 中的急性肝衰竭患者有创测量颅内压升高的能力[35]。令人惊讶的是,视神经测量和搏动指数均由大脑中动脉经颅多普勒计算,导致不能准确预测颅内高压高于 20mmHg,并且与死亡率没有显著的相关性。只有以 Czosnyka 等发表的方法为基础的颅内压多普勒评估显示出对颅内高压的高阴性预测,因此可以安全排除急性肝衰竭患者的病情。该方法允许通过测量大脑中动脉水平的脑血流速度,并结合全身平均动脉压(MAP)来估计脑灌注压,从而间接预示颅内压水平[36]。它是基于两个公式的组合:第一个是估算脑灌注压(CPPe):MAP×(EDV/TAPV),其中 EDV 是舒张末期速度,TAPV 是时间平均峰值速度;第二个是计算颅内压:MAP−CPPe(表 11.1)。基于这些证据,假定将多普勒估计的颅内压作为一种实用的床旁工具来排除急性肝衰竭患者显著的颅内高压也是有可能的。

视神经超声和搏动指数非精确预测颅内高压的数据可能会令人惊讶,因它与之前的文献研究结果不一致[30,37-40]。然而,急性肝衰竭中颅内高压的病理生理学与文献中充分研究的其他模型明显不同,如脑积水、脑卒中和创伤[35]。在肝衰竭中,大脑受累的特征是脑水肿和血管舒张,因此这代表的是一种特殊的模型。这种差异可以解释 Rajajee 等研究中发现的矛盾[35]。用于计算颅内压替代值的公式有较大的局限性,因它与全身平均动脉压的测值紧密关联。后者会受到变异性的影响,特别是在急性肝衰竭患者中,这会严重影响计算颅内压替代值的变异性。出于这个原因,该研究的同一作者对使用这种方法来预示颅内压水平的可能性持怀疑态度,而认为排除持续性颅内高压的简单应用则更有价值[35]。

11.4 结论

经颅多普勒可用于研究脓毒症和急性肝衰竭相关的脑部疾病。大脑中动脉水平的血流速度分析为评估脑血流、微循环阻力和脑血管自调节状态提供了一个开放的窗口。在脓毒症中,自调节功能的丧失和血管阻力的增加是脓毒症相关脑功能障碍发病的主要决定性因素,这也许可以在床旁经颅多普勒的第一次检查中通过对搏动性和平均流量指数的分析来检测。在急性肝衰竭中,相关脑功能障碍发病的主要决定性因素是由脑水肿和脑肿胀引起的颅内高压。搏动指数和线性血流波形分析的组合可能有助于预测导致颅内高压和脑损伤的微循环阻力和脑血流变化。此外,通过结合经颅多普勒测量的血流速度和平均动脉压计算的颅内压替代值来排除颅内高压的方法可能具有重要价值。然而,即使从现有文献中公布的数据来看是有希望的,却仍需要进一步在大量患者中测试经颅多普勒,要研究出一种标准化的方法,将其实际应用扩展到脓毒症和急性肝衰竭的患者中去。

(王腆 译 张清凤 校)

参考文献

1. Heming N, Mazeraud A, Verdonk F, Bozza FA, Chrétien F, Sharshar T. Neuroanatomy of sepsis-associated encephalopathy. Crit Care. 2017;21:65.
2. Stravitz RT, Kramer AH, Davern T, Shaikh AO, Caldwell SH, Mehta RL, Blei AT, Fontana RJ, McGuire BM, Rossaro L, Smith AD, Lee WM. Acute Liver Failure Study Group. Intensive care of patients with acute liver failure: recommendations of the U.S. Acute Liver Failure Study Group. Crit Care Med. 2007;35:2498–508.
3. Bunchorntavakul C, Reddy KR. Acute liver failure. Clin Liver Dis. 2017;21:769–92.
4. Butterworth RF. The concept of "the inflamed brain"

in acute liver failure: mechanisms and new therapeutic opportunities. Metab Brain Dis. 2016;31:1283–7.
5. Brito-Azevedo A, Perez RM, Maranhão PA, Coelho HS, Fernandes ESM, Castiglione RC, de Souza MD, Villela-Nogueira CA, Bouskela E. Organ dysfunction in cirrhosis: a mechanism involving the microcirculation. Eur J Gastroenterol Hepatol. 2019;31:618–25.
6. Singer M, Deutschman CS, Seymour CW, Shankar-Hari M, Annane D, Bauer M, Bellomo R, Bernard GR, Chiche JD, Coopersmith CM, Hotchkiss RS, Levy MM, Marshall JC, Martin GS, Opal SM, Rubenfeld GD, van der Poll T, Vincent JL, Angus DC. The third international consensus definitions for sepsis and septic shock (sepsis-3). JAMA. 2016;315:801–10.
7. Piva S, McCreadie VA, Latronico N. Neuroinflammation in sepsis: sepsis associated delirium. Cardiovasc Hematol Disord Drug Targets. 2015;15:10–8.
8. de Azevedo DS, Salinet ASM, de Lima OM, Teixeira MJ, Bor-Seng-Shu E, de Carvalho Nogueira R. Cerebral hemodynamics in sepsis assessed by transcranial Doppler: a systematic review and meta-analysis. J Clin Monit Comput. 2017;31:1123–32.
9. Peterson EC, Wang Z, Britz G. Regulation of cerebral blood flow. Int J Vasc Med. 2011;2011:823525.
10. Taccone FS, Su F, De Deyne C, Abdellhai A, Pierrakos C, He X, Donadello K, Dewitte O, Vincent JL, De Backer D. Sepsis is associated with altered cerebral microcirculation and tissue hypoxia in experimental peritonitis. Crit Care Med. 2014;42:e114–22.
11. Taccone FS, Su F, Pierrakos C, He X, James S, Dewitte O, Vincent JL, De Backer D. Cerebral microcirculation is impaired during sepsis: an experimental study. Crit Care. 2010;14:R140.
12. Crippa IA, Subirà C, Vincent JL, Fernandez RF, Hernandez SC, Cavicchi FZ, Creteur J, Taccone FS. Impaired cerebral autoregulation is associated with brain dysfunction in patients with sepsis. Crit Care. 2018;22:327.
13. Bowton DL, Bertels NH, Prough DS, Stump DA. Cerebral blood flow is reduced in patients with sepsis syndrome. Crit Care Med. 1989;17:399–403.
14. Pierrakos C, Attou R, Decorte L, Kolyviras A, Malinverni S, Gottignies P, Devriendt J, De Bels D. Transcranial Doppler to assess sepsis-associated encephalopathy in critically ill patients. BMC Anesthesiol. 2014;14:45.
15. Szatmári S, Végh T, Csomós A, Hallay J, Takács I, Molnár C, Fülesdi B. Impaired cerebrovascular reactivity in sepsis-associated encephalopathy studied by acetazolamide test. Crit Care. 2010;14:R50.
16. Taylor KJ, Holland S. Doppler US: Part I. Basic principles, instrumentation, and pitfalls. Radiology. 1990;174:297–307.
17. Kadoi Y, Saito S, Kawauchi C, Hinohara H, Kunimoto F. Comparative effects of propofol vs dexmedetomidine on cerebrovascular carbon dioxide reactivity in patients with septic shock. Br J Anaesth. 2008;100:224–9.
18. Naqvi J, Yap KH, Ahmad G, Ghosh J. Transcranial Doppler ultrasound: a review of the physical principles and major applications in critical care. Int J Vasc Med. 2013;2013:629378.
19. D'Mello C, Swain MG. Liver-brain inflammation axis. Am J Physiol Gastrointest Liver Physiol. 2011;301:G749–61.
20. Sheikh MF, Unni N, Agarwal B. Neurological Monitoring in Acute Liver Failure. J Clin Exp Hepatol. 2018;8:441–7.
21. Reynolds AS, Brush B, Schiano TD, Reilly KJ, Dangayach NS. Neurological Monitoring in Acute Liver Failure. Hepatology. 2019;70:1830–5.
22. Datar S, Wijdicks EF. Neurologic manifestations of acute liver failure. Handb Clin Neurol. 2014;120:645–59.
23. Cardim D, Robba C, Bohdanowicz M, Donnelly J, Cabella B, Liu X, Cabeleira M, Smielewski P, Schmidt B, Czosnyka M. Non-invasive monitoring of intracranial pressure using transcranial Doppler ultrasonography: is it possible? Neurocrit Care. 2016;25:473–91.
24. Abdo A, López O, Fernández A, Santos J, Castillo J, Castellanos R, González L, Gómez F, Limonta D. Transcranial Doppler sonography in fulminant hepatic failure. Transplant Proc. 2003;35:1859–60.
25. Kawakami M, Koda M, Murawaki Y. Cerebral pulsatility index by transcranial Doppler sonography predicts the prognosis of patients with fulminant hepatic failure. Clin Imaging. 2010;34:327–31.
26. Bindi ML, Biancofiore G, Esposito M, Meacci L, Bisà M, Mozzo R, Urbani L, Catalano G, Montin U, Filipponi F. Transcranial Doppler sonography is useful for the decision-making at the point of care in patients with acute hepatic failure: a single centre's experience. J Clin Monit Comput. 2008;22:449–52.
27. Abdo A, Pérez-Bernal J, Hinojosa R, Porras F, Castellanos R, Gómez F, Gutiérrez J, Castellanos A, Leal G, Espinosa N, Gómez-Bravo M. Cerebral hemodynamics patterns by transcranial doppler in patients with acute liver failure. Transplant Proc. 2015;47:2647–9.
28. Cardim D, Robba C, Donnelly J, Bohdanowicz M, Schmidt B, Damian M, Varsos GV, Liu X, Cabeleira M, Frigieri G, Cabella B, Smielewski P, Mascarenhas S, Czosnyka M. Prospective study on noninvasive assessment of intracranial pressure in traumatic brain-injured patients: comparison of four methods. J Neurotrauma. 2016;33:792–802.
29. Cardim D, Czosnyka M, Donnelly J, et al. Assessment of noninvasive ICP during CSF infusion test: an approach with transcranial Doppler. Acta Neurochir. 2016;158:279–87.
30. Bellner J, Romner B, Reinstrup P, Kristiansson KA, Ryding E, Brandt L. Transcranial Doppler sonography pulsatility index (PI) reflects intracranial pressure (ICP). Surg Neurol. 2004;62:45–51.
31. Aggarwal S, Brooks DM, Kang Y, Linden PK, Patzer JF 2nd. Noninvasive monitoring of cerebral perfusion pressure in patients with acute liver failure using transcranial doppler ultrasonography. Liver Transpl. 2008;14:1048–57.
32. Larsen FS, Strauss G, Moller K, Hansen BA. Regional cerebral blood flow autoregulation in patients with fulminant hepatic failure. Liver Transpl.

2000;6:795–800.
33. de Riva N, Budohoski KP, Smielewski P, Kasprowicz M, Zweifel C, Steiner LA, Reinhard M, Fábregas N, Pickard JD, Czosnyka M. Transcranial Doppler pulsatility index: what it is and what it isn't. Neurocrit Care. 2012;17:58–66.
34. Schmidt B, Klingelhofer J, Schwarze JJ, Sander D, Wittich I. Noninvasive prediction of intracranial pressure curves using transcranial Doppler ultrasonography and blood pressure curves. Stroke. 1997;28:2465–72.
35. Rajajee V, Williamson CA, Fontana RJ, Courey AJ, Patil PG. Noninvasive intracranial pressure assessment in acute liver failure. Neurocrit Care. 2018;29:280–90.
36. Czosnyka M, Matta BF, Smielewski P, Kirkpatrick PJ, Pickard JD. Cerebral perfusion pressure in head-injured patients: a noninvasive assessment using transcranial Doppler ultrasonography. J Neurosurg. 1998;88:802–8.
37. Strumwasser A, Kwan RO, Yeung L, Miraflor E, Ereso A, Castro-Moure F, Patel A, Sadjadi J, Victorino GP. Sonographic optic nerve sheath diameter as an estimate of intracranial pressure in adult trauma. J Surg Res. 2011;170:265–71.
38. Dubourg J, Javouhey E, Geeraerts T, Messerer M, Kassai B. Ultrasonography of optic nerve sheath diameter for detection of raised intracranial pressure: a systematic review and meta-analysis. Intensive Care Med. 2011;37:1059–68.
39. Robba C, Cardim D, Tajsic T, Pietersen J, Bulman M, Donnelly J, Lavinio A, Gupta A, Menon DK, Hutchinson PJA, Czosnyka M. Ultrasound non-invasive measurement of intracranial pressure in neurointensive care: a prospective observational study. PLoS Med. 2017;14:e1002356.
40. Rajajee V, Vanaman M, Fletcher JJ, Jacobs TL. Optic nerve ultrasound for the detection of raised intracranial pressure. Neurocrit Care. 2011;15:506–15.

第 12 章

脑卒中

Danilo Cardim，Chiara Robba

12.1 引言

颅脑超声(BUS)因其轻便、快速、无须镇静、实时图像采集等优点,成为脑卒中重要的监测手段,最重要的是,该技术无电离辐射且为非侵入检查。急性神经系统疾病脑血流障碍的诊断采用多种影像学方式,包括氙气吸入计算机断层扫描(CT)、增强 CT、磁共振成像(MRI)灌注和血管造影、单光子发射断层扫描和正电子发射断层扫描。这些方法都有价值,但不幸的是,它们都局限于单个时间点,而大多数急性情况,如急性缺血性脑卒中,是动态变化的。连续监测脑解剖、灌注和自调节方面的方法是管理这些神经危重患者的重要概念。BUS 作为无创、可重复的床旁检查方法可能会强化传统的神经放射学成像。本文就颅脑超声在急性缺血性脑卒中潜在的临床应用做一综述。

12.2 急性缺血性脑卒中

本节特别讨论了急性缺血性脑卒中(AIS)中颅脑超声的适应证。脑内血肿和蛛网膜下腔出血将在后面的章节中讨论。BUS 可用于急性情况下,作为一种确定血管通畅程度、识别大血管闭塞和监测脑卒中治疗反应的微创方法。当由训练有素的人员根据标准化和有效的方案进行合理 BUS 评价时,不会导致急性脑缺血性脑卒中管理的任何延误[1]。

12.2.1 脑卒中病因的诊断

BUS 增强造影可以通过诊断脑动脉循环中反常的栓子来协助检查潜在的隐源心源性脑卒中。使用振荡盐水作为造影介质,需患者进行 Valsalva 操作,以逆转卵圆孔的正常血流,并形成从右至左分流(RLS)。当注射振荡生理盐水时,将超声探头置于颞窗上方,对大脑中动脉进行超声检查。如果存在分流,微气泡将直接从静脉进入体循环,然后在大脑前血管中显示为微气泡或微栓塞信号(MES)[2]。在脑动脉循环中发现单一的微气泡被认为是存在右向左分流。使用 BUS 增强造影还可以半定量评价右向左分流的严重程度[2,3]。《国际共识标准》四级微栓塞信号分级评分,采用大脑中动脉单边监测对以下内容进行分类:如果没有微气泡,则无分流;低等分流量包括 1~10 个微气泡;中等分流量为 11~25 个微气泡;大量分流,微气泡>25 或数不清(窗帘效应)[3]。国际共识标准和 Spencer 对数刻度法对检测大卵圆孔未闭的敏感性均为 100%[4]。

Katsanos 及其同事的一项 Meta 分析比较了经胸超声心动图(TTE)与 BUS 造影增强对隐源缺血性脑卒中患者卵圆孔未闭的诊断价值[5]。作者发现,与经胸超声心动图相比,颅脑超声对卵圆孔未闭和右向左分流的检测更敏感(96%对 92%),但特异性较低(45%对 100%)。由于 BUS 的总体诊断率似乎高于经胸超声心动图[曲线下面积(AUC)0.98 对 0.86,$P<0.001$],因此使用 BUS 增强造影作为隐源性脑卒中患者检测右向左分流的初始筛查方法,可能是合理的。Mojadidi 及其同事进行的另一项 Meta 分析发现,与金标准经食管超声心动图(TEE)相比,颅脑超声造影增强检测右向左分流的敏感性相似(97%),但特异性更高(93%)[6]。在亚组分析中,颅脑超声的阳性结果需要微气泡数量增加,从 1 增加到 10 会导致特异性的显著提高(89%~100%,$P=0.04$)。总的来说,BUS 不能识别右向左分流的解剖位置,它不能区分卵圆孔未闭、房间隔缺损或肺动静脉瘘。由于微气泡进入体循环,随后用 BUS 检测的时间窗无法区分心房水平和血管系统不同部位的右向左分流[2]。而经食管超声心动图仍是检测卵圆孔未闭或房间隔缺损的金标准,因此可能需要经食管超声心动图来确定导致分流的解剖病变。经胸超声心动图在区分卵圆孔未闭和房间隔缺损方面效果不明显,处理方案可能仍然取决于经食管超声心动图的鉴别。

12.2.2 大血管闭塞的诊断

尽管与其他成像模式相比,BUS 是一种低成本、方便、可快速重复的床旁检查,但其受限于对后循环可视化能力的降低, 以及对操作者经验的依赖,使其需要相当多的技能和经验来进行准确的解读。因此,CT 血管造影和磁共振血管造影仍然是急性缺血性脑卒中首选的一线成像技术。将 BUS 与初始成像、CT 或 MRI 相关联作为基线并在整个急性入院期间使用 BUS 进行重复监测似乎是合理的。Demchuk 及其同事进行的一项研究评估了经血管造影证实的动脉闭塞患者特定 BUS 流量结果的频率和准确性[7]。在 190 例有脑缺血症状的患者队列中,颅脑超声识别所有闭塞部位的总体敏感性为 83%,特异性为 94%,阳性预测值为 83%,阴性预测值为 94%,准确率为 92%[8-11]。使用标准化的颅内声波探查方案和详细的诊断标准时, 颅脑超声对颈内动脉近端(94%)和大脑中动脉闭塞(93%)高度敏感。后循环闭塞的敏感性明显较低,椎动脉末端的敏感性为 56%, 基底动脉的敏感性为 60%。所有动脉段的特异性为 96%~98%。没有分析 BUS 检测大脑前动脉和大脑后动脉闭塞的准确性,因为这两种闭塞类型的数量都很少。有助于定位前循环闭塞的神经超声学特征包括侧支循环、异常波形或速度,以及流向穿支的血流。为了检测和鉴别动脉闭塞程度,必须考虑侧支循环、阻力增加和血流加速延迟的病理生理变化。颅脑超声这些特定的发现在大血管闭塞的患者中较为常见,可用于提高急性缺血性脑卒中患者无创监测的准确性[10]。这些结果及类似的研究强调了标准化超声探查方案的必要性，为操作员建立了技能建议，并实施特定的诊断标准以改善对操作人员的依赖性和评估者间的可靠性，这也是目前阻碍这种成像方式准确性和进步的原因[12-16]。

12.2.3 监测血管再通

考虑到超急性脑卒中是一种动态的脑血管状态，干预后可能会发生再闭塞，因此BUS对于脑卒中的潜在作用扩展到包括持续监测残余血流分级和血管内溶栓治疗后的再通。通过进行连续的BUS检查，脑卒中后的血流动力学变化可以被监测，而无法被单一静态的CT或MRI扫查到。然而，如果要在神经危重症监护环境中进一步开发和完善这些扩展应用程序，对神经重症监护医生进行操作员培训是必要的步骤[15]。BUS血流的特征不仅提供了关于闭塞的信息，还提供了关于血栓溶解后再通、再灌注和再闭塞的信息。为了监测这些关键变化，已经研发了几种分级系统对急性缺血性脑卒中患者的残余流量状态进行分类[17,18]。

Demchuk及其同事研发了一种用于颅内血管残余流量的BUS分级系统，类似于用于评估冠状动脉周围灌注或剩余流量的心肌缺血溶栓（TIMI）流量分级[17]。他们创建了一个系统分类，称为缺血性脑卒中溶栓（TIBI）流量分级，随后对94例急性缺血性脑卒中患者在脑卒中当时和第2天进行BUS检查评估。根据闭塞部位的不同，通过经颞入路（深度<54mm）测量大脑中动脉远端和通过经椎间孔窗口（深度为80~100mm）测量椎基底动脉的脑缺血溶栓血流。脑缺血溶栓的波形分级如下：0，无；1，极小；2，钝化；3，抑制；4，狭窄；5，正常。Nedelmann及其同事开发了一种基于TCCS的分级系统，名为“颅内血流阻塞（COGIF）评分共识”。该评分系统是基于已知在脑卒中急性期观察到的多普勒频谱血流动力学变化（有关TIBI和COGIF分类的描述见表12.1）[17,18]。两种评分均可用于脑血流动力学的初步评估和再通过程的随访评估。应注意在与基线测量完全相同的位置进行后续测量，即照射深度和角度校正。使用COGIF分类，与基线相比，随访时的脑血流动力学改变可分为回流（部分或完全再通）、无改变或恶化（表12.2）[18]。两种评分系统都与初始脑卒中严重程度［美国国立卫生研究院脑卒中量表（NIHSS）评分］、再灌注可能性、临床恢复［基于改良Rankin量表（mRS）］和死亡率密切相关[17,19]。

通过BUS确定的再通时间也与脑卒中的严重程度、临床改善和总死亡率相关[20,21]。Stolz及其同事进行的一项Meta分析评估了急性缺血性脑卒中发病后6小时内通过床旁BUS检测到完全再通的预后价值[22]。综合来自11项研究和620例大脑中动脉最初闭塞的患者的数据，完全再通与48小时临床改善>5倍相关（OR 5.64，95% CI，3.82~8.31）。然而，由于研究质量和发表偏倚，这一发现受到临床和统计异质性的显著影响。经BUS确认的完全再通也与脑卒中后3个月功能独立的机会增加显著相关（OR 6.07，95% CI，3.94~9.35，972例患者）。因此，获取血管再通的情况就显得尤为重要，因为它携带了急性缺血性脑卒中患者临床预后的重要信息。

最近的研究试图评估在再灌注过程中使用BUS监测再通情况时TIBI标准的诊断准确性[23]。Tsivgoulis及其同事在96例动脉内再灌注过程中，通过数字减影血管造影（DSA）的

表 12.1　TIBI 和 COGIF 评分描述(adapted from Demchuk and colleagues, and Nedelmann and colleagues[17,18])

分级	描述	分级	描述
TIBI 0	无:无血流信号是指在不同程度的背景噪声下,仍没有规则的脉动血流信号	COGIF 1	闭塞,无血流
TIBI 1	最小:速度和持续时间可变的收缩期峰值。基于目测舒张末期无血流,所有心动周期均无舒张期血流。混响流是一种最小流	COGIF 2	部分再通 无舒张期血流的低流速
TIBI 2	钝化:与对照组相比,不同持续时间的收缩期血流加速变缓。舒张末期正向血流和搏动指数<1.2	COGIF 3	舒张期低流速
TIBI 3	抑制:正常的收缩期血流加速。舒张末期正向血流。与对照组相比,MFV 降低>30%	COGIF 3	
TIBI 4	狭窄:与对照侧相比,MFV>80 cm/s 和>30%,或如果两侧均受影响,并且由于舒张末期速度低	COGIF 4c	高灌注:高节段流速
TIBI 4	MFV<80cm/s,与对照侧相比 MFV>30%,即有湍流迹象	COGIF 4b	狭窄:局灶性高流速
TIBI 5	正常:与对照组相比,MFV 差异<30%。与对照组相比,波形形状相似	COGIF 4a	流速与对侧一致

TIBI,缺血性脑卒中溶栓;COGIF,颅内血流阻塞评分共识;MFV,平均流速。

表 12.2　与基线相比,随访评估时的血流动力学变化

血流动力学变化	COGIF 分级
回流:部分再通	改善≥1 级
回流:完全再通	改善到 COGIF 4 级
无变化	COGIF 基线分级不变
恶化	恶化≥1 级

COGIF,关于颅内血流阻塞分级的共识。

TIMI 分类和 BUS 的 TIBI 标准同时评估再通情况。对数字减影血管造影结果不知情的评估者进行 TIBI 流量等级评估,以帮助评估 TIBI 等级评估者间的可信度。再通评估和 TIBI 分级的评估者间可靠性良好(Cohen κ 分别为 0.838 和 0.874;$P<0.001$)。与数字减影血管造影(TIMI 3 级)相比,BUS(合并 4、5 级)诊断完全再通的准确率如下:敏感性为 88%;特异性为 89%;阳性预测值为 81%;阴性预测值为 93%;总体准确率为 89%。TCD 假阴性结果最常见的原因是再灌注过程中头部移动引起探查角度不佳,导致 BUS 头架移位。总的来说,考虑到中心内部评估者间的可靠性,与 TIMI 血管造影评分相比,应用 TIBI 标准似乎能准确地实时识别脑血流再通。

12.2.4 脑血流自调节

脑血流自调节(CA)是指,在全身动脉血压波动的情况下,维持脑血流恒定的能力。现有数据表明,脑血流自调节经常在急性缺血性脑卒中的早期阶段受损,使脑组织在面临全身动脉血压改变时处于低灌注或高灌注的风险,从而导致进一步的脑损伤和整体神经认知结果的恶化[24-27]。因此,脑血流自调节在急性脑卒中管理中的重要性日益得到认识。

更好地理解脑血流自调节及其对病理异常的反应可能有助于指导管理决策，评估干预措施的反应，并可能提供预后信息。传统的研究集中于静态自调节的测量，在全身动脉血压调节后的单个时间点评估脑血流的区域变化。然而，最近的研究重点已转向动态自调节，利用技术跟踪响应全身动脉血压波动的脑血流瞬时变化[28]。BUS 具有高时间分辨率，可以连续测量大脑基底动脉的脑血流速度，尽管尚未定义测量脑血流自调节的金标准，但 BUS 是研究急性缺血性脑卒中动态脑血流自调节最常用的工具[29,30]。本书的另一章详细介绍了使用 BUS 进行动态自调节的高级监测；读者可以据此深入讨论不同的方法和参数。

在一项针对急性缺血性脑卒中脑血流自调节的大型研究中，Ma 及其同事研究了 67 例在症状出现 3 天内的急性缺血性脑卒中患者的脑血流自调节，主要是小动脉闭塞。在第 1~3 天和第 7~10 天进行了连续测量。使用 BUS 联合手指可控容积描记器连续记录大脑中动脉血流速度和瞬时全身动脉血压。传递功能函数分析用于推导脑血流自调节参数和低频范围（0.06~0.12Hz）中的相移（PS）。与健康对照组相比，急性缺血性脑卒中患者的双侧相移在两个时间点均显著降低（表明脑血流自调节受损）（$P<0.001$）。同侧和对侧大脑半球的相移无差异（34.3±17.8°对 34.2±16.7°，$P=0.93$）。相比之下，Peterson 及其同事评估了 28 例脑卒中发病 48 小时内的患者，发现与对侧相比，受影响大脑半球的相移较低。尽管 BUS 在脑卒中后脑血流自调节评估中的效用已被大量研究，但急性缺血性脑卒中患者的自调节能力存在很大差异。这些结果之间的差异可能部分由不同的潜在神经病理学机制和对脑血流动力学的影响来解释。在脑卒中亚型中，单侧小动脉闭塞患者的双侧大脑半球脑血流自调节似乎均受损[32,33]。这一发现与双侧小血管疾病背景下发生腔隙性脑梗死的假说一致，从而导致全脑型脑血流自调节受损。在大动脉粥样硬化性脑卒中中，脑血流自调节损伤仅限于受影响的大脑半球。在后面这些患者中，脑血流自调节受损似乎也预示着继发性并发症，如脑水肿和出血性转化，从而导致更糟糕的功能结果。Castro 及其同事评估了 46 例患者脑卒中发作 6 小时内的脑血流自调节状态和脑卒中后 24 小时发生出血性转化和脑水肿的风险间的关系[24]。这些继发性并发症在脑血流自调节早期受损的患者中显著增加；较低的相移（受损脑血流自调节）与 24 小时出血性转化（7±30°对 45±38°；$P=0.033$）、脑水肿（10±30°对 41±38°；$P=0.002$）相关。进展为脑水肿也与脑血管舒张（即脑血管阻力指数降低，通过平均全身动脉血压除以平均流速计算）和入院时平均流速增加有关，提示过度灌注和微血管损伤可能会促进恶性脑水肿的发生和发展。

虽然静态自调节的研究表明脑血流自调节功能在急性缺血性脑卒中患者中通常被保留，但最近的研究表明，BUS 检测到的动态自调节紊乱可能在发病后的数周内出现持续异常[34-36]。接受 rt-PA 溶栓治疗的患者在急性期脑血流自调节的受损程度也较低[31]。rt-PA 溶栓与脑血流自调节之间的关系尚未被广泛研究。理论上，rt-PA 溶栓可能通过有效的再通和最小化缺血核心区域来挽救自调节经常被干扰的半影区，从而对自调节产生有益影响。床旁动态监测脑血流自调节在神经危重症监护环境中变得越来越容易获得，并可能在未来为急性缺血性脑卒中患者提供潜在的治疗靶点。然而，文献显示，动态测量脑血流自调节实践的实施存在很大差异，这限制了研究之间的比较，并阻碍了临床应用的进展。目前正在努力改进用于大脑自调节动态测量的数据收集和方法的标准化[37]。还需要进一步的研究来了解急性缺血性脑卒中患者自调节受损的机制，以及该措施是否有助于指导血流动力学管理和可靠地预测继发性并发症，从而可能改善这些患者在急性环境中的护理。

12.2.5 出血性转化

在急性缺血性脑卒中的急性期，BUS成像可能有助于监测并发症，如缺血性病变的出血转化，这会对临床预后产生不良影响。BUS可以识别和区分脑内血肿和缺血性脑卒中，血肿为高回声病变，而缺血性病变为低回声病变。在二维B型模式下，急性脑内血肿在发病的前5天内被检测为高回声肿块，将其与低回声的缺血性病变区分开来[38-41]。5天后，血肿呈低回声伴周围高回声晕[42]。在BUS上血肿的主要鉴别诊断是动静脉畸形和脑肿瘤，它们同样为高回声；因此，必须通过CT确认在BUS上检测到的新血肿[43]。用BUS对脑内血肿的初步诊断主要取决于血肿的位置而不是血肿大小。与大叶血肿（如顶叶或额叶血肿）相比，更容易发现深部血肿，如基底节区的高血压性出血。在133例急性神经功能障碍且有足够声窗的患者中，与CT相比，BUS鉴别脑内血肿与缺血性病变的敏感性和特异性分别为94%和95%，阳性预测值为91%，阴性预测值为95%[38]。在Maurer及其同事的这项研究中，颅脑超声漏诊了3例非典型出血（2例上顶叶出血）。4例患者被错误地归类为脑出血，其中BUS检测到缺血性脑卒中和显著微血管病变背景下脑白质回声密度弥漫性增高。因此，BUS可能是一种监测脑出血加重的有趣的床旁工具，并建议每天测量脑血肿体积，以早期发现脑出血扩大[44]。除了经颞轴平面外，还需要冠状面来计算血肿体积。在轴向面测量前后径和横径（单位：cm），再切换到冠状面测量高度（cm）。使用相同的CT公式估算脑内血肿体积，颅脑超声采用公式（A×B×C）/2计算血肿体积（单位：cm^3），其中A为前后径，B为横径，C为高度。之前的研究发现，颅脑超声和CT检查在高度、矢状径和冠状径及血肿体积方面存在良好的相关性，更重要的是一致性[45,46]。

12.2.6 中线移位

急性缺血性脑卒中可能并发出血性转化或恶性大脑中的动脉梗死综合征，导致占位效应和中线移位（MLS）的演变。幕上占位效应主要引起中脑、导水管、松果体和透明隔水平移位，CT的中线移位程度与意识水平成正比[47]。由此产生的中线移位被认为是需要紧急诊断和治疗的脑卒中患者预后的主要预测指标。脑卒中48小时内CT的中线移位阈值>3mm，而不是病变体积，这与14天死亡率独立相关[48]。尽管颅脑CT被认为是检测中线移位的金标准，但连续CT耗时、需要转运，并且与严重的继发性脑损伤相关[49,50]。床旁使用BUS进行中线移位评估可能有助于早期识别因占位效应而死亡的高风险患者，协助患者的管理决策，并加快对迅速恶化的病患进行神经外科干预。

1996年，Seidel及其同事首次通过经颅双功能超声测量占位缺血性脑卒中患者的第三脑室脱位情况[51]。本研究描述了一种简单的方法来估计中线移位的程度，与超声平面匹配的CT脑扫描测量第三脑室中心与颅骨外板之间的距离进行比较。他们能够通过时间窗使用 2.5 MHz 探头识别出 52 例参与者中 45 例的第三脑室。使用公式 MLS=(A−B)/2 计算超声第三脑室与疑似中线的脱位，其中，A 是颅骨与脑卒中侧第三脑室之间的距离，B 为对侧颅骨与第三脑室之间的距离。超声中线移位与 CT 结果相关性良好（Pearson 相关系数为 0.87；$P<0.001$）。随后的研究也能够重现这些发现，显示 BUS 和 CT 的中线移位测量之间有良好的相关性[52-54]。随后在大多数具有幕下占位效应的患者中发现了第三脑室明显扩张，并且所有幕上占位性病变的患者均发生了中线移位。

在 Bertram 及其同事的一项研究中，对 21 例占位缺血性脑梗死患者和脑出血 2 小时前后随访颅脑 CT 的患者进行 BUS 检查。他们测量了第三脑室宽度和第三脑室中线移位参数，分别作为幕下及幕上占位效应的参数。使用颞骨声窗，将探头放置在轴向声波平面的眶缘线上，类似于 Seidel 及其同事的研究[51]，并调整扫描深度以显示中脑水平对侧颅骨的高回声内缘。在确定蝶形中脑后，将探头扇形向上移动 10°，以探测具有高回声边缘的第三脑室。第三脑室最大宽度处的斜径以边缘内缘之间的距离测量，间距应<10mm。BUS 和头颅 CT 测量心室宽度的平均差值为 0.8mm（SD1mm，Pearson 相关系数 $r=0.97$）和测量中线移位的平均差值为 1.1mm（SD 1.46mm，Pearson 相关系数 $r=0.94$），参数在较高值时使用 BUS 有被低估的趋势[54]。BUS 和 CT 测量值之间的微小差异可能是由于检查平面的微小偏差，并且第三脑室在 BUS 上的照射不能与纵轴呈直角。

中线移位发展的时间进程和程度可以作为影响预后的早期生物标志物。在 Gerriets 及其同事的一项研究中，所有中线移位 <4mm 的患者在 32 小时内都存活了下来，而中线移位>4mm 的患者则死于脑疝，除了 1 例接受去骨瓣减压术的患者[55]。需要进一步的研究来评估重复 BUS 检查的预后意义，以证实这些初步结果。总而言之，BUS 可以合理、准确地检测脑卒中患者的中线移位，并且可能是一个有用的床旁工具，以检测早期脑并发症和是否需要进一步行影像学检查或神经外科干预。然而，这些初步结果支持使用 BUS 将中线移位评估为一个相对值，而不是一个绝对数字，并具有随时间变化的趋势。中线移位的时间进程比其最大值更重要；因此，重复 BUS 检查可能有助于这些患者的管理。

12.2.7 多模态神经监测方法

另一个有趣的发展领域是作为超急性脑卒中多模态成像方案的一部分，BUS 可能提供更多的信息。Brunser 及其同事评估了 BUS 提供给 86 例急性缺血性脑卒中患者的非增强 CT、CTA 和弥散加权 MRI 的补充信息[56]。20% 的患者未获得优化的超声窗。然而，在 57%（49/86）的病例中，BUS 提供了关于侧支流动、活动性微栓子、CTA 漏诊的闭塞检测（未进行 CT 增强扫描）和血管通畅度的额外信息。这一额外信息改变了 17%病例的管理：8 例患者在使用重组组织型纤溶酶原激活剂（r-tPA）静脉溶栓失败后需要血管内治疗；5 例患者未行血管造影，因为 BUS 已显示再灌注；2 例有再灌注管理禁忌证的患者，加强了神经危重症监护的药物治疗。这 2 例患者大脑中动脉远端分支闭塞，BUS 显示侧支血流良好，受累部位血流速度增加，平卧位改善侧支通路，会诱发颅内高压和容积扩张。两例患者在第 90 天的最终 mRS 均为 2。这些初步结果表明，在没有使用先进成像模式（如增强 CT）

的中心,BUS 可以为一半患者提供额外有用的信息。虽然有 1/6 的病例发生了管理变化,但仍需要进一步的研究来评估使用 BUS 的超急性脑卒中管理的定制方案是否能改善神经认知预后结果。一项来自急性缺血性脑卒中(NAIS)神经超声实验组的多中心研究评估了急性缺血性脑卒中后 6 小时内 BUS 的附加价值,以提供额外的脑卒中超急性期的预后信息[57]。脑卒中后 6 小时内大脑中动脉的超声结果有助于识别功能不良预后的高危患者;脑卒中后 6 小时内大脑中动脉主干闭塞是预后不良的独立预测因素。

12.2.8 超声溶栓

在世界范围内的诸多脑卒中中心,血管内再灌注疗法的获得尚不容易,因此,增强阿替普酶溶栓效果的方法仍然是医学脑卒中治疗发展的一个重要目标。超声溶栓是一种不断发展的超声方法,利用超声辐照残余血流和血栓界面来增加早期再通的机会,具有增强血栓溶解的治疗潜力。最近的 Meta 分析发现,与非超声溶栓相比,超声溶栓可以显著提高急性缺血性脑卒中患者的再通率,但对神经功能恢复和并发症发生率没有显著影响[58,59]。这些治疗方式的细节超出了本章的范围,读者可以参考相关文献[58,60]。

12.3 结论

BUS 的便携性、可重复性、无创性和高时间分辨率促进了其在重症患者中的应用,特别适用于床旁监测脑血管动力学及急性缺血性脑卒中的相关并发症。当神经系统评估受到限制时,这种影像学信息可能特别有用。随着测量标准的采用,技术的进步,以及将 BUS 纳入医疗超声核心能力的标准培训,BUS 的作用在未来可能会继续扩大。无创 BUS 成像在急性缺血性脑卒中患者管理中可能会促进采用一种基于生理学的个性化方法,旨在降低继发性脑损伤的风险。需要精心设计的研究来更好地确定自调节测试的质量标准,并评估以自调节为导向的治疗对于急性缺血性脑卒中的益处。此外,对操作者的依赖是其临床应用的一个重要限制。尽管如此,BUS 的时间分辨率和便捷性使其成为观察重症患者血流变化演变的重要方法。

(张清凤 译 王腆 校)

参考文献

1. Schlachetzki F, Herzberg M, Holscher T, Ertl M, Zimmermann M, Ittner KP, et al. Transcranial ultrasound from diagnosis to early stroke treatment: part 2: prehospital neurosonography in patients with acute stroke: the Regensburg stroke mobile project. Cerebrovasc Dis. 2012;33(3):262–71.
2. Jauss M, Zanette E. Detection of right-to-left shunt with ultrasound contrast agent and transcranial Doppler sonography. Cerebrovasc Dis. 2000;10(6):490–6.
3. Serena J, Segura T, Perez-Ayuso MJ, Bassaganyas J, Molins A, Davalos A. The need to quantify right-to-left shunt in acute ischemic stroke: a case-control study. Stroke. 1998;29(7):1322–8.
4. Lao AY, Sharma VK, Tsivgoulis G, Frey JL, Malkoff MD, Navarro JC, et al. Detection of right-to-left shunts: comparison between the international consensus and Spencer logarithmic scale criteria. J Neuroimaging. 2008;18(4):402–6.
5. Katsanos AH, Psaltopoulou T, Sergentanis TN, Frogoudaki A, Vrettou AR, Ikonomidis I, et al. Transcranial Doppler versus transthoracic echocardiography for the detection of patent foramen ovale in patients with cryptogenic cerebral ischemia: a systematic review and diagnostic test accuracy meta-analysis. Ann Neurol. 2016;79(4):625–35.
6. Mojadidi MK, Roberts SC, Winoker JS, Romero J, Goodman-Meza D, Gevorgyan R, et al. Accuracy of transcranial Doppler for the diagnosis of intracardiac right-to-left shunt: a bivariate meta-analysis of prospective studies. JACC Cardiovasc Imaging. 2014;7(3):236–50.
7. Demchuk AM, Christou I, Wein TH, Felberg RA, Malkoff M, Grotta JC, et al. Accuracy and criteria

for localizing arterial occlusion with transcranial Doppler. J Neuroimaging. 2000;10(1):1–12.
8. Grolimund P, Seiler RW, Aaslid R, Huber P, Zurbruegg H. Evaluation of cerebrovascular disease by combined extracranial and transcranial Doppler sonography. Experience in 1,039 patients. Stroke. 1987;18(6):1018–24.
9. Lindegaard KF, Bakke SJ, Aaslid R, Nornes H. Doppler diagnosis of intracranial artery occlusive disorders. J Neurol Neurosurg Psychiatry. 1986;49(5):510–8.
10. Demchuk AM, Christou I, Wein TH, Felberg RA, Malkoff M, Grotta JC, et al. Specific transcranial Doppler flow findings related to the presence and site of arterial occlusion. Stroke. 2000;31(1):140–6.
11. Aaslid R, Markwalder TM, Nornes H. Noninvasive transcranial Doppler ultrasound recording of flow velocity in basal cerebral arteries. J Neurosurg. 1982;57(6):769–74.
12. Saqqur M, Hill MD, Alexandrov AV, Roy J, Schebel M, Krol A, et al. Derivation of power M-mode transcranial Doppler criteria for angiographic proven MCA occlusion. J Neuroimaging. 2006;16(4):323–8.
13. Tsivgoulis G, Sharma VK, Hoover SL, Lao AY, Ardelt AA, Malkoff MD, et al. Applications and advantages of power motion-mode Doppler in acute posterior circulation cerebral ischemia. Stroke. 2008;39(4):1197–204.
14. Gomez CR, Brass LM, Tegeler CH, Babikian VL, Sloan MA, Feldmann E, et al. The transcranial Doppler standardization project. Phase 1 results. The TCD Study Group, American Society of Neuroimaging. J Neuroimaging. 1993;3(3):190–2.
15. Robba C, Poole D, Citerio G, Taccone FS, Rasulo FA. Brain ultrasonography consensus on skill recommendations and competence levels within the critical care setting. Neurocrit Care. 2020;32(2):502–11.
16. Sloan MA, Alexandrov AV, Tegeler CH, Spencer MP, Caplan LR, Feldmann E, et al. Assessment: transcranial Doppler ultrasonography: report of the Therapeutics and Technology Assessment Subcommittee of the American Academy of Neurology. Neurology. 2004;62(9):1468–81.
17. Demchuk AM, Burgin WS, Christou I, Felberg RA, Barber PA, Hill MD, et al. Thrombolysis in brain ischemia (TIBI) transcranial Doppler flow grades predict clinical severity, early recovery, and mortality in patients treated with intravenous tissue plasminogen activator. Stroke. 2001;32(1):89–93.
18. Nedelmann M, Stolz E, Gerriets T, Baumgartner RW, Malferrari G, Seidel G, et al. Consensus recommendations for transcranial color-coded duplex sonography for the assessment of intracranial arteries in clinical trials on acute stroke. Stroke. 2009;40(10): 3238–44.
19. Sobrino-Garcia P, Garcia-Pastor A, Garcia-Arratibel A, Dominguez-Rubio R, Rodriguez-Cruz PM, Iglesias-Mohedano AM, et al. Diagnostic, prognostic and therapeutic implications of transcranial color-coded duplex sonography in acute ischemic stroke: TIBI and COGIF scores validation. Rev Neurol. 2016;63(8):351–7.
20. Alexandrov AV, Burgin WS, Demchuk AM, El-Mitwalli A, Grotta JC. Speed of intracranial clot lysis with intravenous tissue plasminogen activator therapy: sonographic classification and short-term improvement. Circulation. 2001;103(24):2897–902.
21. Christou I, Alexandrov AV, Burgin WS, Wojner AW, Felberg RA, Malkoff M, et al. Timing of recanalization after tissue plasminogen activator therapy determined by transcranial doppler correlates with clinical recovery from ischemic stroke. Stroke. 2000;31(8):1812–6.
22. Stolz E, Cioli F, Allendoerfer J, Gerriets T, Del Sette M, Kaps M. Can early neurosonology predict outcome in acute stroke? A meta-analysis of prognostic clinical effect sizes related to the vascular status. Stroke. 2008;39(12):3255–61.
23. Tsivgoulis G, Ribo M, Rubiera M, Vasdekis SN, Barlinn K, Athanasiadis D, et al. Real-time validation of transcranial Doppler criteria in assessing recanalization during intra-arterial procedures for acute ischemic stroke: an international, multicenter study. Stroke. 2013;44(2):394–400.
24. Castro P, Azevedo E, Serrador J, Rocha I, Sorond F. Hemorrhagic transformation and cerebral edema in acute ischemic stroke: link to cerebral autoregulation. J Neurol Sci. 2017;372:256–61.
25. Castro P, Serrador JM, Rocha I, Sorond F, Azevedo E. Efficacy of cerebral autoregulation in early ischemic stroke predicts smaller infarcts and better outcome. Front Neurol. 2017;8:113.
26. Dohmen C, Bosche B, Graf R, Reithmeier T, Ernestus RI, Brinker G, et al. Identification and clinical impact of impaired cerebrovascular autoregulation in patients with malignant middle cerebral artery infarction. Stroke. 2007;38(1):56–61.
27. Reinhard M, Rutsch S, Lambeck J, Wihler C, Czosnyka M, Weiller C, et al. Dynamic cerebral autoregulation associates with infarct size and outcome after ischemic stroke. Acta Neurol Scand. 2012;125(3):156–62.
28. Xiong L, Liu X, Shang T, Smielewski P, Donnelly J, Guo ZN, et al. Impaired cerebral autoregulation: measurement and application to stroke. J Neurol Neurosurg Psychiatry. 2017;88(6):520–31.
29. Intharakham K, Beishon L, Panerai RB, Haunton VJ, Robinson TG. Assessment of cerebral autoregulation in stroke: a systematic review and meta-analysis of studies at rest. J Cereb Blood Flow Metab. 2019;39(11):2105–16.
30. Rivera-Lara L, Zorrilla-Vaca A, Geocadin R, Ziai W, Healy R, Thompson R, et al. Predictors of outcome with cerebral autoregulation monitoring: a systematic review and meta-analysis. Crit Care Med. 2017;45(4):695–704.
31. Ma H, Guo ZN, Jin H, Yan X, Liu J, Lv S, et al. Preliminary study of dynamic cerebral autoregulation in acute ischemic stroke: association with clinical factors. Front Neurol. 2018;9:1006.
32. Guo ZN, Liu J, Xing Y, Yan S, Lv C, Jin H, et al. Dynamic cerebral autoregulation is heterogeneous in different subtypes of acute ischemic stroke. PLoS One. 2014;9(3):e93213.
33. Immink RV, van Montfrans GA, Stam J, Karemaker

JM, Diamant M, van Lieshout JJ. Dynamic cerebral autoregulation in acute lacunar and middle cerebral artery territory ischemic stroke. Stroke. 2005;36(12):2595–600.
34. Dawson SL, Panerai RB, Potter JF. Serial changes in static and dynamic cerebral autoregulation after acute ischaemic stroke. Cerebrovasc Dis. 2003;16(1):69–75.
35. Petersen NH, Ortega-Gutierrez S, Reccius A, Masurkar A, Huang A, Marshall RS. Dynamic cerebral autoregulation is transiently impaired for one week after large-vessel acute ischemic stroke. Cerebrovasc Dis. 2015;39(2):144–50.
36. Reinhard M, Roth M, Guschlbauer B, Harloff A, Timmer J, Czosnyka M, et al. Dynamic cerebral autoregulation in acute ischemic stroke assessed from spontaneous blood pressure fluctuations. Stroke. 2005;36(8):1684–9.
37. Claassen JA, Meel-van den Abeelen AS, Simpson DM, Panerai RB. Transfer function analysis of dynamic cerebral autoregulation: a white paper from the International Cerebral Autoregulation Research Network. J Cereb Blood Flow Metab. 2016;36(4):665–80.
38. Maurer M, Shambal S, Berg D, Woydt M, Hofmann E, Georgiadis D, et al. Differentiation between intracerebral hemorrhage and ischemic stroke by transcranial color-coded duplex-sonography. Stroke. 1998;29(12):2563–7.
39. Blanco P, Matteoda M. Images in emergency medicine. Extra-axial intracranial hematoma, midline shift, and severe intracranial hypertension detected by transcranial color-coded duplex sonography. Ann Emerg Med. 2015;65(2):e1–2.
40. Kukulska-Pawluczuk B, Ksiazkiewicz B, Nowaczewska M. Imaging of spontaneous intracerebral hemorrhages by means of transcranial color-coded sonography. Eur J Radiol. 2012;81(6):1253–8.
41. Caricato A, Mignani V, Sandroni C, Pietrini D. Bedside detection of acute epidural hematoma by transcranial sonography in a head-injured patient. Intensive Care Med. 2010;36(6):1091–2.
42. Blanco P, Blaivas M. Applications of transcranial color-coded sonography in the emergency department. J Ultrasound Med. 2017;36(6):1251–66.
43. Blanco P, Abdo-Cuza A. Transcranial Doppler ultrasound in neurocritical care. J Ultrasound. 2018;21(1):1–16.
44. Robba C, Goffi A, Geeraerts T, Cardim D, Via G, Czosnyka M, et al. Brain ultrasonography: methodology, basic and advanced principles and clinical applications. A narrative review. Intensive Care Med. 2019;45(7):913–27.
45. Matsumoto N, Kimura K, Iguchi Y, Aoki J. Evaluation of cerebral hemorrhage volume using transcranial color-coded duplex sonography. J Neuroimaging. 2011;21(4):355–8.
46. Perez ES, Delgado-Mederos R, Rubiera M, Delgado P, Ribo M, Maisterra O, et al. Transcranial duplex sonography for monitoring hyperacute intracerebral hemorrhage. Stroke. 2009;40(3):987–90.
47. Ropper AH. Lateral displacement of the brain and level of consciousness in patients with an acute hemispheral mass. N Engl J Med. 1986;314(15):953–8.
48. Pullicino PM, Alexandrov AV, Shelton JA, Alexandrova NA, Smurawska LT, Norris JW. Mass effect and death from severe acute stroke. Neurology. 1997;49(4):1090–5.
49. Andrews PJ, Piper IR, Dearden NM, Miller JD. Secondary insults during intrahospital transport of head-injured patients. Lancet. 1990;335(8685):327–30.
50. Bekar A, Ipekoglu Z, Tureyen K, Bilgin H, Korfali G, Korfali E. Secondary insults during intrahospital transport of neurosurgical intensive care patients. Neurosurg Rev. 1998;21(2–3):98–101.
51. Seidel G, Gerriets T, Kaps M, Missler U. Dislocation of the third ventricle due to space-occupying stroke evaluated by transcranial duplex sonography. J Neuroimaging. 1996;6(4):227–30.
52. Stolz E, Gerriets T, Fiss I, Babacan SS, Seidel G, Kaps M. Comparison of transcranial color-coded duplex sonography and cranial CT measurements for determining third ventricle midline shift in space-occupying stroke. AJNR Am J Neuroradiol. 1999;20(8):1567–71.
53. Horstmann S, Koziol JA, Martinez-Torres F, Nagel S, Gardner H, Wagner S. Sonographic monitoring of mass effect in stroke patients treated with hypothermia. Correlation with intracranial pressure and matrix metalloproteinase 2 and 9 expression. J Neurol Sci. 2009;276(1–2):75–8.
54. Bertram M, Khoja W, Ringleb P, Schwab S. Transcranial colour-coded sonography for the bedside evaluation of mass effect after stroke. Eur J Neurol. 2000;7(6):639–46.
55. Gerriets T, Stolz E, Konig S, Babacan S, Fiss I, Jauss M, et al. Sonographic monitoring of midline shift in space-occupying stroke: an early outcome predictor. Stroke. 2001;32(2):442–7.
56. Brunser AM, Mansilla E, Hoppe A, Olavarria V, Sujima E, Lavados PM. The role of TCD in the evaluation of acute stroke. J Neuroimaging. 2016;26(4):420–5.
57. Allendoerfer J, Goertler M, von Reutern GM. Prognostic relevance of ultra-early doppler sonography in acute ischaemic stroke: a prospective multicentre study. Lancet Neurol. 2006;5(10):835–40.
58. Chen Z, Xue T, Huang H, Xu J, Shankar S, Yu H, et al. Efficacy and safety of sonothrombolysis versus non-sonothrombolysis in patients with acute ischemic stroke: a meta-analysis of randomized controlled trials. PLoS One. 2019;14(1):e0210516.
59. Zafar M, Memon RS, Mussa M, Merchant R, Khurshid A, Khosa F. Does the administration of sonothrombolysis along with tissue plasminogen activator improve outcomes in acute ischemic stroke? A systematic review and meta-analysis. J Thromb Thrombolysis. 2019;48(2):203–8.
60. Alexandrov AV, Kohrmann M, Soinne L, Tsivgoulis G, Barreto AD, Demchuk AM, et al. Safety and efficacy of sonothrombolysis for acute ischaemic stroke: a multicentre, double-blind, phase 3, randomised controlled trial. Lancet Neurol. 2019;18(4):338–47.

第 13 章

心搏骤停

Ilaria Alice Crippa, Fabio Silvio Taccone

13.1 引言

心搏骤停，特别是院外心搏骤停，是世界范围内发病率和死亡的主要原因[1,2]。近年来，在不同国家，心搏骤停后住院生存率有所增加，这要归因于最近相关的研究进展[3,4]。尽管如此，仍然只有大约 1/10 的患者在遭受缺氧后损伤存活出院[5,6]。心脏和大脑的恢复决定了心搏骤停复苏患者的最终预后。而神经功能衰竭是导致死亡的主要原因，特别是在院外心搏骤停的情况下[7,8]，并与幸存者明显残疾，从精神并发症[9]到轻度认知缺陷或植物人状态相关[10]。明显的神经功能丧失发生在循环停止期间：氧和能量代谢底物的丧失决定了三磷酸腺苷消耗的代谢危机，而细胞死亡在随后几分钟内发生。此外，兴奋性神经递质的释放激活了脑细胞的凋亡[11,12]。无血流时间(从心搏骤停到复苏开始的时间）和低血流时间(从复苏开始到恢复自主循环)是强预测因子[13]。然而，缺氧缺血性脑病持续存在，直至循环恢复。继发性脑损伤涉及不同的病理生理过程，如脑血管源性和细胞毒性水肿和内皮、微血管功能障碍[14]。继发性脑损伤防治是复苏后的关注重点[15]。确保足够的脑灌注是心搏骤停后最大限度预防神经损伤进展的重要举措。不幸的是，心搏骤停后的各种病理过程均影响脑灌注。脑血流中断后几分钟内即可发生血管变化。这种血管变化可干扰正常的 CBF 重建，因此它们被称为“无回流”现象[16]。在 ROSC 前 30 分钟内，多种因素共存或叠加导致局部灌注不足，出现短暂的、不均匀的血管麻痹区域，随后发生充血[17]。这导致局部无血流与低血流或流量增加相关，并决定复苏后早期整体灌注缺失[16-20]。原发性缺血损伤的持续时间与对血流动力学紊乱导致脑损伤的范围有关[17,19]，并且很可能导致继发性脑损伤。此外，由于心血管衰竭[21]，ROSC 后早期常发生低血压，特别是在脑自调节紊乱的情况下，整体脑血流减少与局部灌注不足叠加在一起，进而可导致脑卒中发生[22]。相反，ROSC 后充血早期是否不利于缺血再灌注损伤尚不确定[10]。这可能解释了为什么血压升高在心搏骤停的几分钟内对结局有不利影响[23],而与在心搏骤停最初几个小时内观察到的更好结局相关[23,24]。随后,血管张力的增加决定了整体低灌注延迟,使脑血流下降到 50%或低于正常[19]。这种减少与维持大脑代谢的需求相比存在着争论。一些研究表明,心搏骤停后大脑的代谢与 CBF 耦联是保留的[25,26],而其他数据不确定整体灌注不足是否会出现相应的代谢活动降低,在此期间,大脑遭受继发性缺血性损伤[27-31]。低灌注延迟的发展涉及多种机制,包括内皮细胞损伤、局部血管扩张/缩血管活性失衡,以及血压降低时自调节功能受损。72 小时后,要么血管张力恢复正常,CBF 也恢复正常,要么血管张力丧失,CBF 被动增加[32,33]。晚期充血可能与因脑氧耗减少而广泛丧失脑组织功能,以及血管张力的丧失[27,34]有关,这似乎与不良结局有关[35]。

临床中,很难直接测量脑血流量。它通常需要将患者移到重症监护病房外进行侵入性的、昂贵的检查。经颅多普勒是一种无创、花费少的床旁技术,可在不干扰临床看护的情况下对脑灌注进行系列评估。虽然它并非直接评估脑灌注,正如本书中其他部分所述,TCD 除了可用来推断大脑微循环的功能状态外,还可评估脑血流的改变和大脑自调节的变化。

13.2 心肺复苏期间的 TCD

在心肺复苏(CPR)中采用无创脑灌注评估方法是有益的,原因有两个。首先,鉴于神经功能衰竭对心搏骤停患者预后的影响,在心肺复苏过程中实时评估和优化脑灌注,可能会对患者的管理产生相关影响[36]。第二,心肺复苏期间脑灌注的评估有助于对早期治疗进行预测判断。例如,尽管尝试复苏,但在脑灌注持续不足或非常低的情况下则预后不佳。评估脑灌注的金标准是需要一个动脉导管和一个颅内探头来测量颅内压,从而获得脑灌注压。心肺复苏期间的潮气末二氧化碳($EtCO_2$)水平很容易获得,通常作为胸外按压质量的指标进行监测[36]。然而,尽管在这种情况下 $EtCO_2$ 是评估体循环的可靠工具[37],但它不能提供任何关于靶器官灌注的信息,特别是大脑。Lewis 等使用 TCD 来评估动物模型[38]和人类受试者[39]在 CPR 期间的脑循环,并得出结论:TCD 可提供有关脑灌注的实时信息。在 CPR 中,胸外按压时产生脑灌注,颅内动脉的最大收缩速度反映了每次按压时的脑灌注。数据显示,在人类受试者心肺复苏期间,最佳脑血流维持不超过 3 分钟,尽管救援者未抱怨任何疲劳[39]。成功复苏的患者在自主循环恢复前立即显示脑血流恢复,而自主循环没有恢复的患者在心肺复苏期间出现脑血流速度随着时间的推移而逐渐降低,直到无正向血流[39]。同样,de Wilde 等监测到一例男性患者在 ICU 住院期间发生心搏骤停[40],脑血流自主恢复时间早于有创监测的动脉压。Carmona-Jimenez 等在 4 例非创伤性心搏骤停患者中使用 LUCAS®装置进行手动和机械胸部按压时对颅内血流速度的比较。他们发现,手动胸部按压时的平均最大流速为(31.6±8.32)cm/s,而机械胸部按压时的平均最大流速为(50.6±27.1)cm/s,该结果支持了胸部机械按压较手动胸部按压更能有效维持脑灌注的假设[41]。Blumestein 等报道了一例在全麻下接受微创经导管主动脉瓣植入术的女性患者心肺复苏过程中偶然使用 TCD 的病例。作者增加了血容量,增加了胸部按压的深度,以获得持续舒张正向血流。作者还能够评估不同治疗干预措施对脑血流改善的效果，其中使用碳酸氢钠似乎是最有效的。患者最终恢复而无神经功能障碍[42]。然而，由于伪影很常见的，可能会干扰结果的判读。Lewis 等报道了通过颞窗不能成功显示大脑中动脉和眼动脉，可能因为通过颞窗出现声衰减，或被伪影信号掩盖。然而，经眶声窗对颈内动脉的显像是成功的，并获得质量高且稳定的信号。

尽管 TCD 看起来是一种很有前景的技术，但目前并不作为常规心肺复苏监测的一部分(表 13.1，图 13.1)。此外，TCD 是否有助于通过不同的治疗干预措施(即增加胸部压迫

表 13.1 TCD 在心搏骤停患者中的潜在应用：实际=已有发表的研究支持，未来=有待评估的

CPR 期间	ROSC 之后
实际	实际
–心肺复苏术中的脑血流动力学监测	–监测大脑的自调节功能
–ROSC 的早期成就	–评估脑血管系统的临界闭合压力
	–脑灌注不足
	–脑灌注压力的估算
	–通过颅内血流动力学模式评估早期预后
未来	未来
–通过不同的治疗干预措施优化脑灌注压(即增加胸部压迫的深度，输液)	–颅内压的估计
–在脑血流速度持续低的情况下，提前终止心肺复苏	–缺氧后损伤的预后
–量化缺氧损伤的程度	–个体化动脉压目标
	–个性化的呼吸参数(如 $PaCO_2$)

CPR，心肺复苏；ROSC，自主循环恢复。

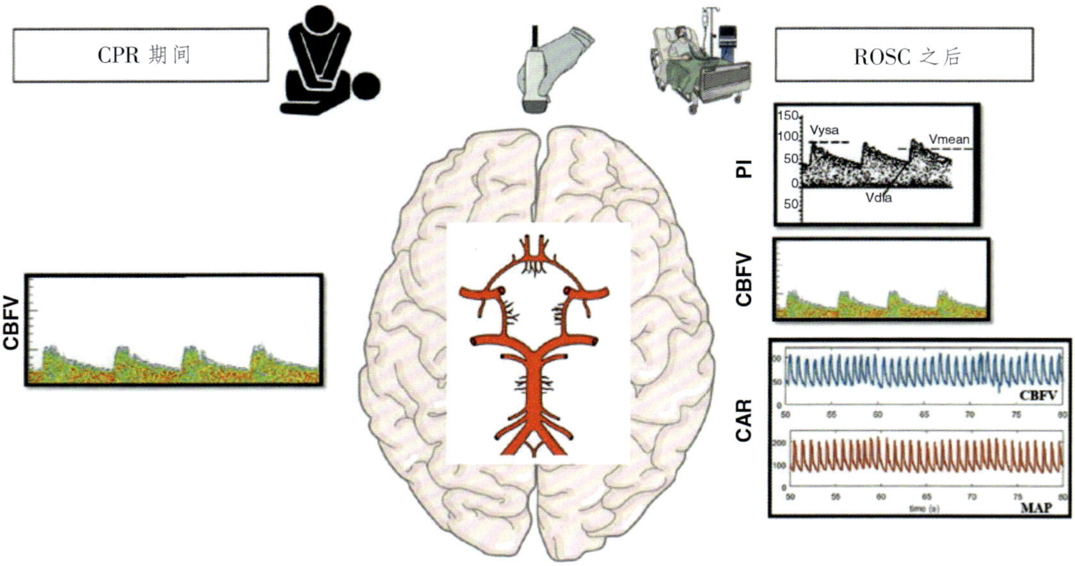

图 13.1 在 CPR 期间或 ROSC 之后的应用。CBFV，脑血流速度；PI，搏动指数；CAR，脑自调节。

深度)优化脑灌注压,以识别在心肺复苏时脑灌注极低的患者,从而终止复苏,或进一步评估缺氧损伤的程度。

13.3 复苏后护理和神经预后

复苏后护理的重点是减少继发性脑损伤[43]。大脑氧输送依赖于脑血流量,而脑血流量又取决于全身平均动脉压、脑血管阻力和颅内压。虽然 ICP 升高被认为是较为罕见的事件,但其可能因脑组织再灌注引起缺氧缺血性损伤所致[13]。目前,不建议对心搏骤停术后的患者进行颅内压监测,除非头颅 CT 显示异常(即蛛网膜下腔出血)[44],并推荐 ROSC 后维持 MAP≥65mmHg、收缩压≥90mmHg 作为避免脑灌注不足的措施[15]。然而,"一刀切"的方法已受到几位学者的质疑[45,46],这种情况下,TCD 可能有助于评估大脑血流动力学。

脑自调节是脑血管系统在变动较大的 MAP、恒定的 $PaCO_2$ 和脑耗氧量情况下,所能维持稳定 CBF 的内在能力。据报道,这种机制内有效 MAP 的范围在 50~150mmHg[47];然而,受试者之间存在着很大的差异[48,49],一些慢性(即高血压[50]或糖尿病[51])和急性(不同来源的急性脑损伤[52])疾病已被证实可影响大脑的自调节。这就是为什么在心搏骤停后护理中即便达到了推荐的目标血压,仍然可能无法保证在自调节受损的情况下得到充分的脑灌注。Sundgreen 等在一项具有里程碑意义的研究中表明,大多数患者在心搏骤停后 24 小时内,CBF 的自调节发生了改变。他们通过使用血管升压药逐步增加平均动脉压以研究脑静态自调节,最后得出结论:18 例患者中有 5 例(28%)自调节正常,8 例患者(45%)患者的自调节功能受损,5 例患者(28%)的自调节功能保留但右移,血压低限约为 114(80~120) mmHg[53]。重要的是,这项研究是在目标温度管理(TTM)时代之前进行的。用不同技术进行的几项研究表明,自调节紊乱与心搏骤停的预后相关[35,45,54]。由于心搏骤停后的低血压被证明是有害的,心搏骤停后血压升高与良好的预后相关[46,55];因此,建议将血压保持在自调节的有效范围内。尽管其前景不错,但在心搏骤停后使用大脑自调节监测来测定 MAP 仍存在局限性。通过缩血管的升压药控制 MAP 可以影响其他器官供血,特别是心脏,这些器官可能无法耐受后负荷增加。此外,血管升压药的使用并非没有副作用,如指端或肠系膜缺血或心律失常。因此,必须权衡与目标 MAP 增加相关的风险和脑灌注改善的潜在益处。

临界关闭压力(CrCP)定义为动脉血压的下限,低于此下限时血管塌陷,血流停止[56,57]。它是保障大脑动脉平滑肌张力功能和恒定的颅内压;对 11 例昏迷后心搏骤停患者进行 CrCP 研究,从 ROSC 开始后 48 小时,CrCP 增高,且幸存患者 CrCP 高于死亡患者[35]。CrCP 很可能在心搏骤停后由于血管收缩而即刻升高,而在预后不良的患者因血管张力丧失致 CrCP 降低,导致脑血管阻力降低、CBF 增加。此外,心搏骤停后早期,颅内动脉平均血流速度的降低,幸存者平均流速增加并达到正常值,而未存活者平均流速进一步降低[54]。导致心搏骤停后脑灌注不足的另一潜在机制可能与微循环血栓的发生,以及严重的内皮功能障碍有关。Fernandez 等总结了心搏骤停复苏后,大脑中动脉平均血流速度和搏动指数的变化[58]。一般来说,PI 在 0.6~1.1 被认为与正常颅内血流动力学有关;PI<0.6 可能表示充血;PI 在 1.2~1.6 表示阻力增高,如可发生在颅内

压轻度增高或微血管改变期间；PI>1.6 表示阻力明显增高，如出现在严重颅内高压或循环系统功能恶化[58]。ROSC 后早期，主要表现为 FV 降低和 PI 升高；并通常在 72 小时内恢复到正常值。如持续低动力模式则神经预后更差[33,58,59]。在 17 例心搏骤停的患儿中进行目标温度管理后发现，复温期间 FV 和 PI 正常患儿较低 FV 和高 PI 预后更好[60]。在另一项研究中，可观察到以高 FV、中低 PI 和 Lindegaard 比值<3 为特征的充血模式[61]。随着颅内高压的进展，持续超过 30 分钟的充血模式与不良的神经预后相关[62]。在复苏后前 12 小时的初始阶段，低灌注（即低 FV 和高 PI）变得更加常见，24 小时后 FV 和 PI 正常[33]，48~72 小时后 FV 增加、PI 降低。Weass 等旨在确定经颅多普勒对心搏骤停患者的预后价值[59]。他们对 39 例进行心肺复苏后的患者在 72 小时内进行了连续 TCD 检查，发现死亡患者的大脑中动脉早期（4 小时）和晚期（72 小时）的收缩期流速均明显低于幸存者。此外，测定与搏动指数 PI 非常相似的阻力指数，死亡患者的大脑前动脉和后动脉 RI 值较高。同样，与表现出完整大脑自调节的幸存者相比，死亡患者的自调节能力似乎在早期（即复苏后 4~16 小时）已被破坏。Rafi 等最近进行的一项研究也得出类似的结果[63]；作者调查了 42 例院外心搏骤停患者 5 小时后的自主循环恢复。与 3 个月时神经功能较好的患者相比，神经功能较差的患者 PI 值更高（1.49 对 1.12）。与 3 个月时预后较好的患者相比，神经功能较差的患者舒张流速较低。因此，作者建议使用 TCD 进行检查，并可在前 24 小时内预测患者有无严重致残或致命结局。不过最近一项研究调查了 53 例心搏骤停后患者的 CBF，没有显示 TCD 参数和结局之间的任何相关性。在该研究中，CBF 计算公式为颈内动脉横截面积与时间平均血流速度的乘积；并获得心搏骤停后 48 小时内，复苏后 3~5 天和 6~10 天的 CBF[64]。

心搏骤停后，脑血管对动脉二氧化碳张力反应（CO_2 反应性）似乎得以维持。Bisschops 等的研究结果显示，在心搏骤停后的轻度治疗性低温期间，对 $PaCO_2$ 动脉张力波动的脑血管反应性保持不变[25]。既往 Yenari 等已证明，ROSC 后患者在常温条件下，对 $PaCO_2$ 变化的脑血管反应性保持不变[65]。因此，心搏骤停后的过度通气可能会引起脑血管收缩和继发性缺血损伤，应避免这种情况。另一有趣的是，虽然仍处于早期阶段，经颅多普勒可用于估计脑灌注压。通过 TCD 评估 CPP（eCPP）以已证实可排除急性脑损伤患者的 ICP 升高。Taccone 等成功应用了同样的技术评估心搏骤停患者的 eCPP，并显示出低 eCPP 与这些患者的不良结局之间存在相关性（表 13.1，图 13.1）。不幸的是，对不同研究结果的比较因研究方案的差异而受到限制。

在 TBI 动物模型中，核心温度可能会影响脑血流及其调节[68]，低温对 CAR 有一定的益处[69]。然而，不同中心的临床管理不同，迄今为止，很少有研究纳入通过目标温度管理治疗的患者，发表相反的结论[64,70,71]。此外，人群可能存在基线或心搏骤停特征上的不同（例如，院内或院外的心搏骤停）。同时，在评估神经系统预后时，可能将非神经系统原因死亡的患者纳入幸存者组，或在评估神经系统结局时将其排除在外[63]。此外，TCD 测量内容有所不同，从静态大脑自调节[53]到搏动指数[72]、阻力指数[63]。探查颅内动脉部位亦不同：虽然大脑中动脉最常探测，但一些作者研究了整个颅内循环，却显示不一致的结果[59]。此外，在解释结果时，必须仔细考虑研究方案中的动脉压或呼吸设置[72,73]。研究方法的这异质性可以解释结果研究中的矛盾结果，一些结果显示，TCD 测量与心搏骤停后的结果之间存在关联[59,62]，而另一些结果则没有显示这种关联关系[64,71]。

13.4 结论

经颅多普勒在心搏骤停患者的护理中有多种应用。人们对 TCD 在心肺复苏期间和之后的缺氧/低氧损伤患者的早期或晚期预后、治疗管理中的临床应用越来越感兴趣。在过去几十年里，与这一主题有关的出版物数量增加了近 10 倍。大多数研究的是在基础条件或生理参数如平均动脉压、动脉 CO_2 张力改变之后，患者的生理机制、脑血流自调节，或微循环。很少有开创性的研究调查心肺复苏期间 TCD 的应用。

在一小群受试者中，在尚未发现任何其他 ROSC 迹象之前，TCD 能够检测到心外按压期间，以及脑灌注早期血流恢复的次优脑血流[39]，但很少提及复苏过程中 TCD 临床应用[42]。关于 TCD 在复苏后护理中的使用有大量的文献可供查阅。TCD 已被广泛应用于心搏骤停复苏后脑血流变化的监测[33,58-62]。虽然 TCD 监测脑自调节虽然存在一定的局限性，但可用于确定心搏骤停后的 MAP，以避免低灌注或高灌注，减少心搏骤停后的继发性脑损伤。TCD 一些参数的改变，如与心搏骤停后颅内动脉血流或血管阻力相关的指标，也可能具有预测价值[35,45,53,54,64,72]。不幸的是，由于研究方案的差异、不同研究结果的比较受到限制、对于心搏骤停复苏患者 TCD 参数改变与结果之间的关联，目前仍然缺乏一致性。目前，尽管 TCD 有许多潜在的应用，并且被推荐作为重症监护病房多模式监测的一部分[74]，但还需要在心搏骤停幸存者中实施更多的 TCD 研究，并作为医学中心常规实践的一部分。

（左明良 译　叶露薇 校）

参考文献

1. Mozaffarian D, Benjamin EJ, Go AS, Arnett DK, Blaha MJ, Cushman M, et al. Heart disease and stroke Statistics-2016 update: a report from the American Heart Association. Circulation. 2016;133(4):e38–360.
2. Berdowski J, Berg RA, Tijssen JG, Koster RW. Global incidences of out-of-hospital cardiac arrest and survival rates: systematic review of 67 prospective studies. Resuscitation. 2010;81(11):1479–87.
3. Fugate JE, Brinjikji W, Mandrekar JN, Cloft HJ, White RD, Wijdicks EF, et al. Post-cardiac arrest mortality is declining: a study of the US National Inpatient Sample 2001 to 2009. Circulation. 2012;126(5):546–50.
4. Iwami T, Nichol G, Hiraide A, Hayashi Y, Nishiuchi T, Kajino K, et al. Continuous improvements in "chain of survival" increased survival after out-of-hospital cardiac arrests: a large-scale population-based study. Circulation. 2009;119(5):728–34.
5. Girotra S, Nallamothu BK, Spertus JA, Li Y, Krumholz HM, Chan PS, et al. Trends in survival after in-hospital cardiac arrest. N Engl J Med. 2012;367(20):1912–20.
6. Bossaert LL, Perkins GD, Askitopoulou H, Raffay VI, Greif R, Haywood KL, et al. European Resuscitation Council Guidelines for Resuscitation 2015: Section 11. The ethics of resuscitation and end-of-life decisions. Resuscitation. 2015;95:302–11.
7. Laver S, Farrow C, Turner D, Nolan J. Mode of death after admission to an intensive care unit following cardiac arrest. Intensive Care Med. 2004;30(11):2126–8.
8. Mongardon N, Dumas F, Ricome S, Grimaldi D, Hissem T, Pène F, et al. Postcardiac arrest syndrome: from immediate resuscitation to long-term outcome. Ann Intensive Care. 2011;1(1):45.
9. Wilder Schaaf KP, Artman LK, Peberdy MA, Walker WC, Ornato JP, Gossip MR, et al. Anxiety, depression, and PTSD following cardiac arrest: a systematic review of the literature. Resuscitation. 2013;84(7):873–7.
10. Nolan JP, Neumar RW, Adrie C, Aibiki M, Berg RA, Bbttiger BW, et al. Post-cardiac arrest syndrome: epidemiology, pathophysiology, treatment, and prognostication: a scientific statement from the International Liaison Committee on Resuscitation; the American Heart Association Emergency Cardiovascular Care Committee; the Council on Cardiovascular Surgery and Anesthesia; the Council on Cardiopulmonary, Perioperative, and Critical Care; the Council on

Clinical Cardiology; the Council on Stroke (Part II). Int Emerg Nurs. 2010;18(1):8–28.
11. Xiong W, Hoesch RE, Geocadin RG. Post-cardiac arrest encephalopathy. Semin Neurol. 2011;31(2):216–25.
12. Kiessling M, Stumm G, Xie Y, Herdegen T, Aguzzi A, Bravo R, et al. Differential transcription and translation of immediate early genes in the gerbil hippocampus after transient global ischemia. J Cereb Blood Flow Metab. 1993;13(6):914–24.
13. Adnet F, Triba MN, Borron SW, Lapostolle F, Hubert H, Gueugniaud PY, et al. Cardiopulmonary resuscitation duration and survival in out-of-hospital cardiac arrest patients. Resuscitation. 2017;111:74–81.
14. Sekhon MS, Ainslie PN, Griesdale DE. Clinical pathophysiology of hypoxic ischemic brain injury after cardiac arrest: a "two-hit" model. Crit Care. 2017;21(1):90.
15. Peberdy MA, Callaway CW, Neumar RW, Geocadin RG, Zimmerman JL, Donnino M, et al. Part 9: post-cardiac arrest care: 2010 American Heart Association Guidelines for Cardiopulmonary Resuscitation and Emergency Cardiovascular Care. Circulation. 2010;122(18 Suppl 3):S768–86.
16. Ames A, Wright RL, Kowada M, Thurston JM, Majno G. Cerebral ischemia. II. The no-reflow phenomenon. Am J Pathol. 1968;52(2):437–53.
17. Hossmann KA. Reperfusion of the brain after global ischemia: hemodynamic disturbances. Shock. 1997;8(2):95–101. discussion 2-3
18. Li L, Poloyac SM, Watkins SC, St Croix CM, Alexander H, Gibson GA, et al. Cerebral microcirculatory alterations and the no-reflow phenomenon in vivo after experimental pediatric cardiac arrest. J Cereb Blood Flow Metab. 2019;39(5):913–25.
19. Kågström E, Smith ML, Siesjö BK. Local cerebral blood flow in the recovery period following complete cerebral ischemia in the rat. J Cereb Blood Flow Metab. 1983;3(2):170–82.
20. Wolfson SK, Safar P, Reich H, Clark JM, Gur D, Stezoski W, et al. Dynamic heterogeneity of cerebral hypoperfusion after prolonged cardiac arrest in dogs measured by the stable xenon/CT technique: a preliminary study. Resuscitation. 1992;23(1):1–20.
21. Kilgannon JH, Roberts BW, Reihl LR, Chansky ME, Jones AE, Dellinger RP, et al. Early arterial hypotension is common in the post-cardiac arrest syndrome and associated with increased in-hospital mortality. Resuscitation. 2008;79(3):410–6.
22. Carbutti G, Romand JA, Carballo JS, Bendjelid SM, Suter PM, Bendjelid K. Transcranial Doppler: an early predictor of ischemic stroke after cardiac arrest? Anesth Analg. 2003;97(5):1262–5.
23. Müllner M, Sterz F, Binder M, Hellwagner K, Meron G, Herkner H, et al. Arterial blood pressure after human cardiac arrest and neurological recovery. Stroke. 1996;27(1):59–62.
24. Roberts BW, Kilgannon JH, Hunter BR, Puskarich MA, Shea L, Donnino M, et al. Association between elevated mean arterial blood pressure and neurologic outcome after resuscitation from cardiac arrest: results from a multicenter prospective cohort study. Crit Care Med. 2019;47(1):93–100.
25. Bisschops LL, Hoedemaekers CW, Simons KS, van der Hoeven JG. Preserved metabolic coupling and cerebrovascular reactivity during mild hypothermia after cardiac arrest. Crit Care Med. 2010;38(7):1542–7.
26. Michenfelder JD, Milde JH. Postischemic canine cerebral blood flow appears to be determined by cerebral metabolic needs. J Cereb Blood Flow Metab. 1990;10(1):71–6.
27. Buunk G, van der Hoeven JG, Meinders AE. Prognostic significance of the difference between mixed venous and jugular bulb oxygen saturation in comatose patients resuscitated from a cardiac arrest. Resuscitation. 1999;41(3):257–62.
28. Singh NC, Kochanek PM, Schiding JK, Melick JA, Nemoto EM. Uncoupled cerebral blood flow and metabolism after severe global ischemia in rats. J Cereb Blood Flow Metab. 1992;12(5):802–8.
29. Lassen NA. The luxury-perfusion syndrome and its possible relation to acute metabolic acidosis localised within the brain. Lancet. 1966;2(7473):1113–5.
30. Crouzet C, Wilson RH, Bazrafkan A, Farahabadi MH, Lee D, Alcocer J, et al. Cerebral blood flow is decoupled from blood pressure and linked to EEG bursting after resuscitation from cardiac arrest. Biomed Opt Express. 2016;7(11):4660–73.
31. Manole MD, Kochanek PM, Bayır H, Alexander H, Dezfulian C, Fink EL, et al. Brain tissue oxygen monitoring identifies cortical hypoxia and thalamic hyperoxia after experimental cardiac arrest in rats. Pediatr Res. 2014;75(2):295–301.
32. Buunk G, van der Hoeven JG, Frölich M, Meinders AE. Cerebral vasoconstriction in comatose patients resuscitated from a cardiac arrest? Intensive Care Med. 1996;22(11):1191–6.
33. Lemiale V, Huet O, Vigué B, Mathonnet A, Spaulding C, Mira JP, et al. Changes in cerebral blood flow and oxygen extraction during post-resuscitation syndrome. Resuscitation. 2008;76(1):17–24.
34. Buunk G, van der Hoeven JG, Meinders AE. Cerebral blood flow after cardiac arrest. Neth J Med. 2000;57(3):106–12.
35. van den Brule JM, Vinke E, van Loon LM, van der Hoeven JG, Hoedemaekers CW. Middle cerebral artery flow, the critical closing pressure, and the optimal mean arterial pressure in comatose cardiac arrest survivors - an observational study. Resuscitation. 2017;110:85–9.
36. Meaney PA, Bobrow BJ, Mancini ME, Christenson J, de Caen AR, Bhanji F, et al. Cardiopulmonary resuscitation quality: [corrected] improving cardiac resuscitation outcomes both inside and outside the hospital: a consensus statement from the American Heart Association. Circulation. 2013;128(4):417–35.
37. Kodali BS, Urman RD. Capnography during cardiopulmonary resuscitation: current evidence and future directions. J Emerg Trauma Shock. 2014;7(4):332–40.
38. Lewis LM, Stothert JC, Gomez CR, Ruoff BE, Hall IS, Chandel B, et al. A noninvasive method for moni-

toring cerebral perfusion during cardiopulmonary resuscitation. J Crit Care. 1994;9(3):169–74.
39. Lewis LM, Gomez CR, Ruoff BE, Gomez SM, Hall IS, Gasirowski B. Transcranial Doppler determination of cerebral perfusion in patients undergoing CPR: methodology and preliminary findings. Ann Emerg Med. 1990;19(10):1148–51.
40. de Wilde RBP, Helmerhorst HJF, van Westerloo DJ. Cerebral blood flow velocity during chest compressions in cardiac arrest. Netherlands J Crit Care. 2017;25(4):3.41.
41. Carmona Jiménez F, Palma Padró P, Soto García MA, Rodríguez Venegas JC. Cerebral blood flow measured by transcranial doppler ultrasound during manual chest wall or automated LUCAS-2 compressions during cardiopulmonary resuscitation. Emergencias. 2012;24:47–9.
42. Blumenstein J, Kempfert J, Walther T, Van Linden A, Fassl J, Borger M, et al. Cerebral flow pattern monitoring by transcranial Doppler during cardiopulmonary resuscitation. Anaesth Intensive Care. 2010;38(2):376–80.
43. Callaway CW, Donnino MW, Fink EL, Geocadin RG, Golan E, Kern KB, et al. Part 8: post-cardiac arrest care: 2015 American Heart Association Guidelines Update for Cardiopulmonary Resuscitation and Emergency Cardiovascular Care. Circulation. 2015;132(18 Suppl 2):S465–82.
44. Reis C, Akyol O, Araujo C, Huang L, Enkhjargal B, Malaguit J, et al. Pathophysiology and the monitoring methods for cardiac arrest associated brain injury. Int J Mol Sci. 2017;18(1):129.
45. Sekhon MS, Griesdale DE. Individualized perfusion targets in hypoxic ischemic brain injury after cardiac arrest. Crit Care. 2017;21(1):259.
46. Bhate TD, McDonald B, Sekhon MS, Griesdale DE. Association between blood pressure and outcomes in patients after cardiac arrest: a systematic review. Resuscitation. 2015;97:1–6.
47. Lassen NA. Cerebral blood flow and oxygen consumption in man. Physiol Rev. 1959;39(2):183–238.
48. Liu J, Tseng BY, Khan MA, Tarumi T, Hill C, Mirshams N, et al. Individual variability of cerebral autoregulation, posterior cerebral circulation and white matter hyperintensity. J Physiol. 2016;594(11):3141–55.
49. Gröschel K, Terborg C, Schnaudigel S, Ringer T, Riecker A, Witte OW, et al. Effects of physiological aging and cerebrovascular risk factors on the hemodynamic response to brain activation: a functional transcranial Doppler study. Eur J Neurol. 2007;14(2):125–31.
50. Strandgaard S, Olesen J, Skinhoj E, Lassen NA. Autoregulation of brain circulation in severe arterial hypertension. Br Med J. 1973;1(5852):507–10.
51. Kim YS, Immink RV, Stok WJ, Karemaker JM, Secher NH, van Lieshout JJ. Dynamic cerebral autoregulatory capacity is affected early in type 2 diabetes. Clin Sci (Lond). 2008;115(8):255–62.
52. Calviello LA, Donnelly J, Zeiler FA, Thelin EP, Smielewski P, Czosnyka M. Cerebral autoregulation monitoring in acute traumatic brain injury: what's the evidence? Minerva Anestesiol. 2017;83(8):844–57.
53. Sundgreen C, Larsen FS, Herzog TM, Knudsen GM, Boesgaard S, Aldershvile J. Autoregulation of cerebral blood flow in patients resuscitated from cardiac arrest. Stroke. 2001;32(1):128–32.
54. van den Brule JM, Vinke EJ, van Loon LM, van der Hoeven JG, Hoedemaekers CW. Low spontaneous variability in cerebral blood flow velocity in non-survivors after cardiac arrest. Resuscitation. 2017;111:110–5.
55. Janiczek JA, Winger DG, Coppler P, Sabedra AR, Murray H, Pinsky MR, et al. Hemodynamic resuscitation characteristics associated with improved survival and shock resolution after cardiac arrest. Shock. 2016;45(6):613–9.
56. Burton AC. On the physical equilibrium of small blood vessels. Am J Phys. 1951;164(2):319–29.
57. Dewey RC, Pieper HP, Hunt WE. Experimental cerebral hemodynamics. Vasomotor tone, critical closing pressure, and vascular bed resistance. J Neurosurg. 1974;41(5):597–606.
58. Alvarez-Fernández JA, Pérez-Quintero R. Use of transcranial Doppler ultrasound in the management of post-cardiac arrest syndrome. Resuscitation. 2009;80(11):1321–2.
59. Wessels T, Harrer JU, Jacke C, Janssens U, Klötzsch C. The prognostic value of early transcranial Doppler ultrasound following cardiopulmonary resuscitation. Ultrasound Med Biol. 2006;32(12):1845–51.
60. Gomez CR, McLaughlin JR, Njemanze PC, Nashed A. Effect of cardiac dysfunction upon diastolic cerebral blood flow. Angiology. 1992;43(8):625–30.
61. Nebra Puertas AC, Virgós Señor B, Suárez Pinilla MA, Munárriz Hinojosa J, Ridruejo Sáez R, Sánchez Miret JI, et al. Changes in cerebral flow velocity measured by transcranial Doppler after advanced life support maneuvers. Med Intensiva. 2003;27:5.
62. Iida K, Satoh H, Arita K, Nakahara T, Kurisu K, Ohtani M. Delayed hyperemia causing intracranial hypertension after cardiopulmonary resuscitation. Crit Care Med. 1997;25(6):971–6.
63. Rafi S, Tadie JM, Gacouin A, Leurent G, Bedossa M, Le Tulzo Y, et al. Doppler sonography of cerebral blood flow for early prognostication after out-of-hospital cardiac arrest: DOTAC study. Resuscitation. 2019;141:188.
64. Doepp Connolly F, Reitemeier J, Storm C, Hasper D, Schreiber SJ. Duplex sonography of cerebral blood flow after cardiac arrest—a prospective observational study. Resuscitation. 2014;85(4):516–21.
65. Yenari M, Kitagawa K, Lyden P, Perez-Pinzon M. Metabolic downregulation: a key to successful neuroprotection? Stroke. 2008;39(10):2910–7.
66. Rasulo FA, Bertuetti R, Robba C, Lusenti F, Cantoni A, Bernini M, et al. The accuracy of transcranial Doppler in excluding intracranial hypertension following acute brain injury: a multicenter prospective pilot study. Crit Care. 2017;21(1):44.
67. Taccone FS, Crippa IA, Creteur J, Rasulo F. Estimated cerebral perfusion pressure among post-cardiac arrest survivors. Intensive Care Med. 2018;44(6):966–7.

68. Doering TJ, Aaslid R, Steuernagel B, Brix J, Niederstadt C, Breull A, et al. Cerebral autoregulation during whole-body hypothermia and hyperthermia stimulus. Am J Phys Med Rehabil. 1999;78(1):33–8.
69. Fujita M, Wei EP, Povlishock JT. Effects of hypothermia on cerebral autoregulatory vascular responses in two rodent models of traumatic brain injury. J Neurotrauma. 2012;29(7):1491–8.
70. Lin JJ, Hsia SH, Wang HS, Chiang MC, Lin KL. Transcranial Doppler ultrasound in therapeutic hypothermia for children after resuscitation. Resuscitation. 2015;89:182–7.
71. Heimburger D, Durand M, Gaide-Chevronnay L, Dessertaine G, Moury PH, Bouzat P, et al. Quantitative pupillometry and transcranial Doppler measurements in patients treated with hypothermia after cardiac arrest. Resuscitation. 2016;103:88–93.
72. Buunk G, van der Hoeven JG, Meinders AE. Cerebrovascular reactivity in comatose patients resuscitated from a cardiac arrest. Stroke. 1997;28(8):1569–73.
73. van den Brule JMD, van Kaam CR, van der Hoeven JG, Claassen JAHR, Hoedemaekers CWE. Influence of induced blood pressure variability on the assessment of cerebral autoregulation in patients after cardiac arrest. Biomed Res Int. 2018;2018:8153241.
74. Citerio G, Oddo M, Taccone FS. Recommendations for the use of multimodal monitoring in the neurointensive care unit. Curr Opin Crit Care. 2015;21(2):113–9.

第 14 章

严重的呼吸衰竭、急性呼吸窘迫综合征和体外膜肺氧合

Alberto Goffi, Airton Leonardo de Oliveira Manoel, Chiara Robba

14.1 引言

呼吸系统并发症在急性脑损伤患者中很常见[1-3]。在 3 项不同的前瞻性队列研究中，包括来自 40 个国家约 900 例 ICU 接受机械通气的患者，神经系统和神经肌肉疾病在需要呼吸支持的情况中占了很大比例。大约 20% 的机械通气患者受到神经系统疾病的影响。此外，影响神经系统重症患者的常见疾病，如肺炎、败血症和吸入性疾病，是另一大类可能需要进行机械通气的疾病[3]。急性呼吸窘迫综合征(ARDS)影响了大约 20%的脑外伤患者[1]和高达 35%的动脉瘤蛛网膜下腔出血患者[2]，这与不利结果的风险增加有关，死亡率分别为 28%~33%和 61%~75%。此外，ARDS 后存活者经常会出现认知障碍，70%~100%的患者在出院时存在认知障碍，且 20% 的患者在 5 年内仍然存在认知障碍[4]。此外，常用的通气性策略（如高呼气末正压–呼气末正压；肺复张法；允许高碳酸血症的肺保护性通气策略）和非通气性策略（如俯卧位）可能导致颅内压升高，也可能影响脑灌注和脑供氧[5-8]。

因此，使用超声技术旨在床旁监测患者脑灌注，以及该患者群体对治疗干预的反应。肺部/神经保护性通气策略可能是至关重要的，不仅是对急性脑损伤患者，而且也适用于没有原发性脑损伤证据的患者。在本章中，我们将讨论脑部和全身超声检查在管理呼吸衰竭患者中的潜在作用(图 14.1)。

14.2 颅脑超声检查

胸膜腔内压增高的影响、动脉血氧分压(PaO_2)和二氧化碳分压($PaCO_2$)的变化，以及非通气策略的应用，如俯卧位和体外膜肺氧合(ECMO)，均可以在床旁使用颅脑超声(技术经

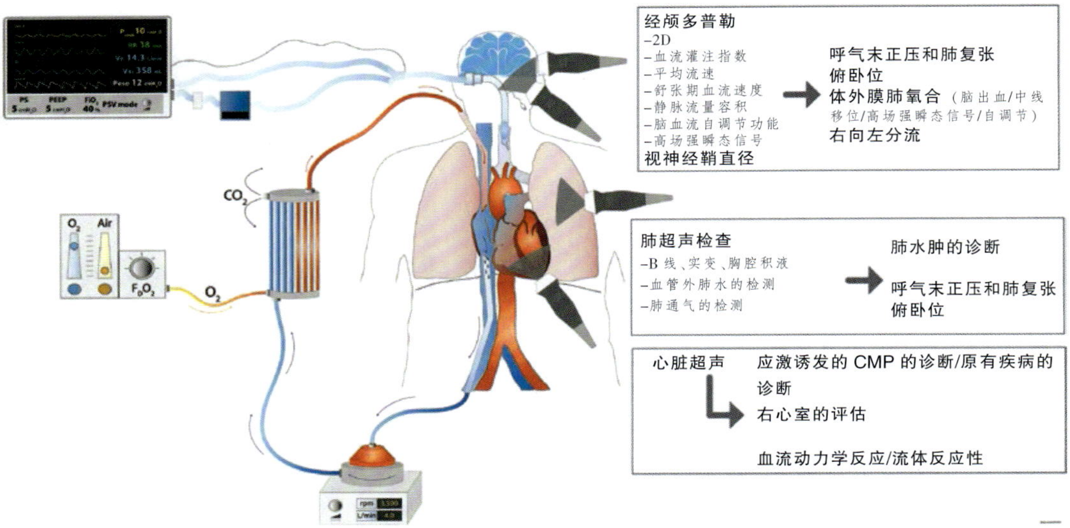

图 14.1 脑部和全身超声检查在呼吸衰竭患者管理中的应用。

颅多普勒和视神经鞘直径测量)进行监测[5-7]。

14.2.1 PEEP 和肺复张法

胸腔内压力的增高可能会减少静脉血的回流量,从而降低大脑灌注,随之而来的是心输出量的下降。因此,传统上建议在急性脑损伤患者中降低 PEEP 水平,并避免采取肺复张法。然而,有几个因素会调控胸腔内压力对脑灌注的影响,如呼吸系统顺应性[9]、PEEP 对肺部复张/肺泡过度膨胀的影响[10]、ICP[11] 和平均动脉压(MAP)[12]。例如,在一个由 20 例创伤性脑损伤和 ARDS 患者组成的队列中,逐渐增加的 PEEP 水平,并没有明显影响脑灌注压和脑组织氧合[13]。正如本书其他部分所讨论的,TCD 和 ONSD 可以无差别地检测 ICP 的变化。通过评估特定的超声参数,如 TCD 的搏动指数和舒张期脑动脉血流速度(dFV),或通过 ONSD 的测量,可以监测到胸膜腔内压升高的颅内效应。当考虑在这一人群中采取肺复张法或增加 PEEP 水平时,可以对提示 ICP 升高的改变值 [如 PI>1.25、dFV<25cm/s 和(或)ONSD>6mm]进行谨慎分析。在应用这些策略之前,可能需要进行适当的有创监测和(或)仔细的风险/效益分析(图 14.2)[6]。

直窦水平的静脉脑血流量另一个可以监测的参数,以估计大脑对胸腔内压力增加的反应[6,14]。此外,TCD 可以解决 PEEP 的变化对脑灌注和自调节的影响,即使在没有侵入性神经监测的情况下。例如,Schramm 等[7]证明,超过 50%(11/20) 的 ARDS 患者,无论 MAP 或 $PaCO_2$ 的变化如何,都显示出大脑自调节功能受损的迹象。有趣的是,尽管增加 PEEP 水平并没有明显影响整个队列中的脑自调节,但它在一些患者中恶化,却在另一部分患者中改善[7],这也从“脑保护”的角度强调了颅脑超声作为个体化通气支持工具的可能作用。

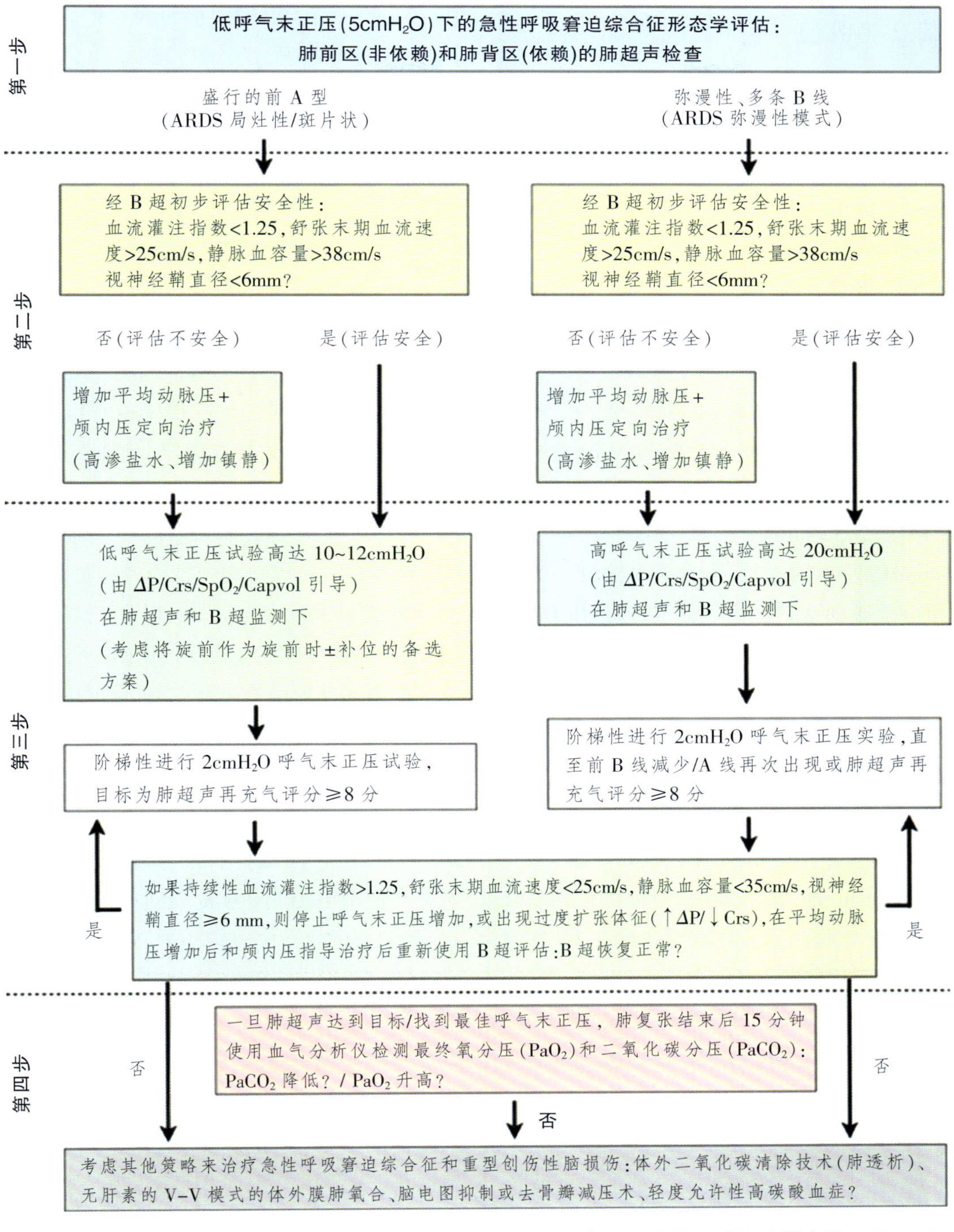

图 14.2　急性脑损伤和严重呼吸衰竭患者的肺部和颅脑超声联合呼吸和神经系统监测方法。[Reproduced from Corradi F, Robba C, Tavazzi G, Via G. Crit Ultrasound J 2018;10（1):24（SpringerOpen）[6]; this igure is distributed under the terms of the Creative Commons Attribution 4.0 International License (http://creativecommons.org/licenses/by/4.0/), which permits unrestricted use, distribution, and reproduction in any medium.]

14.2.2 俯卧位

俯卧位(PP)是中至重度 ARDS 患者的标准治疗方法,与显著的死亡率有关[15]。然而,在 ICP 升高的患者中使用这种方法通常被认为是禁忌的。Roth 等[16]研究了 29 例急性脑损伤患者的 PP 效果(共 119 次 PP 治疗),并证明在 PP 治疗期间 ICP 明显增加[(9.5±5.9)mmHg 对(15.4±6.2)mmHg,P<0.0001]。此外,在 PP 期间,患者 ICP>20mmHg 的发作次数较前增多。同样,在另一项研究中,Reinprecht 等[17]在 16 例 SAH 和 ARDS 患者中探索 PP 的效果,观察到 ICP 和 CCP 指标明显恶化[从(9.6±3.5)mmHg 到(15.8±3.5)mmHg,P<0.0001][从(74.4±8.4)mmHg 到(67.0±7.1)mmHg,P<0.0001]。在 PP 期间可检测到 ICP 升高和低 CPP(<60mmHg)发作次数明显增多。然而,在这项研究中,PP 与脑组织氧饱和度的显著增加有关[从(27.2±4.2)mmHg 到 (33.5±5.3)mmHg,P<0.001],并且总体上减少了脑组织缺氧的发作(仰卧 32.7%对比俯卧 10%,P=0.0473)。目前关于俯卧位患者使用颅脑超声的数据有限。在 Reinprecht 等[17]的研究中,与仰卧位的基线值相比,TCD 监测到的脑血流速度在 PP 期间没有明显变化;然而,在其中一例患者一次俯卧位的过程中,观察到大脑中动脉的平均速度明显增加, 可能提示血管痉挛的恶化。最近,Robba 等[18]通过测量俯卧位姿势对 3 种不同估计方法的影响,证明了无创评估 ICP 的可行性,其中包括 33 例正在进行选择性脊柱手术且呼吸功能正常的患者。从仰卧到俯卧的体位变化与无创评估 ICP 的增加有关,其中 ONSD 是最敏感的。因此,颅脑超声检查可用在实施 PP 之前、有 PP 指征且缺乏侵入性神经监测的患者,以确定脑灌注严重减少的高风险者,并在 PP 期间检测 ICP 和脑灌注压的变化,这与继发性脑损伤有关。

14.2.3 体外膜肺氧合

体外膜肺氧合(ECMO),无论是 V-V 还是 V-A,都与一些神经系统并发症有关,死亡率很高[19-22]。传统的脑部成像(如 CT 和 MRI)在这个患者群体中特别具有挑战性。因此,床旁即时检验技术是一个很有吸引力的替代选择,特别是因为在这一人群中,由于需要深度镇静和使用肌松剂,通过临床检查以识别神经系统变化往往非常有限[23]。颅脑超声检查可能有助于克服这些挑战,在 ECMO 使用期间,它可以在床旁识别和监测神经系统并发症。经颅超声可以检测到轴内外的脑内血肿,包括硬膜外和硬膜下血肿,但由于声窗的限制,额叶和顶叶的病变很难被探测[24-27]。通过将第三脑室和颞骨作为参考点,它也可用于测量中线移位[24,28,29]。缺血性脑卒中也是 ECMO 期间不常见的并发症,其原因在于灌注不足、缺氧损伤和栓塞[19,30]。栓塞性脑卒中可能是由小的气态或血栓性微栓所致,但通常与大血块有关[31],使用 TCD 可以实时识别[32]。在 ECMO 期间,微栓子的发生率极高(V-V 型 ECMO 为 26%,V-A 型 ECMO 为 82%)[33],其临床意义目前尚不清楚,尤其是在评估长期认知结果时。

TCD 对脑血流速度的分析也被提议用于(早期)识别新的脑血管损伤,并将作为优化脑灌注的工具,尤其是在接受 V-A ECMO 的患者中,也可用于 V-V ECMO[23,34,35]。在使用 ECMO 的患儿群体中,TCD 速度的增加(尤其是局部和不对称)与神经系统损伤有关,它似乎是一个早期信号,在临床症状出现的 1~6 天前出现[23,35]。在缺血事件中,继发于脑代谢和脑血流解耦联的反应性充血可以解释这一发现,它与脑出血的风险增加有关(尤其是在抗凝的条件下)[35]。搏动指数和(或)阻力指数(RI)的变化也与新生儿和小儿 ECMO 患者的脑血管并发症风险增加有关[35,36]。在分析 TCD 速度时,ECMO 的类型、插管部位和回路流速是需要考虑的重要参数[35]。

ARDS 患者通常表现为脑自调节功能受损。Fanelli 等[34]提出,在严重的 ARDS 患者中,启动 V-VECMO 可能会恢复脑部自调节,这一点可通过 TCD 检测到。此外,在最近对接受 V-V ECMO 的患者进行的一项研究中,脑出血与开始 ECMO 时 $PaCO_2$ 的快速降低独立相关[19]。对这一发现的可能解释是与 ECMO 诱导的低碳酸血症相关的严重血管收缩有关,导致脑灌注不足和随后缺血区的出血性转变[19,37]。如果在未来的研究中得到证实,这一观察可能会对 V-V 型 ECMO 的启动方式产生重大影响,而 TCD 可以进一步帮助识别 ECMO 诱发低灌注的高风险患者。

最后,在 TCD 被接受为神经系统确定死亡的辅助检查的司法管辖区,已证明其在接受主动脉内球囊泵或体外心肺支持的患者中是可行的和潜在有用的;然而,在接受 V-A ECMO 和非搏动性动脉血流的患者中,目前还缺乏数据[38]。

14.2.4 TCD 识别卵圆孔右到左的分流

在一般成年人中,卵圆孔未闭(PFO)的发病率约为 25%[39],但通过 PFO 分流的情况在健康个体中很少见,因为当左心房压力高于右心房压力时,卵圆孔通常会被瓣膜保持关闭。然而,在与右心房压力升高有关的情况下(如肺动脉高压、肺栓塞、ARDS),可能会发生右向左分流,并可导致低氧血症进一步恶化。例如,在近 20%的 ARDS 患者中观察到 PFO 分流情况,这与患者对 PEEP 的反应较差、更多使用辅助干预措施和更长的 ICU 住院时间均具有相关性[40]。肺内分流也被认为是患者 ARDS 期间低氧血症恶化的一个原因,大约 25%的患者会出现这种情况[41]。经食管超声心动图被认为是识别右至左分流的金标准检测。对比增强经颅多普勒声学造影(cTCD)是检测右至左分流的另一种方法。cTCD 识别脑循环中的微栓塞事件(高强度瞬时信号 HITS)已被证明与 cTEE 一样准确(甚至更准确),可用于检测右向左分流,尤其是在静止状态下[42,43]。此外,cTCD 可以作为一种半定量的方法来估计分流的体积。在右至左分流引起的低氧血症的情况下,不同的支持治疗方案旨在减少右心室负荷,可考虑肺内分流,如一氧化氮、肺泡复张和俯卧位。对比增强 TCD 在检测右至左分流和评估患者对这些干预措施的反应方面也有可能起到重要作用[44]。

14.3 普通超声检查

普通超声应用(即肺部、心脏和血管超声)也是一种重要的床旁工具,用于管理患有严重呼吸衰竭的急性脑损伤患者。对在呼吸衰竭中一般超声造影的应用和证据的详细描述超出了本章的范围,将在其他地方介绍[45-50]。

14.3.1 肺部超声检查

肺部超声(LUS)已经成为一种基本的目标导向诊断技术,可以在床旁实时评估呼吸衰竭患者[46,51]。在许多肺部和胸膜疾病的诊断和监测方面,LUS 已被证明优于体检和胸部 X 线片检查[46,51-58]。LUS 可用于神经危重患者,检测肺水肿(心源性、神经源性和 ARDS),监测血管外肺水肿,并评估 PEEP 诱导的肺复张[6,59]。

例如，在一项涉及59例蛛网膜下腔出血患者的研究中，LUS展示出检测肺水肿的良好准确性（敏感性90%，特异性82%）[60]。此外，肺部和颅脑超声检查结果的整合可用于优化通气策略（如PEEP、最小通气量、肺复张、俯卧位），同时监测这些干预措施对有严重恶化风险的患者脑血管生理功能的影响（图14.2）[6]。

14.3.2 心脏超声检查

超声心动图在诊断心脏疾病（如应激性心肌病或可能影响神经重症患者治疗的原有疾病）和监测对干预措施（如容积负荷试验和血管活性剂的起始或滴定）的反应方面发挥着重要作用。压力诱发的心肌病在脑损伤患者中很常见，尤其是在存在自发性心肌病的情况下。蛛网膜下腔出血和动脉瘤出血，是导致不良后果和死亡的一个重要风险因素。适当的液体管理策略对神经重症患者非常重要，因为液体超载和血管内衰竭都有风险。可以通过超声心动图对自主呼吸和机械通气患者的液体反应性进行评估，通过使用被动抬腿[61]，以及通过代表最准确指标的左心室流出道多普勒速度的呼吸变化[62]。

14.4 结论

呼吸系统并发症在急性脑损伤患者中很常见，是一项重大挑战。同时使用颅脑和全身重症超声技术对于有复杂通气需求和脑血管生理功能紊乱的患者来说，在提供肺部和神经保护策略方面有很大的益处。然而，目前的证据极其有限，需要更多的数据来支持这种方法在临床实践中的常规使用。

（王斯佳 译　李文华 校）

参考文献

1. Rincon F, Ghosh S, Dey S, Maltenfort M, Vibbert M, Urtecho J, et al. Impact of acute lung injury and acute respiratory distress syndrome after traumatic brain injury in the United States. Neurosurgery. 2012;71(4):795–803.
2. Veeravagu A, Chen YR, Ludwig C, Rincon F, Maltenfort M, Jallo J, et al. Acute lung injury in patients with subarachnoid hemorrhage: a nationwide inpatient sample study. World Neurosurg. 2014;82(1):e235–41.
3. Esteban A, Frutos-Vivar F, Muriel A, Ferguson ND, Peñuelas O, Abraira V, et al. Evolution of mortality over time in patients receiving mechanical ventilation. Am J Respir Crit Care Med. 2013;188(2):220–30.
4. Wilcox ME, Brummel NE, Archer K, Ely EW, Jackson JC, Hopkins RO. Cognitive dysfunction in ICU patients: risk factors, predictors, and rehabilitation interventions. Crit Care Med. 2013;41(9 Suppl 1):S81–98.
5. Young N, Rhodes JKJ, Mascia L, Andrews PJD. Ventilatory strategies for patients with acute brain injury. Curr Opin Crit Care. 2010;16(1):45–52.
6. Corradi F, Robba C, Tavazzi G, Via G. Combined lung and brain ultrasonography for an individualized "brain-protective ventilation strategy" in neurocritical care patients with challenging ventilation needs. Crit Ultrasound J. 2018;10(1):24.
7. Schramm P, Closhen D, Felkel M, Berres M, Klein KU, David M, et al. Influence of PEEP on cerebral blood flow and cerebrovascular autoregulation in patients with acute respiratory distress syndrome. J Neurosurg Anesthesiol. 2013;25(2):162–7.
8. Frisvold SK, Robba C, Guérin C. What respiratory targets should be recommended in patients with brain injury and respiratory failure? Intensive Care Med. 2019;45(5):683–6.
9. Caricato A, Conti G, Della Corte F, Mancino A, Santilli F, Sandroni C, et al. Effects of PEEP on the intracranial system of patients with head injury and subarachnoid hemorrhage: the role of respiratory system compliance. J Trauma – Inj Infect Crit Care. 2005;58(3):571–6.
10. Mascia L, Grasso S, Fiore T, Bruno F, Berardino M, Ducati A. Cerebro-pulmonary interactions during the application of low levels of positive end-expiratory pressure. Intensive Care Med. 2005;31(3):373–9.
11. Mc Guire G, Crossley D, Richards J, Wong D. Effects of varying levels of positive end-expiratory pressure on intracranial pressure and cerebral perfusion pressure. Crit Care Med. 1997;25(6):1059–62.
12. Muench E, Bauhuf C, Roth H, Horn P, Phillips M, Marquetant N, et al. Effects of positive end-expiratory pressure on regional cerebral blood flow, intracranial pressure, and brain tissue oxygenation. Crit Care Med. 2005;33(10):2367–72.
13. Nemer SN, Caldeira JB, Santos RG, Guimarães BL,

Garcia JM, Prado D, et al. Effects of positive end-expiratory pressure on brain tissue oxygen pressure of severe traumatic brain injury patients with acute respiratory distress syndrome: a pilot study. J Crit Care. 2015;30(6):1263–6.

14. Robba C, Cardim D, Tajsic T, Pietersen J, Bulman M, Donnelly J, et al. Ultrasound non-invasive measurement of intracranial pressure in neurointensive care: a prospective observational study. PLoS Med. 2017;14(7):e1002356.
15. Guérin C, Reignier J, Richard J-C, Beuret P, Gacouin A, Boulain T, et al. Prone positioning in severe acute respiratory distress syndrome. N Engl J Med. 2013;368(23):2159–68.
16. Roth C, Ferbert A, Deinsberger W, Kleffmann J, Kästner S, Godau J, et al. Does prone positioning increase intracranial pressure? A retrospective analysis of patients with acute brain injury and acute respiratory failure. Neurocrit Care. 2014;21(2):186–91.
17. Reinprecht A, Greher M, Wolfsberger S, Dietrich W, Illievich UM, Gruber A. Prone position in subarachnoid hemorrhage patients with acute respiratory distress syndrome: effects on cerebral tissue oxygenation and intracranial pressure. Crit Care Med. 2003;31(6):1831–8.
18. Robba C, Bragazzi NL, Bertuccio A, Cardim D, Donnelly J, Sekhon M, et al. Effects of prone position and positive end-expiratory pressure on noninvasive estimators of ICP: a pilot study. J Neurosurg Anesthesiol. 2017;29(3):243–50.
19. Luyt C-E, Bréchot N, Demondion P, Jovanovic T, Hékimian G, Lebreton G, et al. Brain injury during venovenous extracorporeal membrane oxygenation. Intensive Care Med. 2016;42(5):897–907.
20. Australia and New Zealand Extracorporeal Membrane Oxygenation (ANZ ECMO) Influenza Investigators, Davies A, Jones D, Bailey M, Beca J, Bellomo R, et al. Extracorporeal membrane oxygenation for 2009 influenza a(H1N1) acute respiratory distress syndrome. JAMA. 2009;302(17):1888–95.
21. Kasirajan V, Smedira NG, McCarthy JF, Casselman F, Boparai N, McCarthy PM. Risk factors for intracranial hemorrhage in adults on extracorporeal membrane oxygenation. Eur J Cardiothorac Surg. 1999;15(4):508–14.
22. Sutter R, Tisljar K, Marsch S. Acute neurologic complications during extracorporeal membrane oxygenation: a systematic review. Crit Care Med. 2018;46(9):1506–13.
23. Rilinger JF, Smith CM, deRegnier RAO, Goldstein JL, Mills MG, Reynolds M, et al. Transcranial Doppler identification of neurologic injury during pediatric extracorporeal membrane oxygenation therapy. J Stroke Cerebrovasc Dis. 2017;26(10):2336–45.
24. Blanco P, Blaivas M. Applications of transcranial color-coded sonography in the emergency department. J Ultrasound Med. 2017;36(6):1251–66.
25. Mäurer M, Shambal S, Berg D, Woydt M, Hofmann E, Georgiadis D, et al. Differentiation between intracerebral hemorrhage and ischemic stroke by transcranial color-coded duplex-sonography. Stroke. 1998;29(12):2563–7.
26. Kukulska-Pawluczuk B, Ksiazkiewicz B, Nowaczewska M. Imaging of spontaneous intracerebral hemorrhages by means of transcranial color-coded sonography. Eur J Radiol. 2012;81(6):1253–8.
27. Niesen WD, Burkhardt D, Hoeltje J, Rosenkranz M, Weiller C, Sliwka U. Transcranial grey-scale sonography of subdural haematoma in adults. Ultraschall der Medizin. 2006;27(3):251–5.
28. Llompart Pou JA, Abadal Centellas JM, Palmer Sans M, Pérez Bárcena J, Casares Vivas M, Homar Ramírez J, et al. Monitoring midline shift by transcranial color-coded sonography in traumatic brain injury: a comparison with cranial computerized tomography. Intensive Care Med. 2004;30(8):1672–5.
29. Tang SC, Huang SJ, Jeng JS, Yip PK. Third ventricle midline shift due to spontaneous supratentorial intracerebral hemorrhage evaluated by transcranial color-coded sonography. J Ultrasound Med. 2006;25(2):203–9.
30. Omar HR, Mirsaeidi M, Shumac J, Enten G, Mangar D, Camporesi EM. Incidence and predictors of ischemic cerebrovascular stroke among patients on extracorporeal membrane oxygenation support. J Crit Care. 2016;32:48–51.
31. Mehta A, Ibsen LM. Neurologic complications and neurodevelopmental outcome with extracorporeal life support. World J Crit Care Med. 2013;2(4):40–7.
32. Ringelstein EB, Droste DW, Babikian VL, Evans DH, Grosset DG, Kaps M, et al. Consensus on microembolus detection by TCD: international consensus group on microembolus detection. Stroke. 1998;29(3):725–9.
33. Marinoni M, Migliaccio ML, Trapani S, Bonizzoli M, Gucci L, Cianchi G, et al. Cerebral microemboli detected by transcranial doppler in patients treated with extracorporeal membrane oxygenation. Acta Anaesthesiol Scand. 2016;60(7):934–44.
34. Fanelli V, Mazzeo AT, Battaglini I, Caccia S, Boffini M, Ricci D, et al. Cerebral autoregulation in patients treated with V-V ECMO for severe ARDS. Intensive Care Med Exp. 2015;3(Suppl 1):A509–3.
35. O'Brien NF, Hall MW. Extracorporeal membrane oxygenation and cerebral blood flow velocity in children. Pediatr Crit Care Med. 2013;14(3):e126–34.
36. Zamora CA, Oshmyansky A, Bembea M, Berkowitz I, Alqahtani E, Liu S, et al. Resistive index variability in anterior cerebral artery measurements during daily transcranial duplex sonography: a predictor of cerebrovascular complications in infants undergoing extracorporeal membrane oxygenation? J Ultrasound Med. 2016;35(11):2459–65.
37. Kredel M, Lubnow M, Westermaier T, Müller T, Philipp A, Lotz C, et al. Cerebral tissue oxygenation during the initiation of venovenous ECMO. ASAIO J. 2014;60(6):694–700.
38. Marinoni M, Cianchi G, Trapani S, Migliaccio ML, Bonizzoli M, Gucci L, et al. Retrospective analysis of transcranial doppler patterns in veno-arterial extracorporeal membrane oxygenation patients: feasibility of cerebral circulatory arrest diagnosis. ASAIO J.

2018;62(2):175–82.
39. Hagen PT, Scholz DG, Edwards WD. Incidence and size of patent foramen ovale during the first 10 decades of life: an autopsy study of 965 normal hearts. Mayo Clin Proc. 1984;59(1):17–20.
40. Mekontso Dessap A, Boissier F, Leon R, Carreira S, Campo FR, Lemaire F, et al. Prevalence and prognosis of shunting across patent foramen ovale during acute respiratory distress syndrome. Crit Care Med. 2010;38(9):1786–92.
41. Boissier F, Razazi K, Thille AW, Roche-Campo F, Leon R, Vivier E, et al. Echocardiographic detection of transpulmonary bubble transit during acute respiratory distress syndrome. Ann Intensive Care. 2015;5:5.
42. Tobe J, Bogiatzi C, Munoz C, Tamayo A, Spence JD. Transcranial Doppler is complementary to echocardiography for detection and risk stratification of patent foramen ovale. Can J Cardiol. 2016;32(8):986.
43. Vuković-Cvetković V. Microembolus detection by transcranial Doppler sonography: review of the literature. Stroke Res Treat. 2012;2012:382361.
44. Legras A, Dequin PF, Hazouard E, Doucet O, Tranquart F, Perrotin D. Right-to-left interatrial shunt in ARDS: dramatic improvement in prone position. Intensive Care Med. 1999;25(4):412–4.
45. Lui JK, Banauch GI. Diagnostic bedside ultrasonography for acute respiratory failure and severe hypoxemia in the medical intensive care unit: basics and comprehensive approaches. J Intensive Care Med. 2016;32(6):355–72.
46. Goffi A, Kruisselbrink R, Volpicelli G. The sound of air: point-of-care lung ultrasound in perioperative medicine. Can J Anaesth. 2018;65(4):399–416.
47. Kruisselbrink R, Chan V, Cibinel GA, Abrahamson S, Goffi A. I-AIM (indication, acquisition, interpretation, medical decision-making) framework for point of care lung ultrasound. Anesthesiology. 2017;127(3):568–82.
48. Mayo PH, Copetti R, Feller-Kopman D, Mathis G, Maury E, Mongodi S, et al. Thoracic ultrasonography: a narrative review. Intensive Care Med. 2019;45(9):1200–11.
49. Vieillard-Baron A, Millington SJ, Sanfillipo F, Chew M, Diaz-Gomez J, McLean A, et al. A decade of progress in critical care echocardiography: a narrative review. Intensive Care Med. 2019;45(6):770–88.
50. Bilotta F, Dei Giudici L, Lam A, Rosa G. Ultrasound-based imaging in neurocritical care patients: a review of clinical applications. Neurol Res. 2013;35(2):149–58.
51. Volpicelli G, Elbarbary M, Blaivas M, Lichtenstein DA, Mathis G, Kirkpatrick AW, et al. International evidence-based recommendations for point-of-care lung ultrasound. Intensive Care Med. 2012;38(4):577–91.
52. Pivetta E, Goffi A, Lupia E, Tizzani M, Porrino G, Ferreri E, et al. Lung ultrasound-implemented diagnosis of acute decompensated heart failure in the ED: a SIMEU multicenter study. Chest. 2015;148(1):202–10.
53. Lichtenstein DA, Mezière GA. Relevance of lung ultrasound in the diagnosis of acute respiratory failure: the BLUE protocol. Chest. 2008;134(1):117–25.
54. Volpicelli G, Mussa A, Garofalo G, Cardinale L, Casoli G, Perotto F, et al. Bedside lung ultrasound in the assessment of alveolar-interstitial syndrome. Am J Emerg Med. 2006;24(6):689–96.
55. Yousefifard M, Baikpour M, Ghelichkhani P, Asady H, Shahsavari Nia K, Moghadas Jafari A, et al. Screening performance characteristic of ultrasonography and radiography in detection of pleural effusion, a meta-analysis. Emerg (Tehran, Iran). 2016;4(1):1–10.
56. Reissig A, Copetti R, Mathis G, Mempel C, Schuler A, Zechner P, et al. Lung ultrasound in the diagnosis and follow-up of community-acquired pneumonia: a prospective, multicenter, diagnostic accuracy study. Chest. 2012;142(4):965–72.
57. Alrajab S, Youssef A, Akkus N, Caldito G. Pleural ultrasonography versus chest radiography for the diagnosis of pneumothorax: review of the literature and meta-analysis. Crit Care. 2013;17(5):R208.
58. Pivetta E, Goffi A, Nazerian P, Castagno D, Tozzetti C, Tizzani P, et al. Lung ultrasound integrated with clinical assessment for the diagnosis of acute decompensated heart failure in the emergency department: a randomized controlled trial. Eur J Heart Fail. 2019;21(6):754–66.
59. Merenkov VV, Kovalev AN, Gorbunov VV. Bedside lung ultrasound: a case of neurogenic pulmonary edema. Neurocrit Care. 2013;18(3):391–4.
60. Williamson CA, Co I, Pandey AS, Gregory Thompson B, Rajajee V. Accuracy of daily lung ultrasound for the detection of pulmonary edema following subarachnoid hemorrhage. Neurocrit Care. 2016;24(2):189–96.
61. Bentzer P, Griesdale DE, Boyd J, MacLean K, Sirounis D, Ayas NT. Will this hemodynamically unstable patient respond to a bolus of intravenous fluids? JAMA. 2016;316(12):1298–309.
62. Vignon P, Repessé X, Begot E, Léger J, Jacob C, Bouferrache K, et al. Comparison of echocardiographic indices used to predict fluid responsiveness in ventilated patients. Am J Respir Crit Care Med. 2017;195(8):1022–32.

第 5 部分

神经重症监护室病理学和临床应用

第 15 章

脑内血肿、脑中线移位、脑积水

Pedro Kurtz, Daniel Paes de Almeida dos Santos, Ivan Rocha Ferreira da Silva

15.1 引言

目前,TCD 和 TCCD 检查在神经危重症监护中的临床运用已经得到广泛研究。TCCD 方法包括脑部二维超声成像与脑血流多普勒分析两部分。TCCD 在文献中也被称为经颅双功能超声(TDS)、经颅彩色编码超声(TCCS)等其他名称。在本书中,我们使用 TCCD 这一名称。虽然 TCD 和 TCCD 这两种颅脑超声检查在脑出血患者中的运用不如在蛛网膜下腔出血或脑死亡患者中运用广泛,但近年来,有关 TCD 和 TCCD 的监测作用逐渐得到关注,相关研究逐步增多。此外,随着普通床旁超声检查的发展和超声技术的进步,其临床适应证的范围逐步扩大,临床监测参数也逐步增加。本章主要阐述了 TCD 和 TCCD 在脑出血和颅内高压神经危重症患者中的临床应用。

任何患者出现急性发作性头痛、癫痫、局灶性神经功能缺损和(或)精神异常等症状时,都应怀疑自发性脑出血。及时评估和即刻行神经系统影像学检查(CT 或 MRI)对于区分缺血性和出血性脑卒中至关重要。早期脑出血患者管理包括控制血压、逆转凝血功能障碍、决定是否具有手术清除血肿的指征,以及评估、治疗颅内高压[1,2]。TCD 和 TCCD 作为一种无创床旁检查工具,在诊断和管理幕上脑出血中可能具有重要作用。经颅多普勒超声检查可以显示脑实质结构异常,估测血肿体积和观察脑中线移位等间接征象(图 15.1)[3,4]。此外,TCD 可以进行颅内血流动力学监测,有助于预测 ICH 的增加和整体颅内压升高,如图 15.2 所示[5,6]。超声造影新技术的运用在未来可能实现对大脑微循环的观察,将进一步扩大超声的应用前景[7]。因此,在 TCD 和 TCCD 指导下的并发症评估,如无创性颅内高压的监测、血肿扩大的检测、脑血流自调节的检测,以及对团块占位效应恶化征象的连续评估,可以整合到对 ICH 患者重症监护管理的多模态方法中。

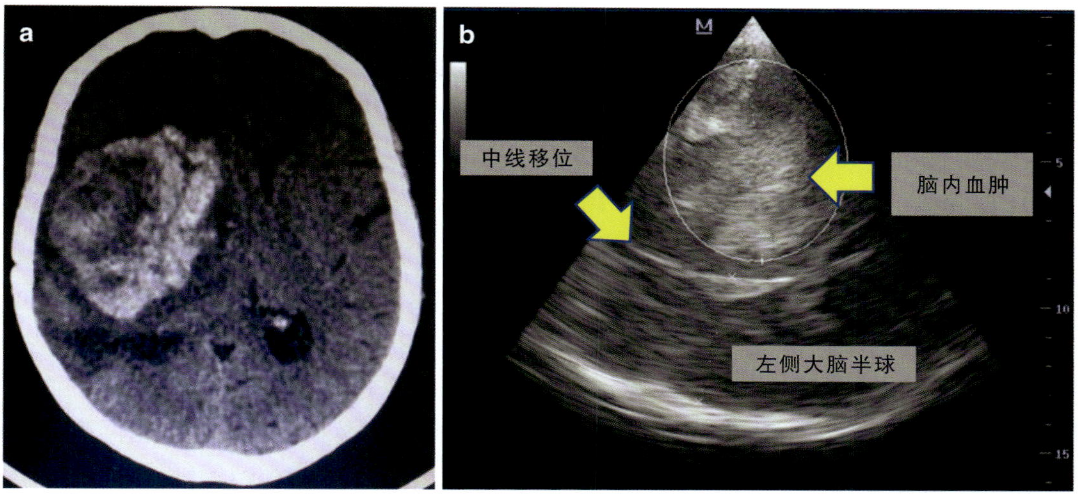

图 15.1　(a)CT 图像显示右侧大脑半球大面积自发性脑出血。(b)经左侧颞窗超声图像显示大面积脑内血肿和中线移位。

15.2 大脑血流动力学

15.2.1 搏动指数、血流速度和脑血流自调节

数十年来,经颅多普勒已在神经系统危重症和脑卒中患者中广泛应用。主要用于缺血性脑卒中患者颅内动脉闭塞和狭窄的检测,以及蛛网膜下腔出血后血管痉挛的诊断和监测[8,9]。尽管既往有关研究相对较少,但仍有少数几篇文章和综述研究了 TCD 相关参数在脑出血患者中的应用。这些参数包括搏动指数;收缩期、舒张期和平均血流速度(BFV),以及有关脑血流自调节的多种分析,以上参数可运用 TCD 通过颞窗测量大脑中动脉来获得。

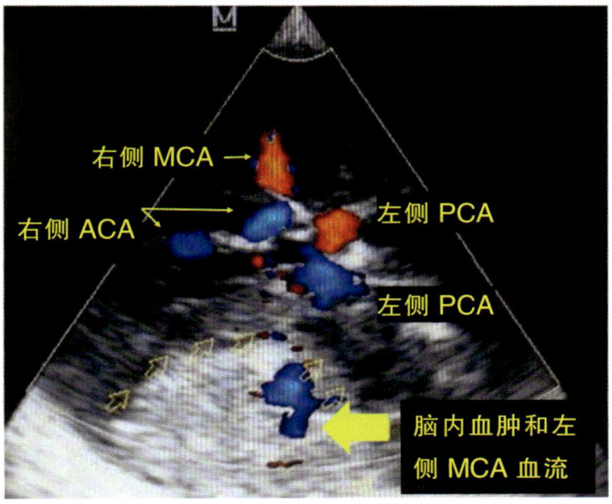

图 15.2　经颅彩色多普勒超声通过右侧颞窗显示左侧大脑半球脑内血肿。空箭头显示脑内血肿。MCA,大脑中动脉;ACA,大脑前动脉;PCA,大脑后动脉。

搏动指数由 Gosling 和 King 在 1974 年首次提出,是描述和量化收缩期与舒张期血流速度之间关系的参数[10]。PI 的正常参考值范围为 0.7~1.2,并随着外周血管阻力增加导致舒张期血流速度降低而升高。20 多年来,PI 作为大脑顺应性降低、颅内高压及预后不良的无创性指标已经得到广泛运用[11]。各种前瞻性研究表明,PI 的早期变化可能与 CT 图像表现(如血肿体积和中线移位)和颅内高压相关,也可能与不良预后相关[5,12,13]。尽管这些发现的临床适用性仍然存在争议,但数据表明,发病第一周的早期 TCD 检查及随访可能在早期发现精神状态恶化和颅内压进展方面

比重复CT和临床检查方法更有价值，特别是在没有侵入性颅内压监测的中至重度患者中。

最新的一项研究分析了TCD参数结合脑电图(EEG)的多模式预测方法对评估ICH预后的价值。在这项前瞻性研究中，纳入了49例来自中国的ICH患者，研究者采用不同的功率、振幅和频率分析组合来评估定量脑电图，并运用经颅多普勒评估平均血流速度和搏动指数。结果表明，在低频和高频定量EEG(δ/α功率比值，DAR)、搏动指数均为半年死亡率的独立预测因子，两者相结合，对长期生存率具有更好的预测能力，ROC曲线下面积达0.95[14]。这些研究表明，ICH患者在ICU住院期间尽早进行多模式无创性检测可能有助于对死亡或长期依赖风险的评估。此外，我们还需要更多的数据来提高对患者不良预后潜在的认识。

脑血流自调节是另一个TCD相关的功能参数，进一步提供了脑出血患者的脑血流速度（尤其是舒张末期）和搏动指数信息[6]。CA的状态在脑出血急性期对血压管理具有潜在影响，因为积极降压可以限制血肿扩大，但也可能会导致大脑低灌注，这取决于脑血流自调节的能力。

脑血流自调节可以通过TCD脑血流监测的多种方法获得，其分为静态脑血流自调节(sCA)和动态脑血流自调节(dCA)。静态脑血流自调节是通过TCD测量基线血流速度来评估，以及检测其对血压诱导变化的反应。动态脑血流自调节主要是反应自发性血压波动，以及相关脑灌注压变化瞬间，可通过TCD测量的血流速度来计算获得。在ICH患者的临床研究中，动态脑血流自调节既可以通过平均血流指数(Mx)，又可以通过传递函数分析(TFA)来进行评价。平均血流指数是基于血压和大脑中动脉平均流速测量的脑自调节指标，传递函数分析参数主要包括相位和增益。总之，平均血流指数是根据每分钟动脉血压和大脑中动脉平均血流速度的动态线性相关性来监测脑血流自调节。另一方面，相位和增益分别反映了自调节响应的速度和动态调节的阻尼特性。

目前大多数研究都集中在通过平均血流指数(平均动脉血压与大脑中动脉平均流速的相关系数)和相位/增益等参数评估脑出血患者动态脑血流自调节功能。数据表明，脑血流自调节受损与较大的血肿体积、脑室内出血、全身性低血压和功能预后独立相关[15,18]。最近一项Meta分析纳入了8项研究，包括293例ICH患者，并对脑血流自调节进行了评估。研究结果综合分析证实，较高的Mx和较低的时相(CA受损的标志)与血肿体积和较差的神经状态相关。与对照组相比，Meta分析还发现脑出血后大脑中动脉的平均BFV显著降低[19]。作者认为，较低的BFV和CA受损可能与积极降压治疗有关，在未来脑出血患者的临床血压管理研究中应加以重视。

15.3 脑内血肿

近年来在一般危重病中心，床旁超声检查开始受到重视。尽管TCD已被纳入一些神经危重病患者的日常评估，但额外的床旁脑部二维超声成像能够提供重要的信息，对指导临床医生的床旁患者管理仍具有很大潜力。此类临床应用场景主要发生在ICH患者的管理中，运用二维颅脑超声成像关注血肿扩大、肿块效应和颅内高压的迹象(图15.1和图15.2)。

20 多年前,已有研究发现 TCCD 能够可靠地检测脑内血肿,并在出现急性神经症状的患者中区分出血性脑卒中和缺血性脑卒中[20,21]。在一份包括 151 例患者的早期报告中,尽管 12%的患者没有可行的声窗,但与 CT 结果相比,TCCD 正确诊断了 95%的急性脑卒中患者的病因。此外,超声能够识别 85%的患者的脑卒中相关并发症,如中线移位和缺血性脑卒中的出血性转化。尽管这些结果令人惊喜,但急诊 CT 的广泛运用可能阻止了 TCCD 的特定适应证在临床实践中的进一步研究和应用[20]。

在一项对 35 例自发性脑出血患者的前瞻性研究中,作者比较了 CT 和 TCCD 测量的血肿体积。两种方法评估血肿体积和中线移位的结果具有良好的一致性和相关性(r=0.79;P<0.001 和 r=0.83;P<0.001)。通过 TCCD 估测的血肿体积与脑出血后早期神经功能恶化和死亡率独立相关[22]。同时,另一项包括 34 例脑出血患者的小队列研究对 TCCD 评估初始血肿体积和早期血肿扩大进行了分析,TCCD 和 CT 两者测值之间有良好的相关性。TCCD 检测到 26%的患者有血肿增长,所有直径(包括纵向、矢状和冠状面)的相关系数为 0.88(95% CI,0.8~0.937)[23]。最近报道了一项类似的初步验证研究,将超声评估的幕上脑出血容量与 CT 进行比较,这项包括 40 例患者的前瞻性研究证实,两种方法在血肿体积测定、ICH 评分计算和结果预后方面均具有良好的相关性(P=0.79)[24]。

很少有研究评估 TCCD 检测缺血性脑卒中出血性转化(HT)的能力。在一项包括 55 例大面积缺血性脑卒中患者的研究中,20 例患者出现出血性转化,TCCD 检测出血性转化具有较高的敏感性和特异性 (分别为 90%和 97.4%)[25]。最近一项初步研究评估了使用超声灌注成像(UPI)来提高检测脑出血,以及区分自发性脑出血和缺血性脑卒中后出血性转化的能力。对 12 例有实质血肿的患者在脑卒中后第一周进行了两次分析,并在使用超声对比剂前后进行了 TCCD 检查。普通的 TCCD 能充分识别血肿,但估计的体积并不准确。超声造影对比图像可以优化体积测量和计算错配指数,即非对比回声和对比灌注缺损之间的关系。此外, 错配指数可以正确区分自发性 ICH 和 HT[7,26]。

正如上述研究所证实,使用 TCCD 评估脑出血患者的经验仍局限于专门的中心和研究组。然而,现有的数据支持 TCCD 作为一种检测脑出血和缺血性脑卒中后可能的出血性转化的可靠方法,并运用于临床。大多数现有的研究虽然规模不大,但也证实了血肿的体积估计与 CT 得到的数据相当。因此,我们建议将 TCCD 纳入对脑卒中患者的多模式临床和影像监测方法。在最初的 CT 确认为 ICH 后,应进行基线 TCCD 检查并分析血肿体积,在 ICH 的急性期应定期重复随访 TCCD 检查。尽管到目前为止,血肿扩张具体发生过程不详,但动态评估可以发现脑内血肿患者的早期血肿扩张(EHE)。在一项小型研究中,作者证明与后续的 CT 相比,TCCD对 EHE 有良好的体积估计,最大绝对体积偏差在 7mL 以内[27]。因此,作者认为连续的 TCCD 能可靠地检测出症状发生后的前 8 小时内发生的血肿扩张。

最后,基线和后续的 TCCD 检查不会取代 CT,相反,超声评估中的动态变化会促使紧急行其他神经影像学检查,以评估血肿的扩大。

15.4 中线移位

通过 TCCD 测量颅骨两侧与第三脑室中心的距离可以评估中线移位，通常使用 2~4MHz 探头经颞窗测量，如图 15.1 所示。这种方法最初由 Seidel 等在 1995 年提出，调节深度为 16cm，然后按照眶耳线进行扫描。以蝶形脑干为定位标志，将探头向上倾斜约 10°，获得第三脑室的最大横径。为了评估侧脑室中部的最大伸展度，超声束必须倾斜约 25°[28,29]。

一些研究已经证明了 TCCD 与 CT 有良好的相关性[30]。在一项前述引用的最新研究中，ICH 患者通过 TCCD 测量的中线移位与 CT 测量的 MLS 具有良好的相关性（r=0.83，P<0.001）[22]。一项前瞻性的单中心研究（主要由脑外伤患者组成）发现，TCCD 和 CT 的相关系数为 0.65（P<0.001），用 TCCD 检测明显的（>5mm）MLS 的 ROC 曲线下面积为 0.86（95% CI=0.74~0.94）。当采用 0.35cm 作为截断值时，敏感性为 84.2%，特异性为 84.8%，阳性似然比为 5.56[31]。一项来自中国台湾地区单中心的 ICH 患者研究发现，TCCD 测量的血肿体积与 MLS 之间存在良好的线性相关性（0.81；P<0.01），而且 TCCD 测量的 MLS 在检测大体积 ICH 方面比搏动指数具有更高的敏感性和特异性（如果 MLS≥2.5mm，准确率为 0.82）[32]。此外，在急性缺血性脑卒中伴恶性脑水肿的患者中，CT 图像和 TCCD 在评估 MLS 方面也有类似的相关性[33,34]。

MLS 的 TCCD 评估可能有助于对神经危重患者的结果预测。一项由 68 例 ICH 患者组成的大型队列研究表明，在发病的前 14 天内，由 TCCD 测量的 MLS 与其他严重程度的指标（血肿体积、NIHSS 评分）相关。此外，MLS 在 4.5~7.5mm 范围内与治疗失败有关，12mm 的截断值可区分幸存者和非幸存者（ROC 曲线下面积为 0.96，敏感性为 69%，特异性为 100%）[3]。

除了估计血肿体积和随访外，我们建议对急性颅内病变继发有明显占位效应的患者进行 MLS 监测，因为这些患者继发有神经功能恶化、脑水肿和颅内高压的高风险。对于临床检查无变化的患者，重复 TCCD 检查是一种有价值的无创工具。MLS 的动态变化提示紧急行 CT，以指导进一步的临床或外科治疗，以及更密集的有创监测。

15.5 其他参数和应用

15.5.1 脑积水

在 TCCD 上测量第三脑室的扩张与 CT 有良好的相关性。在评估第三脑室扩张时，应在间脑平面或脑室平面，从内缘到内缘进行第三脑室测量。通过 TCCD 测量的侧脑室扩张似乎与 CT 没有很好的相关性，这主要是因为观察这种结构所需的超声束倾角很大。然而，在特定的临床情况下重复测量仍然是有价值的。在一项对 37 例出血性脑卒中（ICH 和 SAH）患者的研究中，作者评估了脑室引流管夹闭前后的侧脑室宽度。研究发现，TCCD 得出的宽度的临界值为 5.5mm，ROC 曲线下面积为 0.97，可以预测是否需要重新开放引流管[35]。虽然需要更多的数据来保证其安全性，但这种方法有可能在管理脑室外引流时取代重复 CT。在新生儿和婴儿中，使用超声检查直接测量脑室大小很普遍，因为超声波可以穿透开放的囟门，并提供高质量的成像。但在成年患者中，这种做法的难度很大，在脑积水患者中使用超声测量脑室大小仅限于术中或术后颅骨缺陷的患者。在一组15 例因不同适应证（包括肿瘤、动脉瘤、脓肿等）而接受开颅手术的成年患者中，88%的患者在术后即刻通过颅骨缺损测量脑室大小，并发现 4 例患者有脑积水表现[36]。

一项对 29 例成年脑积水患者进行 TCCD 监测的研究显示，术前搏动指数升高，分流后PI 显著改善，并且这一发现在 ICP≥35mmHg的患者中更明显[37]。最后，在一项包括 23 例分流性脑积水患儿的研究中发现，使用超声测量的视神经鞘直径可以对继发于分流功能障碍的颅内压升高进行分类。行脑室分流术后颅内压正常患者的平均视神经鞘直径为2.9mm（SD：0.5）；颅内压升高的患者的平均视神经鞘直径为 5.6mm(SD：0.6)($P<0.0001$)[38]。

15.5.2 硬膜下血肿

超声检查可以测量硬膜下血肿（SDH）的宽度和范围。在一项包括 47 例已被 CT 确诊的急性或慢性硬膜下血肿患者的研究中发现，TCCD 和 CT 测量硬膜下血肿的范围具有很高的相关性（r=0.962）。对需要手术清除的患者，TCCD 测量在预测手术干预方面的敏感性约为 91%，特异性为93.8%（$P<0.001$）[39]。一项包括 32 例慢性硬膜下血肿患者的前瞻性研究中，术前和术后使用 TCCD 测量了中线移位，研究结果中Bland–Altman 图没有显示任何数据的系统性偏差，同时线性回归显示手术前后颅脑 CT 和 TCCD 测量结果间存在显著的相关性[40]。

15.5.3 脑静脉流量评估

一些研究表明，TCD 和 TCCD 技术可以评估大脑静脉流量。此外，静脉血流动力学在颅内高压的无创评估中可能发挥重要作用[41]。在最近一项包括 87 例原发性脑出血患者的单中心研究中，计算了颈内静脉、椎静脉、罗森塔尔基底静脉、直窦和双侧横窦的静脉流量参数，并分析了静脉血流动力学与预后的关系。作者在多变量分析中发现，基于血管流速和横截面直径测量而计算获得的颈内静脉时间平均速度和血流体积与较差的预后独立相关。此外，在最近另一组研究中，对 64 例需要有创颅内压监测的各种原发性脑损伤患者进行了 445 次超声检查。在广泛的超声评估后，这些参数显示视神经鞘直径和直窦收缩期流速（FVsv）与颅内压相关性最高，并比搏动指数和动脉舒张期流速具有更好的准确性。ONSD 和 FVsv 两者相结合与侵入性 ICP 的相关性最好（P=0.80），并能很好地识别20mmHg 以上的颅内高压的发生（ROC 曲线下面积 0.93，95%CI，0.90~0.97，P=0.0）[42]。尽管通过 TCCD 进行脑静脉流量评估的数据仍然有限，但测量结果具有可行性和可重复性。我们需要更多的研究来探索监测静脉流量变化在颅内压无创评估中的临床应用。

15.6 结论

TCD 和 TCCD 作为无创性床旁监测工具，在神经危重症监护中有重要作用（表15.1）。然而，TCD 和 TCCD 在 ICH 患者中仍然未得到充分利用。与 CT 相比，现有数据认为基于超声的血肿体积测量和中线移位评估具有准确性，但是，TCD 和 TCCD 在 ICH 患者中仍然未得到充分利用。此外，脑自调节功能受损、舒张末期 BFV 降低和搏动指数与神经功能恶化和预后不良相关。因此，我们认为应将颅脑超声纳入自发性 ICH 后的多模式神经

表 15.1 脑出血后颅脑超声检查的临床应用

TCD 和 TCCD 衍生的参数		要点	实际应用
血流动力学结果	搏动指数	PI 升高是 ICH 后颅内高压导致脑血流动力学损害的替代标志	ICH 和意识改变患者的无创 ICP 监测
	脑血流自调节	CA 受损与较大的血肿量、ICP 升高的征象和不良预后相关	CA 受损的患者更可能病情恶化，需要更严格的血压控制；CA 可能为预后提供信息
超声图像	血肿体积评估	与脑出血后早期 CT 相比，具有良好的重复性	后续床旁 TCCD 随访有利于早期发现血肿的扩大
	中线移位	与 CT 相比，超声评估 MLS 具有良好的重复性	有利于对脑水肿的恶化或较大血肿的肿块效应进行连续评估
	脑积水	在评估第三脑室和侧脑室的大小方面可与 CT 媲美	可对有分流或脑室引流的患者进行脑室大小的随访检查

ICP，颅内压；TCD，经颅多普勒；TCCD，经颅彩色多普勒；ICH，脑出血。

监测方法中。连续的 TCD/TCCD 检查可能比临床表现或程序化的后续 CT 更早发现血肿体积的扩大、PI 的增加和中线移位的加重。同时，通过超声获得的结构和血流动力学信息可以指导更多的侵入性监测和更早的手术干预。同时，我们也需要更多的数据来评估实施这种策略后管理的变化和对预后的潜在影响，但这不应该阻止神经科医生在脑出血后加强对颅脑超声检查的运用。

15.7 展望

颅脑超声检查是一个不断发展的领域，在不久的将来，技术的进步和培训的改进可能对 TCD/TCCD 的临床研究和实际应用产生巨大影响。例如，使用对比增强超声灌注成像可能会允许在缺血性脑卒中和创伤性脑损伤等不同情况下进行复杂的血流动力学和灌注评估。在未来，瞳孔测量、无创颅内压波形、定量 EEG 和颅脑超声等无创工具的结合，可能为 ICU 医生提供急性脑损伤患者的重要信息，以及最优化的脑功能策略，而不是仅针对依赖有创监测的重症昏迷患者。

（周易 译　陈佳 校）

参考文献

1. Gross BA, Jankowitz BT, Friedlander RM. Cerebral intraparenchymal hemorrhage: a review. JAMA. 2019;321(13):1295–303.
2. Claude Hemphill J 3rd, Lam A. Emergency neurological life support: intracerebral hemorrhage. Neurocrit Care. 2017;27(Suppl 1):89–101.
3. Kiphuth IC, Huttner HB, Breuer L, Schwab S, Kohrmann M. Sonographic monitoring of midline shift predicts outcome after intracerebral hemorrhage. Cerebrovasc Dis. 2012;34(4):297–304.
4. Meyer-Wiethe K, Sallustio F, Kern R. Diagnosis of intracerebral hemorrhage with transcranial ultrasound. Cerebrovasc Dis. 2009;27(Suppl 2):40–7.
5. Marti-Fabregas J, Belvis R, Guardia E, Cocho D, Munoz J, Marruecos L, et al. Prognostic value of pulsatility index in acute intracerebral hemorrhage. Neurology. 2003;61(8):1051–6.
6. Qureshi AI, Ottenlips JR, Colohan AR, Frankel MR. Loss of autoregulation in patients with intracerebral hemorrhage. J Stroke Cerebrovasc Dis. 1995;5(3):163–5.

7. Kern R, Kablau M, Sallustio F, Fatar M, Stroick M, Hennerici MG, et al. Improved detection of intracerebral hemorrhage with transcranial ultrasound perfusion imaging. Cerebrovasc Dis. 2008;26(3):277–83.
8. Sloan MA, Alexandrov AV, Tegeler CH, Spencer MP, Caplan LR, Feldmann E, et al. Assessment: transcranial Doppler ultrasonography: report of the Therapeutics and Technology Assessment Subcommittee of the American Academy of Neurology. Neurology. 2004;62(9):1468–81.
9. Seiler RW, Reulen HJ, Huber P, Grolimund P, Ebeling U, Steiger HJ. Outcome of aneurysmal subarachnoid hemorrhage in a hospital population: a prospective study including early operation, intravenous nimodipine, and transcranial Doppler ultrasound. Neurosurgery. 1988;23(5):598–604.
10. Gosling RG, King DH. Arterial assessment by Doppler-shift ultrasound. Proc R Soc Med. 1974;67(6 Pt 1):447–9.
11. Mayer SA, Thomas CE, Diamond BE. Asymmetry of intracranial hemodynamics as an indicator of mass effect in acute intracerebral hemorrhage. A transcranial Doppler study. Stroke. 1996;27(10):1788–92.
12. Wang W, Yang Z, Liu L, Dornbos D 3rd, Wang C, Song X, et al. Relationship between transcranial Doppler variables in acute stage and outcome of intracerebral hemorrhage. Neurol Res. 2011;33(5):487–93.
13. Kiphuth IC, Huttner HB, Dorfler A, Schwab S, Kohrmann M. Doppler pulsatility index in spontaneous intracerebral hemorrhage. Eur Neurol. 2013;70(3–4):133–8.
14. Chen Y, Xu W, Wang L, Yin X, Cao J, Deng F, et al. Transcranial Doppler combined with quantitative EEG brain function monitoring and outcome prediction in patients with severe acute intracerebral hemorrhage. Crit Care. 2018;22(1):36.
15. Reinhard M, Neunhoeffer F, Gerds TA, Niesen WD, Buttler KJ, Timmer J, et al. Secondary decline of cerebral autoregulation is associated with worse outcome after intracerebral hemorrhage. Intensive Care Med. 2010;36(2):264–71.
16. Nakagawa K, Serrador JM, LaRose SL, Sorond FA. Dynamic cerebral autoregulation after intracerebral hemorrhage: a case-control study. BMC Neurol. 2011;11:108.
17. Oeinck M, Neunhoeffer F, Buttler KJ, Meckel S, Schmidt B, Czosnyka M, et al. Dynamic cerebral autoregulation in acute intracerebral hemorrhage. Stroke. 2013;44(10):2722–8.
18. Ma H, Guo ZN, Liu J, Xing Y, Zhao R, Yang Y. Temporal course of dynamic cerebral autoregulation in patients with intracerebral hemorrhage. Stroke. 2016;47(3):674–81.
19. Minhas JS, Panerai RB, Ghaly G, Divall P, Robinson TG. Cerebral autoregulation in hemorrhagic stroke: a systematic review and meta-analysis of transcranial Doppler ultrasonography studies. J Clin Ultrasound. 2019;47(1):14–21.
20. Maurer M, Shambal S, Berg D, Woydt M, Hofmann E, Georgiadis D, et al. Differentiation between intracerebral hemorrhage and ischemic stroke by transcranial color-coded duplex-sonography. Stroke. 1998;29(12):2563–7.
21. Seidel G, Kaps M, Dorndorf W. Transcranial color-coded duplex sonography of intracerebral hematomas in adults. Stroke. 1993;24(10):1519–27.
22. Camps-Renom P, Mendez J, Granell E, Casoni F, Prats-Sanchez L, Martinez-Domeno A, et al. Transcranial duplex sonography predicts outcome following an intracerebral hemorrhage. AJNR Am J Neuroradiol. 2017;38(8):1543–9.
23. Perez ES, Delgado-Mederos R, Rubiera M, Delgado P, Ribo M, Maisterra O, et al. Transcranial duplex sonography for monitoring hyperacute intracerebral hemorrhage. Stroke. 2009;40(3):987–90.
24. Niesen WD, Schlaeger A, Bardutzky J, Fuhrer H. Correct outcome prognostication via sonographic volumetry in supratentorial intracerebral hemorrhage. Front Neurol. 2019;10:492.
25. Seidel G, Cangur H, Albers T, Burgemeister A, Meyer-Wiethe K. Sonographic evaluation of hemorrhagic transformation and arterial recanalization in acute hemispheric ischemic stroke. Stroke. 2009;40(1):119–23.
26. Niesen WD, Schlager A, Reinhard M, Fuhrer H. Transcranial sonography to differentiate primary intracerebral hemorrhage from cerebral infarction with hemorrhagic transformation. J Neuroimaging. 2018;28(4):370–3.
27. Ovesen C, Christensen AF, Krieger DW, Rosenbaum S, Havsteen I, Christensen H. Time course of early postadmission hematoma expansion in spontaneous intracerebral hemorrhage. Stroke. 2014;45(4):994–9.
28. Kaps M, Seidel G, Dorndorf W. Current status of transcranial color duplex ultrasound in the adult. Ultraschall Med. 1995;16(2):50–9.
29. Seidel G, Kaps M, Gerriets T, Hutzelmann A. Evaluation of the ventricular system in adults by transcranial duplex sonography. J Neuroimaging. 1995;5(2):105–8.
30. Gerriets T, Stolz E, Konig S, Babacan S, Fiss I, Jauss M, et al. Sonographic monitoring of midline shift in space-occupying stroke: an early outcome predictor. Stroke. 2001;32(2):442–7.
31. Motuel J, Biette I, Srairi M, Mrozek S, Kurrek MM, Chaynes P, et al. Assessment of brain midline shift using sonography in neurosurgical ICU patients. Crit Care. 2014;18(6):676.
32. Tang SC, Huang SJ, Jeng JS, Yip PK. Third ventricle midline shift due to spontaneous supratentorial intracerebral hemorrhage evaluated by transcranial color-coded sonography. J Ultrasound Med. 2006;25(2):203–9.
33. Horstmann S, Koziol JA, Martinez-Torres F, Nagel S, Gardner H, Wagner S. Sonographic monitoring of mass effect in stroke patients treated with hypothermia. Correlation with intracranial pressure and matrix metalloproteinase 2 and 9 expression. J Neurol Sci. 2009;276(1–2):75–8.
34. Bertram M, Khoja W, Ringleb P, Schwab S. Transcranial colour-coded sonography for the

bedside evaluation of mass effect after stroke. Eur J Neurol. 2000;7(6):639–46.
35. Kiphuth IC, Huttner HB, Struffert T, Schwab S, Kohrmann M. Sonographic monitoring of ventricle enlargement in posthemorrhagic hydrocephalus. Neurology. 2011;76(10):858–62.
36. Gooding GA, Edwards MS. Hydrocephalus in adults. Ultrasound detection through surgically created cranial defects. Radiology. 1983;148(2):561–2.
37. Rainov NG, Weise JB, Burkert W. Transcranial Doppler sonography in adult hydrocephalic patients. Neurosurg Rev. 2000;23(1):34–8.
38. Newman WD, Hollman AS, Dutton GN, Carachi R. Measurement of optic nerve sheath diameter by ultrasound: a means of detecting acute raised intracranial pressure in hydrocephalus. Br J Ophthalmol. 2002;86(10):1109–13.
39. Niesen WD, Rosenkranz M, Weiller C. Bedside transcranial sonographic monitoring for expansion and progression of subdural hematoma compared to computed tomography. Front Neurol. 2018; 9:374.
40. Cattalani A, Grasso VM, Vitali M, Gallesio I, Magrassi L, Barbanera A. Transcranial color-coded duplex sonography for evaluation of midline-shift after chronic-subdural hematoma evacuation (TEMASE): a prospective study. Clin Neurol Neurosurg. 2017;162:101–7.
41. Schoser BG, Riemenschneider N, Hansen HC. The impact of raised intracranial pressure on cerebral venous hemodynamics: a prospective venous transcranial Doppler ultrasonography study. J Neurosurg. 1999;91(5):744–9.
42. Robba C, Cardim D, Tajsic T, Pietersen J, Bulman M, Donnelly J, et al. Ultrasound non-invasive measurement of intracranial pressure in neurointensive care: a prospective observational study. PLoS Med. 2017;14(7):e1002356.

第 16 章

蛛网膜下腔出血后血管痉挛

MypinderSekhon, Oliver Ayling, Peter Gooderham

16.1 引言

近年来，虽然缺血性脑卒中的发病率有所下降，但在美国，动脉瘤性蛛网膜下腔出血(aSAH)的发病率依然保持在9/10万人左右[1]。此外，蛛网膜下腔出血约占整个脑卒中群体的5%，却有着极高的发病率及死亡率[1-3]。aSAH高发病率可归因于两个主要因素：早期脑损伤及典型的脑血管痉挛[4]。早期脑损伤是由于颅腔内动脉压增高致动脉瘤破裂，进而引起脑实质损伤及颅内高压[2,5]。这些因素共同导致了神经元缺血、炎症级联反应，微血管栓塞、皮层扩散性抑制及神经细胞的凋亡[6,7]。脑血管痉挛是由于动脉瘤破裂后导致脑动脉血管异常收缩，这些都与不良预后相关[8]。此外，aSAH的不良预后还与心脏损伤、肺损伤、系统性炎症反应、电解质紊乱、感染等相关[9]。从广义上讲，aSAH后患者的治疗方法包括早期动脉瘤夹闭，包括显微外科夹闭或血管内弹簧圈栓塞，以及这些患者的重症监护管理，其中大部分致力于预防、检测和治疗脑血管痉挛。本章讨论的焦点是脑血管痉挛的诊断和治疗。

16.2 脑血管痉挛及迟发性脑出血的病理生理学基础

从传统意义上讲，脑血管痉挛被认为是由颅内主要脑血管系统的孤立血管收缩引起的，但导致这种病理生理现象的潜在机制尚不清楚。通常情况下，在蛛网膜下腔出血约72小时后出现脑血管痉挛，并伴有主要脑血管内径的减小[9-11]。脑血管痉挛的风险在初次出血后8~10天达到高峰，通常在发病后3~4周逐渐消失[12]。该时间线表明，脑血管系统发生的病理生理变化，需要数天才能最终导致主要脑血管内径的减小。而这种脑血管阻力的增加是由整体脑血供的减少所致[13]。如果脑供血和脑供氧减少的程度超过脑实质的代谢需求，脑缺血和无氧代谢随之而来[14,15]。这些生化改变最终导致相关的神经元组织和临床神经功能受损，为迟发性脑缺血现象的特有征象[13,16,17]。如果不及时治疗，这种病理生理改变将导致不可逆的神经元细胞丢失和脑梗死[1,18]。

蛛网膜下腔出血患者脑血管痉挛的确切机制可能是多种病理生理学因素共同作用的结果。具体而言，脑血管平滑肌中的钙通道受体信号可能在病理生理学潜在机制中发挥了作用[1,19]。有大量的文献表明，尼莫地平作为动脉内钙通道受体拮抗剂，在脑血管痉挛的治疗中具有临床意义[20]。然而，对钙通道受体拮抗剂治疗无效的脑血管痉挛病例的临床表现，或预防性使用尼莫地平对脑血管痉挛无明显效果者，表明其他病理生理机制也发挥了作用[1,21]。

与脑血管痉挛发作有关的其他机制包括蛛网膜下腔出血后大脑中一氧化氮信号的减少。一氧化氮信号源于周围神经元与脑血管平滑肌之间复杂的相互作用，在控制脑实质内的脑血流中起着重要作用[21]。蛛网膜下腔出血后，含铁血黄素沉积导致循环中一氧化氮及其衍生物的消耗被认为是脑血管痉挛的机制[1]。但是到目前为止，并没有大量的文献支持在治疗或预防血管痉挛时使用一氧化氮类似物。

最后，脑血管系统的一个关键功能是维持血管腔内的自动抗凝功能，以促进脑血流在大血管和微血管中的持续流动。蛛网膜下腔出血患者的病理组织研究表明，在其脑微血管中发现了微血管血栓形成[1,22]。这一发现表明在蛛网膜下腔出血后可能出现了脑血管内皮功能障碍，微血管血栓形成，导致了血管管腔减小，脑血流量减少，并可能使氧气的输送减少，最终导致迟发性脑缺血的发生。

16.3 脑血管痉挛及迟发性脑出血的诊断

我们对脑血管痉挛的病理生理学最新进展的理解，很大程度上证明了药物预防大动脉血管痉挛并不能得到临床症状的改善，因此人们开始使用迟发性脑缺血（DCI）一词，而不是“血管痉挛”[1]。从技术上讲，血管痉挛是一种影像学描述，而DCI是包括血管痉挛的广义术语。DCI是一种排除诊断，指在排除了其他可能导致神经功能恶化的原因后，考虑可能与缺血有关的持续性神经功能恶化[1,6]。在发生迟发性神经功能恶化时，需要完成CT平扫和血管造影CT[1,5,23]。DCI与动脉血管痉挛高度相关，但必须排除脑水肿、动脉瘤再出血、脑积水、癫痫发作、感染和电解质异常（尤其是低钠血症）等。从实际意义上讲，DCI和血管痉挛是同义词，尽管两者可以独立发病，但当排除其他致病因素后，动脉血管痉挛是引起DCI的原因。大约70%的患者发生aSAH后可出现动脉血管痉挛的影像学证据[2]。然而，影像学表现为血管痉挛的患者中仅有一半会出现症状，而这一半有症状的患者中仅有一半会发展为脑梗死[1,2]。这可能是因为大脑血流和灌注的减少仅与严重的影像学血管痉挛相关。因此，动脉血管痉挛的准确诊断至关重要，原因有二：aSAH后的治疗措施针对血管痉挛，有必要排除影像检查发现血管痉挛但无症状的患者，因为这部分患者不会从治疗中受益。影像学血管痉挛是一个术语，指患者有血管痉挛影像学表现但无动脉狭窄引起的临床症状[24]。血管痉挛可能在aSAH发作后3天开始发展，平均最大狭窄发生在第7天，并可持续14天，10天后很少发生[1]。

血管痉挛可通过临床和影像学诊断。入院时，可以用改良的 Fisher 评分法预测血管痉挛的风险，该评分法表明蛛网膜下腔血容量越大，症状性血管痉挛的发生率越高。通过一系列神经学检查进行临床评估来检测是否存在新的局灶性神经功能缺损是诊断 DCI 的基础。新发神经功能缺损通常是渐进性的，应指在同步影像学研究中发现有血管痉挛证据的血管区域(例如，新发左旋前肌缓慢移动与右大脑中动脉血管痉挛的影像学证据)[1,11,21]（图 16.1）。

16.4 经颅多普勒原理

经颅多普勒作为一种用于确认临床血管痉挛存在的支持手段，长期以来在检测脑血管痉挛方面发挥着核心作用[23]。TCD 利用多普勒效应原理，该原理包括从接收器发射和接收声波，以检测可压缩容器内流体的流速[25]。声源发出的声波会被血管内运动的组织成分反射，主要是红细胞[26]。然后，声波返回到接收器的参数可以计算血管内的血液流动速度，提供脑血流的方向和流量[27]。

利用 TCD 在脑血管内的特定声窗和脑血管解剖学知识，操作员可以确定已定位的特定血管，并分析其相应的流速。TCD 临床实践中使用的常规声窗包括颞窗、枕窗、眼窗和颌下窗[28,29]。最常用的颞窗用于探查大脑中动脉、大脑前动脉、大脑后动脉。超过 80%的蛛网膜下腔出血患者可以对这些动脉进行充分的超声检查[30]。近端大脑前动脉和大脑后动脉也很容易从颞窗进入[31,32]。不太常见的是，

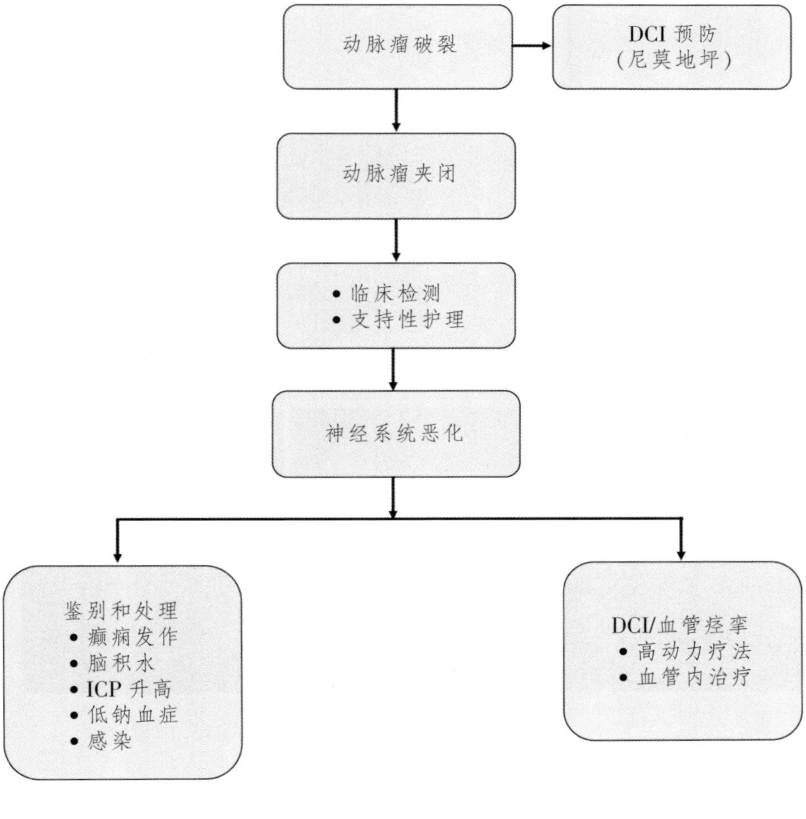

图 16.1 图像显示血管痉挛的大脑中动脉血流速度、血管造影和脑灌注扫描。

枕窗和眼窗分别用于评估远端大脑后动脉和大脑前动脉。颌下窗提供进入颈内动脉的通道，它为解释主要脑动脉的颅内速度动力学提供了速度参考[30]。TCD 是无创性的，可以在床旁进行，可以重复评估颅内血管的血流速度。TCD 提供基于血流速度，进行脑动脉狭窄的间接测量。一般来说，血流速度在 120~200cm/s 表示血管痉挛，较高的血流速度与较高程度的动脉狭窄相关[28,32,33]。尽管 TCD 很简单，但它很容易受到血压波动，从而影响测量，在评估远端颅内血管系统方面表现不佳，从而导致假阳性或假阴性，并且需要熟练的操作者进行操作。

主要脑血管的血流加速提示蛛网膜下腔出血后出现脑血管痉挛；然而，脑充血也可以解释这一发现[26]。因此，参考主要脑血管的同时速度来分析颈内动脉中的血流速度，可以对脑血管痉挛的存在提供宝贵的见解。具体而言，Lindegaard 指数可用于检测大脑中动脉和前动脉内血管痉挛的严重程度，并对其进行分级。Lindegaard 指数以大脑中动脉或前动脉速度为分子，颅外颈动脉速度为分母计算[34]。指数值为 3~4 时表示轻度血管痉挛，4~6 表示中度血管痉挛，>6 表示重度血管痉挛[35]。大脑后动脉由于其解剖结构的差异，未用于分析 Lindegaard 指数（图 16.2）。

16.5 脑血管痉挛鉴别诊断

在重症监护病房，由于患者可能需要镇静和通气，通常无法进行神经系统检查；因此，检测血管痉挛的成像方式至关重要。经颅多普勒、CT 和数字减影血管造影，以及 CT 灌注是评估 DCI 的存在和影响的有效方法[5,23]。

基于导管的数字减影血管造影是检测脑

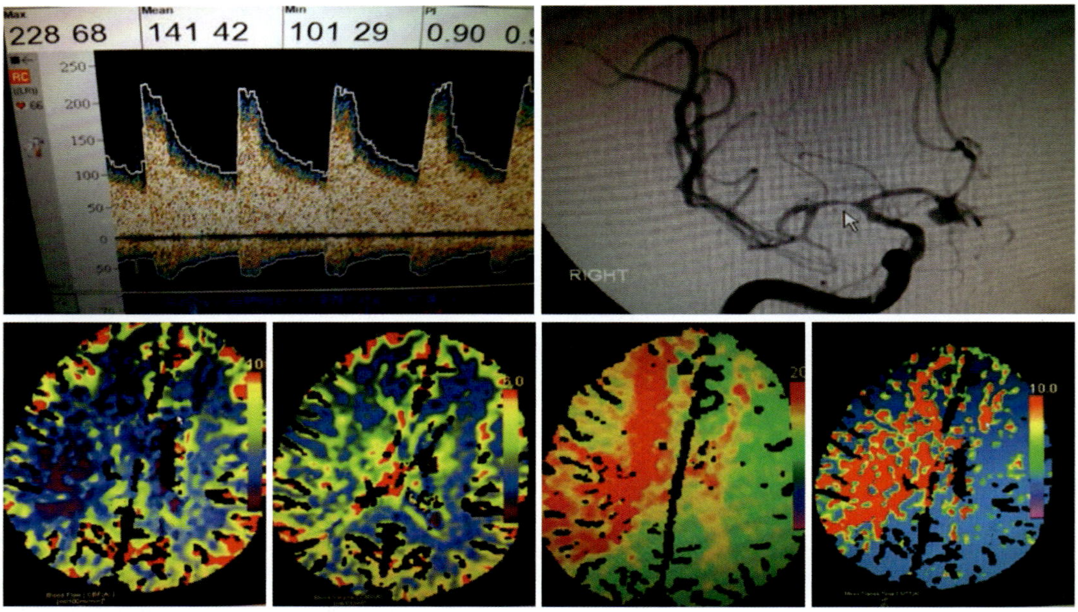

图 16.2 经颅多普勒显示大脑中动脉血流速度增加，与血管痉挛相一致，这也可在血管造影中检测到。CT 灌注显示 MTT 和 TTD 延长，脑血流减少，血容量保持不变。

血管痉挛的金标准，然而，血管造影 CT 在很大程度上取代了它，因为两种检测血管狭窄的方法之间有很强的相关性，并且都显示出很高的阴性预测值[20,36]。此外，由于血管造影 CT 的较低风险和易使用性，使其成为评估危重患者血管痉挛最实用的方法。建议在 aSAH 后 3~5 天常规使用血管造影 CT 来评估血管痉挛，尤其是对不能确诊的患者。在血管造影上，与基线成像相比，血管痉挛分类为：轻度，<25%；中度，25%~50%；重度，>50%[2]。CT 灌注扫描越来越多地用于评估脑血流的功能状态，因为它检测到皮质区域血流减少（提示缺血）和血容量显著减少（完全性梗死）[23]。CT 灌注扫描与血管造影 CT 相比，具有更高的辐射剂量和更长的扫描时间。最新的 Meta 析数据表明，与导管血管造影相比，CT 灌注在检测血管痉挛方面具有较高的特异性（93%）和敏感性（74%）[23]。已在该患者群体中使用其他方式来检测血管痉挛，但它们的使用超出了本文的范围（近红外光谱、热扩散流量测定、微透析、血氧饱和度）。

16.6 脑血管痉挛及迟发性脑出血的预防

治疗 aSAH 患者的基础是在神经密集型环境下将生理参数维持在正常范围内。具体来说，患者应充分补充水分，特别注意血钠、血红蛋白、葡萄糖和体温[4,8,11]。此外，动脉瘤夹闭后，血压可维持在轻度高血压状态[13,14]。综合起来，这些因素有可能通过减少水肿、允许充足的氧气输送和降低高代谢状态，为受伤的大脑提供一个支持性的环境。然而，没有高质量的证据表明这些措施可以防止 DCI 或血管痉挛的发生，但可能会减轻其影响。

迄今为止，预防 DCI 的最高质量证据来自一项随机对照试验，该试验表明，服用尼莫地平可显著降低脑梗死的发病率和不良预后。尼莫地平在入院时进行预防性给药并持续 21 天，尽管在发生低血压、因血管痉挛无法维持足够的脑灌注时，可能需要停药[1,21,37]。有趣的是，L 型钙通道拮抗剂尼莫地平不会减少血管造影的血管痉挛，但会改善预后。然而，克拉唑森坦（一种内皮素受体拮抗剂）等药物可降低血管造影血管痉挛的发病率，却不能改善临床预后，这进一步强调了除大血管痉挛以外的其他机制导致 DCI[17,21,22]。其他预防 DCI 的药物，如镁和他汀类药物，已经在大型试验中进行了研究，但目前没有证据支持它们的使用。

16.7 症状性血管痉挛的治疗

由于动脉血管痉挛的 DCI 发病率高，及时治疗至关重要。对有症状的血管痉挛患者采用逐步治疗的方法，一线治疗包括晶体液扩容及诱发高血压，以增加脑灌注和氧合[6,19,24]。传统意义上，这被称为三 H 疗法（高血容量、高血压、血液稀释），但由于血液稀释可能与脑氧合降低有关，因此首选高动力疗法[17,24,38]。因此，晶体液用于维持正常血容量，中心静脉压为 8~10mmHg，红细胞压积>30[14]。诱导性高血压应使血压迅速升高，以解决神经功能缺陷。收缩压超过 200mmHg 的情况并不少见，因此患者有心肌缺血和肺水肿的风险[19]。诱导性高血压只能在动脉瘤夹闭后进行，并使用血管升压药（去甲肾上腺素或肾上腺素）或正性肌力药物（多巴酚丁胺或米力农）。近期研究数据尽管有限，但表明静脉注射米力农可能是治疗血管痉挛的有效药物治疗方法。

大剂量米力农通常与血管升压药联合使用(称为“蒙特利尔方案”),以使平均动脉压达到90mmHg以上[39-48]。高动力治疗的临床疗效应在数小时内出现。如果没有临床疗效或患者无法耐受持续性高血压,那么下一步是使用动脉内钙通道阻滞剂或血管成形术进行血管内治疗。进行基于导管的血管造影以评估血管痉挛的部位,并在狭窄的近端颅内血管上进行球囊血管成形术,通常需使用动脉内血管扩张剂,如维拉帕米[20,36,49,50]。虽然没有关于血管内治疗的随机试验数据,但有来自病例报道的数据表明,对于高动力治疗无反应的患者,血管内治疗作为一种抢救治疗手段是有效的。

16.8 结论

aSAH发生后进行动脉瘤夹闭,之后的大部分临床工作集中在神经重症病房对患者的支持性护理,以维持正常生理参数和优化脑灌注,密切监测DCI症状。尼莫地平可用于预防DCI,而治疗症状性血管痉挛的疗法包括高动力疗法和血管内治疗等方法。

(白 芳 译 李宜蓁 校)

参考文献

1. Macdonald RL. Delayed neurological deterioration after subarachnoid haemorrhage. Nat Rev Neurol. 2014;10(1):44–58.
2. Li K, Barras CD, Chandra RV, et al. A review of the management of cerebral vasospasm after aneurysmal subarachnoid hemorrhage. World Neurosurg. 2019;126:513–27.
3. Lerch C, Yonekawa Y, Muroi C, Bjeljac M, Keller E. Specialized neurocritical care, severity grade, and outcome of patients with aneurysmal subarachnoid hemorrhage. Neurocrit Care. 2006;5(2):85–92. [Internet] [cited 2016 Jul 6] http://www.ncbi.nlm.nih.gov/pubmed/17099253
4. Bederson JB, Connolly ES, Batjer HH, et al. Guidelines for the management of aneurysmal subarachnoid hemorrhage: a statement for healthcare professionals from a special writing group of the Stroke Council, American Heart Association. Stroke. 2009;40(3):994–1025. [Internet] [cited 2015 Mar 2] http://www.ncbi.nlm.nih.gov/pubmed/19164800
5. Van Gijn J, Rinkel GJE. Subarachnoid haemorrhage: diagnosis, causes and management. Brain. 2001;124:249–78.
6. Francoeur CL, Mayer SA. Management of delayed cerebral ischemia after subarachnoid hemorrhage. Crit Care. 2016;20(1):277.
7. Kumar G, Shahripour RB, Harrigan MR. Vasospasm on transcranial Doppler is predictive of delayed cerebral ischemia in aneurysmal subarachnoid hemorrhage: a systematic review and meta-analysis. J Neurosurg. 2016;124(5):1257–64.
8. Rabinstein AA. Critical care of aneurysmal subarachnoid hemorrhage: state of the art. Acta Neurochir Suppl. 2015;120:239–42. [Internet] [cited 2015 Mar 20] http://www.ncbi.nlm.nih.gov/pubmed/25366630
9. Green DM, Burns JD, DeFusco CM. ICU management of aneurysmal subarachnoid hemorrhage. J Intensive Care Med. 2013;28(6):341–54.
10. Treggiari MM, Walder B, Suter PM, Romand J-A. Systematic review of the prevention of delayed ischemic neurological deficits with hypertension, hypervolemia, and hemodilution therapy following subarachnoid hemorrhage. J Neurosurg. 2003;98(5):978–84. [Internet] [cited 2015 Mar 20] http://www.ncbi.nlm.nih.gov/pubmed/12744357
11. Wolf S. Routine management of volume status after aneurysmal subarachnoid hemorrhage. Neurocrit Care. 2011;15(2):275–80. [Internet] [cited 2015 Mar 2] http://www.ncbi.nlm.nih.gov/pubmed/21748500
12. Muroi C, Seule M, Mishima K, Keller E. Novel treatments for vasospasm after subarachnoid hemorrhage. Curr Opin Crit Care. 2012;18:119–26.
13. Treggiari MM. Hemodynamic management of subarachnoid hemorrhage. Neurocrit Care. 2011;15(2):329–35. [Internet] [cited 2015 Mar 20] http://www.ncbi.nlm.nih.gov/pubmed/21786046
14. Treggiari MM, Deem S. Which H is the most important in triple-H therapy for cerebral vasospasm? Curr Opin Crit Care. 2009;15(2):83–6. [Internet] [cited 2015 Mar 20] http://www.ncbi.nlm.nih.gov/pubmed/19276798
15. Treggiari MM, Schutz N, Yanez ND, Romand J-A. Role of intracranial pressure values and patterns in predicting outcome in traumatic brain injury: a systematic review. Neurocrit Care. 2007;6(2):104–12. [Internet] [cited 2014 May 11] http://www.ncbi.nlm.nih.gov/pubmed/17522793
16. Durrant JC, Hinson HE. Rescue therapy for refractory vasospasm after subarachnoid hemorrhage. Curr Neurol Neurosci Rep. 2015;15(2):1–8.
17. Lee KH, Lukovits T, Friedman JA. “Triple-H” therapy for cerebral vasospasm following subarachnoid hem-

orrhage. Neurocrit Care. 2006;4(1):68–76. [Internet] [cited 2015 Mar 20] http://www.ncbi.nlm.nih.gov/pubmed/16498198

18. Nakae R, Yokota H, Yoshida D, Teramoto A. Transcranial doppler ultrasonography for diagnosis of cerebral vasospasm after aneurysmal subarachnoid hemorrhage: mean blood flow velocity ratio of the ipsilateral and contralateral middle cerebral arteries. Neurosurgery. 2011;69(4):876–83.
19. Al-Mufti F, Amuluru K, Damodara N, et al. Novel management strategies for medically-refractory vasospasm following aneurysmal subarachnoid hemorrhage. J Neurol Sci. 2018;390:44–51.
20. Dabus G, Nogueira RG. Current options for the management of aneurysmal subarachnoid hemorrhage-induced cerebral vasospasm: a comprehensive review of the literature. Interv Neurol. 2013;2(1):30–51. [Internet] [cited 2015 Mar 18] http://www.pubmedcentral.nih.gov/articlerender.fcgi?artid=4031782&tool=pmcentrez&rendertype=abstract
21. Keyrouz SG, Diringer MN. Clinical review: prevention and therapy of vasospasm in subarachnoid hemorrhage. Crit Care. 2007;11(4):220.
22. Rowland MJ, Hadjipavlou G, Kelly M, Westbrook J, Pattinson KTS. Delayed cerebral ischaemia after subarachnoid haemorrhage: looking beyond vasospasm. Br J Anaesth. 2012;109(3):315–29.
23. Westermaier T, Pham M, Stetter C, et al. Value of transcranial Doppler, perfusion-CT and neurological evaluation to forecast secondary ischemia after aneurysmal SAH. Neurocrit Care. 2013; [Internet] [cited 2014 Apr 29];(Dci). http://www.ncbi.nlm.nih.gov/pubmed/23982597
24. Meyer R, Deem S, Yanez ND, Souter M, Lam A, Treggiari MM. Current practices of triple-H prophylaxis and therapy in patients with subarachnoid hemorrhage. Neurocrit Care. 2011;14(1):24–36. [Internet] [cited 2015 Mar 20]; http://www.ncbi.nlm.nih.gov/pubmed/20838932
25. Carrera E, Schmidt JM, Oddo M, et al. Transcranial Doppler for predicting delayed cerebral ischemia after subarachnoid hemorrhage. Neurosurgery. 2009;65(2):316–23. discussion 323-4 [Internet] [cited 2014 May 1] http://www.ncbi.nlm.nih.gov/pubmed/19625911
26. Purkayastha S, Sorond F. Transcranial Doppler ultrasound: technique and application. Semin Neurol. 2012;32(4):411–20.
27. White H, Venkatesh B. Applications of transcranial Doppler in the ICU: a review. Intensive Care Med. 2006;32(7):981–94.
28. Rigamonti A, Ackery A, Baker AJ. Transcranial Doppler monitoring in subarachnoid hemorrhage: a critical tool in critical care. Can J Anesth. 2008;55(2):112–23.
29. Bertuetti R, Gritti P, Pelosi P, Robba C. How to use cerebral ultrasound in the ICU. Minerva Anestesiol. 2020; [Internet] [cited 2020 Jan 16] http://www.ncbi.nlm.nih.gov/pubmed/31922373
30. Robba C, Cardim D, Sekhon M, Budohoski K, Czosnyka M. Transcranial Doppler: a stethoscope for the brain-neurocritical care use. J Neurosci Res. 2018;96(4):720.
31. Sadahiro H, Shirao S, Yoneda H, et al. Decreased flow velocity with transcranial color-coded duplex sonography correlates with delayed cerebral ischemia due to peripheral vasospasm of the middle cerebral artery. J Stroke Cerebrovasc Dis. 2016;25(10):2352–9.
32. Malhotra K, Conners JJ, Lee VH, Prabhakaran S. Relative changes in transcranial Doppler velocities are inferior to absolute thresholds in prediction of symptomatic vasospasm after subarachnoid hemorrhage. J Stroke Cerebrovasc Dis. 2014;23(1):31–6. [Internet] [cited 2014 Apr 29] http://www.ncbi.nlm.nih.gov/pubmed/22959107
33. Gonzalez NR, Boscardin WJ, Glenn T, Vinuela F, Martin NA. Vasospasm probability index: a combination of transcranial doppler velocities, cerebral blood flow, and clinical risk factors to predict cerebral vasospasm after aneurysmal subarachnoid hemorrhage. J Neurosurg. 2007;107(6):1101–12. [Internet] [cited 2014 May 1]; Available from http://www.ncbi.nlm.nih.gov/pubmed/18077946
34. Marshall SA, Nyquist P, Ziai WC. The role of transcranial Doppler ultrasonography in the diagnosis and management of vasospasm after aneurysmal subarachnoid hemorrhage. Neurosurg Clin N Am. 2010;21(2):291–303.
35. Rasulo FA, De Peri E, Lavinio A. Transcranial Doppler ultrasonography in intensive care. Eur J Anaesthesiol. 2008;25(SUPPL. 42):167–73.
36. Eddleman CS, Hurley MC, Naidech AM, Batjer HH, Bendok BR. Endovascular options in the treatment of delayed ischemic neurological deficits due to cerebral vasospasm. Neurosurg Focus. 2009;26(3):E6. [Internet] [cited 2015 Mar 20] http://www.ncbi.nlm.nih.gov/pubmed/19249962
37. Dorsch NW. A review of cerebral vasospasm in aneurysmal subarachnoid haemorrhage part II: management. J Clin Neurosci. 1994;1(2):78–92. [Internet] [cited 2015 Mar 20] http://www.ncbi.nlm.nih.gov/pubmed/18638735
38. Muench E, Horn P, Bauhuf C, et al. Effects of hypervolemia and hypertension on regional cerebral blood flow, intracranial pressure, and brain tissue oxygenation after subarachnoid hemorrhage. Crit Care Med. 2007;35(8):1844–51. [Internet] [cited 2015 Mar 20]; quiz 1852; http://www.ncbi.nlm.nih.gov/pubmed/17581487
39. Lannes M, Teitelbaum J, Corte P, Angle M. Milrinone and homeostasis to treat cerebral vasospasm associated with subarachnoid hemorrhage: the Montreal Neurological Hospital Protocol. Neurocrit Care. 2012;16:354–62.
40. Arakawa Y, Kikuta K, Hojo M, Goto Y, Ishii A, Yamagata S. Milrinone for the treatment of cerebral vasospasm after subarachnoid hemorrhage: report of seven cases. Neurosurgery. 2001;48(4):723–8. [Internet] [cited 2015 Mar 20]; http://www.ncbi.nlm.nih.gov/pubmed/11322432 discussion 728-30
41. Nishiguchi M, Ono S, Iseda K, Manabe H, Hishikawa T, Date I. Effect of vasodilation by milrinone, a

phosphodiesterase III inhibitor, on vasospastic arteries after a subarachnoid hemorrhage in vitro and in vivo: effectiveness of cisternal injection of milrinone. Neurosurgery. 2010;66(1):158–64. [Internet] [cited 2015 Mar 20] http://www.ncbi.nlm.nih.gov/pubmed/20023546; discussion 164
42. Romero CM, Morales D, Reccius A, et al. Milrinone as a rescue therapy for symptomatic refractory cerebral vasospasm in aneurysmal subarachnoid hemorrhage. Neurocrit Care. 2009;11(2):165–71. [cited 2015 Mar 20]; [Internet] Available from http://www.ncbi.nlm.nih.gov/pubmed/18202923
43. Schmidt U, Bittner E, Pivi S, Marota JJA. Hemodynamic management and outcome of patients treated for cerebral vasospasm with intra-arterial nicardipine and/or milrinone. Anesth Analg. 2010;110(3):895–902. [Internet] [cited 2015 Mar 20] http://www.ncbi.nlm.nih.gov/pubmed/20185665
44. Fraticelli AT, Cholley BP, Losser M, Saint MJ. Milrinone for the treatment of cerebral vasospasm after aneurysmal subarachnoid hemorrhage. Stroke. 2008;39:893–8.
45. Khajavi K, Ayzman I, Shearer D, et al. Prevention of chronic cerebral vasospasm in dogs with milrinone. Neurosurgery. 1997;40(2):354–62. [Internet] [cited 2015 Mar 20] ; discussion 362-3 http://www.ncbi.nlm.nih.gov/pubmed/9007870
46. Castro PB, Morales D, Reccius A, et al. Milrinone as a rescue therapy for symptomatic refractory cerebral vasospasm in aneurysmal subarachnoid hemorrhage. Neurocrit Care. 2009;11(2):165–71.
47. Fraticelli AT, Cholley BP, Losser M-R, Saint Maurice J-P, Payen D. Milrinone for the treatment of cerebral vasospasm after aneurysmal subarachnoid hemorrhage. Stroke. 2008;39(3):893–8. [Internet] [cited 2015 Mar 20] http://www.ncbi.nlm.nih.gov/pubmed/18239182
48. Sadamasa N, Yoshida K, Narumi O, Chin M, Yamagata S. Milrinone via lumbar subarachnoid catheter for vasospasm after aneurysmal subarachnoid hemorrhage. Neurocrit Care. 2014;21(3):470–5. [Internet] [cited 2015 Feb 20] http://www.ncbi.nlm.nih.gov/pubmed/24899113
49. Hänggi D, Beseoglu K, Turowski B, Steiger HJ. Feasibility and safety of intrathecal nimodipine on posthaemorrhagic cerebral vasospasm refractory to medical and endovascular therapy. Clin Neurol Neurosurg. 2008;110(8):784–90.
50. Kimball MM, Velat GJ, Hoh BL. Critical care guidelines on the endovascular management of cerebral vasospasm. Neurocrit Care. 2011;15(2):336–41. [Internet] [cited 2015 Mar 20] http://www.ncbi.nlm.nih.gov/pubmed/21761272

第 17 章

颅脑超声在神经系统的应用

Piergiorgio Lochner，Andrea Naldi

17.1 引言

颅脑超声是在重症监护和神经科中评估大脑结构的有用工具。这种方法的优点包括可用性高、经济实惠和可重复性。综上所述，脑评估的不同模式可以大致分为血管流动检查和脑实质显示。

结合不同的方法，经颅多普勒可以显示大脑的主要动脉和静脉，评估血流异常，间接估计颅内压。在急性脑卒中情况下，TCD 可以监测接受静脉溶栓和（或）机械血栓摘除术的患者[1]。它可以检测颅内大动脉的狭窄或闭塞和已建立的侧支循环血流，以及脑缺血情况下颅内闭塞的血流动力学效应[2]。在症状性颈内动脉狭窄的病例中，TCD 可能识别出由于脑血管自调节功能衰竭而发生血流动力学梗死的高风险患者[3]。

在门诊中，经颅超声可以整合神经临床检查，便于诊断帕金森病（PD）或其他运动障碍[4]。颅脑超声可以通过测量第三脑室的宽度来提示和监测疑似痴呆症患者的萎缩情况，并可以作为一种筛查工具，通过检测内侧颞叶（MTL）的萎缩来筛查大量认知功能减退的个体。

表 17.1 总结了临床应用及其相关的主要发现。

17.2 脑假瘤综合征

特发性颅内高压（IIH，也称为原发性脑假瘤综合征，PTCS）是指 ICP 升高机制尚不清楚的疾病。其定义为颅内压升高，无神经系统异常[6-8]。ICP 升高通常在数周或数月内发生。IIH 的典型体征和症状包括头痛、搏动性耳鸣、一过性视物模糊、复视和视盘水肿。超声检查在 IIH 的几个点上可能有用。首先，它允许实时评估假定在颈内静脉和（或）脑静脉窦水平改变的静脉引流。Nedelmann 等发现，在 70% 的 PTCS 患者的 B 型成像中，颈内静脉瓣膜功能不全和不规则小叶结构显著高于对照组（30%，$P<0.05$）[9]。然而，Lochner 和他的

表 17.1 普通病房和神经重症监护室颅脑超声检查的临床应用(形态表现和基础/高级经颅多普勒)

临床应用	颅脑超声检查方法	检查目的	病理诊断标准
颅内 AMS 脑出血 蛛网膜下腔出血 前脑积水 中枢神经系统感染增加的情况	ONSD,TCCD,PI,RI	无创性 ICP 和 CPP 估计依从性与脑血管动力学	ONSD 显著↑合并 LLS 的 AMS 脑主要动脉血流速度的 ONSD、ODE、PI 和 RI 显著↑
特发性高颅压	静脉系统和颈静脉的 ONSD、TCD		ONSD 显著↑、ODE、静脉窦狭窄 颈静脉解剖改变
脑死亡	TCD,TCCD,ONSD	脑死亡的无创性诊断	混响血流、收缩期峰值或先前记录的多普勒血流信号消失
脑脊液低血压	ONSD		ONSD 显著↓;监控动态测量
急性视神经炎 视神经多发性硬化症	ONSD,OND	支持诊断	急性视神经炎 中 ONSD、ODE 显著↑ 多发性硬化中 OND↓ 视神经鞘萎缩
机械取栓术后颅内狭窄的监护	TCCD	监护	TIBI 多普勒血流分级:0 级无;1 级最小;2 级钝化;3 级受阻;4 级狭窄;5 级正常 MCA>220cm/s>50% (敏感性 100%,特异性 100%)
脑自调节与代谢耦联检测	BHI、呼吸暂停试验、二氧化碳吸入试验($5\%CO_2$、$95\%O_2$)乙酰唑胺试验	代谢耦联	正常值=(1.2±0.6)%/s 相对差异>15%,这说明 CVR 的相对损害 耗尽的二氧化碳反应性:流量增加低于 10%=CVR 受损平均增长约 10%
运动障碍疾病	颅脑超声检查	脑深部小结构的评估	$0.25cm^2$ 中度高回声(PD) 其他异常:丘脑、豆状核或尾状核相对于周围白质的高回声被归类为中脑中缝第三脑室扩大的异常回声
痴呆	颅脑超声检查	小脑深部结构和内侧颞叶的评估	第三脑室扩大(<70 岁和≥70 岁的受试者分别为 6mm 和 7.5mm) (M/F)比值降低

AMS,急性高原反应;BHI,屏气指数;CPP,脑灌注压;CVR,脑血管反应性;LLS, Lake Louise 评分;MCA,大脑中动脉;MTL,内侧颞叶高度/脉络膜裂高度之比(M/F);ODE,视盘隆起;OND,视神经直径;ONSD,视神经鞘直径;PD,帕金森病;PI,搏动指数;RI,阻力指数;TIBI,脑缺血血栓。

$$BHI=\frac{v_{apnea}-v_{baseline}}{v_{baseline}\times v_{apnea}}\times 100$$

屏气指数(BHI)、流速(v)、时间(t,s)。

同事并没有证实这些结果，他们没有发现病理和健康受试者瓣膜功能频率的差异，因此无法得出明确的结论[10]。

据报道，超过 90%的 IIH 患者存在横窦狭窄，但尚不清楚它是否为 ICP 升高的主要原因，或者相反，是其后果[11]。与机制无关，Naldi 等检测到了横窦血流的血流动力学变化（湍流和混流），他们使用静脉 TCCD 支持双侧横窦狭窄合并 IIH 的诊断，并通过重复测量监测治疗效果[12]。

除了血管评估外，可通过经眶超声检查（TOS）研究 PTCS 中 ICP 的增加，该检查可检测玻璃体间隙中的视盘肿胀和 ONSD 增厚。一些研究探讨了 TOS 在支持原发性 IIH 诊断中的作用[10,13,14]，在最近的一项 Meta 分析中，Lochner 及其同事证明了患者的 ONSD 值显著高于对照组(6.2~6.76mm 对 4.3~4.3mm)[15]。这项技术不仅在诊断阶段被证明是有用的，而且在监测治疗效果方面似乎也特别有价值。腰椎穿刺后立即显示双侧 ONSD 降低［右侧为（5.8±0.7）mm，$P<0.004$；左侧为（5.9±0.7）mm，$P<0.043$］[13,16]。Lochner 等在治疗 6 个月后观察到 ONSD 减少与头痛改善之间的相关性（$r=-0.477$，$P=0.02$）[17]。

17.3 低血压综合征、脑脊液漏和治疗方法：颅内低血压、斑贴试验

自发性或创伤后渗漏综合征被认为是头痛的重要原因。其特征是直立性头痛，主要是枕部头痛，强度不同，并伴有颈部疼痛或僵硬、恶心或呕吐[18]。然而，只有少数自发性颅内低血压（SIH）病例出现典型症状，因此，可能很难正确诊断这种情况。低脑脊液综合征的诊断结合临床症状和诊断程序，如脑和脊髓磁共振成像或 CT 脊髓造影。据报道，TOS 可用于支持低 CSF 综合征的诊断，与正常 ONSD 相比，显示 ONSD 降低。此外，一些作者证实了放置硬膜外补片后 ONSD 的增厚，在 10 例患者中有 9 例在成功进行腰椎硬膜外血液补片后 ONSD 增加[19]。在一项病例对照研究中，Fichtner 等评估了 3 组患者（有症状和无症状 SIH 患者与对照组相比）仰卧位和直立位 ONSD 的改变，观察到在有症状的患者中，直立位与仰卧位相比 ONSD 显著降低[20]。

17.4 后部可逆性脑病综合征(PRES)

后部可逆性脑病综合征是一种临床和放射综合征，包括头痛、视力改变、癫痫发作和影像表现，包括影响大脑皮层和脑白质的脑水肿[21]。典型的 MR 表现包括 T2 和 FLAIR 成像的高信号区，最常累及枕叶和顶叶后[22]。有人认为，脑自调节功能受损导致动脉高血压超过脑自调节极限，血脑屏障（BBB）破裂，继而脑水肿，是主要的潜在机制。在这种情况下，颅脑超声可能有助于显示视盘水肿，并可显示与脑血管源性水肿严重程度相关的 ONSD 增加（图 17.1）。因此，这些结构变化可能是由于颅内压升高或继发于因视神经通路改变而引起的炎症。到目前为止，只有几个病例系列报道了 ONSD 异常和 PRES 的视盘水肿[23,24]。使用 TOS 监测 PRES 可以显示血压控制和症状缓解后 ONSD 值的正常化[25]。

17.5 急性高原反应(AMS)

在 AMS 的病理生理学中，可能存在颅内压升高。Ross 等提出了“紧匹配”假说来解释

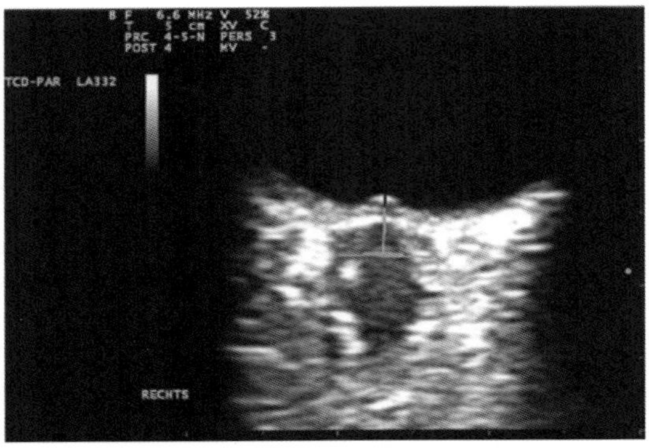

图 17.1 后部可逆性脑病综合征(PRES)的经眶超声检查。测量视神经鞘直径和视神经直径,在视盘后 3mm 处(垂直蓝线),显示视神经的纵向走行。水平蓝线表示 OND(内边框)和 ONSD(外边框)。黑线表示视盘抬高(ODE)。测量视乳头底和视乳头顶之间的距离。

AMS 的随机性。这一理论假定有一些受试者的顺应性较低,以补偿脑容量的增加,神经成像技术支持低氧可能增加脑动脉血流量和静脉容量,导致颅内压升高的假说[26,27]。便携式超声设备的发展使得即使在高海拔地区也可以对脑室进行评估,包括评估静脉引流、无创性评估颅内压(通过 ONSD 评估)和半定量的脑血流量。

已经证明,ONSD 在暴露于逐渐升高的海拔后迅速扩大[28-31]。在 284 例生活在高海拔(4240 米)尼泊尔地区的受试者中,69 例有 AMS 临床症状。在没有高原疾病证据的 218 例其他受试者中,Fagenholz 等观察到 ONSD 显著增加到 5.34mm(95% CI,5.18~5.51mm)对比 4.46mm(95% CI,4.39~4.54mm)(P<0.0001)[32]。

考虑到使用经颅多普勒/彩色多普勒超声(TCD/TCCD)测量大脑中动脉血流速度(MCAV)相对容易,一些研究表明,缺氧时动态脑自调节功能降低[33,34]。特别是,Horiuchi 等显示,随着分数吸入 O_2 的逐渐减少,大脑自调节功能动态降低[35]。Feddersen 指出,早期的生理和病理生理变化发生在高海拔地区,反映了适应机制,如用经颅多普勒测量脑血流速度(CBFV)来测量脑活动[36]。在高海拔地区,静脉系统似乎也发生了改变。Wilson 在 7 例受试者中,有 5 例在低氧 3 小时后表现出明显的静脉扩张(FiO_2=12%),比动脉扩张更为显著[37]。

17.6 视神经炎与非动脉性缺血性视神经病

经眶超声是一种很有前途的影像学工具,可用于支持急性视神经炎的诊断和监测随访。一些病例对照研究显示视神经(ON)显著增厚。这种肿胀可以由血脑屏障通透性的异常增加引起,随后由神经周围蛛网膜下腔积液增加引起的炎症引起[38]。在炎症的早期阶段,TOS 对检测 ON 及其鞘的增厚特别敏感。在一项纵向研究中,作者发现炎症和神经退行性变的标志物增加,与持续性视力缺陷患者的 ONSD 和 OND 异常相关[39]。此外,一些研究表明,根据诊断性研究的进行时间,6%~43%的患者有视盘炎,并伴有椎间盘肿胀[40-46]。此外,其他研究显示,更严重、更慢性的 MS 患者会出现 ON 萎缩,这表明连续测量 ON 可显示萎缩[47,48]。与急性视神经炎相比,在非动脉炎性缺血性视神经病变(NAION)中,两位作者没有报告 ONSD 的任何变化[40,42]。

17.7 脑积水

脑积水是一种常见的疾病,其特征是脑脊液的产生和吸收失衡,这与原发或继发性的大脑病理有关,决定了脑脊液在脑室系统内的积聚[49]。超声可以通过时间窗评估脑室,表现为被脑室边缘高回声包围的无回声结构（对应于脑脊液）。由于缺少颅骨，几乎可以对胎儿和新生儿的整个脑室系统进行评估，但在成人中，时间声学窗口可能只允许对第三脑室和侧脑室进行部分评估。

成人第三脑室宽度和两侧侧脑室额角宽度与头颅CT测量结果具有良好的相关性（r=0.83~0.96和r=0.86~0.92）、观察者间正确率（第三脑室r=0.9，侧脑室r=0.87）和观察者内重复性相关系数（侧脑室r=0.93）[50,51]。在临床情况下，侧脑室的直接可视化可能有助于建立手术方案的修订，特别是在脑室外引流术后，正如出血性脑积水所显示的那样，横断面侧脑室宽度增加5.5mm与重新定位引流的必要性相关（敏感性为100%，特异性为83%）[52]。在最近的一份报告中，TCCD允许检测创伤性脑损伤继发脑积水，并在插入脑室外引流和鞘内抗生素治疗后监测其减少情况[53]。Ertl及其同事评估了特发性正常压力脑积水患者在脑脊液清除后ONSD测量的预测作用（Fisher检验）。他们发现，仰卧位和直立位之间的ONSD值的变异性（ONSD-V）与临床对Fisher试验的反应有很好的相关性（AuC=0.93，ONSD-V的临界值为-0.23mm，敏感性为83%，特异性为100%），提供了适合进行分流术的患者的信息[54]。

除脑室评估外，TCD还用于研究高血压性脑积水患者颅内动脉的血管多普勒参数（阻力和搏动指数，RI-PI）的变化。在这种情况下，RI和PI的增加已经被记录下来，反映了颅内压的升高；此外，脑室-腹膜分流术继发的快速的颅内压降低决定了TCD参数的显著变化[55]。

总之，脑室系统的超声检查似乎是一种可靠的工具，可用于术后监测患者和选择需要分流的患者，可能代表了一种非侵入性的替代重复CT方法，此外，TCCD可以直接显示脑室引流，并有助于确定移位或梗阻，从而引导手术重新定位。

17.8 中枢神经系统感染

由于良好的声窗，经颅超声在中枢神经系统感染诊断中的应用已在婴儿和新生儿中得到广泛应用。在这些患者中，颅脑超声的作用范围从疑似细菌性脑膜炎的初步评估到治疗和疾病并发症的监测。

在患有细菌性脑膜炎的新生儿中，主要的超声表现包括脑室炎、脑室增大/脑积水、脑沟回声和增宽、硬膜下积液、脓胸和脑实质改变（脑炎、脑脓肿）[56]。对这些调查结果的进一步描述超出了本章的范围，可在其他地方找到更全面的解释[57]。

在成年人中，注意力主要集中在脑部感染期间可能发生的血管变化上。在急性细菌性脑膜炎中，Willis环动脉的平均脑血流量与健康对照组相比显著增加，反映了动脉病变、血管痉挛和可能的狭窄；然而，这些发现不能预测结果。此外，TCCS检测到的动脉血流速度升高并不一定反映MR血管成像所记录的动脉狭窄，可能是因为几个因素影响脑血流，包括炎性充血、颅内压升高、体温、机械通气的使用、患者的镇静、全身状况和动脉二氧化碳浓度[58]。在细菌感染中，Hering及其同事记录了大脑中动脉血流的一过性增加（高达基线值的100%），这主要与肺炎球菌脑膜炎有关；相反，在病毒感染中没有观察到大脑基底动脉的血流变化[59]。在HIV阴性患者的隐球菌性脑膜炎中也有类似的发现[60]。总而言之，虽然已经检测到大脑基底动脉血流速度增加，但急性细菌性脑膜炎血管改变的重要性仍需在更大的人群中得到证实。

虽然在中枢神经系统病毒感染中大脑动脉血流似乎没有受到影响，但在单纯疱疹病毒性脑炎（HSVE）中已经显示出静脉引流的变化。通过使用TCCS，Doepp及其同事记录了5例颞叶HSVE患者患侧Rosenthal基底静脉的血流速度显著增加。有趣的是，这些血流变化比在大脑基底动脉中观察到的更均匀。他们得出结论，对罗森塔尔基底静脉的引流血流研究可以作为这些患者急性期和监测疾病活动性的另一种诊断工具[61]。

在中枢神经系统结核中，还研究了ONSD评估在脑感染中的可能作用。其原理在于脑侵犯（脑膜炎、炎症、继发性脑积水）后的超敏反应后可能出现的颅内压升高。与对照组相比，ONSD显著增加（5.81mm对4.37mm，$P<0.001$），这为明确这些患者颅内压升高的进展情况提供了有用的信息[62]。

17.9 颅内狭窄和系统性血管炎

颅内狭窄占缺血性脑卒中的8%~10%，在亚洲人群中更为常见[63]。Baumgartner等通过将TCCD数据与金标准方法动脉数字减影血管造影进行比较，证实了TCCD检测颅内狭窄的可靠性。这些作者为颅内狭窄的≥50%和<50%的基底动脉狭窄建立了血流速度的TCCD值标准（图17.2）[64]。颅内狭窄可由进行性动脉粥样硬化性疾病引起，存在血管危险因素，或在极少数情况下可能与全身性血管炎有关。在后一种情况下，对颅外大动脉的综合评估可以提供进一步的信息，显示继发于血管炎症的典型结构变化。这些改变包括特征性的均质性、中等回声、周围壁或内膜增厚，并可确定进行性管腔狭窄、闭塞或动脉瘤样扩张[65]。在全身性血管炎中，最常见的超声征象是巨细胞性动脉炎，即所谓的晕征，由颞浅动脉周围的血管周围低回声区域组成，表示水肿和血管炎症[66]。类似的征象可能出现在大动脉炎（通心粉征）[67]。在这两种脉管炎中，TCD和颅外彩色多普勒技术可以方便、快速地评估治疗效果。

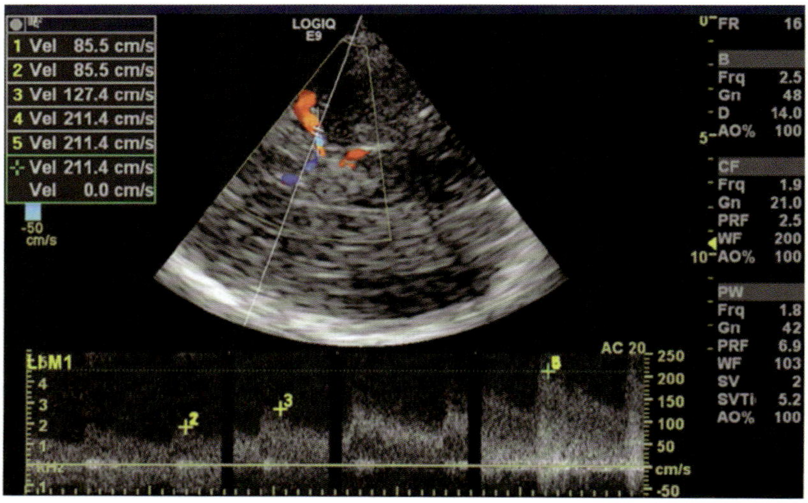

图17.2 经颅彩色多普勒显示大脑中动脉近端血流速度升高（211.4cm/s，对应于狭窄>50%）。

17.10 神经退行性疾病的脑实质 B 超检查

骨窗通畅是脑实质超声成像的基本前提，颅内结构的可见度从良好到缺失不等。通过颞窗，可以看到骨骼、实质和脑脊液，最后一个通常用作常规 B 型颅内定位的标志。检查应从轴向平面开始。在图 17.3 中，可见中脑呈蝴蝶状低回声结构，周围环绕着基底池。将探头向上倾斜 10°，即可显示间脑平面（图 17.4）。在这个平面上，可以辨认出第三脑室、丘脑和骨骺。第三脑室宽度的测定容易识别室管膜的双轨图像[51]。

研究表明，与认知测试结果正常的受试者（4.6mm±1.8）相比，认知能力下降的患者第三静脉的平均直径明显更宽（6mm±2）[68]。Yilmaz R.等通过在冠状面或经冠状面测量内侧颞叶（MTL）与脉络膜裂高（M/F）之间的比值，确定了内侧颞叶萎缩的存在。在阿尔茨海默病患者中，双侧的 M/F 比值明显较小[5]。因此，MTL 的颅脑超声可以代表一种潜在的、非侵入性的可疑痴呆筛查技术。

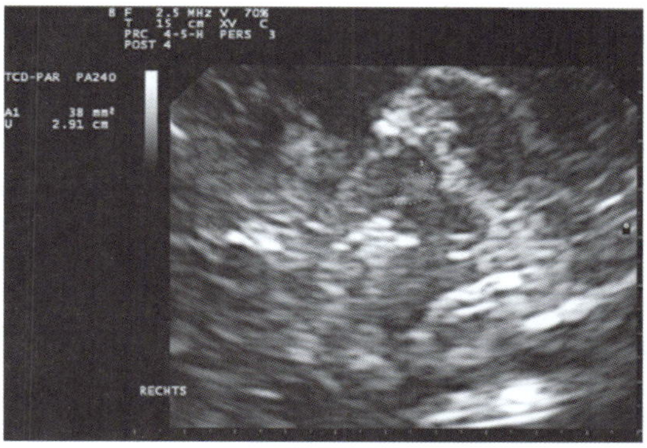

图 17.3　经颅超声检查：使用经额叶入路对黑质回声区域进行评估，显示中脑的蝶形。以绿色为界的面积增大（$38mm^2$）表示黑质（SN）。通过对图像进行放大，可以方便地可视化和测量 SN。注意，不同的超声系统区分正常回声和高回声黑质的分界值可能略有不同。

黑质回声增强是特发性帕金森病的特征表现，出现在 90%以上的患者中（图 17.3）[69]。

从病理角度来看，强回声可能是由组织铁含量增加所致。不同的独立小组证明，通

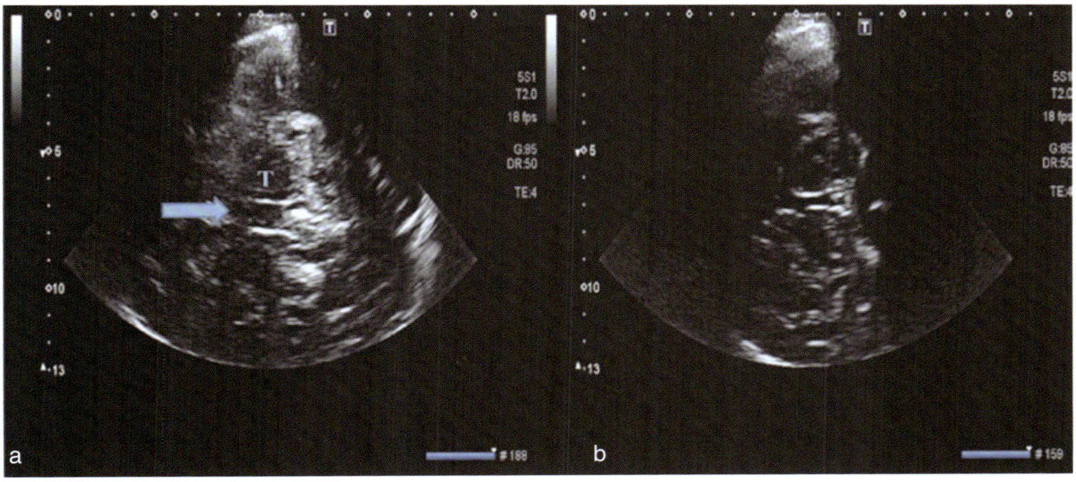

图 17.4　(a)间脑平面放大图。第三脑室（蓝色箭头所示）由两个下丘脑（T）之间的高回声线表示；高回声圆形骨骺位于第三脑室双轨结构的末端。第三脑室明显增大。(b)未缩放图像的基底节和第三脑室平面的典型正常外观。

过平面测量回声区域或半定量视觉分级来确定黑质具有很高的观察者内部可靠性[70,71]。值得注意的是，黑质高回声和其他实质异常的发现可能支持帕金森病与非典型帕金森综合征和特发性震颤的鉴别[4,72–74]。

17.11 结论

超声对血管和脑实质评估的无创性、便携性、准确性和逐渐提高的分辨率，以及现有超声系统的技术进步，促进了颅脑超声在慢性疾病和急性神经危重疾病患者中的应用。

新技术，如 TCCD 与 MRI 图像自动检测的及时融合，将在未来几年得到更广泛的应用[75]。

（舒庆兰 译　徐芸 校）

参考文献

1. Saqqur M, Khan K, Derksen C, Alexandrov A, Shuaib A. Transcranial Doppler and transcranial color duplex in defining collateral cerebral blood flow. J Neuroimaging. 2018;28(5):455–76. https://doi.org/10.1111/jon.12535.
2. Sacco RL, Kargman DE, Gu Q, Zamanillo MC. Race-ethnicity and determinants of intracranial atherosclerotic cerebral infarction. The Northern Manhattan Stroke Study. Stroke. 1995;26(1):14–20.
3. Reinhard M, Müller T, Roth M, Guschlbauer B, Timmer J, Hetzel A. Bilateral severe carotid artery stenosis or occlusion - cerebral autoregulation dynamics and collateral flow patterns. Acta Neurochir. 2003;145(12):1053–9. discussion 1059-60
4. Walter U, Dressler D, Probst T, Wolters A, Abu-Mugheisib M, Wittstock M, et al. Transcranial brain sonography findings in discriminating between parkinsonism and idiopathic Parkinson disease. Arch Neurol. 2007;64:1635–40.
5. Yilmaz R, Pilotto A, Roeben B, Preische O, Suenkel U, Heinzel S, et al. Structural ultrasound of the medial temporal lobe in Alzheimer's disease. Ultraschall Med. 2017;38(3):294–300. https://doi.org/10.1055/s-0042-107150.
6. Amico DD, Curone M, Ciasca P, Cammarata G, Melzi L, Bussone G, et al. Headache prevalence and clinical features in patients with idiopathic intracranial hypertension (IIH). Neurol Sci. 2013;34(Suppl 1):S147–9. https://doi.org/10.1007/s10072-013-1388-7.
7. Friedman DI, Liu GT, Digre KB. Revised diagnostic criteria for the pseudotumor cerebri syndrome in adults and children. Neurology. 2013;81:1159–65. https://doi.org/10.1212/WNL.0b013e3182a55f17.
8. Raoof N, Sharrack B, Pepper IM, Hickman SJ. The incidence and prevalence of idiopathic intracranial hypertension in Sheffield, UK. Eur J Neurol. 2011;18:1266–8. https://doi.org/10.1111/j.1468-1331.2011.03372.
9. Nedelmann M, Kaps M, Mueller-Forell W. Venous obstruction and jugular valve insufficiency in idiopathic intracranial hypertension. J Neurol. 2009;256(6):964–9.
10. Lochner P, Brigo F, Zedde ML, Sanguigni S, Coppo L, Nardone R, et al. Feasibility and usefulness of ultrasonography in idiopathic intracranial hypertension or secondary intracranial hypertension. BMC Neurol. 2016;16:85. https://doi.org/10.1186/s12883-016-0594-3.
11. Farb RI, Vanek I, Scott JN, Mikulis DJ, Willinsky RA, Tomlinson G, et al. Idiopathic intracranial hypertension: the prevalence and morphology of sinovenous stenosis. Neurology. 2003;60(9):1418–24.
12. Naldi A, Lochner P, Canu P, Settembre R, Alessi S, Sanguigni S. Transcranial color-coded sonography for monitoring idiopathic intracranial hypertension. Ultraschall Med. 2018; https://doi.org/10.1055/a-0783-2541.
13. Bäuerle J, Nedelmann M. Sonographic assessment of the optic nerve sheath in idiopathic intracranial hypertension. J Neurol. 2011;258(11):2014–9. https://doi.org/10.1007/s00415-011-6059-0.
14. Lochner P, Nardone R, Tezzon F, Coppo L, Brigo F. Optic nerve sonography to monitor treatment efficacy in idiopathic intracranial hypertension: a case report. J Neuroimaging. 2013;23:533–4. https://doi.org/10.1111/jon.12005.
15. Lochner P, Fassbender K, Knodel S, Andrejewski A, Lesmeister M, Wagenpfeil G, et al. B-mode transorbital ultrasonography for the diagnosis of idiopathic intracranial hypertension: a systematic review and meta-analysis. Ultraschall Med. 2019;40(2):247–52. https://doi.org/10.1055/a-0719-4903.
16. Chen LM, Wang LJ, Hu Y, Jiang XH, Wang YZ, Xing YQ. Ultrasonic measurement of optic nerve sheath diameter: a non-invasive surrogate approach for dynamic, real-time evaluation of intracranial pressure. Br J Ophthalmol. 2019;103:437–41.https://doi.org/10.1136/bjophthalmol-2018-312934.
17. Lochner P, Fassbender K, Lesmeister M, Nardone R, Orioli A, Brigo F, et al. Ocular ultrasound for monitoring pseudotumor cerebri syndrome. J Neurol. 2018;265:356–61. https://doi.org/10.1007/s00415-017-8699-1.
18. Headache Classification Committee of the International Headache Society (IHS). The inter-

national classification of headache disorders, 3rd edition. Cephalalgia. 2018;38:1–211. https://doi.org/10.1177/0333102417738202.

19. Dubost C, Le Gouez A, Zetlaoui PJ, Benhamou D, Mercier FJ, Geeraerts T. Increase in optic nerve sheath diameter induced by epidural blood patch: a preliminary report. Br J Anaesth. 2011;107:627–30. https://doi.org/10.1093/bja/aer186.
20. Fichtner J, Ulrich CT, Fung C, Knüppel C, Veitweber M, Jilch A, et al. Management of spontaneous intracranial hypotension—Transorbital ultrasound as discriminator. J Neurol Neurosurg Psychiatry. 2016;87(6):650–5. https://doi.org/10.1136/jnnp-2015-310853.
21. Fugate JE, Claassen DO, Cloft HJ, Kallmes DF, Kozak OS, Rabinstein AA. Posterior reversible encephalopathy syndrome: associated clinical and radiologic findings. Mayo Clin Proc. 2010;85:427–32. https://doi.org/10.4065/mcp.2009.0590.
22. Ollivier M, Bertrand A, Clarençon F, Gerber S, Deltour S, Domont F, et al. Neuroimaging features in posterior reversible encephalopathy syndrome: a pictorial review. J Neurol Sci. 2017;15(373):188–200. https://doi.org/10.1016/j.jns.2016.12.007.
23. Caputo ND, Fraser RM, Abdulkarim J. Posterior reversible encephalopathy syndrome presenting as papilledema. Am J Emerg Med. 2012;30:835. e835-837. https://doi.org/10.1016/j.ajem.2011.03.016.
24. Lochner P, Mader C, Nardone R, Cantello R, Orioli A, Brigo F. Usefulness of ultrasonography in posterior reversible encephalopathy syndrome. Neurol Sci. 2014;35:475–7. https://doi.org/10.1007/s10072-013-1562-y.
25. Lochner P, Nardone R, Brigo F, Tamber MS, Zuccoli G. The diagnosis of posterior reversible encephalopathy syndrome. Lancet Neurol. 2015;14:1074–5. https://doi.org/10.1016/S1474-4422(15)00256-2.
26. Ross RT. The random nature of cerebral mountain sickness. Lancet. 1985;1:990–1.
27. Lawley JS, Alperin N, Bagci AM, Lee SH, Mullins PG, Oliver SJ, et al. Normobaric hypoxia and symptoms of acute mountain sickness: elevated brain volume and intracranial hypertension. Ann Neurol. 2014;75:890–8. https://doi.org/10.1002/ana.24171.
28. Lawley JS, Oliver SJ, Mullins P, Morris D, Junglee NA, Jelleyman C, et al. Optic nerve sheath diameter is not related to high altitude headache: a randomized controlled trial. High Alt Med Biol. 2012;13:193–9. https://doi.org/10.1089/ham.2012.1019.
29. Strapazzon G, Brugger H, Dal Cappello T, Procter E, Hofer G, Lochner P. Factors associated with optic nerve sheath diameter during exposure to hypobaric hypoxia. Neurology. 2014;82:1914–8. https://doi.org/10.1212/WNL.0000000000000457.
30. Sutherland AI, Morris DS, Owen CG, Bron AJ, Roach RC. Optic nerve sheath diameter, intracranial pressure and acute mountain sickness on Mount Everest: a longitudinal cohort study. Br J Sports Med. 2008;42:183–8. https://doi.org/10.1136/bjsm.2007.045286.
31. Lochner P, Falla M, Brigo F, Pohl M, Strapazzon G. Ultrasonography of the optic nerve sheath diameter for diagnosis and monitoring of acute mountain sickness: a systematic review. High Alt Med Biol. 2015;16:195–203. https://doi.org/10.1089/ham.2014.1127.
32. Fagenholz PJ, Gutman JA, Murray AF, Noble VE, Camargo CA Jr, Harris NS. Optic nerve sheath diameter correlates with the presence and severity of acute mountain sickness: evidence for increased intracranial pressure. J Appl Physiol. 2009;106:1207–11. https://doi.org/10.1152/japplphysiol.01188.2007.
33. Iwasaki K, Ogawa Y, Shibata S, Aoki K. Acute exposure to normobaric mild hypoxia alters dynamic relationships between blood pressure and cerebral blood flow at very low frequency. J Cereb Blood Flow Metab. 2007;27:776–84.
34. Subudhi AW, Grajzel K, Langolf RJ, Roach RC, Panerai RB, Davis JE. Cerebral autoregulation index at high altitude assessed by thigh-cuff and transfer function analysis techniques. Exp Physiol. 2015;100:173–81. https://doi.org/10.1113/expphysiol.2014.082479.
35. Horiuchi M, Endo J, Dobashi S, Kiuchi M, Koyama K, Subudhi AW. Effect of progressive normobaric hypoxia on dynamic cerebral autoregulation. Exp Physiol. 2016;101(10):1276–84. https://doi.org/10.1113/EP085789.
36. Feddersen B, Neupane P, Thanbichler F, Hadolt I, Sattelmeyer V, Pfefferkorn T, et al. Regional differences in the cerebral blood flow velocity response to hypobaric hypoxia at high altitudes. J Cereb Blood Flow Metab. 2015;35(11):1846–51. https://doi.org/10.1038/jcbfm.2015.142.
37. Wilson MH, Imray CH, Hargens AR. The headache of high altitude and microgravity--similarities with clinical syndromes of cerebral venous hypertension. High Alt Med Biol. 2011;12(4):379–86. https://doi.org/10.1089/ham.2011.1026.
38. Youl BD, Turano G, Miller DH, Towell AD, MacManus DG, Moore SG, et al. The pathophysiology of acute optic neuritis. An association of gadolinium leakage with clinical and electrophysiological deficits. Brain. 1991;114(Pt 6):2437–50.
39. Lochner P, Cantello R, Fassbender K, Lesmeister M, Nardone R, Siniscalchi A, et al. Longitudinal assessment of transorbital sonography, visual acuity, and biomarkers for inflammation and axonal injury in optic neuritis. Dis Markers. 2017;2017:5434310. https://doi.org/10.1155/2017/5434310.
40. Dehghani A, Giti M, Akhlaghi MR, Karami M, Salehi F. Ultrasonography in distinguishing optic neuritis from nonarteritic anterior ischemic optic neuropathy. Adv Biomed Res. 1:3. https://doi.org/10.4103/2277-9175.94425.
41. Elvin A, Andersson T, Soderstrom M. Optic neuritis. Doppler ultrasonography compared with MR and correlated with visual evoked potential assessments. Acta Radiol. 1998;39:243–8.
42. Gerling J, Janknecht P, Hansen LL, Kommerell G. Diameter of the optic nerve in idiopathic optic neuritis and in anterior ischemic optic neuropathy. Int Ophthalmol. 1997;21:131–5.
43. Karami M, Janghorbani M, Dehghani A, Riahinejad

M. Orbital Doppler evaluation of blood flow velocities in optic neuritis. Korean J Ophthalmol. 2012;26:116–22. https://doi.org/10.3341/kjo.2012.26.2.116.
44. Lochner P, Cantello R, Brigo F, Coppo L, Nardone R, Tezzon F, et al. Transorbital sonography in acute optic neuritis: a case-control study. AJNR Am J Neuroradiol. 2014;35:2371–5. https://doi.org/10.3174/ajnr.A4051.
45. Neroev VV, Karlova IZ, Zaitseva OV, Kruzhkova GV, Boiko AN. Role of ultrasonic B-scanning in differential diagnosis and prognosis of the course of optic neuritis. Vestn oftalmol. 2001;117:25–9.
46. Stefanovic IB, Jovanovic M, Krnjaja BD, Veselinovic D, Jovanovic P. Influence of retrobulbar neuritis and papillitis on echographically measured optic nerve diameter. Vojnosanit Pregl. 2010;67:32–5.
47. Carraro N, Servillo G, Sarra VM, Bignamini A, Pizzolato G, Zorzon M. Optic nerve and its arterial-venous vascularization: an ultrasonologic study in multiple sclerosis patients and healthy controls. J Neuroimaging. 2014;24:273–7. https://doi.org/10.1111/j.1552-6569.2012.00758.x.
48. Candeliere Merlicco A, Gabaldón Torres L, Villaverde González R, Fernández Romero I, Aparicio Castro E, Lastres Arias MC. Transorbital ultrasonography for measuring optic nerve atrophy in multiple sclerosis. Acta Neurol Scand. 2018;138(5):388–93. https://doi.org/10.1111/ane.12976.
49. Venkataramana NK. Hydrocephalus Indian scenario—a review. J Pediatr Neurosci. 2011;6(Suppl 1):S11–22. https://doi.org/10.4103/1817-1745.85704.
50. Becker G, Bogdahn U, Strassburg HM, Lindner A, Hassel W, Meixensberger J, et al. Identification of ventricular enlargement and estimation of intracranial pressure by transcranial color-coded real-time sonography. J Neuroimaging. 1994;4(1):17–22.
51. Seidel G, Kaps M, Gerriets T, Hutzelmann A. Evaluation of the ventricular system in adults by transcranial duplex sonography. J Neuroimaging. 1995;5(2):105–8.
52. Kiphuth C, Huttner HB, Struffert T, Schwab S, Köhrmann M. Sonographic monitoring of ventricle enlargement in posthemorrhagic hydrocephalus. Neurology. 2011;76(10):858–62. https://doi.org/10.1212/WNL.0b013e31820f2e0f.
53. Robba C, Simonassi F, Ball L, Pelosi P. Transcranial color-coded duplex sonography for bedside monitoring of central nervous system infection as a consequence of decompressive craniectomy after traumatic brain injury. Intensive Care Med. 2019;45(8):1143–4. https://doi.org/10.1007/s00134-018-5405-4.
54. Ertl M, Aigner R, Krost M, Karnasová Z, Müller K, Naumann M, et al. Measuring changes in the optic nerve sheath diameter in patients with idiopathic normal-pressure hydrocephalus: a useful diagnostic supplement to spinal tap tests. Eur J Neurol. 2017;24(3):461–7. https://doi.org/10.1111/ene.13225.
55. Rainov NJ, Weise JB, Burkert W. Transcranial Doppler sonography in adult hydrocephalic patients. Neurosurg Rev. 2000;23:34–8.
56. Gupta N, Grover H, Bansal I, Hooda K, Sapire JM, Anand R, et al. Neonatal cranial sonography: ultrasound findings in neonatal meningitis - a pictorial review. Quant Imaging Med Surg. 2017;7(1):123–31. https://doi.org/10.21037/qims.2017.02.01.
57. Yikilmaz A, Taylor GA. Sonographic findings in bacterial meningitis in neonates and young infants. Pediatr Radiol. 2008;38(2):129–37.
58. Lu CH, Chang HW, Lui CC, Huang CR, Chang WN. Cerebral haemodynamics in acute bacterial meningitis in adults. QJM. 2006;99(12):863–9.
59. Haring HP, Rötzer HK, Reindl H, Berek K, Kampfl A, Pfausler B, et al. Time course of cerebral blood flow velocity in central nervous system infections. A transcranial Doppler sonography study. Arch Neurol. 1993;50(1):98–101.
60. Chang WN, Lu CH, Chang HW, Lui CC, Tsai NW, Huang CR, et al. Time course of cerebral hemodynamics in cryptococcal meningitis in HIV-negative adults. Eur J Neurol. 2007;14(7):770–6.
61. Doepp F, Valdueza JM, Schreiber SJ. Serial ultrasound assessment of the basal vein of Rosenthal in HSV encephalitis. Ultrasound Med Biol. 2006;32(4):473–7.
62. Sangani SV, Parikh S. Can sonographic measurement of optic nerve sheath diameter be used to detect raised intracranial pressure in patients with tuberculous meningitis? A prospective observational study. Indian J Radiol Imaging. 2015;25(2):173–6. https://doi.org/10.4103/0971-3026.15586.
63. Wong LKS. Global burden of intracranial atherosclerosis. Int J Stroke. 2006;1:158–9. https://doi.org/10.1111/j.1747-4949.2006.00045.x.
64. Baumgartner RW, Mattle HP, Schroth G. Assessment of >/=50% and <50% intracranial stenoses by transcranial color-coded duplex sonography. Stroke. 1999;30(1):87–92.
65. Muratore F, Pipitone N, Salvarani C, Schmidt WA. Imaging of vasculitis: state of the art. Best Pract Res Clin Rheumatol. 2016;30(4):688–706. https://doi.org/10.1016/j.berh.2016.09.010.
66. Habib HM, Essa AA, Hassan AA. Color duplex ultrasonography of temporal arteries: role in diagnosis and follow-up of suspected cases of temporal arteritis. Clin Rheumatol. 2012;31(2):231–7. https://doi.org/10.1007/s10067-011-1808-0.
67. Maeda H, Handa N, Matsumoto M, Hougaku H, Ogawa S, Oku N, et al. Carotid lesions detected by B-mode ultrasonography in Takayasu's arteritis: "macaroni sign" as an indicator of the disease. Ultrasound Med Biol. 1991;17(7):695–701.ù
68. Wollenweber FA, Schomburg R, Probst M, Schneider V, Hiry T, Ochsenfeld A, et al. Width of the third ventricle assessed by transcranial sonography can monitor brain atrophy in a time- and cost-effective manner—results from a longitudinal study on 500 subjects. Psychiatry Res. 2011;191(3):212–6. https://doi.org/10.1016/j.pscychresns.2010.09.010.
69. Berg D, Behnke S, Seppi K, Godau J, Lerche S, Mahlknecht P, et al. Enlarged hyperechogenic substantia nigra as a risk marker for Parkinson's dis-

ease. Mov Disord. 2013;28(2):216–9. https://doi.org/10.1002/mds.25192.
70. Berg D, Roggendorf W, Schröder U, Klein R, Tatschner T, Benz P, et al. Echogenicity of the substantia nigra: association with increased iron content and marker for susceptibility to nigrostriatal injury. Arch Neurol. 2002;59:999–1005.
71. van de Loo S, Walter U, Behnke S, Hagenah J, Lorenz M, Sitzer M, et al. Reproducibility and diagnostic accuracy of substantia nigra sonography for the diagnosis of Parkinson's disease. J Neurol Neurosurg Psychiatry. 2010 Oct;81(10):1087–92. https://doi.org/10.1136/jnnp.2009.196352.
72. Gaenslen A, Unmuth B, Godau J, Liepelt I, Di Santo A, Schweitzer KJ, et al. The specificity and sensitivity of transcranial ultrasound in the differential diagnosis of Parkinson's disease: a prospective blinded study. Lancet Neurol. 2008;7:417–24. https://doi.org/10.1016/S1474-4422(08)70067-X.
73. Stockner H, Sojer M, Seppi K, Mueller J, Wenning GK, Schmidauer C, et al. Midbrain sonography in patients with essential tremor. Mov Disord. 2007;22:414–7.
74. Walter U. How to measure substantia nigra hyperechogenicity in Parkinson disease: detailed guide with video. J Ultrasound Med. 2013;32(10):1837–43. https://doi.org/10.7863/ultra.32.10.1837.
75. Ewertsen C. Image fusion between ultrasonography and CT, MRI or PET/CT for image guidance and intervention—a theoretical and clinical study. Dan Med Bull. 2010;57:B4172.

第 18 章

脑死亡

Charu Mahajan，Indu Kapoor，Hemanshu Prabhakar

脑死亡是包括脑干在内的所有大脑功能不可逆转地停止。其 3 个主要特征包括昏迷、脑干反射消失和呼吸暂停。从诊断到宣布脑死亡之间的时间应该很短是合理的，这样可以在功能受损之前进行用于移植的器官摘取。

18.1 脑死亡病理生理

导致脑损伤的主要诱因是颅内压升高。任何原因引起的严重颅脑外伤、脑血管意外或脑缺氧都会导致神经元损伤。随后的炎症级联反应导致各种神经递质的激活、离子通道的失调和血脑屏障的损伤，导致脑水肿逐渐加重。结果，颅内压升高，低压桥静脉受压，导致脑静脉压升高[1]。随着颅内压的进一步升高，颅腔内脑血流量下降。随着自调节的丧失，脑灌注变得依赖于压力，并且存在伴随血压下降而出现全身灌注的风险。这进一步使损害持续存在，并最终进入不可挽回和不可逆转的损害状态。颅腔内的血流完全停止，肿胀的大脑可能通过枕骨大孔或硬脑膜皱襞突出。疝气可能导致永久性脑干损伤，影响主要生命中心和颅神经，导致脑死亡的临床状态。颅腔内产生的压差也会导致早期脑干疝和重要控制中心的局灶性缺血，从而导致死亡。

18.2 诊断

它主要是临床诊断，辅助测试不是必须执行的，仅被归类为可选。然而，在无法完成检查或获得的结果不确定的情况下，辅助测试的作用就变得很重要(表 18.1)。确认性测试确定电活动消失或血流停止。确认性测试包含以下内容：

- 四血管脑血管造影。
- 脑电图。
- 诱发电位。
- 经颅多普勒。
- 放射性核素成像。
- CTA/CT 灌注/MRA。

表 18.1 临床检查不能进行或不确定的情况

低血压
低氧血症
低温
代谢紊乱
颌面外伤
瞳孔异常
某些药物的毒性水平，如 TCA、抗胆碱能药、氨基糖苷类、抗癫痫药、化疗药
药物、神经肌肉阻滞剂
高位颈髓损伤
睡眠呼吸暂停
导致二氧化碳潴留的慢性肺部疾病
脊髓反射

• 颈部彩色多普勒超声。

世界各地使用它们诊断脑死亡的标准各不相同。在法国和意大利，证明 1 岁以下儿童的脑血流缺失是一项强制性测试。在存在混杂因素或无法进行脑干反射的情况下进行这些测试也很重要。同样，尽管存在特定国家/地区的差异，EEG 在意大利、日本和法国也是一项强制性测试，并且是最常用的测试之一。然而，在镇静剂和体温过低的作用下，它变得不可靠。脑血管造影被认为是诊断脑循环停止(CCA)的金标准。然而，它是侵入性的，需要运送患者并且耗时。其他测试，如放射性核素成像和灌注扫描，既昂贵又耗时。错误结果的可能性、对混杂因素的敏感性和非标准化会影响其他诊断模式[2]。

其中一项辅助测试是经颅多普勒，它已被世界各地的多个指南视为诊断 BD 的可选确认测试[3,4]。它使用超声检查评估大脑基底动脉的血流，并有助于确认脑循环停止。报告的敏感性和特异性范围分别为 70%~100% 和 97%~100%[5,6]。TCD 和血管造影术确认 BD 的一致性为 100%[7]。在欧洲，脑血管造影是诊断 BD 最常见的一线检查，其次是 TCD[8]。然而，在许多地方，血管造影术由于其侵入性而不如 TCD 更受青睐。在另一项回顾性研究中，TCD 被认为是有用的一线验证性试验或作为此类病例的特定预测因子。描述 CCA 模式的早期和重复检查在这种情况下特别有用[9]。TCD 和 TCCD 都可以用作验证检查。TCCD 还有一个额外的优势，它可以直接观察血管腔。两者获得的波形模式相似。TCD 的优缺点如表 18.2 所示。

Chang 及其同事的 Meta 分析结果表明，经颅多普勒是一种高度准确的脑死亡确认辅助检测。然而，由于经颅多普勒评估的是脑循环停止而不是脑干功能，因此在解释 Meta 分析结果时需要考虑到这一限制[10]。

18.3 TCD 程序

它涉及使用放置在相对较薄的骨窗处的低频超声换能器(2MHz)来探查颅内基底动脉，并估计脑血流速度。TCD 研究的主要血管有颈内动脉、大脑中动脉、大脑前动脉、大脑后动脉、基底动脉和椎动脉。用于 TCD 的不同骨窗是经颞骨、枕下骨、经眶骨

表 18.2 TCD 的优缺点

优点	缺点
1.床头工具	1.需要训练有素的人员
2.非侵入性	2.无法区分脑血流停止与声窗缺失
3.可重复	3.颅骨开放或膨胀患者的假阴性
4.相对便宜	
5.便携	
6.快速	

和颌下骨。换能器发出的超声波从移动的红细胞反射回来，其频率的变化与移动细胞的速度成正比。朝向和远离探头的血流显示为相对于基线的正波形和负波形。根据使用的窗口、声波深度和波形方向来识别不同的动脉。脑血流速度源自一个标准方程，该方程使用入射波的速度、波脉冲频率，以及入射角和反射光束的变化。它还取决于其他几个生理因素。除了计算 CBFV 之外，波形分析还提供有关脑血管阻力、自调节状态、脑灌注压和颅内压等参数的信息。CBFV 给出了颅内血管直径的间接估计。在高动力血流、狭窄或血管痉挛的情况下可以看到 CBFV 的增加。同样，CBFV 的降低指向低血压、ICP 增加或颅内血流减少，如脑死亡中所见。

在进行 TCD 之前，很少定义诊断 CCA 的先决条件。这些条件包括伴随脑功能不可逆丧失的昏迷原因的确定、排除低血压、体温过低、代谢紊乱、两名专家的临床评估显示没有大脑和脑干功能的证据[11]。患者应处于正常碳酸血症，心动过速不应>120 次/分，收缩压应>90mmHg。应由经验丰富、训练有素的医生进行 TCD 检查。脑循环停止在脑死亡之前大约 24 小时。这是 TCD 特别适用于早期确认脑死亡和器官恢复的时期[12]。

TCD[13]诊断 CCA 的技术前提是：

- 应使用≤50 Hz 的高通滤波器。
- 应增加增益。
- 取样容积应设置为≥15mm。
- 包络应关闭。

在 TCD 检查期间，应通过将探头放置在颞骨(用于 MCA)或枕下经颅窗(用于椎基底动脉血管)进行双侧辐照。

利用 TCD 可以无创计算 CPP，并与有创 ICP 监测仪测量的 CPP 有较好的相关性。对 CPP<60mmHg 的阳性预测价值为 94%[14]。它作为趋势监测比考虑绝对值更有用。

如果在两次至少间隔 30 分钟的检查中获得以下波形，则可以确认 TCD 上的 CCA 诊断。以下波形的出现是由逐渐增加的 ICP 的不同阶段而产生的(图 18.1 和图 18.2)。

- 振荡波形(收缩期正向血流和舒张期反向血流)。
- 收缩期短尖峰。
- 颅内血流消失。

随着 ICP 的增加，脑动脉的搏动性明显增加(高搏动指数)。在 ICP 等于舒张压时，大

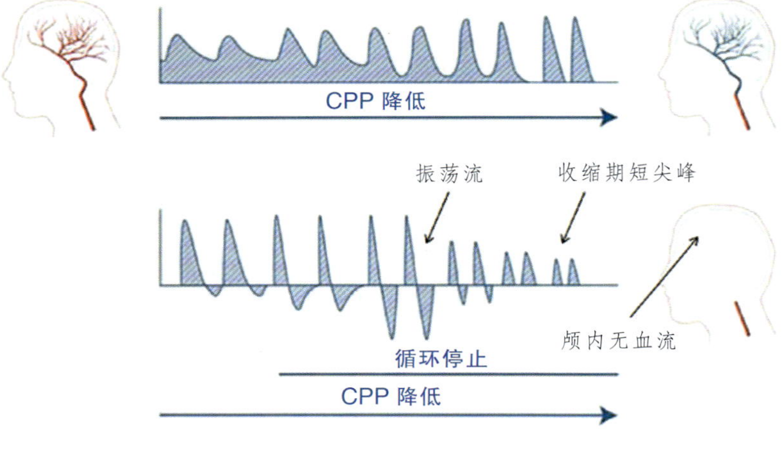

图 18.1 随着颅内压逐渐升高，脑灌注压降低，颅内动脉波形的变化；振荡流、收缩期短尖峰和最终无血流，均对应于循环停止(左图)。

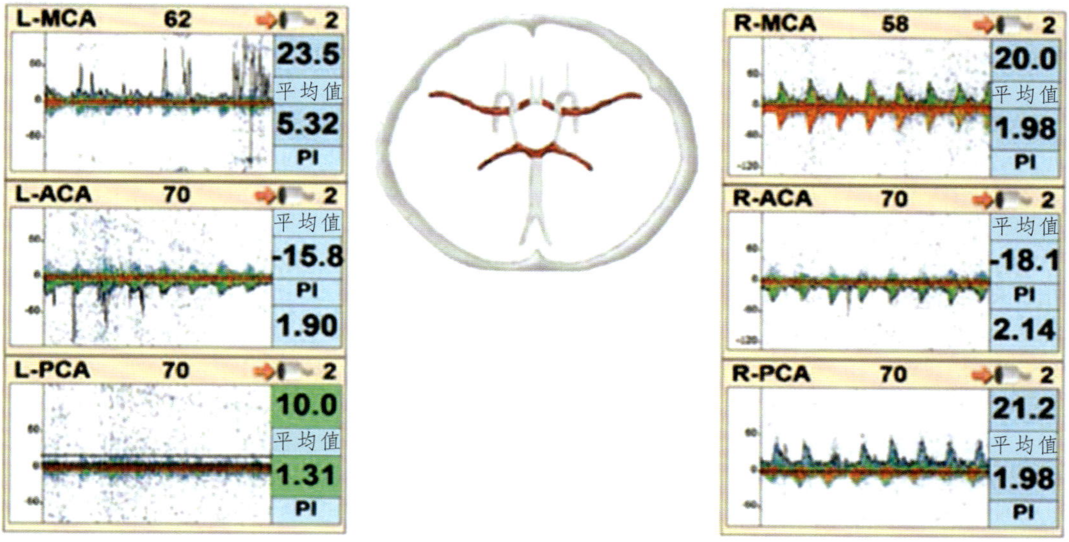

图 18.2 脑死亡中的经颅多普勒。经颅多普勒显示除了完全没有血流的左大脑后动脉(L-PCA,右下角矩形)以外的所有血流都出现回响或振荡模式。调查结果证实了脑死亡。回响或没有流动是脑死亡的诊断。[Reprinted from Seminars in Ultrasound, CT and MRI, 39(5), Tanvir Rizvi, Prem Batchala, Sugoto Mukherjee. Brain Death: Diagnosis and Imaging Techniques, 515-529, Copyright(2019)with permission from Elsevier.]

脑仅在收缩周期和舒张末期速度为零时灌注。当 ICP 等于平均血压时,血液在两个周期内逐渐停止流动。当颅内压增加到一定程度、血液无法流入颅腔时,表现为正负波面积相等的振荡波形。这可以通过动脉肌肉组织的弹性和顺应性来解释。基底大动脉收缩期正向血流和微循环阻塞产生的舒张期反向血流导致净流量为零。这种来回运动可以在未闭动脉中观察到。这通常对应于 CCA 的血管造影照片[15]。逐渐地,随着 ICP 达到收缩压,可以看到低幅度的短收缩尖峰,最终波形完全消失。收缩早期峰值血流速度<50cm/s,持续时间<200ms,周期内余下时间没有血流信号。颅内血流消失提示脑循环停止。MCA 中的平均 CBFV<10cm/s,持续时间超过 30 分钟将难以生存。最好同时对 MCA 和 BA 进行辐照以证明 CCA,并以 30 分钟的间隔进行重复测试,以确保发现的不可逆性。通过颅外显示双侧颈总动脉、颈内动脉、椎动脉类似的血流变化来证实这些发现也很重要。另一方面,颈外动脉血流是正常的,因为血流停止通常发生在颈动脉分叉处。必须将脑血流缺失与超声传输问题区分开来。先前通过同一声窗成功进行的检查和在对侧位置看到的脑死亡波形通常可以排除超声传输问题。

Dominguez-Roldan 研究了患有幕上或幕下病变的脑死亡患者的波形差异。在幕上病变患者中,振荡血流模式更为常见。然而,在幕下病变患者中,更常见的是收缩期尖峰[16]。

利用 TCD 进行视网膜中央血管波形分析和血流变量分析可能有发展成为儿科人群确定脑死亡的辅助试验的潜力[17]。

18.3.1 假阳性和假阴性结果

由于 ICP 和脑血流之间的变化产生了指示脑死亡的典型波形。在某些情况下,表示

CCA 的典型 TCD 波形无法被识别。在这种情况下,持续的血流模式可能出现在开颅减压、颅骨骨折和脑室引流的患者,以及囟门开放的患儿或脑干损伤患者中[18]。颅内压的丧失不能引起颅内 CBF 的变化。这种情况需要其他验证性研究来诊断脑死亡。TCD 作为辅助检测非常准确,但应牢记,它评估的是 CCA,而不是脑干死亡。

当 ICP 突然增高时,动脉瘤破裂也可能出现 TCD 假阳性结果。此外,在心搏骤停后的早期,在患者循环恢复之前会有 CCA。在这两种情况下,CCA 都是短暂的,不能将患者标记为脑死亡。30 分钟后复检将显示正常波形。获得假阳性结果的其他情况是 ICA 远端闭塞和主动脉瓣关闭不全。因此,这使得临床检查和满足 TCD 超声诊断的先决条件非常重要。

没有经验的操作员可能无法对脉管进行声波分析或误解波形。因此, 它依赖于操作者,并且拥有训练有素的医生是极其必要的。在这种情况下,可以使用经眶窗来观察颈动脉虹吸管[19]。

因此,TCD 是用于确认脑死亡临床诊断的辅助测试,应结合临床情况综合考虑。如果该检查由训练有素的操作员执行,它则兼具敏感性和特异性。

18.3.2 其他检测

其他较少的测试也可用于诊断脑死亡,尽管这些测试未被验证为确认测试。

18.3.2.1 颈部彩色多普勒

在没有声窗或无法确定明确的血流模式的情况下,可以使用颈部彩色多普勒来确认 CCA。检查步骤是采用类似于 TCD 的技术,使用 5 或 7.5MHz 多普勒探头扫查双侧颈部。这有助于观察颅外 ICA 和 VA 中的流动模式。采用下颌下窗和枕下窗分别对颅外 ICA 和 VA 进行辐照。代表 CCA 的波形模式与之前讨论的相同。ICA 闭塞和解剖条件可能会妨碍检查成功。该检查确认 CCA 的敏感性为 78%~80%,建议将其作为一种补充检测[20]。

然而,CCD 并未被列入标准辅助检测名单。但当患者没有骨窗或操作者未受过 TCD 培训时,该检测尤其有用。

18.3.2.2 视神经鞘直径

视神经被硬脑膜鞘覆盖,里面含有脑脊液,与颅内蛛网膜下腔直接相连。该视神经松散地附着在球后部分的硬脑膜鞘上。在 ICP 增加时,脑脊液转移到这个可扩张的部分(眼球后面 3mm),导致视神经鞘直径增加,因此,视神经鞘增粗可代表 ICP 升高。该直径可以通过 CT、MRI 或超声测量。

视神经鞘直径超声检查是一种用于诊断 ICP 升高的简单、无创、快速的床旁检查。将高频线阵探头(7.5~10MHz)沿轴向平面轻轻放置在患者闭合的上眼睑上,以观察球后区域。球体呈圆形黑色结构,视神经在球体背面呈黑色条状结构。调整探头以在图像中心显示视神经进入眼球的入口。冻结这张图片后,测量乳头后面 3mm 处的视神经鞘直径 ONSD。计算 3 个 ONSD 读数的平均值作为最终值。当无法或不建议进行侵入性监测时,作为 ICP 替代指标的 ONSD 测量对筛选患者特别有用。

视神经鞘直径 4.8~6mm 与 ICP 升高相关[21]。脑死亡是 ICP 急剧升高的一种状态,这在 ONSD 上也应该很明显。研究表明,脑死亡患者ONSD 的均值要大得多(0.72±0.05 对 0.53±0.06)[22]。此外,脑死亡患者的 ONSD 值范围为0.68~0.75cm,ICP 值为 28~54mmHg[23]。BD

患者的 ONSD 显著较高，但它不能区分 BD 患者和 ICP 升高但临床上没有脑死亡的昏迷患者[24]。减压颅骨切除术患者的颅内压不会升高到导致脑内血流停止的程度。因此，ONSD 值无法为此类患者提供可靠的信息[23]。

因此，ONSD 是一种非侵入性检测，可以快速执行，检测值持续增高的趋势指向大脑的恶化，如果纠正措施失败，可能会导致脑死亡。

总之，超声用于检测 CCA 具有无创、廉价、无并发症和快速的优点。TCD 是确认 CCA 最可靠和最灵敏的超声技术。基于此种原因，它现在越来越多地作为一线辅助检测出现在国家层面的指南中。

（丁戈琦 译 彭佳 校）

参考文献

1. Nakagawa Y, Tsuru M, Yada K. Site and mechanism for compression of the venous system during experimental intracranial hypertension. J Neurosurg. 1974;41:427–34.
2. Wijdicks EFM. Brain death worldwide: accepted fact but no global consensus in diagnostic criteria. Neurology. 2002;58:20.
3. Wijdicks EFM, Varelas PN, Gronseth GS, Greer DM. Evidence-based guideline update: determining brain death in adults: Report of the Quality Standards Subcommittee of the American Academy of Neurology. Neurology. 2010;74:1911–8. 181e242a8
4. Walter U, Schreiber J, Kaps M. Doppler and duplex sonography for the diagnosis of the irreversible cessation of brain function ('brain death'): current guidelines in Germany and neighbouring countries. Ultraschall Med. 2016;37:558–78.
5. De Freitas GR, Andre C. Sensitivity of transcranial Doppler for confirming brain death: a prospective study of 270 cases. Acta Neurol Scand. 2006;113:426–32.
6. Kuo JR, Chen CF, Chio CC, et al. Time dependent validity in the diagnosis of brain death using transcranial Doppler sonography. J Neurol Neurosurg Psychiatry. 2006;77:646–9.
7. Poularas J, Karakitsos D, Kouraklis A, Kostakis A, De Groot E, et al. Comparison between transcranial color Doppler ultrasonography and angiography in the confirmation of brain death. Transplant Proc. 2006;38:1213–7.
8. Citerio G, Murphy PG. Brain death: the European perspective. Semin Neurol. 2015;35:139–44.
9. Sharma D, Souter MJ, Moore AE, Lam AM. Clinical experience with transcranial Doppler ultrasonography as a confirmatory test for brain death: a retrospective analysis. Neurocrit Care. 2011;14:370–6.
10. Chang JJ, Tsivgoulis G, Katsanos AH, Malkoff MD, Alexandrov AV. Diagnostic accuracy of transcranial Doppler for brain death confirmation: systematic review and meta-analysis. AJNR Am J Neuroradiol. 2016;37:408–14.
11. Hassler W, Steinmetz H, Gawlowski J. Transcranial Doppler ultrasonography in raised intracranial pressure and in intracranial circulatory arrest. J Neurosurg. 1988;68:745–51.
12. Dosemeci L, Dora B, Yilmaz M, Cengiz M, Balkan S, Ramazanoglu A. Utility of transcranial Doppler ultrasonography for confirmatory diagnosis of brain death: two sides of the coin. Transplantation. 2004;77:71–5.
13. Widder B, Görtler M, Widder G. Doppler- und Duplexsonographie der hirnversorgenden. Arterien. 6th ed. Berlin: Springer; 2004.
14. Czosnyka M, Matta BF, Smielewski P, Kirkpatrick PJ, Pickard JD. Cerebral perfusion pressure in head injured patients: a noninvasive assessment using transcranial Doppler ultrasonography. J Neurosurg. 1998;88:802–8.
15. Hassler W, Steinmetz H, Pirschel J. Transcranial Doppler study of intracranial circulatory arrest. J Neurosurg. 1989;71:195–201.
16. Dominguez-Roldan JM, Garcia-Alfaro C, Jimenez-Gonzalez PI, Rivera-Fernandez V, Hemandez-Hazanas F, Perez-Bemal J. Brain death due to supratentorial masses: diagnosis using transcranial Doppler ultrasonography. Transplant Proc. 2004;36:2898–900.
17. Riggs BJ, Choen JS, Shivakumar B, et al. Doppler ultrasonography of the central retinal vessels in children with brain death. Pediatr Crit Care Med. 2017;18:258–64.
18. Cabrer C, Dominguez-Roldan MM, Trias E, Paredas D, et al. Persistence of intracranial diastolic flow in transcranial Doppler sonography exploration of patients in brain death. Transplant Proc. 2003;35:1642–3.
19. Dominguez-Roldan JM, Jimenez Gonzalez PI, Garcia-Alfaro V, Rivera-Fernandez V, Hernandez HF. Diagnosis of brain death by transcranial Doppler ultrasonography: solutions for cases of difficult sonic windows. Transplant Proc. 2004;36:2896–7.
20. Pedicelli A, Bartocci M, Lozupone E, D'Argento F, Alexandre A, Garignano G, et al. The role of cervical color Doppler ultrasound in the diagnosis of brain death. Neuroradiology. 2019;61:137–45.
21. Kristiansson H, Nissborg E, Bartek J Jr, Andresen M, Reinstrup P, Romner B. Measuring elevated intracranial pressure through noninvasive methods: a review of the literature. J Neurosurg Anesthesiol. 2013;25:372–85.
22. Arijana L-H, Simicevic DJ, Popovic IM, Puretic MB, Cvetkovic VV, Gopcevic A, et al. New trends in neu-

rosonology and cerebral hemodynamics - an update. Pers Med. 2012;1:414–6.
23. Toscano M, Spadetta G, Pulitano P, Rocco M, Di Piero V, Mecarelli O, Vicenzini E. Optic nerve sheath diameter ultrasound evaluation in intensive care unit: possible role and clinical aspects in neurological critical patients daily monitoring. Biomed Res Int. 2017;2017:7.
24. Topcuoglu MA, Arsava EM, Bas DF, Kozak HH. Transorbital ultrasonographic measurement of optic nerve sheath diameter in brain death. J Neuroimaging. 2015;25:906–9.

第 6 部分

神经外科病理学和临床应用

第 19 章

创伤性脑损伤的术中超声

Carlo Giussani, Erik Pietro Sganzerla, Francesco Prada, Andrea Di Cristofori

19.1 引言

创伤性脑损伤（TBI）是常见的神经外科急症，在许多情况下，需要快速决策和处理[1-5]。特别是，在这些病例中，手术可能缺少适当的影像技术指导，并且创伤性脑损伤可能会随着时间的推移而快速发生变化，从第一张影像学照片到手术时会明显不同[6,7]。例如，创伤性脑损伤，如硬膜外血肿、硬膜下血肿或脑挫伤，病情可在颅脑损伤后的最初几个小时或几分钟内加重或发展，这可能导致影像学检查时和手术时的病情不同[8,9]。

在三级医院的一般流程是，患者到达创伤中心，完成颅脑 CT 和全身 CT，然后做出手术决定[4]。

在放射科和手术室之间的一段时间内，创伤后的脑内血肿和脑挫伤可能会发展或扩大。这种演变可能会明显影响患者的预后和结局，而且会影响患者在手术中的处理，特别是在发生对侧血肿或血肿增长的情况下[9]。此外，同样的情况也可能发生在术中，当一个封闭的系统，如打开颅骨，导致血液流入和流出，以及脑脊液动力学的变化，最终改变脑灌注量和颅内压。

在这种紧急情况下，术中实时成像设备可以帮助评估正在发展的病变，并对手术区域进行实时扫描。

神经外科可用的术中成像技术有计算机断层扫描、磁共振成像和超声（US）。前两种技术非常准确，但它们的成本和时间都很长，在紧急情况下，尤其是在需要很长时间才能完成全面脑部扫描的情况下，它的应用受到限制[10]。术中超声（iOUS）比前两种技术便宜，不需要放射科技术人员或专门人员，也不涉及电离辐射的危害。这些特点使得许多神经外科中心和 24/7 都在术中运用超声检查[10,11]。

在目前的神经外科环境中，iOUS 主要运用 B 型超声对手术野进行形态评估，以便在骨瓣移除后定位浅层和深层病变；与术前成像相结合的融合成像可以定位并与其他成像方式进行比较[12,13]。如今，超声是具备先进功能的多参数成像技术[14]：

• 彩色多普勒扫描可以定位血管，并了解手术后血管的完整性[15,16]。

• 能够评估脑组织机械特性的声弹性成像[17-19]。

• 对比剂增强扫描能够显示病理性脑组织，并能够评估继发性损伤区域的灌注情况[20-22]。

由于超声的多功能性，术中超声的使用正变得越来越广泛，它现在是神经外科的必备检查工具[11]。事实上，术中实时影像已被证明比术前影像有更大的优势，因为在手术过程中，由于脑移位、生理病理和手术引起的组织变形，解剖结构可能会发生变化[23]。尽管大量文献证实了术中超声的成本效益和近年来成像质量的提高，但神经外科医生通常不认为术中超声是一种适用的技术[24]。这主要是超声检查的标准切面规范难，由于图像主要是沿着与 3 个标准平面不同的几个可变平面在二维下获得的，因此其解剖结构不清楚，而且它使用的扫描不同于 3 个标准的术前正交平面。这些问题可以通过适当的培训来克服，这需要每天进行选择性练习，以更好地理解探头和成像方向，提高辨别解剖的能力，并减少理解所获得的图像所花费的时间[24]。

目前，术中超声主要用于神经肿瘤、癫痫和血管神经外科。对于神经肿瘤和癫痫病变，术中超声用于定位病变，在手术结束时检查是否完全切除，并根据手术切除肿瘤时的脑移位纠正神经导航[12,13,15,20,21,25,26]。对比增强超声(CEUS)用于更好地明确病变和周围组织，而彩色多普勒技术在某些有大血管包裹的病例中可能有用。此外，一些高级参数涉及超声弹性图在了解大脑的机械特性和区分低级别和高级别胶质瘤方面的应用[17,19,20]。对于涉及血管神经外科的病例，术中超声主要用于动脉血管畸形(AVM)定位和彩色多普勒或血管超声研究，以确定手术后畸形的闭塞情况[15,16,27,28]。

此外，在某些情况下，术中超声用于脑室外引流[29]，特别是当徒手操作定位困难，以及引流脑脓肿等囊性病变时[30]。

在颅脑损伤的情况下，术中超声并不是神经外科手术中的常规使用，尽管它具有实时能力，但在手术过程中并没有被用来理解创伤患者中发生病情的动态演变。而且，术中超声目前在定义接受重型脑损伤手术的患者的预后和结果方面也没有起决定性的作用。因此，关于术中超声的用途的文献报道很少；大多数是在医疗管理失败后采用去骨瓣减压术(DC)控制颅内压[31,32]。此外，一些实验模型探讨了术中超声的潜在用途[33]。

在这一章中，我们将讲述在紧急情况下，术中超声可以为颅脑损伤手术提供的多种选择。

19.2 术中超声在全脑损伤中的应用

对有创伤性脑损伤的患者进行手术就像是在没有控制的情况下干扰重度脑外伤的自然病史。因此，在诊断性 CT 和术后 CT 之间的一段时间内，每例患者都可能出现创伤后损伤，而不是正在进行手术的损伤。

常规使用术中超声可能有助于在手术中观察患者是否出现其他创伤后损害，如后颅窝血肿或同侧和对侧血肿，因为术中超声能够探查对侧半球和后颅窝结构。

此外，术中脑实质的影像可能有助于了解去骨瓣减压术后脑移位或钩突出的持久性。最后，在某些情况下，通过评估脑室的大小直接在超声引导下放置 EVD，这样可以减少定位错误的风险。

此外，先进的术中超声检查方法，如 CEUS 和 SEG，可能有助于评估血管完整性和组织灌注，突出挫伤，并显示脑实质水肿、弹性。

19.2.1 术中使用 US

在紧急情况下常规使用术中超声是困难的，因为手术需要快速决策和快速检查。事实上，关于术中超声在脑出血中应用的报道主要是个案报告或患者在医疗管理失败后接受DC。

在这很少的论文中，值得注意的是赫普纳和他同事的研究，他们报告了在接受 DC 治疗的患者中使用 CEU 进行颅内压控制的情况[31]。在他们的工作中，他们报告了用 CEUS 测量一系列接受 DC 的患者的脑血流灌注结果。特别是 DC 术后脑血流灌注增加，术中超声中的 CEUS 可作为开颅术后 ICU 患者床旁检查脑血流灌注的参考。没有骨瓣的患者可以使用或不使用 CEUS 进行超声检查，在某些情况下，可以看到继发性损害，类似于由于未能控制的颅内高压而导致的低灌注区[31,34]。

另一项有趣的研究也是他和同事进行的[32]。在他们的研究中，他们展示了 CEUS 在接受脑挫伤切除手术的患者中的潜在效用，表明了 CEUS 如何能够识别出比标准 US 更多的低灌注脑组织。

文献中还提供了其他一些经验，但它们涉及小群体患者或个案报告的经验[7]。这主要是因为在外科手术过程中，仍没有常规的术中超声用于脑外伤，这可能是因为：

• 一种新的成像技术在紧急情况下的管理困难。

• 关于常规使用术中超声在脑外伤患者中的有用性和益处。

19.2.2 可能出现的情况

如上所述，颅脑损伤的手术可能会带来一些障碍，需要对手术前的计划进行一些改变。特别是，由于主要血管受损、对侧大脑半球血肿及颅内压降低后隐匿性挫伤的进一步加重，患者可能会出现意料之外的出血。

对侧血肿可被认为是重型颅脑损伤的常见并发症，但通常不需要手术治疗。事实上，双侧小挫伤比较常见，例如，没有明显质量效应的小硬膜下血肿的演变。事实上，对侧局部出血采用手术治疗是非常少见的，文献中报道了大约 50 例病例[6-9]。这种血肿尤其多见于发生在急性硬膜下血肿清除术后。在几乎所有情况下，此类事件都会在手术过程中立即发生，这需要迅速调整新的手术方案。只有几个病例报告涉及使用术中超声快速处理此类并发症。最有趣和阐述最好的是 Pil Soo Kim 等的一篇文章[7]：根据他们的经验，术中超声的使用决定了从单侧手术到双侧手术的快速转变，从而将对侧快速增长的血肿造成的二次损害降至最低。根据他们的经验，术中超声可以在患者术后立即检查脑损伤手术后的并发症。这与我们在本章的病例中报告的经验是一致的。另一种临床方案可能涉及对创伤后血肿患者进行保守治疗。事实上，有时创伤后血肿最初可以保守治疗，但其中一些由于周围水肿增加而需要延迟手术清除。在这些情况下，溶解的血液可以在术中超声的引导下通过内镜排出。事实上，术中超声可以用来定位血肿，并在排出后检查血肿的大小。在其他情况下，较大的血肿可以在超声的引导下排出[35]。

最后，在颅脑损伤引起脑肿胀的情况下，可能有必要在 DC 的末尾放置 EVD。在这些情况下,EVD 的放置被认为是具有挑战性的,即使对有经验的神经外科医生来说也是如此,因为脑室通常会因脑水肿而崩溃。在这种情况下,出现较大的骨缺损有助于使用超声探头,并在超声引导下进行 EVD[29]。

19.2.3 说明性病例

19.2.3.1 病例 1

一例 76 岁的女性患者到急诊室就诊,在脑损伤后现场插管,由于镇静导致左侧眼球不对称和 GCS 3 级。当时的 CT(图 19.1)显示右侧额叶有一圆形等密度病变,但无任何肿块效应。由于临床表现和放射学上的局灶性血肿,决定行左侧开颅清除术。在手术中,血栓排出后突然出现脑肿胀。为此,立即进行了 B 型术中超声扫描,发现右侧创伤后额叶血肿和中线移位(图 19.1)。根据血肿形成的记录,决定进行右侧额部开颅手术。切开硬脑膜的过程中发现右额叶大血肿。术后颅脑 CT 显示了手术腔和血块的清除。

19.2.3.2 病例 2

一例 10 个月大的男婴,从 1.3 米高的更衣台上摔下来,头部受到创伤性损伤。他被送往急诊室,在那里,他开始出现顽固性癫痫。他接受了急救小组的插管,并接受了抗癫痫治疗和随后的快速脑部磁共振检查,结果显示额部有大片挫伤,但没有明显的肿块(图 19.2a)。脑电图显示,尽管接受了抗惊厥治疗,但暂停镇静后仍有持续性癫痫发作。鉴于这一发现,我们决定采用额部小骨瓣开颅术和皮质小切口微创手术进行血肿清除。进行术中超声检查对于在切开硬脑膜之前评估血量(图 19.2c)和清除血栓后了解是否有任何血液残留(图 19.2d)是有帮助的。术后扫描显示血栓清除,手术腔内无残留(图 19.2b)。

手术后,婴儿的癫痫发作慢慢缓解,并在几周后康复回家。

这一病例之所以引起人们的关注,是因为它很罕见,也因为它揭示了超声在儿科脑外伤急诊中的潜在应用。事实上,在某些情况下,新生儿和婴儿的前穹隆开放,超声可以在床旁进行,尤其是在情况不稳定、不允许运送到放射科的情况下。在这个病例中,经大脑中动脉的超声可用于短暂排除有肿块效应或中线移位的重大病变,或可用于观察颅脑损伤的演变。在受轻伤的情况下,它还可以避免颅脑 CT,减少暴露在电离辐射中。

19.3 展望

术中超声的常规应用为重型颅脑损伤患者的预后分层提供了新的视角。事实上,术中超声可以作为手术时大脑的基线评估,可用于未来 ICU 恢复期的比较[31]。此外,它还可以用来评估患者的原发和继发性脑损伤[32]。事实上,大多数已发表的研究证实了超声在接受 DC 的患者中的作用[31,32,34,36]。头骨缺损的存在决定了使用超声探头探索大脑的可能性,而不受头骨的干扰,在许多情况下,头骨会使超声无法显示大脑。

比较手术前和术后的结果的一个问题是,为了评价超声在血流灌注或脑弹性方面的变化,应该使用感兴趣区。2006 年,赫普纳等提出:可以使用第一个 DC 毛刺孔作为“感兴趣区”(ROI)进行脑血流灌注与 CEU 的比较,以用于进一步的术后比较[31]。此外,他们还可以用一个小的毛刺孔探头进行术前扫描。在他们的研究中,只对 6 例患者进行了灌

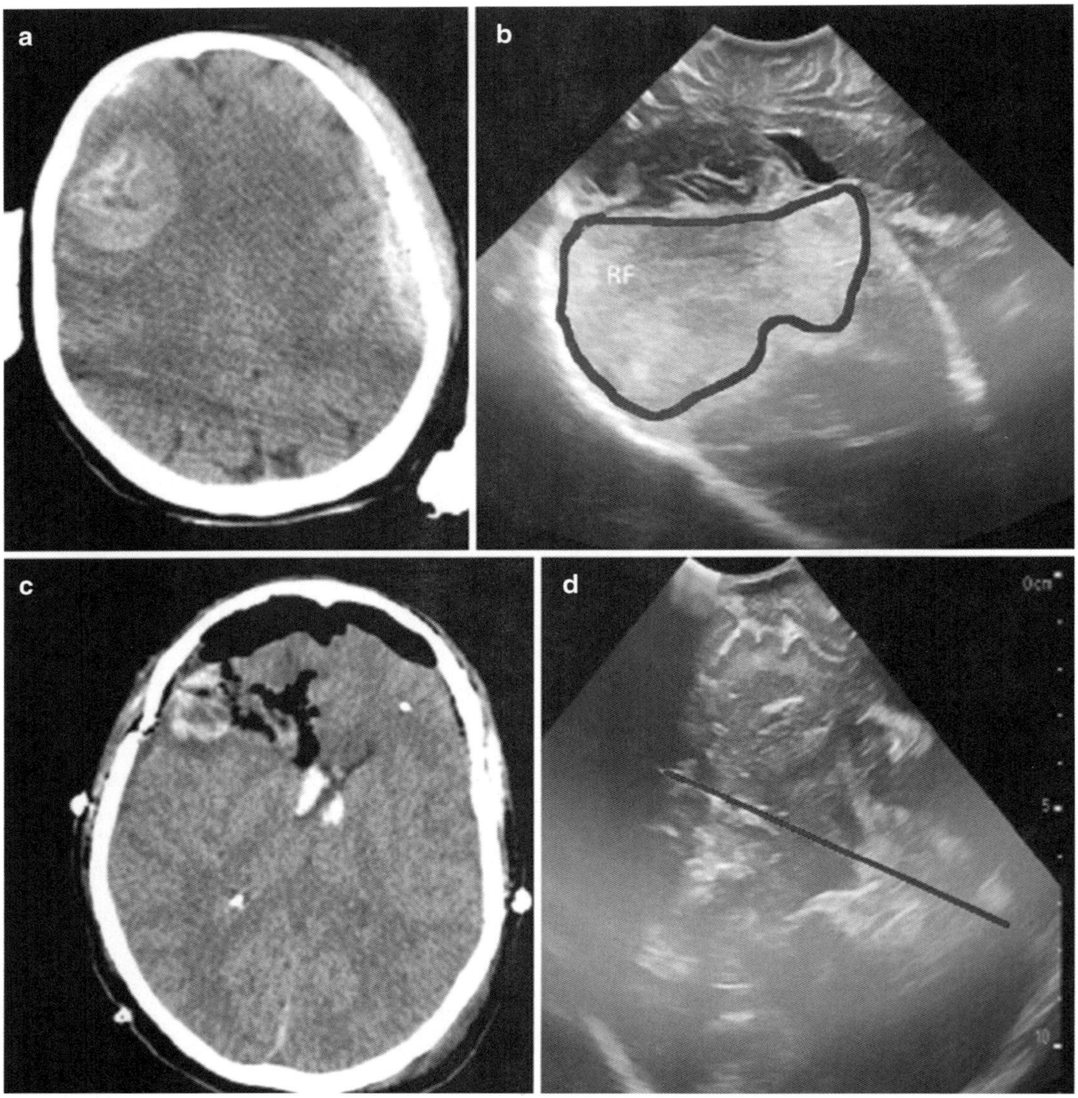

图 19.1 病例 1。(a)术前颅脑 CT 显示右侧额叶圆形挫伤和左侧硬膜外血肿。(b)左侧开颅手术后术中超声显示右额叶大血肿伴中线移位和脑室内血栓(RF,右额叶;*,左室)。(c)术后 CT。(d)右额叶血肿清除后的术中超声。

注数据的采集,但他们在术后的超声扫描中评估了 DC 与脑灌注的改善有关。从这个角度来看,未来的研究可能旨在区分 DC 反应低的患者和 DC 反应良好的患者。

在和他的同事的一项研究中,报告了 32 例患者使用术中超声和 CEU 治疗创伤性脑损伤[32]。他们在一组中进行常规术中超声,而在另一组中使用 CEU 进行术中超声。他们展示了关于 CEU 可以优于常规超声得到更多的信息。事实上,根据他们的研究,CEU 可以显示活脑和低血流死脑组织之间的差异,而在常规超声中,死脑组织看起来是正常的。在脑挫伤切除或脑实质内血肿手术的情况下,发现活脑或死脑可能会改变手术计

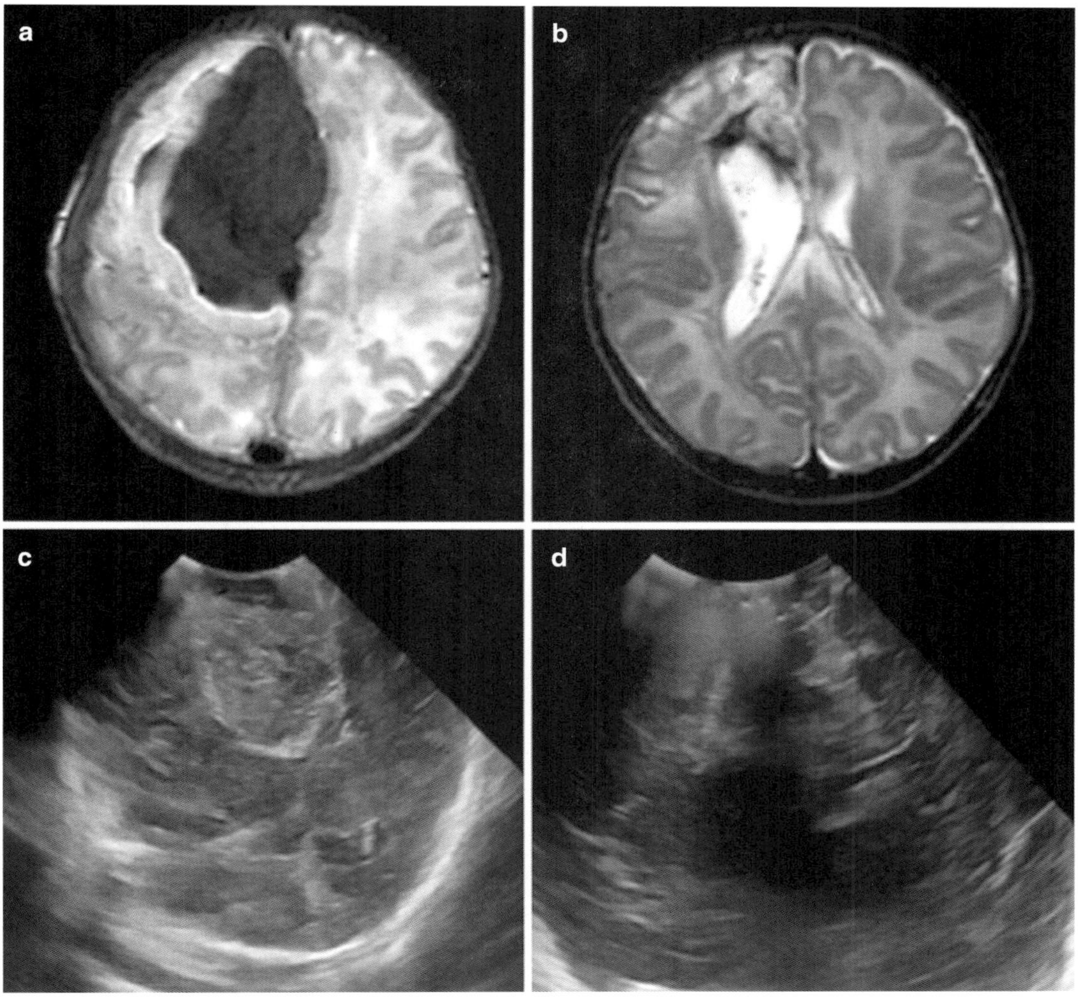

图 19.2　病例 2。(a)术前脑 MRI 显示右侧额叶血肿。(b)术后脑 MRI 显示额叶手术腔。(c)术中超声检查显示右侧额叶血肿。(d)术中超声检查显示手术腔。

划。事实上，结果发现，CEUS 显示挫伤脑组织周围的低灌注区比计划切除的更大。对于 CEU 中脑血流灌注低的病例，神经外科医生计划进行更大范围的脑部切除。尽管他们的发现很有趣，但他们的研究存在一些局限性，如缺乏纵向随访，以了解切除周围损伤的脑是否可以增加患者的预后，减少因细胞毒性水肿而造成的继发性脑损伤，或者简单地切除挫伤区域可以导致周围区域的恢复。此外，从这一点开始，可以利用术中超声弹性超声成像的系统性能来研究 DC 时的脑僵硬。事实上，超声大脑研究的一个新领域是对大脑弹性的研究。弹性可以使用超声探头在大脑表面进行测量，它可以提供有关大脑病理状况的信息，就像在小鼠缺血性脑卒中的实验模型中或在脑瘤患者的情况下所描述的那样[17,37]。

此外，僵硬程度的变化可能反映了脑血流灌注的变化。在之前的一项工作中，Xu 及其同事发现，在缺血性脑卒中的啮齿动物模型中，由于脑血流减少和脑水肿增加，脑弹性图发生了变化[38]。同一研究小组研究了脑损伤的啮齿动物模型[33]。在他们的研究中，他们发现超声弹性成像能够检测到轻微脑损伤后脑内液体含量的变化。以一种推测的方式，考虑到这些报道和提高对磁共振弹性成像的认识，将有可能预测颅内高压患者的预后，并通过颅脑超声重复测量脑弹性。此外，与手术中发现的结果进行比较可能有助于区分预后不良的患者和预后良好的患者。

（孟庆国 译 罗安果 校）

参考文献

1. Carney N, Totten AM, O'Reilly C, et al. Guidelines for the management of severe traumatic brain injury, fourth edition. Neurosurgery. 2016;80(1):6.
2. Management of Concussion/mTBI Working Group. VA/DoD clinical practice guideline for management of concussion/mild traumatic brain injury. J Rehabil Res Dev. 2009;46:CP1–68.
3. Vella MA, Crandall ML, Patel MB. Acute management of traumatic brain injury. Surg Clin North Am. 2017;97:1015–30.
4. Murray GD, Brennan PM, Teasdale GM. Simplifying the use of prognostic information in traumatic brain injury. Part 2: graphical presentation of probabilities. J Neurosurg. 2018;128:1621–34.
5. Brennan PM, Murray GD, Teasdale GM. Simplifying the use of prognostic information in traumatic brain injury. Part 1: the GCS-pupils score: an extended index of clinical severity. J Neurosurg. 2018;128:1612–20.
6. Shen J, Pan JW, Fan ZX, Zhou YQ, Chen Z, Zhan RY. Surgery for contralateral acute epidural hematoma following acute subdural hematoma evacuation: five new cases and a short literature review. Acta Neurochir. 2013;155:335–41.
7. Kim PS, Yu SH, Lee JH, Choi HJ, Kim BC. Intraoperative transcranial sonography for detection of contralateral hematoma volume change in patients with traumatic brain injury. Korean J Neurotrauma. 2017;13:137.
8. Su T-M, Lee T-H, Chen W-F, Lee T-C, Cheng C-H. Contralateral acute epidural hematoma after decompressive surgery of acute subdural hematoma: clinical features and outcome. J Trauma. 2008;65:1298–302.
9. Choi YH, Lim TK, Lee SG. Clinical features and outcomes of bilateral decompression surgery for immediate contralateral hematoma after craniectomy following acute subdural hematoma. Korean J Neurotrauma. 2017;13:108.
10. Moiyadi A, Shetty P. Objective assessment of utility of intraoperative ultrasound in resection of central nervous system tumors: a cost-effective tool for intraoperative navigation in neurosurgery. J Neurosci Rural Pract. 2011;02:004–11.
11. Pino M, Imperato A, Musca I, et al. New hope in brain glioma surgery: the role of intraoperative ultrasound. A Review. Brain Sci. 2018;8:202.
12. Velthoven V. Intraoperative ultrasound imaging: comparison of pathomorphological findings in US versus CT, MRI and intraoperative findings. In: Bernays RL, Imhof H-G, Yonekawa Y, editors. Intraoperative imaging neurosurgery. Vienna: Springer Vienna; 2003. p. 95–9.
13. Sun H, Zhao JZ. Application of intraoperative ultrasound in neurological surgery. Minim Invasive Neurosurg. 2007;50:155–9.
14. Mannaerts CK, Wildeboer RR, Postema AW, Hagemann J, Budäus L, Tilki D, Mischi M, Wijkstra H, Salomon G. Multiparametric ultrasound: evaluation of greyscale, shear wave elastography and contrast-enhanced ultrasound for prostate cancer detection and localization in correlation to radical prostatectomy specimens. BMC Urol. 2018;18:98.
15. Prada F, Del Bene M, Faragò G, DiMeco F. Spinal dural arteriovenous fistula: is there a role for intraoperative contrast-enhanced ultrasound? World Neurosurg. 2017;100:712.e15–8.
16. Bartels E. Evaluation of arteriovenous malformations (AVMs) with transcranial color-coded duplex sonography: does the location of an AVM influence its sonographic detection? J Ultrasound Med. 2005;24:1511–7.
17. Prada F, Del Bene M, Moiraghi A, et al. From grey scale B-mode to elastosonography: multimodal ultrasound imaging in meningioma surgery—pictorial essay and literature review. Biomed Res Int. 2015;2015:1–13.
18. Del Bene M, Perin A, Casali C, Legnani F, Saladino A, Mattei L, Vetrano IG, Saini M, DiMeco F, Prada F. Advanced ultrasound imaging in glioma surgery: beyond gray-scale B-mode. Front Oncol. 2018;8:576.
19. Chauvet D, Imbault M, Capelle L, Demene C, Mossad M, Karachi C, Boch A-L, Gennisson J-L, Tanter M. In vivo measurement of brain tumor elasticity using intraoperative shear wave elastography. Ultraschall Med. 2016;37:584–90.
20. Prada F, Bene MD, Fornaro R, et al. Identification of residual tumor with intraoperative contrast-enhanced ultrasound during glioblastoma resection. Neurosurg Focus. 2016;40:E7.
21. Mattei L, Prada F, Marchetti M, Gaviani P, DiMeco F. Differentiating brain radionecrosis from tumour recurrence: a role for contrast-enhanced ultrasound? Acta Neurochir. 2017;159:2405–8.
22. Sastry R, Bi WL, Pieper S, Frisken S, Kapur T, Wells W, Golby AJ. Applications of ultrasound in the resec-

tion of brain tumors: ultrasound in brain tumor resection. J Neuroimaging. 2017;27:5–15.
23. Reinertsen I, Lindseth F, Askeland C, Iversen DH, Unsgård G. Intra-operative correction of brain-shift. Acta Neurochir. 2014;156:1301–10.
24. Giussani C, Riva M, Djonov V, Beretta S, Prada F, Sganzerla E. Brain ultrasound rehearsal before surgery: a pilot cadaver study: cerebral ultrasound in cadaveric heads. Clin Anat. 2017;30:1017–23.
25. Coburger J, Scheuerle A, Pala A, Thal D, Wirtz CR, König R. Histopathological insights on imaging results of intraoperative magnetic resonance imaging, 5-aminolevulinic acid, and intraoperative ultrasound in glioblastoma surgery. Neurosurgery. 2017;81:165–74.
26. Prada F, Gennari AG, Del Bene M, Bono BC, Quaia E, D'Incerti L, Villani F, Didato G, Tringali G, DiMeco F. Intraoperative ultrasonography (ioUS) characteristics of focal cortical dysplasia (FCD) type II b. Seizure. 2019;69:80–6.
27. Unsgård G, Rao V, Solheim O, Lindseth F. Clinical experience with navigated 3D ultrasound angiography (power Doppler) in microsurgical treatment of brain arteriovenous malformations. Acta Neurochir. 2016;158:875–83.
28. Prada F, Del Bene M, Saini M, Ferroli P, DiMeco F. Intraoperative cerebral angiosonography with ultrasound contrast agents: how I do it. Acta Neurochir. 2015;157:1025–9.
29. Manfield JH, Yu KKH. Real-time ultrasound-guided external ventricular drain placement: technical note. Neurosurg Focus. 2017;43:E5.
30. Park H, Lee Y, Oh S, Lee HJ. Successful treatment with ultrasound-guided aspiration of intractable methicillin-resistant *Staphylococcus aureus* brain abscess in an extremely low birth weight infant. Pediatr Neurosurg. 2015;50:210–5.
31. Heppner P, Ellegala DB, Durieux M, Jane JA, Lindner JR. Contrast ultrasonographic assessment of cerebral perfusion in patients undergoing decompressive craniectomy for traumatic brain injury. J Neurosurg. 2006;104:738–45.
32. He W, Wang L-S, Li H-Z, Cheng L-G, Zhang M, Wladyka CG. Intraoperative contrast-enhanced ultrasound in traumatic brain surgery. Clin Imaging. 2013;37:983–8.
33. Xu ZS, Yao A, Chu SS, Paun MK, McClintic AM, Murphy SP, Mourad PD. Detection of mild traumatic brain injury in rodent models using shear wave elastography: preliminary studies. J Ultrasound Med. 2014;33:1763–71.
34. Sarà M, Sorpresi F, Guadagni F, Pistoia F. Real-time ultrasonography in craniectomized severely brain injured patients. Ultrasound Med Biol. 2009;35:169–70.
35. Sadahiro H, Nomura S, Goto H, Sugimoto K, Inamura A, Fujiyama Y, Yamane A, Oku T, Shinoyama M, Suzuki M. Real-time ultrasound-guided endoscopic surgery for putaminal hemorrhage. J Neurosurg. 2015;123:1151–5.
36. Bobinger T, Huttner HB, Schwab S. Bedside ultrasound after decompressive craniectomy: a new standard? Neurocrit Care. 2017;26:319–20.
37. Prada F, Del Bene M, Rampini A, et al. Intraoperative strain elastosonography in brain tumor surgery. Oper Neurosurg. 2019;17:227–36.
38. Xu ZS, Lee RJ, Chu SS, Yao A, Paun MK, Murphy SP, Mourad PD. Evidence of changes in brain tissue stiffness after ischemic stroke derived from ultrasound-based elastography. J Ultrasound Med. 2013;32:485–94.

第 **20** 章

神经超声在热带医学中的应用

David Clark，Peter John Ashton Hutchinson

20.1 引言

热带医学是一门研究在热带、亚热带地区流行的传染性和非传染性疾病的医学学科。其中多种疾病由这些地区较差的经济、卫生、基础设施条件及健康保障不足所致[1]。以往，传染性疾病一直是这些地区医疗健康保障面临的最大挑战。但是，随着人口老龄化和快速城市化进程，非传染性疾病（如外伤和脑血管疾病）在低、中等收入国家（LMIC）开始变得越来越普遍。神经超声技术是一种相对经济的获取详细颅内压和血流动力学信息的无创性检查方法。因此，在神经影像学或有创的多模态神经监测等技术不能广泛开展的地区，神经超声检查可以更好地了解、管理这些地区常见的神经疾病。本章将回顾神经超声在从事热带医学工作的医生和其他医疗保健专业人员经常遇到的一些神经系统疾病的相关文献，并且在这些地区神经超声仍未被充分应用于检查。此外，本章还提出了一些建议，以确保在热带地区的工作人员能正确、有效地应用神经超声技术。

20.2 神经超声在热带地区神经系统感染中的应用

神经超声在热带神经系统感染中的主要应用有：经颅多普勒和超声测量视神经鞘直径；ONSD 可作为在有创性检查无法使用或不适用的缺乏设施设备的地区诊断颅内压增高的无创性检查方法；而 TCD 可用于评估感染继发性血管病变。在接下来的章节中，我们将简要概述每种疾病的流行病学、临床特征、诊断方法和治疗策略，分析每种疾病相关的颅内血流动力学紊乱病理改变，最后回顾神经声学在临床治疗中的作用。我们将重点关注在许多热带和亚热带国家广泛流行的 5 种神经系统感染疾病——人类免疫缺陷病毒、结核性脑膜炎、隐球菌性脑膜炎、脑囊虫病和脑型疟疾。本章不涉及在温带地区流行的中枢神经系统感染（如各种病因引起的脑膜脑炎、脑脓肿和硬膜下脓肿）中的神经声学应用。

20.3 人类免疫缺陷病毒

中低收入国家的脑卒中发病率正逐渐增加,尤其是在年轻人群中[2]。HIV 感染是脑卒中在这些地区疾病流行的重要危险因素[3]。HIV 相关血管病变是 HIV 相关性缺血性脑卒中的重要原因[4,5],其机制为 HIV 患者的内膜增生程度超过其年龄预期,其病理过程包括过早的动脉粥样硬化、非动脉粥样硬化性血管病变、血管炎和小血管疾病[6]。

两位作者发表了关于应用 TCD 检查评估 HIV 感染性血管病变的经验[7,8]。Brilla 等研究发现,相对于健康对照组(*n*=10),HIV 感染者(*n*=31)大脑中动脉的平均血流速度降低,脑血管反应性(使用静脉注射乙酰唑胺后平均血流速度增加进行评估)受损[7]。同样,Chow 等的研究发现,与 28 例健康对照组相比,65 例接受抗反转录病毒治疗、病毒抑制的 HIV 感染者的脑血管反应性(使用脑血流对吸入二氧化碳的反应进行评估)受损[8]。这些研究结果的确切意义尚不清楚,但提示了慢性 HIV 感染引起颅内血管内皮功能障碍的可能性。

除了与 HIV 相关的血管病变,凝血障碍、心源性血栓栓塞,以及机会致病性感染被认为是 HIV 缺血性脑卒中相关的重要因素[4,5]。下面将对 HIV 中常见的重要的机会致病性感染(特别是结核性和隐球菌性脑膜炎)、其脑血管并发症及神经超声在其诊断和监测中的作用进行综述。

20.4 结核性脑膜炎

据估计,2015 年结核病病例将超过 1000 万[9]。结核性脑膜炎(TBM)是结核病神经系统受累的最常见表现,全世界每年至少发生 100 000 例[10]。进入重症监护病房的 TBM 死亡率为 40%~53%,超过 60%的患者预后不良[11,12]。

20.4.1 结核性脑膜炎颅内高压

TBM 与颅内高压有关[13]。TBM 颅内高压的病理生理改变是由脑积水(主要是交通性脑积水)、脑水肿和结核瘤引起的占位效应[14]。颅内压测量的金标准是使用脑实质内探头或脑室造瘘术进行侵入性监测,但这些设备价格昂贵,在 TBM 流行的设备资源不足地区中并不容易获得。腰椎穿刺(LP)的开放压力测量(OP)是一种替代方法,LP 也有助于从微生物学角度确认 TBM 的诊断——然而,这种一次性 OP 测量并不能准确反映 ICP。此外,对患有梗阻性脑积水或结核瘤的患者进行 LP 可能会导致脑疝和死亡——而事实上,这在医疗设备相对缺乏的地区不能保证术前进行 CT,重要的神经影像学检查无法完善。此外,在资源匮乏地区,不可靠的资源供应链意味着并不总是可以获得无菌压力计。最后,因为复杂、根深蒂固的负面文化认知,在 TBM 流行的地区,许多患者拒绝进行腰椎穿刺[15]。

通过超声测量视神经鞘直径能够合理、准确地确定 TBM 患者颅内高压的存在[16]。然而,其在 TBM 管理中的潜在作用尚未确定。超声测量 ONSD 在诊断 TBM 的神经功能恶化方面具有很大的实用性——神经功能恶化患者的 ONSD 升高可能意味着脑积水的进展,这表明有必要行紧急 CT 和可能的神经外科干预。而同一例患者的 ONSD 正常可能表明 TBM 的其他并发症,如低钠血症、癫痫发作或脑卒中。

20.4.2 结核性脑膜炎血管病变

脑卒中被公认为结核性脑膜炎的一种并发症——根据诊断方法的不同，文献报道的发生率为 15%~60%[17-19]。TBM 脑卒中的病理生理学过程仍不明确，但与 TBM 相关的血管病变已经成为公认的结果。组织病理学研究表明，结核病的典型特征是基底脑膜渗出物使颅内血管发生了浸润性、增殖性和坏死性变化[20]。血管痉挛也被认为与此有关，特别是由于组织学上在没有浸润性改变的情况下出现纤维素样坏死，以及观察显示血管造影结果与梗死的相关性较差[20,21]。在 CT 和 MRI 上，最常见的梗死区位于基底节前部的“结核区”(尾状头、前内侧丘脑和内囊前肢)[21,22]，当然，其他区域也可能受到影响。血管造影显示，颈内动脉床突上段、大脑前动脉近端和大脑中动脉狭窄最为常见[23-25]。

经颅多普勒已经用于 TBM 血管病变的诊断和监测。据我们所知，已有 5 位作者发表了他们使用 TCD 诊断和监测 TBM 相关血管病变的经验(表 20.1)[26-30]。Kilic 等研究者根据临床和超声检查结果确定了 TBM 血管病变的 3 个阶段(表 20.2)[30]。有趣的是，研究者将 1 期 TCD 检查的结果与动脉瘤性蛛网膜下腔出血后急性血管痉挛早期阶段的结果进行了比较[30]。如果血管痉挛参与了 TBM 脑卒中的病理生理学过程，且 TCD 能够可靠地识别它，则 TCD 可用于指导 TBM 诱导的血管痉挛的治疗，其治疗方案已被证明在与 SAH 相关的血管痉挛中是成功的（如通过药物诱导的高血压）。单中心开放式随机对照试验表明，“三 H”疗法(高血容量–高血压–血液稀释）广泛用于 SAH 中的血管痉挛在 TBM 中是安全可行的，并且发现局灶性神经功能障碍和精神状态有改善的趋势[28]——然而，由于样本量较小(n=12)，该研究得出的结论有限。

20.5 隐球菌脑膜炎

隐球菌脑膜炎(CRM)是一种由隐球菌属真菌引起的中枢神经系统感染，特别是新型隐球菌和加氏隐球菌[31]。几乎都是发生在 HIV 感染背景下。据统计，在 HIV 感染者中每年新发近 100 万例 CRM 病例，其中导致 60 多万人死亡[32]，绝大多数在撒哈拉以南的非洲。CRM 通常表现为慢性发热、头痛和不适，伴有轻微的颈部僵硬或畏光。通过脑脊液墨汁染色、乳胶凝集试验或侧流试验检测隐球菌多糖抗原和(或)微生物培养来确诊。主要的治疗是用两性霉素 B 和氟胞嘧啶诱导，然后用氟康唑维持。此外，还应及时对艾滋病毒阳性患者进行抗反转录病毒治疗。最后，应提供对症和支持性治疗，包括管理颅内压升高。

20.5.1 隐球菌脑膜炎颅内高压

大约一半 HIV 感染的 CrM 患者在腰椎穿刺时开放压力>25cmH_2O，约 40%的患者 OP>35cmH_2O[33,34]。此外，脑脊液压力升高与急性死亡率增加有关[34]，实践指南中建议的测量和管理脑脊液压力[35]——连续治疗性腰椎穿刺，每次可抽取 30mL，如果可行，必要时可行临时腰椎外引流[36,37]和脑室腹腔分流术。然而，如前关于 TBM 的内容所述，在CRM 流行地区，使用 LP 测压法可能并不总是可行。Nabeta 等发现，在 98 例患有 CRM 的 HIV 阳性乌干达成年人中，超声视神经鞘直径能够合理、准确地预测 OP[38]，但作者没有提出用

表 20.1　应用 TCD 评估 TBM 血管病变的研究

作者	年	国家和地区	研究人群	对照组	主要表现
Tai[26]	2016	马来西亚	成人(16~75 岁)使用 TBM(n=36)	无	11 例患者大脑中动脉平均血流速度升高(>120cm/s),6 例患者为双侧 10 例患者的 LR 升高(>3),根据 TCD 标准,80% 的 TBM 血管病变患者在 CTA 或 MRA 上也有狭窄
Van Toorn[27]	2014	南非	儿童(<13 岁)使用 TBM(n=20)	无	70% 的双侧大脑中动脉收缩期峰值流速较高(>140cm/s) 4/8 例经影像学证实的脑梗死患儿大脑中动脉血流速度的侧–侧差异
Arunodaya[28]	2009	印度	成人(15~49 岁),患有 TBM,接受三重 H(高血容量高血压血液稀释)治疗(n=7)	成人(23~35 岁),TBM 接受标准管理(n=5)	随机对照试验三 H 组死亡率无显著差异,运动缺陷和精神状态有改善趋势。5 例患者大脑中动脉"局灶性高流速"的 TCD 证据,即 3 例患者在 3H 治疗后的系列 TCD 检查中显示这些变化消失
Lu[29]	2007	中国台湾地区	结核性脑膜炎和隐球菌性脑膜炎(n=15)	无	27%的患者至少有 1 条主要颅内动脉狭窄 有 1 条或多条颅内狭窄的患者在 6 个月时预后不良的风险更大(OR 5.3)
Kilic[30]	2002	土耳其	TBM 患儿(2~24 岁)(n=20)	无	确定 TBM 相关血管病变的 3 个阶段

于指导 CRM 中 ICP 升高的管理具体的建议。未来的研究需要观察超声视神经鞘直径在指导 CRM 患者 ICP 升高的治疗中的潜在应用价值。

20.5.2 隐球菌脑膜炎血管病变

据报道,CRM 患者的脑卒中患病率为 4%~32%[39-41],低于 TBM。研究认为,CRM 脑卒中的病理生理学原理与 TBM 相似,即与 Willis 环动脉周围的基底脑膜渗出物导致血管病变有关[40]。已有两位研究者报道了 TCD 在评价 CRM 相关血管病变中的应用[29,42]。

表 20.2 Kilic 等报道的关于 TCD 上 TBM 血管病变的阶段[30]

阶段	临床特征	TCD 表现
1	暂时性神经功能紊乱,临床表现为短暂性脑缺血发作,GCS 为 15	平均血流速增加;PI 正常或轻度降低
2	局灶性神经受损,不伴有意识障碍,GCS 为 12~14	平均血液降低;PI 降低
3	意识障碍,GCS<12	平均血流速<40cm/s,PI 非常低,可以接近 0;至少 1 条基底动脉中血流接近完全消失

20.6 神经(型)囊尾蚴病

神经(型)囊尾蚴病(NCC)是一种由猪带绦虫幼虫期引起的中枢神经系统(CNS)和脑膜感染,是世界范围内最常见的中枢神经系统蠕虫感染,流行于大多数拉丁美洲国家、撒哈拉以南的非洲和亚洲大部分地区[43]。囊尾蚴发生在中枢神经系统(实质内 NCC)和周围(实质外 NCC),最常见的表现是癫痫和颅内高压[44]。在资源匮乏的地区,NCC 的诊断通常很困难,诊断标准包括病史、腰椎穿刺、血清学结果、神经影像学和对囊虫药物的治疗反应。治疗方法是驱虫疗法。

20.6.1 神经囊尾蚴病颅内高压

蛛网膜炎、颗粒性室管膜炎、位于基底蛛网膜下池囊肿的占位效应或脑室囊肿阻塞脑脊液通路均可引起颅内高压[15]。据我们所知,到目前为止,还没有使用神经声学诊断和(或)监测 NCC 患者颅内高压的研究发表,这是在疾病流行地区进行研究的潜在方向。

20.6.2 神经囊尾蚴病血管病变

NCC 相关脑卒中在其流行的地区具有较高的发病率和死亡率,人群中高达 10%的脑卒中可能由 NCC 引起[45]。囊尾蚴释放免疫调节剂以抑制宿主对其存在的局部炎症反应[46]。当寄生虫死亡时,宿主的反应不再受到限制,随之而来的炎症级联反应导致蛛网膜炎。组织病理学显示,退化寄生虫附近的血管中存在炎性动脉病,文献中称为“囊尾蚴性动脉炎”[46]。经血管造影证实,约有 6%有症状的 NCC 患者中存在囊尾动脉炎[47],当存在蛛网膜下腔囊尾蚴病时,囊尾蚴性动脉炎比例增加到 21%~53%[47,48]。大脑中动脉和大脑后动脉最常受累。NCC 相关脑卒中可分为四大类:小血管受累所致局灶性 NCC、大血管受累所致的局灶性 NCC、弥漫性小血管病变所致的 NCC 和弥漫性大血管病变所致的 NCC[46]。小血管受累为定义为正常血管造影可见;大血管受累定义为血管造影或 TCD 可见的颅内动脉狭窄或闭塞。Cantu 等发表了一系列关于 TCD 在 9 例蛛网膜下腔囊虫病和脑卒中患者评估中的应用的研究[49]。TCD 检查显示,4 例患者颅内血管严重狭窄,2 例患者闭塞。其中,3 例狭窄患者在出院后的 TCD 随访中狭窄缓解,但两例闭塞性狭窄的患者均持续闭塞。值得注意的是,3 例 MRI 显示为腔隙性脑梗死的患者,脑血管造影和 TCD 检查均正常。基于现有文献结果,Marquez 和 Arauz 提出了 NCC 相关脑卒中的诊断标准,该标准需有 TCD 检查发现存在囊尾动脉炎的证据

(供应缺血区域的血管收缩期峰值速度增加，或当存在弥漫性 NCC 时，任何血管中收缩期峰值速度增加)[46]。

由于使用类固醇可以通过减少退化寄生虫引起的影响脑膜和血管的局部炎症反应来逆转临床恶化，因此，囊尾蚴动脉炎的早期诊断和后续监测很重要[50,51]。

20.7 脑型疟疾

每年新发疟疾患者 2 亿多例，其中死亡病例超过 40 万例[52]。其大多数发生在撒哈拉以南非洲的 5 岁以下儿童中。重症疟疾可被定义为在确诊的疟疾感染患者中存在系列病症中的一种或多种，包括意识障碍、酸中毒、高乳酸血症、低血糖、严重贫血、急性肾损伤、黄疸、肺水肿、严重出血、高寄生虫血症或休克。脑型疟疾(CM)是重症疟疾最具破坏性的表现，也是全球最常见的非创伤性脑病之一[53]。尸检研究证据表明，被寄生红细胞(PES)黏附于微血管内皮，导致疟原虫寄生于微血管中，这是成年人和儿童 CM 的病理标志[54,55]。CM 在临床上可被定义为，在存在外周恶性疟原虫寄生虫血症的情况下，且除外其他已知的昏迷原因[56]。然而，约 1/4 符合这一临床定义的患者在尸检时没有发现寄生红细胞的证据[55]。重度疟疾患者意识障碍可能是由其他原因引起的，如长时间的高热惊厥发作后状态或代谢紊乱，如酸中毒或低血糖[57]。最近，疟疾视网膜病被认为是诊断小儿 CM 的重要体征[58]。疟疾视网膜病可准确预测大脑微血管系统中寄生红细胞(PRBC)的程度[55,59]、脑出血的存在[60]和预后[61]。因此，有人提出，视网膜病变阳性(RN 阳性)小儿 CM 是一种独特的表现，其中，神经血管紊乱是该疾病病理生理学改变的特定征象。即使使用青蒿琥酯进行适当治疗，RN 阳性小儿 CM 的死亡率仍然很高，约为 14%[62]。此外，大约 1/3 的 RN 阳性小儿 CM 存活者将出现长期神经后遗症，包括癫痫、运动、感觉或语言缺陷[63]。尽管如此，对小儿 CM 的病理生理学仍然知之甚少，很少有抗疟药物的辅助治疗能成功改善预后[64]。

20.7.1 小儿脑型疟疾颅内压增高

所有小儿 CM 的患儿均会发展为颅内高压，且颅内高压与不利的预后相关[65]。通过腰椎穿刺[66-68]和脑实质内颅内压监测[65]发现非洲儿童的脑脊液开放压力升高，即证实了患儿存在颅内高压。但小儿 CM 中 ICH 的病理生理学仍不清楚。既往研究使用 CT(定义为脑脊液间隙缺失)[69]和 MRI[70]已经证实了非洲儿童脑容量增加。针对脑容量增加已提出多种机制，包括血脑屏障破坏引起的血管源性水肿[71,72]，灌注受损引起的细胞毒性水肿导致细胞死亡[73]，毛细血管后小静脉中 PRBC 的附着导致血管阻塞和充血[54]，弥漫性脑微出血[72]和癫痫引起的充血、贫血和(或)发热导致自调节功能障碍。

与 TBM 和 CRM 中的 ICP 监测及 LP 检查相似，在小儿 CM 最流行的地区通常无法进行。目前，已经研究认为超声测量视神经鞘直径可作为一种替代方法。Beare 等对 112 例马拉维儿童进行了扫描，其中 101 例患有视网膜病阳性脑型疟疾，11 例患有疟疾和意识障碍[74]。基于早期在该人群中建立的标准值，4.3mm 及以上的 ONSD 被视为异常[75]。研究发现，ONSD 可预测小儿 CM 的发病率，但不能预测死亡率，且通过 LP 检查并不能像经常发现 OP 升高那样检测到 ICP 升高。Murphy 等对 30 例患有重症疟疾(根据世界卫生组织定义，包括脑型疟疾）的乌干达儿童进行了扫描[76]。所有CM患儿的ONSD均增粗，且ONSD升高与CM的其他严重疟疾综合征的诊断相关。一种相对便宜的检测颅内高压的非侵入性方法对于医疗资源缺乏地区诊断小儿CM的ICP升高具有重要价值，进而有助于加强辅助性治疗。此外，这可能有助于将儿童CM的患者与严重疟疾综合征和因其他病因（如酸中毒或电解质紊乱）导致意识障碍的患者区分开来。

20.7.2 经颅多普勒在小儿脑型疟疾中的应用

已有4位研究者发表了其在小儿CM患者中使用TCD的经验（表20.3）[76–79]。O' Brien等在2018年发表了迄今为止规模最大、最全面的研究，对160例患有视网膜病变阳性脑型疟疾的刚果儿童和155例对照患者（无意识障碍的严重疟疾综合征患者）行TCD检查[77]。根据TCD检查结果，将患者分为5个表型组——低流量、充血、微血管阻塞、血管痉挛和孤立性后部充血（表20.4）。低流量可能是由于低血容量（由于呕吐、液体输入减少或不明原因的液体丢失）或颅内压升高（导致脑灌注压降低）。充血可能是由癫痫发作、发热或贫血等常见的严重疟疾综合征生理紊乱所致。微血管阻塞是小儿CM的组织病理学标志，作者发现，在TCD检查中，该病理过程在此表型组中尤为突出。

TCD证据显示13%的患者有血管痉挛。脑型疟疾患者的尸检显示，形态学征象与大脑微血管小动脉的痉挛性收缩一致[80]。此外，在CM小鼠模型中，小鼠表现出广泛的脑血管收缩[81,82]。有趣的是，尼莫地平（一种用于预防蛛网膜下腔出血相关血管痉挛的钙通道拮抗剂）显著提高了这些小鼠的存活率。与TBM类似，如果血管痉挛与小儿CM的病理生理学有关，并且TCD可以可靠地识别它，这就为研究基于TCD导向的，对该病理过程的辅助治疗提供了可能性。

脑血管自调节是调节脑血流使脑灌注压变化以维持稳态的过程。O' Brien等使用瞬时充血反应率（THRR）评估CA-CM组的自调节能力——THRR<1.1表明自调节功能受损，且显著低于对照组。Newton等在两例儿童CM患者和有严重颅内高压（HTN-ICP>40mmHg和脑灌注压<40mmHg>15min）的肯尼亚儿童中发现脑灌注压和MCA流速之间存在线性关系，同时存在自调节受损[79]。然而，在患有轻度或中度颅内HTN的儿童中没有观察到同样的关系，这表明仅在一小部分ICP严重升高的小儿CM患者中存在自调节功能受损。最新一项对16例赞比亚视网膜病变阳性但无神经功能障碍的小儿CM患儿的MRI研究显示其存在对称性皮质肿胀，且伴有潜在的白质改变[83]，临床与放射学表现与后部可逆性脑病综合征一致。一项类似的对11例印度CM幸存者（5例成年人，6例儿童）的研究显示，患者完全恢复而无明显异常，但仍存在血管源性水肿，其主要分布在后脑部，再次与PRES表现一致[84]。有趣的是，在O' Brien等的研究中，4%该队列患者的TCD结果被描述为“孤立的后脑部充血”——然而，由于缺乏设施，该研究中未进行MRI扫描[77]。PRES被定义为伴有急性神经系统症状的患者的可逆性皮质下血管源性脑水肿疾病[85]。PRES（任何病因）的病理生理学仍不清楚。其主要有两种理论[86]，这两种理论都认为脑血管自调节受损。第一种理论认为，由于脑血管自调节受损，不受控制的高血压导致大脑高灌注。

表 20.3 使用 TCD 评估与小儿 CM 相关的血管病变的研究

作者	年份	国家	研究对象	对照组	主要表现
O' Brien[77]	2018	刚果民主共和国	CM(世卫组织标准)+疟疾视网膜病 无 SCD、晚期 HIV 或严重营养不良(*n*=160)	BCS 为 5 的重症疟疾(*n*=155)	RN 阳性的 CM 神经血管改变可分为 5 个组: 1.低流量(28%) 2.充血(26%) 3 微血管阻塞(22%) 4.血管痉挛(13%) 5.第 1 天出现孤立性后充血(4%)自调节受损(THRT)
Murphy[76]	2011	乌干达	因疟疾住院的儿童(*n*=31) 然后根据 WHO 标准(SMA、CM、LA 或 MS)将受试者分为患有和未患有严重疟疾综合征的受试者 呼吸窘迫综合征(伴缺氧)	无	6/31 例受试者的平均血流速度>2SD,低于公布的年龄值(2 例患有 CM,1 例患有 SMA,3 例患有住院疟疾,无严重疟疾) 3/31 受试者的平均血流速度高于公布的年龄值>2 个标准差(均为 SMA) 2 例 CM 患者 PI 升高
Clavier[78]	1999	贝宁	CM(世界卫生组织标准)	1.无意识障碍的 SMA(WHO 标准) 2.健康的门诊患者	CM 和 SMA 患者的收缩期和舒张期峰值血流速度显著高于健康对照组
Newton[79]	1996	肯尼亚	CM(世界卫生组织标准)	健康儿童,或刚刚康复的儿童 无脑型疟疾或贫血	30%的患者证实有大脑中动脉流速增加 80%的小儿 DM 患者有局灶性神经功能缺损,TCD 显示异常

在第二个结论中,高血压以脑血管收缩的形式导致不适当的过度自调节代偿,从而导致低血压、灌注、缺血和血管源性水肿。在小儿 CM 患者中,临床和放射学检查结果与 PRES 一致,这进一步证明了该疾病病理生理学中存在自调节功能障碍。

20.8 热带地区非感染性疾病神经超声研究

20.8.1 镰状细胞贫血

镰状细胞贫血(SCD)患者发生脑卒中与颈内动脉远端、大脑前动脉和大脑中动脉近

表 20.4 根据 O Brien 等定义的小儿 CM 的 TCD 检查的表型组[77]

组别	TCD 检查结果
微血管阻塞	收缩期血流速度正常 舒张期血流速度降低 PI 增加
充血	收缩期血流速度增加 舒张期血流速度增加 重搏切迹消失 LR<3
血管痉挛	收缩期血流速度增加 舒张期血流速度增加 出现重搏切迹 LR>3
低流量	收缩期血流速度降低 舒张期血流速度降低 平均流速降低
孤立后脑部充血	基底动脉收缩期流速增加，舒张期流速增加，以及平均血流速度增加 上述 3 个测值在 MCA 均正常

端的闭塞性血管病变相关[87-89]，TCD 检查显示颅内大血管的时间平均最大血流速度升高导致儿童脑卒中风险显著增加[90,91]。镰状细胞性贫血的脑卒中预防试验(STOP)证明了慢性输血疗法(CTT)对脑血流速度升高的镰状细胞病脑卒中患者积极的一级预防，该研究的数据和安全监测委员会提前终止了该试验[92]。在高收入国家，已经制订了关于使用 TCD 来指导 SCD 患者输血治疗的方案。在中低收入国家，由于缺乏输血医疗服务和高昂的费用，长期输血治疗往往是不可能的。羟基脲是一种替代治疗方法。TCD 监测羟基脲输注后改变(TWICH)的研究表明，羟基脲在脑血流速度异常且接受 CTT 治疗至少 1 年的 SCD 患儿的脑卒中一级预防中的效果并不差于输血治疗[93]。最近成功地进行了一项针对患有 SCD 和脑血流速度异常的尼日利亚儿童羟基脲治疗的可行性试验[94]，因为对于 LMIC 的患者，羟基脲比 CTT 更容易获得。

20.8.2 脑积水

据估计，每年有超过 383 000 例儿童脑积水病例，其中大多数病例发生在脑膜炎和神经管缺陷发病率很高的非洲、拉丁美洲和东南亚[95]。在这些患者中使用神经超声诊断脑积水和分流功能障碍可能具有很高的价值，因为这些患者无法获得神经影像学检查。此外，在缺乏昂贵的术中神经导航设备(在高收入国家的手术室中广泛使用)的情况下，除了使用表面解剖和颅骨测量外，术中超声还有很大的潜力来帮助缺乏医疗资料的外科医生进行心室导管插入术及其他常规任务，如肿瘤定位。

20.8.3 外伤性脑损伤

据全球疾病负担组织估计，2016 年全球新增 2700 万例外伤性脑损伤病例，其中大部分发生在低收入国家[96]。根据脑外伤基金会指南[97]，通过有创性颅内压监测仍然是高收入国家管理和评估严重创伤性脑损伤颅内高压的常用方法。根据本章讨论的其他疾病，因为其成本过高，许多 LMIC 无法进行侵入性 ICP 监测。此外，ICP 监测在 LMIC 中的价值一直是近年来神经外科文献中讨论的热点。南美试验的基准证据：颅内压治疗(BEST-TRIP)试验比较了在玻利维亚和厄瓜多尔的 6 个重症监护病房中由 ICP 监测指导的护理和仅由影像和临床检查(ICE)指导的护理[98]。其结论是“将监测的颅内压维持在20mmHg 或以下的护理并不优于基于影像学和临床检查的护理”。然而，BEST：TRIP 研究结果的发表及其在文献中的阐释引起了相当大的争论，一些人认为该试验表明 ICP 监测在资源匮乏地区没有作用。因此，作者随后发表了基于共识的解释[99]。值得注意的是，其中一项声明是试验的结果应该“谨慎地应用于不同治疗环境的地区”。鉴于此，应该注意到在 LMIC 之间，甚至在 LMIC 内部，可用于神经创伤护理的资源存在相当大的差异。例如，撒哈拉以南非洲和亚洲的许多医院没有能力对严重 TBI 患者进行连续 CT，也不能像 ICE 组那样定期对他们进行神经保护治疗（如甘露醇、高渗盐水或巴比妥酸盐）。此外，有新的证据表明，ICP 监测确实在 LMIC 的某些特定环境中增加了获益。印度喀拉拉邦的一项单中心回顾性队列研究发现，伴有严重的弥漫性脑损伤 TBI 患者的 ICP 监测与神经保护管理、辐射暴露和 ICU 住院时间的减少相关[99]。此外，在 1 个月时观察到了功能的改善（然而在 3 个月和 6 个月时没有观察到）。因此，考虑到在 LMIC 的许多机构中无法部署 ICP 监测，一种廉价、准确的估计 ICP 的方法可能有利于指导该人群中 TBI 的治疗决策。据我们所知，在无法进行 ICP 监测的资源缺乏地区，尚未发表研究神经超声在治疗中度和重度 TBI 中的效用，但在本文发表时，埃塞俄比亚和赞比亚正在进行此类研究项目。该研究领域是神经超声在热带医学中最有前景的潜在应用之一，特别是作为一种提高中低收入国家仅依赖影像学和临床检查治疗中至重度创伤性脑损伤临床实践指南的手段。

20.9 神经超声学在中低收入国家(地区)卫生系统中的应用

在这一章中，我们提出了一些可能的应用神经超声在诊断和监测热带疾病的经验。因此，我们认为这是一些具有广阔前景的技术，可以提高对这些经常被忽视的疾病病理学基础的理解，并完善其管理。然而，在资源匮乏的医院或诊所实施新技术之前，应进行全面的需求评估，并详细考虑对卫生系统的作用。最初只是热心于对新技术在资源缺乏地区中的应用潜力，可能导致本来出于好意的临床医生和学者间接地对本已脆弱的卫生系统造成伤害。例如，引入更为廉价神经超声作为 LMIC 地区重症监护中侵入性 ICP 监测（仍然是金标准）的替代方法，可能会产生意想不到的后果，即如果未来有可用资金，则会阻碍医院管理者获得脑实质内 ICP 探针。在资源缺乏的确中布置医疗设备还要考虑其他因素，例如，保护精密电子设备免受电涌的影响，以及在设备发生故障时及时安排维修也非常重要。最后，如果设备是由非永久居住于其使用国的临床医生捐赠的，那么培训当地工作人员就至关重要（达到他们有信心教导他人的水平）。英国热带健康和教育信托基金（THET）制作了一个工具包，以帮助确定在这些情况下是否合适捐赠医疗设备，以及如何有效地进行捐赠[100]。

（陈小果 译 马荣川 校）

参考文献

1. Rupali P. Introduction to tropical medicine. Infect Dis Clin N Am. 2019;33(1):1–15.

2. Feigin VL, Forouzanfar MH, Krishnamurthi R, Mensah GA, Connor M, Bennett DA, et al. Global and regional burden of stroke during 1990–2010: findings from the global burden of disease study 2010. Lancet. 2014;383(9913):245–54.
3. Benjamin LA, Corbett EL, Connor MD, Mzinganjira H, Kampondeni S, Choko A, et al. HIV, antiretroviral treatment, hypertension, and stroke in Malawian adults: a case-control study. Neurology. 2016;86(4):324–33.
4. Benjamin LA, Allain TJ, Mzinganjira H, Connor MD, Smith C, Lucas S, et al. The role of human immunodeficiency virus-associated vasculopathy in the etiology of stroke. J Infect Dis. 2017;216(5):545–53.
5. Connor M. Stroke in patients with human immunodeficiency virus infection. J Neurol Neurosurg Psychiatry. 2007;78(12):1291.
6. Benjamin LA, Bryer A, Lucas S, Stanley A, Allain TJ, Joekes E, et al. Arterial ischemic stroke in HIV: defining and classifying etiology for research studies. Neurol Neuroimmunol Neuroinflamm. 2016;3(4):e254.
7. Brilla R, Nabavi DG, Schulte-Altedorneburg G, Keméty V, Reichelt D, Evers S, et al. Cerebral vasculopathy in HIV infection revealed by transcranial Doppler: a pilot study. Stroke. 1999;30(4):811–3.
8. Chow FC, Boscardin WJ, Mills C, Ko N, Carroll C, Price RW, et al. Cerebral vasoreactivity is impaired in treated, virally suppressed HIV-infected individuals. AIDS. 2016;30(1):45–55.
9. WHO. Global tuberculosis report. 21st ed; 2016.
10. Wilkinson RJ, Rohlwink U, Misra UK, van Crevel R, Mai NTH, Dooley KE, et al. Tuberculous meningitis. Nat Rev Neurol. 2017;13(10):581–98.
11. Misra UK, Kalita J, Bhoi SK. Spectrum and outcome predictors of central nervous system infections in a neurological critical care unit in India: a retrospective review. Trans R Soc Trop Med Hyg. 2014;108(3):141–6.
12. Cantier M, Morisot A, Guérot E, Megarbane B, Razazi K, Contou D, et al. Functional outcomes in adults with tuberculous meningitis admitted to the ICU: a multicenter cohort study. Crit Care. 2018;22(1):210.
13. Visudhiphan P, Chiemchanya S. Hydrocephalus in tuberculous meningitis in children: treatment with acetazolamide and repeated lumbar puncture. J Pediatr. 1979;95(4):657–60.
14. Donovan J, Figaji A, Imran D, Phu NH, Rohlwink U, Thwaites GE. The neurocritical care of tuberculous meningitis. Lancet Neurol. 2019;18(8):771–83.
15. Thakur KT, Mateyo K, Hachaambwa L, Kayamba V, Mallewa M, Mallewa J, et al. Lumbar puncture refusal in sub-Saharan Africa: a call for further understanding and intervention. Neurology. 2015;84(19):1988–90.
16. Sangani SV, Parikh S. Can sonographic measurement of optic nerve sheath diameter be used to detect raised intracranial pressure in patients with tuberculous meningitis? A prospective observational study. Indian J Radiol Imaging. 2015;25(2):173–6.
17. Lammie GA, Hewlett RH, Schoeman JF, Donald PR. Tuberculous cerebrovascular disease: a review. J Infect. 2009;59(3):156–66.
18. Misra UK, Kalita J, Maurya PK. Stroke in tuberculous meningitis. J Neurol Sci. 2011;303(1–2):22–30.
19. Shukla R, Abbas A, Kumar P, Gupta RK, Jha S, Prasad KN. Evaluation of cerebral infarction in tuberculous meningitis by diffusion weighted imaging. J Infect. 2008;57(4):298–306.
20. Rojas-Echeverri LA, Soto-Hernández JL, Garza S, Martínez-Zubieta R, Miranda LI, García-Ramos G, et al. Predictive value of digital subtraction angiography in patients with tuberculous meningitis. Neuroradiology. 1996;38(1):20–4.
21. Nair PP, Kalita J, Kumar S, Misra UK. MRI pattern of infarcts in basal ganglia region in patients with tuberculous meningitis. Neuroradiology. 2009;51(4):221–5.
22. Hsieh FY, Chia LG, Shen WC. Locations of cerebral infarctions in tuberculous meningitis. Neuroradiology. 1992;34(3):197–9.
23. Dalal PM. Observations on the involvement of cerebral vessels in tuberculous meningitis in adults. Adv Neurol. 1979;25:149–59.
24. Lehrer H. The angiographic triad in tuberculous meningitis. A radiographic and clinicopathologic correlation. Radiology. 1966;87(5):829–35.
25. Mathew NT, Abraham J, Chandy J. Cerebral angiographic features in tuberculous meningitis. Neurology. 1970;20(10):1015–23.
26. Tai MS, Sharma VK. Role of transcranial Doppler in the evaluation of vasculopathy in tuberculous meningitis. PLoS One. 2016;11(10):e0164266.
27. van Toorn R, Schaaf HS, Solomons R, Laubscher JA, Schoeman JF. The value of transcranial Doppler imaging in children with tuberculous meningitis. Childs Nerv Syst. 2014;30(10):1711–6.
28. Gujjar AR, Srikanth SG, Umamaheshwara Rao GS. HHH regime for arteritis secondary to TB meningitis: a prospective randomized study. Neurocrit Care. 2009;10(3):313–7.
29. Lu CH, Chang WN, Chang HW, Chung KJ, Tsai NW, Lui CC, et al. Clinical relevance of intracranial arterial stenoses in tuberculous and cryptococcal meningitis. Infection. 2007;35(5):359–63.
30. Kiliç T, Elmaci I, Ozek MM, Pamir MN. Utility of transcranial Doppler ultrasonography in the diagnosis and follow-up of tuberculous meningitis-related vasculopathy. Childs Nerv Syst. 2002;18(3–4):142–6.
31. Williamson PR, Jarvis JN, Panackal AA, Fisher MC, Molloy SF, Loyse A, et al. Cryptococcal meningitis: epidemiology, immunology, diagnosis and therapy. Nat Rev Neurol. 2017;13(1):13–24.
32. Park BJ, Wannemuehler KA, Marston BJ, Govender N, Pappas PG, Chiller TM. Estimation of the current global burden of cryptococcal meningitis among persons living with HIV/AIDS. AIDS. 2009;23(4):525–30.
33. Jarvis JN, Bicanic T, Loyse A, Namarika D, Jackson A, Nussbaum JC, et al. Determinants of mortality in a

combined cohort of 501 patients with HIV-associated cryptococcal meningitis: implications for improving outcomes. Clin Infect Dis. 2014;58(5):736–45.
34. Graybill JR, Sobel J, Saag M, van Der Horst C, Powderly W, Cloud G, et al. Diagnosis and management of increased intracranial pressure in patients with AIDS and cryptococcal meningitis. The NIAID Mycoses Study Group and AIDS Cooperative Treatment Groups. Clin Infect Dis. 2000;30(1):47–54.
35. Perfect JR, Dismukes WE, Dromer F, Goldman DL, Graybill JR, Hamill RJ, et al. Clinical practice guidelines for the management of cryptococcal disease: 2010 update by the Infectious Diseases Society of America. Clin Infect Dis. 2010;50(3):291–322.
36. Manosuthi W, Sungkanuparph S, Chottanapund S, Tansuphaswadikul S, Chimsuntorn S, Limpanadusadee P, et al. Temporary external lumbar drainage for reducing elevated intracranial pressure in HIV-infected patients with cryptococcal meningitis. Int J STD AIDS. 2008;19(4):268–71.
37. Macsween KF, Bicanic T, Brouwer AE, Marsh H, Macallan DC, Harrison TS. Lumbar drainage for control of raised cerebrospinal fluid pressure in cryptococcal meningitis: case report and review. J Infect. 2005;51(4):e221–4.
38. Nabeta HW, Bahr NC, Rhein J, Fossland N, Kiragga AN, Meya DB, et al. Accuracy of noninvasive intraocular pressure or optic nerve sheath diameter measurements for predicting elevated intracranial pressure in cryptococcal meningitis. Open Forum Infect Dis. 2014;1(3):ofu093.
39. Mishra AK, Arvind VH, Muliyil D, Kuriakose CK, George AA, Karuppusami R, et al. Cerebrovascular injury in cryptococcal meningitis. Int J Stroke. 2018;13(1):57–65.
40. Lan SH, Chang WN, Lu CH, Lui CC, Chang HW. Cerebral infarction in chronic meningitis: a comparison of tuberculous meningitis and cryptococcal meningitis. QJM. 2001;94(5):247–53.
41. Tjia TL, Yeow YK, Tan CB. Cryptococcal meningitis. J Neurol Neurosurg Psychiatry. 1985;48(9):853–8.
42. Chang WN, Lu CH, Chang HW, Lui CC, Tsai NW, Huang CR, et al. Time course of cerebral hemodynamics in cryptococcal meningitis in HIV-negative adults. Eur J Neurol. 2007;14(7):770–6.
43. Garcia HH, Nash TE, Del Brutto OH. Clinical symptoms, diagnosis, and treatment of neurocysticercosis. Lancet Neurol. 2014;13(12):1202–15.
44. Garcia HH, Del Brutto OH, Peru CWGi. Neurocysticercosis: updated concepts about an old disease. Lancet Neurol. 2005;4(10):653–61.
45. Alarcón F, Hidalgo F, Moncayo J, Viñán I, Dueñas G. Cerebral cysticercosis and stroke. Stroke. 1992;23(2):224–8.
46. Marquez JM, Arauz A. Cerebrovascular complications of neurocysticercosis. Neurologist. 2012;18(1):17–22.
47. Cantú C, Barinagarrementeria F. Cerebrovascular complications of neurocysticercosis. Clinical and neuroimaging spectrum. Arch Neurol. 1996;53(3):233–9.
48. Barinagarrementeria F, Cantú C. Frequency of cerebral arteritis in subarachnoid cysticercosis: an angiographic study. Stroke. 1998;29(1):123–5.
49. Cantú C, Villarreal J, Soto JL, Barinagarrementeria F. Cerebral cysticercotic arteritis: detection and follow-up by transcranial Doppler. Cerebrovasc Dis. 1998;8(1):2–7.
50. Bouldin A, Pinter JD. Resolution of arterial stenosis in a patient with periarterial neurocysticercosis treated with oral prednisone. J Child Neurol. 2006;21(12):1064–7.
51. Mahanty S, Garcia HH. Perú CWGi. Cysticercosis and neurocysticercosis as pathogens affecting the nervous system. Prog Neurobiol. 2010;91(2):172–84.
52. WHO. World malaria report. Geneva: WHO; 2015.
53. Mishra SK, Newton CR. Diagnosis and management of the neurological complications of falciparum malaria. Nat Rev Neurol. 2009;5(4):189–98.
54. Ponsford MJ, Medana IM, Prapansilp P, Hien TT, Lee SJ, Dondorp AM, et al. Sequestration and microvascular congestion are associated with coma in human cerebral malaria. J Infect Dis. 2012;205(4):663–71.
55. Taylor TE, Fu WJ, Carr RA, Whitten RO, Mueller JS, Fosiko NG, et al. Differentiating the pathologies of cerebral malaria by postmortem parasite counts. Nat Med. 2004;10(2):143–5.
56. Newton CR, Taylor TE, Whitten RO. Pathophysiology of fatal falciparum malaria in African children. Am J Trop Med Hyg. 1998;58(5):673–83.
57. Allen S, O'Donnell A, Alexander N. Causes of coma in children with malaria in Papua New Guinea. Lancet. 1996;348(9035):1168–9.
58. Beare NA, Taylor TE, Harding SP, Lewallen S, Molyneux ME. Malarial retinopathy: a newly established diagnostic sign in severe malaria. Am J Trop Med Hyg. 2006;75(5):790–7.
59. Barrera V, Hiscott PS, Craig AG, White VA, Milner DA, Beare NA, et al. Severity of retinopathy parallels the degree of parasite sequestration in the eyes and brains of Malawian children with fatal cerebral malaria. J Infect Dis. 2015;211(12):1977–86.
60. White VA, Lewallen S, Beare N, Kayira K, Carr RA, Taylor TE. Correlation of retinal haemorrhages with brain haemorrhages in children dying of cerebral malaria in Malawi. Trans R Soc Trop Med Hyg. 2001;95(6):618–21.
61. Beare NA, Southern C, Chalira C, Taylor TE, Molyneux ME, Harding SP. Prognostic significance and course of retinopathy in children with severe malaria. Arch Ophthalmol. 2004;122(8):1141–7.
62. Villaverde C, Namazzi R, Shabani E, Opoka RO, John CC. Clinical comparison of retinopathy-positive and retinopathy-negative cerebral malaria. Am J Trop Med Hyg. 2017;96(5):1176–84.
63. Birbeck GL, Molyneux ME, Kaplan PW, Seydel KB, Chimalizeni YF, Kawaza K, et al. Blantyre Malaria Project Epilepsy Study (BMPES) of neurological

outcomes in retinopathy-positive paediatric cerebral malaria survivors: a prospective cohort study. Lancet Neurol. 2010;9(12):1173–81.
64. Varo R, Crowley VM, Sitoe A, Madrid L, Serghides L, Kain KC, et al. Adjunctive therapy for severe malaria: a review and critical appraisal. Malar J. 2018;17(1):47.
65. Newton CR, Crawley J, Sowumni A, Waruiru C, Mwangi I, English M, et al. Intracranial hypertension in Africans with cerebral malaria. Arch Dis Child. 1997;76(3):219–26.
66. Newton CR, Kirkham FJ, Winstanley PA, Pasvol G, Peshu N, Warrell DA, et al. Intracranial pressure in African children with cerebral malaria. Lancet. 1991;337(8741):573–6.
67. Schmutzhard E, Gerstenbrand F. Cerebral malaria in Tanzania. Its epidemiology, clinical symptoms and neurological long term sequelae in the light of 66 cases. Trans R Soc Trop Med Hyg. 1984;78(3):351–3.
68. Thapa BR, Marwaha RK, Kumar L, Mehta S. Cerebral malaria in children: therapeutic considerations. Indian Pediatr. 1988;25(1):61–5.
69. Newton CR, Peshu N, Kendall B, Kirkham FJ, Sowunmi A, Waruiru C, et al. Brain swelling and ischaemia in Kenyans with cerebral malaria. Arch Dis Child. 1994;70(4):281–7.
70. Seydel KB, Kampondeni SD, Valim C, Potchen MJ, Milner DA, Muwalo FW, et al. Brain swelling and death in children with cerebral malaria. N Engl J Med. 2015;372(12):1126–37.
71. Brown H, Rogerson S, Taylor T, Tembo M, Mwenechanya J, Molyneux M, et al. Blood-brain barrier function in cerebral malaria in Malawian children. Am J Trop Med Hyg. 2001;64(3–4):207–13.
72. Dorovini-Zis K, Schmidt K, Huynh H, Fu W, Whitten RO, Milner D, et al. The neuropathology of fatal cerebral malaria in Malawian children. Am J Pathol. 2011;178(5):2146–58.
73. Beare NA, Harding SP, Taylor TE, Lewallen S, Molyneux ME. Perfusion abnormalities in children with cerebral malaria and malarial retinopathy. J Infect Dis. 2009;199(2):263–71.
74. Beare NA, Glover SJ, Lewallen S, Taylor TE, Harding SP, Molyneux ME. Prevalence of raised intracranial pressure in cerebral malaria detected by optic nerve sheath ultrasound. Am J Trop Med Hyg. 2012;87(6):985–8.
75. Beare NA, Kampondeni S, Glover SJ, Molyneux E, Taylor TE, Harding SP, et al. Detection of raised intracranial pressure by ultrasound measurement of optic nerve sheath diameter in African children. Tropical Med Int Health. 2008;13(11):1400–4.
76. Murphy S, Cserti-Gazdewich C, Dhabangi A, Musoke C, Nabukeera-Barungi N, Price D, et al. Ultrasound findings in Plasmodium falciparum malaria: a pilot study. Pediatr Crit Care Med. 2011;12(2):e58–63.
77. O'Brien NF, Mutatshi Taty T, Moore-Clingenpeel M, Bodi Mabiala J, Mbaka Pongo J, Ambitapio Musungufu D, et al. Transcranial Doppler ultrasonography provides insights into neurovascular changes in children with cerebral malaria. J Pediatr. 2018;203:116-24.e3.
78. Clavier N, Rahimy C, Falanga P, Ayivi B, Payen D. No evidence for cerebral hypoperfusion during cerebral malaria. Crit Care Med. 1999;27(3):628–32.
79. Newton CR, Marsh K, Peshu N, Kirkham FJ. Perturbations of cerebral hemodynamics in Kenyans with cerebral malaria. Pediatr Neurol. 1996;15(1):41–9.
80. Polder TW, Jerusalem CR, Eling WM. Morphological characteristics of intracerebral arterioles in clinical (Plasmodium falciparum) and experimental (plasmodium berghei) cerebral malaria. J Neurol Sci. 1991;101(1):35–46.
81. Cabrales P, Zanini GM, Meays D, Frangos JA, Carvalho LJ. Murine cerebral malaria is associated with a vasospasm-like microcirculatory dysfunction, and survival upon rescue treatment is markedly increased by nimodipine. Am J Pathol. 2010;176(3):1306–15.
82. Martins YC, Clemmer L, Orjuela-Sánchez P, Zanini GM, Ong PK, Frangos JA, et al. Slow and continuous delivery of a low dose of nimodipine improves survival and electrocardiogram parameters in rescue therapy of mice with experimental cerebral malaria. Malar J. 2013;12:138.
83. Potchen MJ, Kampondeni SD, Seydel KB, Haacke EM, Sinyangwe SS, Mwenechanya M, et al. 1.5 tesla magnetic resonance imaging to investigate potential etiologies of brain swelling in pediatric cerebral malaria. Am J Trop Med Hyg. 2018:98, 497.
84. Mohanty S, Benjamin LA, Majhi M, Panda P, Kampondeni S, Sahu PK, et al. Magnetic resonance imaging of cerebral malaria patients reveals distinct pathogenetic processes in different parts of the brain. mSphere. 2017;2(3)
85. Fugate JE, Rabinstein AA. Posterior reversible encephalopathy syndrome: clinical and radiological manifestations, pathophysiology, and outstanding questions. Lancet Neurol. 2015;14(9):914–25.
86. Bartynski WS. Posterior reversible encephalopathy syndrome, part 2: controversies surrounding pathophysiology of vasogenic edema. AJNR Am J Neuroradiol. 2008;29(6):1043–9.
87. Stockman JA, Nigro MA, Mishkin MM, Oski FA. Occlusion of large cerebral vessels in sickle-cell anemia. N Engl J Med. 1972;287(17):846–9.
88. Merkel KH, Ginsberg PL, Parker JC, Post MJ. Cerebrovascular disease in sickle cell anemia: a clinical, pathological and radiological correlation. Stroke. 1978;9(1):45–52.
89. Boros L, Thomas C, Weiner WJ. Large cerebral vessel disease in sickle cell anaemia. J Neurol Neurosurg Psychiatry. 1976;39(12):1236–9.
90. Adams RJ, McKie VC, Carl EM, Nichols FT, Perry R, Brock K, et al. Long-term stroke risk in children with sickle cell disease screened with transcranial Doppler. Ann Neurol. 1997;42(5):699–704.
91. Adams R, McKie V, Nichols F, Carl E, Zhang DL, McKie K, et al. The use of transcranial ultrasonogra-

phy to predict stroke in sickle cell disease. N Engl J Med. 1992;326(9):605–10.
92. Adams RJ, McKie VC, Hsu L, Files B, Vichinsky E, Pegelow C, et al. Prevention of a first stroke by transfusions in children with sickle cell anemia and abnormal results on transcranial Doppler ultrasonography. N Engl J Med. 1998;339(1):5–11.
93. Sarnaik SA, Lusher JM. Neurological complications of sickle cell anemia. Am J Pediatr Hematol Oncol. 1982;4(4):386–94.
94. Galadanci NA, Umar Abdullahi S, Vance LD, Musa Tabari A, Ali S, Belonwu R, et al. Feasibility trial for primary stroke prevention in children with sickle cell anemia in Nigeria (SPIN trial). Am J Hematol. 2018;93(3):E83.
95. Dewan MC, Rattani A, Mekary R, Glancz LJ, Yunusa I, Baticulon RE, et al. Global hydrocephalus epidemiology and incidence: systematic review and meta-analysis. J Neurosurg. 2018:1–15.
96. Collaborators GTBIaSCI. Global, regional, and national burden of traumatic brain injury and spinal cord injury, 1990-2016: a systematic analysis for the global burden of disease study 2016. Lancet Neurol. 2019;18(1):56–87.
97. Smart LR, Mangat HS, Issarow B, McClelland P, Mayaya G, Kanumba E, et al. Severe traumatic brain injury at a tertiary referral center in Tanzania: epidemiology and adherence to brain trauma foundation guidelines. World Neurosurg. 2017;105:238.
98. Chesnut RM, Temkin N, Carney N, Dikmen S, Rondina C, Videtta W, et al. A trial of intracranial-pressure monitoring in traumatic brain injury. N Engl J Med. 2012;367(26):2471–81.
99. Vora TK, Karunakaran S, Kumar A, Chiluka A, Srinivasan H, Parmar K, et al. Intracranial pressure monitoring in diffuse brain injury-why the developing world needs it more? Acta Neurochir. 2018;160(6):1291–9.
100. THET. Making It Work - A toolkit for medical equipment donations to low-resource settings. https://www.thet.org/wp-content/uploads/2017/08/THET_MakingItWork_Toolkit_Final_Online.pdf; 2013.

第 7 部分

病理学和临床应用：具体考虑事项

第 21 章

儿科人群(病理学和临床应用:具体考虑事项)

Llewellyn C. Padayachy

21.1 引言

近年来,超声在小儿神经外科中的应用越来越受欢迎。图像质量的提高和便携式床旁诊断的便利性,加上超声成像的无辐射,都促进了它的应用。特别是在新生儿中,前囟门的开放为大脑提供了一个超声窗口。特别是对于患有脑积水、先天性囊性病变、脑室出血、血管异常、肿瘤和颅内感染的儿童,可以使用经颅超声进行成像和随访。此外,超声引导已被用于辅助某些介入治疗,如颅内导管置入和脑积液抽吸。术中超声引导作为一种实时导航的辅助手段,可以为神经外科医生提供有价值的信息。此外,经眼眶成像,特别是视神经鞘直径和经颅多普勒,已被用作儿童颅内压的无创标志物 (1-Padayachy,2-Robba)。这些主要应用于重症监护病房,用于床旁诊断和对颅内压升高患者的随访、术后治疗。这些技术作为颅内压升高的筛查工具,在急诊病房和院前急诊环境中也有明确的价值。因此,超声在神经系统和神经外科疾病的儿童人群中的应用包括诊断技术、成像引导的介入治疗,以及术中监测。

21.2 诊断技术

21.2.1 经颅多普勒

TCD 通过发射高频(>2MHz)声波和检测入射波和反射波之间的频率偏移来测量通过颅内主要血管的血流速度。这种偏移与血流速度相关(多普勒效应)[1,2]。

TCD 已被用于测量 Willis 环和椎基底动脉系统的脑血流速度,可用于诊断神经血管疾病和颅内压升高,以及调整治疗策略[3-5]。评估的参数包括峰值收缩速度和舒张速度、平均速度、阻力指数和搏动指数。测量通常是在颅骨中最薄的骨窗区域，例如，颞窗、眼窗和枕窗。最近一项针对儿童的研究发现，TCD 是一种很好的一线检查，可以识别可能需要有创 ICP 监测的患者；而另一项研究同样针对严重创伤性脑损伤的儿童，发现 PI 在预测真正的 ICP 方面并不可靠[6,7]。由于 TCD 检测脑缺血的能力、相对成本效益和广泛的可用性，因此，它仍然是有创颅内压检测有吸引力的替代方法。然而，它要求操作人员训练有素，并且受到操作人员差异的限制。双深度 TCD 评估也与 ICP 有良好的关系，但在准确反映 ICP 方面也存在一定的局限性[8]。

21.2.2 经眼眶超声成像

Helmke 和 Hansen[9]对儿童视神经鞘经眼眶超声成像的早期研究仍然是我们理解该技术的基础[10–12]。尽管一些研究表明，ONSD 与 ICP 有良好相关性，但在儿童患者中，缺乏与年龄相关的 ONSD 最佳临界值共识一直是该技术的一个缺陷[13]。对儿童 ONSD 测量临界值的建议如下：

- 4 岁以上儿童的 ONSD>5mm，4 岁以下儿童的 ONSD>4mm，被认为明显扩大，该临界值目前已被广泛使用[9]。
- 1 岁以下儿童>4mm，较大儿童>4.5mm 应被视为异常[14]。
- 1 岁以下儿童的正常 ONSD 值为 4.0mm，1 岁以上儿童的正常 ONSD 值为 4.5mm。
- 有症状儿童的平均 ONSD 值为(5.6±0.6)mm，而正常对照组的平均 ONSD 值为(3.3±0.6)mm[16]。
- 以 4.2mm 作为正常值的上限，其诊断患儿 ICP 正常的敏感性为 100%，特异性为 86%，测量值≥4.5mm，表明 ICP 升高[17]。

McAuley 等认为，重复 ONSD 测量在检测颅内压升高方面更有用，特别是在患有脑积水的儿童中[18]。考虑到基线 ONSD 测量值的个体间差异，以及我们对 ONS 的灵活特性的有限理解，这种方法似乎是非常明智的(图 21.1)。Steinborn 等最近报道的 ONSD 临界值高于之前的报道，这表明更好的高分辨率超声成像可以更好地理解视神经鞘复合体的超微结构[19]。在这方面大多数研究的一个明显局限性是缺乏 ONSD 和有创 ICP 测量的金标准之间的比较。

Padayachy 等在儿童 ONSD 测量和有创

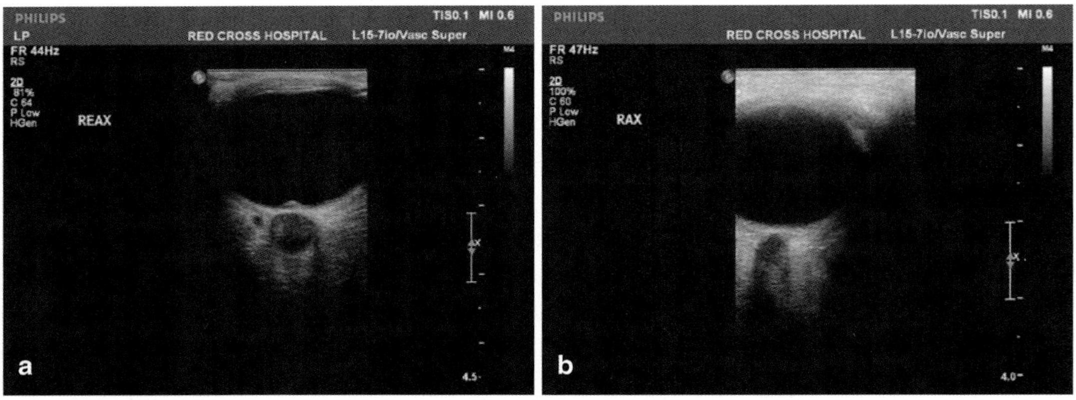

图 21.1　(a)一例小儿颅内压升高患者的视神经鞘轴向图像，显示视神经头疝入眼球，符合视盘水肿，视神经鞘直径变宽。(b)该患者颅内压升高治疗后的视神经鞘轴向图像，显示视神经头疝消失，视神经鞘直径减小。

颅内压读数之间的关系方面开展了迄今为止最大规模的研究。他们描述了以下 ONSD 值,这些值在前囟闭合的儿童中具有最佳的诊断准确性[20,21]:

- ICP>5mmHg:ONSD 约为 5mm。
- ICP>10mmHg:ONSD 约为 5.2mm。
- ICP>15mmHg:ONSD 约为 5.5mm。
- ICP>20mmHg:ONSD 约为 5.8mm[20,21]。

目前儿童 ONSD 测量的局限性与各文献报道缺乏一致性有关[10,14,15,19–21]。大多数研究只将 ONSD 测量与其他无创的 ICP 替代标志物进行比较,因此,对 ONSD 的标准化临界值的制订相当复杂。在儿童中,与年龄相关的变化进一步使 ONSD 临界值的解释更加具挑战性。

在儿童脑积水患儿中,ONSD 测量与预测分流失败的关系较差。腰椎穿刺测量脑脊液压与直接经颅内测量所得有创颅内压也有所不同,这种情况下,无创和有创技术之间的比较变得相当困难[22]。

为了解决诊断准确性方面的一些局限性,最近有研究将 ONSD 测量与动态参数相结合,如静脉 TCD[23]和 ONS 的变形能力,作为其僵硬度[24,25]的标志。提高诊断准确性和用新的方法来验证其准确性对于任何非侵入性技术的广泛使用都至关重要。

21.2.3 经颅超声成像

经颅超声对于新生儿 ICU 是一种有吸引力的成像方式,因为它更便宜、无辐射,且便携。磁共振成像的获取通常受到限制,特别是在资源有限的环境中,以及对于无法从 ICU 转移的不稳定和危重患者。大多数中心都有超声仪器,因此这种成像方式可以被广泛使用[26]。

线性矩阵高频探头可通过患儿的囟门进行扫查,但操作者需要对颅内解剖及相关的颅内病理有具体、全面的理解,特别是在矢状面和冠状面。补充超声窗口包括颞窗、乳突窗和后囟门窗。灵敏、快速地诊断脑积水(图 21.2 和图 21.3)、颅内肿瘤(图 21.4)、出血、先天性异常、感染、缺氧缺血性损伤和血管畸形,凸显了经颅超声和经颅多普勒作为床旁诊断工具的价值[27,28]。已发布的指南和ALARA(在合理范围内尽可能低)原则定义了通常被接受为安全的热和机械指标[29]。想在小儿神经外科中正确和最有效地使用超声,需要进

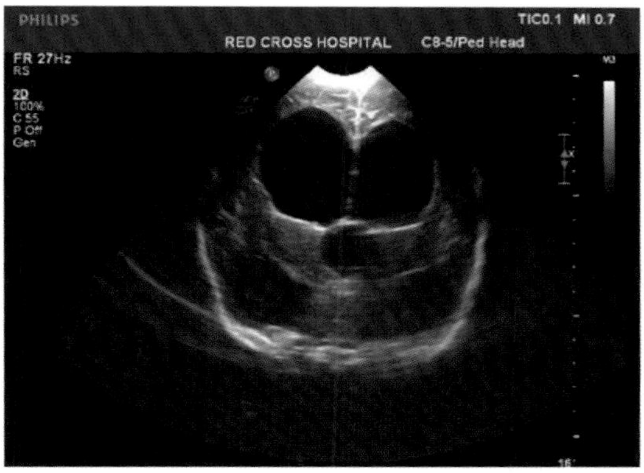

图 21.2　冠状面成像图显示脑室明显肿大,包括侧脑室、额角和枕角及第三脑室。

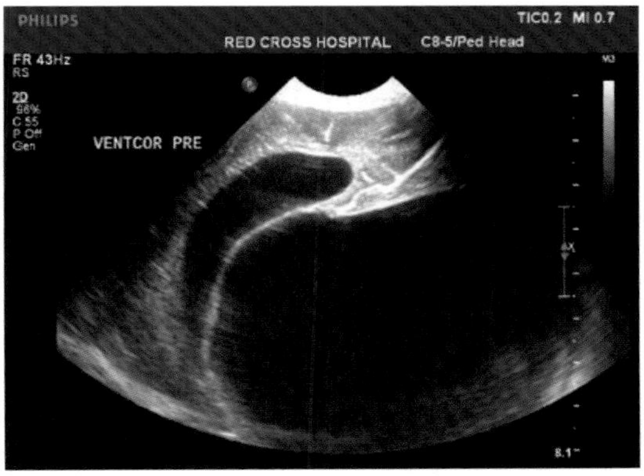

图 21.3　冠状面成像显示一个大的脑室内囊肿推移中线,导致对侧压迫性脑积水。

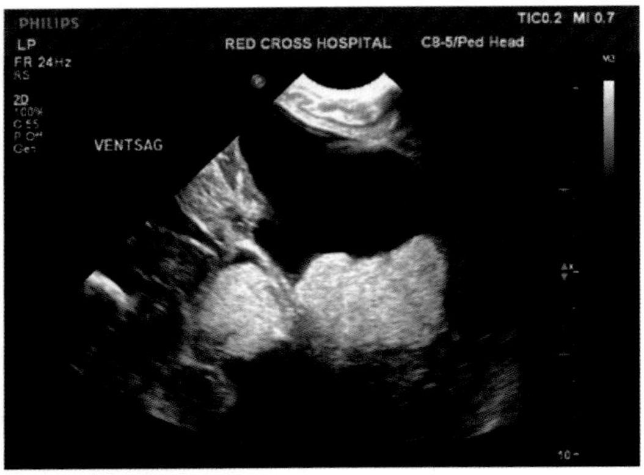

图 21.4 冠状面图像显示侧脑室内一个大的双叶高回声肿块，起源于脉络丛。

行适当的培训，一旦操作者对独特的成像技术，以及对这些平面和图像的理解变得更加适应和熟悉，超声就提供了一种非常有用和安全的成像方式。

21.3 影像引导介入治疗

超声在床旁为诊断和介入治疗提供精准的图像指导，如脑室导管置入和颅内积液的引流，以及介入治疗后的监测。在脊髓脑膜膨出继发的脑积水等情况下，需要连续测量脑室大小，并在感染的情况下进行临时的脑室取液，超声为早期治疗提供了一个宝贵的选择。在儿科人群中，降低发育中的大脑暴露于重复 CT 的高剂量辐射是其又一优势。

21.4 术中导航

术中超声作为一种实时导航工具也越来越受到了神经外科医生的青睐。肿瘤切除边缘的引导和勾画、脑室导管的放置、内镜手术，以及血管畸形的手术仅仅是其中几个术中超声的应用举例。探头技术的进步、超声图像质量提升和图像获取的便捷性是超声成像方式复兴的重要因素。

通过开发更高分辨率、专门设计的探头进一步提高成像质量和技术，以及超声耦合剂的改进和探头使用、消毒技术的进步，肯定会使术中超声的广泛应用更有吸引力。超声作为一种床旁诊断和导航工具在儿童人群中的应用的多样性使它确实非常有吸引力。特别是在婴儿和新生儿患者中，大部分颅内病理可以通过未闭的前囟很好地获取。小儿床旁介入治疗的图像指导，以及实时导航的术中引导进一步强调了这种辅助成像方式令人难以置信的价值。

（林燕青 译　张红梅 校）

参考文献

1. Lupetin AR, Davis DA, Beckham I, Dash N. Transcranial Doppler Sonography. Part 1. Principles, technique and normal appearances. Radiographics. 1995;15(1):179–91.
2. Aaslid R, Markwalder TM, Nornes H. Noninvasive intracranial Doppler ultrasound recording of flow velocity in the basal cerebral arteries. J Neurosurg. 1982;57:769–74.
3. Bellner J, Romner B, Reinstrup P, et al. Transcranial Doppler sonography pulsatility index (PI) reflects intracranial pressure (ICP). Surg Neurol. 2004;62(1):45–51.
4. Adams RJ. TCD in sickle cell disease: an important and useful test. Pediatr Radiol. 2005;35(3):229–34.
5. Radolovich DK, Aries MJH, Castellani G, et al. Pulsatile intracranial pressure and cerebral autoregulation after traumatic brain injury. Neurocrit Care. 2011;15(3):379–86.
6. Melo JRT, Di Rocco F, Blanot S, et al. Transcranial Doppler can predict intracranial hypertension in children with severe traumatic brain injuries. Childs Nerv Syst. 2011;27(6):979–84.
7. Figaji A, Zwane E, Fieggen AG, Siesjo P, Peter JC. Transcranial Doppler pulsatility index is not a reliable indicator of intracranial pressure in children with severe traumatic brain injury. Surg Neurol. 2009;72(4):389–94.
8. Ragauskas A, Matijosaitis V, Zakelis R, et al. Clinical assessment of noninvasive intracranial pressure

absolute value assessment method. Neurology. 2012;78(21):1684–91.
9. Helmke K, Hansen HC. Fundamentals of transorbital sonographic evaluation of optic nerve sheath expansion under intracranial hypertension. Pediatr Radiol. 1996;26(10):701–5.
10. Hansen HC, Helmke K. The subarachnoid space surrounding the optic nerves. An ultrasound study of the optic nerve sheath. Surg Radiol Anat. 1996;18(4):323–8.
11. Galetta S, Frazier BS, Smith JL. Echographic correlation of optic nerve sheath size and cerebrospinal fluid pressure. J Neuroophthalmol. 1989;9(2):79–82.
12. Ossoinig KC. Standardized echography: basic principles, clinical applications, and results. Int Ophthalmol Clin. 1979;19(4):127–210.
13. Padayachy LC. Non-invasive intracranial pressure assessment. Childs Nerv Syst. 2016;32(9):1587–97.
14. Ballantyne J, Hollman A, Hamilton R, et al. Transorbital optic nerve sheath ultrasonography in normal children. Clin Radiol. 1999;54(11):740–2.
15. Newman WD, Hollman AS, Dutton GN, Carachi R. Measurement of optic nerve sheath diameter by ultrasound: a means of detecting acute raised intracranial pressure in hydrocephalus. Br J Ophthalmol. 2002;86(10):1109–13.
16. Malayeri AA, Bavarian S, Mehdizadeh M. Sonographic evaluation of optic nerve diameter in children with raised intracranial pressure. J Ultrasound Med. 2005;24(2):143–7.
17. Beare NA, Kampondeni S, Glover SJ, et al. Detection of raised intracranial pressure by ultrasound measurement of optic nerve sheath diameter in African children. Trop Med Int Health. 2008;13(11):1400–4.
18. McAuley D, Paterson A, Sweeney L. Optic nerve sheath ultrasound in the assessment of paediatric hydrocephalus. Childs Nerv Syst. 2009;25(1):87–90.
19. Steinborn M, Fiegler J, Kraus V, et al. High resolution transbulbar sonography in children with suspicion of increased intracranial pressure. Childs Nerv Syst. 2016;32(4):655–60.
20. Padayachy LC, Padayachy V, Galal U, Grey R, Fieggen AG. The relationship between transorbital ultrasound measurement of the optic nerve sheath diameter (ONSD) and invasively measured ICP in children. Part I: repeatability, observer variability and general analysis. Childs Nerv Syst. 2016;32(10): 1769–78.
21. Padayachy LC, Padayachy V, Galal U, Pollock T, Fieggen AG. The relationship between transorbital ultrasound measurement of the optic nerve sheath diameter (ONSD) and invasively measured ICP in children. Part II: role of the anterior fontanelle. Childs Nerv Syst. 2016;32(10):1779–86.
22. Cartwright C, Igbaseimokumo U. Lumbar puncture opening pressure is not a reliable measure of intracranial pressure in children. J Child Neurol. 2015;30(2):170–3.
23. Robba C, Cardim D, Tajsic T, et al. Ultrasound non-invasive measurement of intracranial pressure in neurointensive care: a prospective observational study. PLoS Med. 2017;14(7):e1002356.
24. Padayachy LC, Brekken R, Fieggen AG, Selbekk T. Pulsatile dynamics of the optic nerve sheath and intracranial pressure: an exploratory in vivo investigation. Neurosurgery. 2016;79(1):100–7.
25. Padayachy LC, Brekken R, Fieggen AG, Selbekk T. Noninvasive transorbital assessment of the optic nerve sheath in children: relationship between optic nerve sheath diameter, deformability index and intracranial pressure. Oper Neurosurg. 2018;16(6):726–33.
26. Diwakar RK, Khurana O. Cranial sonography in preterm infants with short review of literature. J Pediatr Neurosci. 2018;13:141–9.
27. Gupta P, Singh K, Kumar A, et al. Neonatal cranial sonography: a concise review for clinicians. J Pediatr Neurosci. 2016;1(1):7–13.
28. Ecury-Goosen GM, Camfferman FA, Leijser LM, et al. State of the art cranial ultrasound imaging in neonates. J Vis Exp. 2015;96:52238.
29. Toms DA. The mechanical index, ultrasound practices, and the ALARA principle. J Ultrasound Med. 2006;8:67–8.

第22章

Ⅲ级重症妊娠期及产褥期女性患者颅脑超声检查

Pablo Blanco, Anselmo Abdo-Cuza

22.1 引言

在妊娠期及产褥期女性患者中,大量孕产妇可能存在神经系统疾病,且可导致多达20%的孕产妇死亡。因此,及时地检出和处置有助于改善预后[1]。

妊娠期及产褥期女性患者的大脑常在以下几种情况下受到损伤,如围生期心肌病低血流灌注状态、产时出血引起的低血容量状态、脓毒症性脑病(如产后脓毒症)、妊娠期出现的急性脂肪肝所致的肝性脑病、累及颈动脉的主动脉夹层——40岁以下女性患者的主动脉夹层中有50%发生于妊娠期和产褥期[2]、矛盾性栓塞或可发生于围生期心肌病所致的心源性栓塞引起的缺血性脑卒中(表22.1)。上述强调的疾病表明,对孕产妇群体应用多器官超声检查的必要性,如颅脑超声检查时增加经胸超声心动图和(或)下肢静脉加压超声检查[2]。此外,重症监护医生应始终警惕某些发生于产科患者的特有疾病。这些疾病主要包括子痫前期或子痫、产后血管病变和脑静脉窦血栓形成[1,2](表22.1)。

22.2 颅脑超声

多模态诊断和监测是护理每一例神经系统重症患者(包括妊娠期及产褥期女性患者)的关键。颅脑超声是一种无创、可广泛使用、可重复、无电离辐射的检查技术。不应将颅脑超声检查单纯视为一种检查技术，而应将其合理整合到神经系统重症患者诊断及监测的过程中。颅脑超声检查包括经颅多普勒、视神经鞘直径测量,以及应用超声评估瞳孔,以补充瞳孔的体格检查（比较双侧瞳孔的大小,以及对光反射的一致性)(图22.1)。由于TCCS检查使用了与重症监护室常规超声设备相同的探头和设备，所以相较于非可视化

表 22.1 引起妊娠期及产褥期颅脑疾病的因素

系统性疾病所致脑血流改变	非产科年轻女性患者常见的颅脑疾病	妊娠期及产褥期特有的颅脑疾病
低血容量状态(如围生期心肌病、低血容量、急性肺心病)	出血性脑卒中: 蛛网膜下腔出血;动脉瘤破裂;动静脉畸形破裂	子痫前期/子痫(可复性后部脑病综合征)
脓毒症性脑病(如产后脓毒症)	缺血性脑卒中:易栓症;矛盾性栓塞;心源性栓塞;累及颈动脉的主动脉夹层	产后血管病变
肝性脑病(如妊娠期急性脂肪肝)		脑静脉窦血栓形成

的 TCD,我们更倾向于使用 TCCS[3,4]。此外,经 TCCS 可用较小的角度或角度矫正后进行血流速度测量。因此,TCCS 较非可视化下的 TCD 能够更加准确地评估血流速度[3-5]。最后,TCCS 可以用于检查神经轴内、外病变,如血肿,还能用于评估脑中线移位[2-4]。通常通过测量双眼的视神经鞘直径,然后取其均值作为最终视神经鞘直径。有广泛水肿的患者(如子痫前期患者)已经无法充分睁开双眼进行瞳孔检查,此时超声的应用有助于进行瞳孔评估。为此,将线阵探头放置于双眼球的冠状位,双屏显示双侧瞳孔后可进行双侧瞳孔直径的测量和比较。瞳孔对光反射一致表现为照亮一侧瞳孔,可实时观察到对侧瞳孔收缩(图 22.1)。

22.3 妊娠期颅脑正常生理学

根据妊娠期生理学变化(即高心输出量、低全身血管阻力、轻微动脉压降低),较非妊娠期,妊娠期女性患者脑血流量有小幅度的增加(平均约 10%)[6,7]。经颅多普勒研究表明,与非妊娠期状态相比,妊娠期女性患者的脑血流速度和搏动指数逐渐下降[8]。这表明机体有一个完整的自调节机制使妊娠期脑血容量保持在正常范围内[6]。此外,在正常妊娠者中观察到自调节曲线的下限向左移动,上限向右移动。这保证了在较低或较高平均动脉压状态下

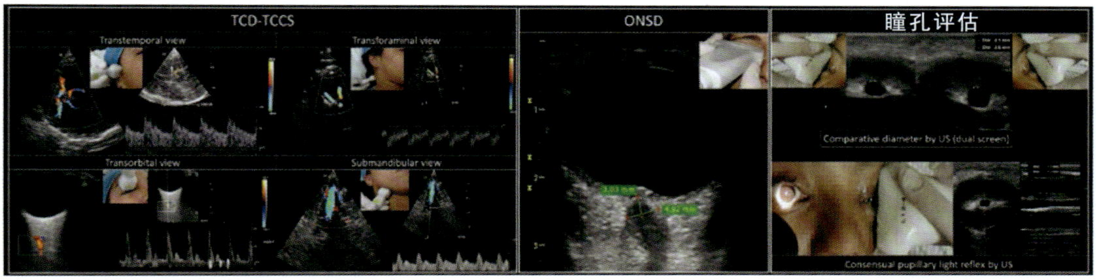

图 22.1 危重症妊娠期及产褥期女性患者颅脑超声检查。TCD,经颅多普勒(非可视化状态);TCCS,经颅彩色多普勒;ONDS,视神经鞘直径;US,超声。

的脑血流灌注[6]。在分娩 8 周后，上述变化会随着全身血流动力学改变而消失。

22.4 妊娠及产褥期特有的颅脑疾病

如前所述，这些疾病包括子痫前期和子痫、产后血管病变和脑静脉窦血栓形成。其颅脑超声主要表现如表 22.2 所示。

22.4.1 子痫前期和子痫

众所周知，子痫前期和子痫(P/E)是妊娠和产褥期的并发症，6%~8%的孕妇会发生该病[1]。子痫前期定义为妊娠 20 周后出现高血压和蛋白尿；子痫是指在子痫前期的基础上

表 22.2 发生于妊娠期及产褥期的 3 种特有的神经病变颅脑超声主要和次要表现

神经疾病	主要表现	次要表现——并发症
子痫前期和子痫(PRES)	血流速度增加(MCA mV >80cm/s) 甚至达到血管痉挛的标准(LR>3) 眼动脉血流：峰值流速>0.78 视神经鞘直径>5.8mm 可能预示颅内压身高	动脉流速增加 (MCA mV<30;dV<20) 和搏动指数增高(PI>1.4)可能提示颅内压升高/脑灌注压(CPP)下降 脑内血肿：脑实质内高回声病变(TCCS) 中线移位(A~B/2)：TCCS(脑内血肿或脑梗死所致) 瞳孔检查(可能存在异常) 瞳孔无收缩：提示对侧脑神经 CN Ⅱ(传入)或同侧脑神经 CN Ⅲ(传出，如脑疝)损伤 瞳孔痉挛(预示癫痫发作)
产后血管病变	多发血管痉挛(MCA mV >80cm/s;LR>3)	动脉流速增加 (MCA mV<30;dV<20) 和搏动指数增高(PI>1.4)可能提示颅内压升高/脑灌注压(CPP)下降 脑内血肿：脑实质内高回声病变(TCCS) 中线移位(A~B/2)：TCCS(脑内血肿或脑梗死所致) 瞳孔检查(可能存在异常) 瞳孔无收缩：提示对侧脑神经 CN Ⅱ(传入)或同侧脑神经 CN Ⅲ(传出，如脑疝)损伤
脑静脉窦血栓形成	间接标准：静脉流速增加(代偿性静脉血流) 直接标准：脑静脉窦梗阻(CE-TCCS) 视盘抬高(视盘水肿)提示颅内压亚急性升高	动脉流速增加(MCA mV<30; dV<20)和搏动指数增高(PI>1.4)可能提示颅内压升高/脑灌注压(CPP)下降 脑内血肿：脑实质内高回声病变(TCCS) 脑外血肿(硬膜下血肿，罕见)：颅骨附近的高回声病变(TCCS) 中线移位(A~B/2)：TCCS(继发于血肿或静脉梗死) 瞳孔检查(可能存在异常) 瞳孔无收缩：提示对侧脑神经 CN Ⅱ(传入)或同侧脑神经 CN Ⅲ(传出，如海绵窦血栓形成、脑疝)损伤

注：MCA，大脑中动脉；mV，平均流速；LR，Lindegaard 比值；dV，舒张末期流速；PI，搏动指数；ICP，颅内压；CPP，脑灌注压；CVST，脑静脉窦血栓；PRES，可复性后部脑病综合征；PPA，产后血管病变；TCCS，经颅彩色多普勒超声；CN，脑神经。

出现癫痫发作。值得注意的是，部分患者可能在没有子痫前期的临床表现下直接发生子痫，部分患者甚至可能发生产后晚期子痫[1]。

子痫前期和子痫的神经系统症状，如头痛、视力模糊、反射亢进或癫痫发作的主要原因是脑血流动力学改变引起的血管源性脑水肿。这些特征与可复性后部脑病综合征所表现的症状类似[9-13]。事实上，12%的子痫前期和几乎所有子痫患者均会出现可复性后部脑病综合征相应的神经影像学征象[14]。可复性后部脑病综合征的颅脑 CT 或磁共振成像常表现为典型局灶性对称性脑水肿，常累及的部位为顶叶和枕叶，其次是额叶、颞枕下交接处和小脑[11]。根据血管造影研究显示，可复性后部脑病综合征与弥漫性血管收缩、局部血管收缩、血管舒张甚至“串珠”样（血管收缩和舒张交替存在时）有关，而其中串珠样表现为产后血管病变的典型表现（如下所述），这表明这两种疾病可同时存在。关于可复性后部脑病综合征的致病机制主要有两种学说：高血压/高灌注状态继发血管源性脑水肿（类似于高血压性脑病）及低灌注状态（全身性血管收缩）致血脑屏障破坏继发血管源性脑水肿。由于可复性后部脑病综合征也可发生于血压正常或中度高血压（即在可自调节的正常范围内）的患者，因而用后一种学说解释疾病机制更加合理[13]。

经颅多普勒研究显示，与正常妊娠者相比，子痫前期/子痫患者的脑血流速度增加[8]，甚至可达到诊断血管痉挛的标准，而搏动指数较低。子痫前期/子痫患者的自调节功能常已受损，然而二氧化碳反应性可能会/不会改变[15-17]。可复性后部脑病综合征的并发症，如脑梗死或脑出血，前者可能与血管痉挛的程度有关，而后者与低流速（高血压患者）有关[18]。

22.4.1.1 颅脑超声的应用

经颅多普勒可用于检测上述血流变化，区分低灌注状态、血管痉挛和充血（图 22.2a，b），以及监测干预治疗后的反应。此外，脑的自调节功能可以通过短暂性充血反应试验来进行评估（图 22.2c）。TCCS 是一种可用于作为子痫前期/子痫患者可复性后部脑病综合征所致的脑内血肿和脑中线移位并发症检查和随访手段[4]。

除了 TCD-TCCS 外，由于与正常妊娠者相比，子痫前期/子痫患者的视神经鞘直径增加，因此测量视神经鞘直径有助于无创性评估患者的颅内压[19,20]。截断值超过 5.8mm 提示存在颅内压升高[20]。然而，研究未将视神经鞘直径与有创颅内压监测进行直接比较，因此需要进一步的研究来佐证该方法在此类患者中的应用价值。

眼动脉血流在正常妊娠者中表现为高阻力血流频谱，在子痫前期/子痫患者中表现为低阻力及低搏动指数频谱。子痫前期/子痫及慢性高血压患者较正常妊娠者舒张期峰值流速与收缩期峰值流速比值（PDV/PSV）更高[21,22]。通过阻力指数、搏动指数、峰值流速比区别重度子痫前期、子痫与轻度子痫前期或慢性高血压的最佳截断值分别为 0.657、1.318 和 0.784（图 22.2d，e）[22]。

22.4.2 产后血管病变

产后血管病变，又称产后可逆性血管收缩综合征，是一种发生于产褥期的临床症状——血管造影影像综合征，其特征表现为突发剧烈头痛（“雷击”样）、癫痫发作、局部神经功能缺失、大型和中型脑动脉节段性狭窄和扩张（血管造影表现为“串珠”样）。产后血

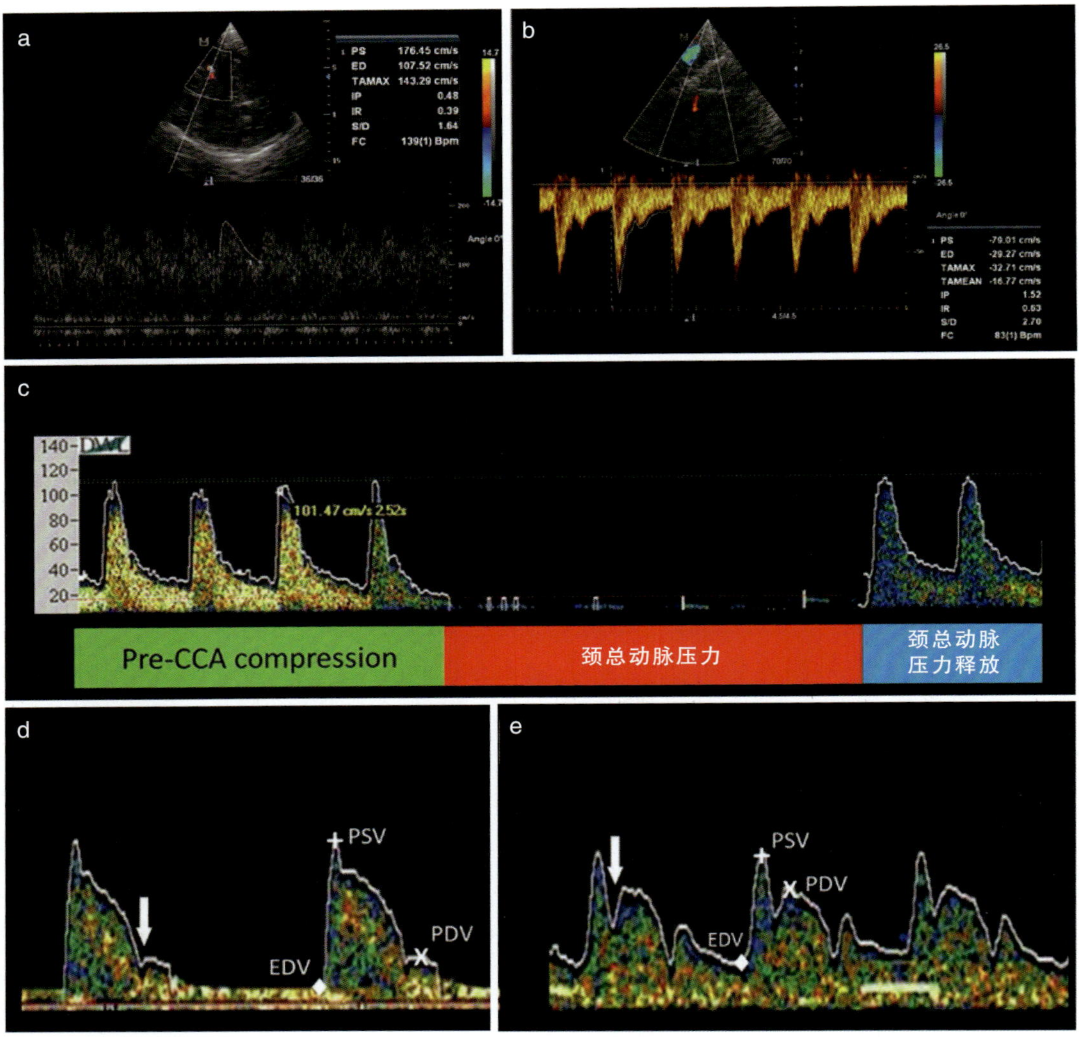

图 22.2　重度子痫前期/子痫颅脑超声。(a)TCCS 显示右侧大脑中动脉血流速度明显增高(平均速度为 143cm/s)。(b)TCCS 显示颈内动脉颅外段(颌下切面)平均流速为 33cm/s，Lindegaard 比值为 4.3，表明子痫和可复性后部脑病综合征患者存在血管痉挛。(c)短暂充血反应实验提示脑的自调节功能受损(释放给予同侧颈部颈总动脉的压力后峰值血流速度增加<10%)。(d,e)显示正常妊娠者(d)与子痫前期/子痫(e)眼动脉血流频谱；如前所述，正常妊娠者眼动脉阻力指数[(PSV-EDV)/PSV]和搏动指数较高，但子痫前期/子痫患者亦有增高；子痫前期/子痫患者 PDV 更高，PDV 与 PSV 比值也更高。白色箭头所示为舒张期切迹；PSV，收缩期峰值流速；PDV，舒张期峰值流速(切迹出现后的第一个波峰)；EDV，舒张末期流速。

管病变的发病率低至 0.11%，即每 900 例产妇中可能会有 1 例发生[23]。其病理生理学机制尚不清楚，脑血管张力调控紊乱可能是其关键致病因素。这种紊乱可能是由儿茶酚胺、内分泌因子或不可控的高血压等内源性和(或)外源性因素所致[24]。

与动脉瘤性蛛网膜下腔出血相比，产后血管病变是由多节段血管痉挛所致，这有助于两种疾病的鉴别。如前所述,产后血管病变可与可复性后部脑病综合征同时存在。产后血管病变的主要并发症是脑梗死和脑出血。

22.4.2.1 颅脑超声的应用

当经颅多普勒检查发现动脉血流速度达到血管痉挛诊断标准时，有助于诊断该疾病。如前所述,当检查发现累及多条血管时,有助于鉴别其与蛛网膜下腔出血所致的血管痉挛。尽管经颅多普勒检查发现上述征象是可高度怀疑产后血管病变,但该病诊断的必要条件之一是需要排除动脉瘤性蛛网膜下腔出血,因而需要进行 CT 或 MR 检查以资鉴别[24]。经颅多普勒检查还有助于监测血管痉挛的疗效,以及观察其脑出血、中线移位等并发症。

22.4.3 脑静脉窦血栓形成

脑静脉窦血栓形成是一种少见的疾病，最常见于产褥期[9],没有特异性的临床症状和体征,常见症状如头痛、恶心、癫痫发作、局部神经功能缺失、颅内压升高和昏迷[9,25,26]。值得注意的是该疾病屡次被漏诊[27]。脑静脉窦血栓形成在分娩者中的发病率约为 11.6/1000 000，其高危因素包括剖宫产、妊娠期高血压及贫血[28]。该病最常累及部位为上矢状窦和横窦,而海绵窦和大脑深静脉较少累及[1]。视盘水肿是颅内压亚急性升高的常见表现,出现该表现时是应该考虑到该疾病。该病常见的并发症为静脉梗死和脑出血。

22.4.3.1 颅脑超声的应用

超声检查很容易发现视盘水肿(图22.3a)。此外，经颅多普勒检查可发现颅内压增高的征象,如动脉血流速度降低、搏动指数增高。TCCS 可发现脑实质内血肿(脑外血肿也有报道)及其导致的中线移位等并发症。脑静脉窦血栓形成的直接征象是 TCCS 发现闭塞的静脉。然而,由于静脉血流检出率不稳定,以及脑静脉可能存在解剖变异，因此不能仅依靠 TCCS 诊断脑静脉窦血栓形成。该检查方法的敏感性为 73%~100%,特异性为 65%~80%[25]。TCCS(用或未用超声造影)的间接征象是静脉流速增高，其表明存在代偿性静脉血流[25](图 22.3b)。由于超声对比剂尚未授权用于妊娠期和产褥期患者，且超声对比剂在多数 ICU 中适用性较低,对可疑存在的脑静脉窦血栓患者的检查主要依靠 TCCS 的间接征象或眼超声检查发现的视盘水肿，因此脑静脉窦血栓需要其他影像学手段，如磁共振静脉成像、静脉期 CT 血管造影进一步诊断(图 22.3c)。

22.4 结论

颅脑超声可以为妊娠期及产褥期患者多种神经系统疾病的诊断提供帮助,尤其有助于病情监测。颅脑超声应该与多模态神经疾病监测,以及常规即时超声联合应用,以发挥该方法的最大作用。除了常见的累及大脑的疾病，还应考虑到发生于此类人群的特有神经系统疾病。超声造影有助于提高疑难病例动脉,以及静脉血流的检测。然而,目前对比剂尚未被授权在妊娠期和产褥期患者中使用。

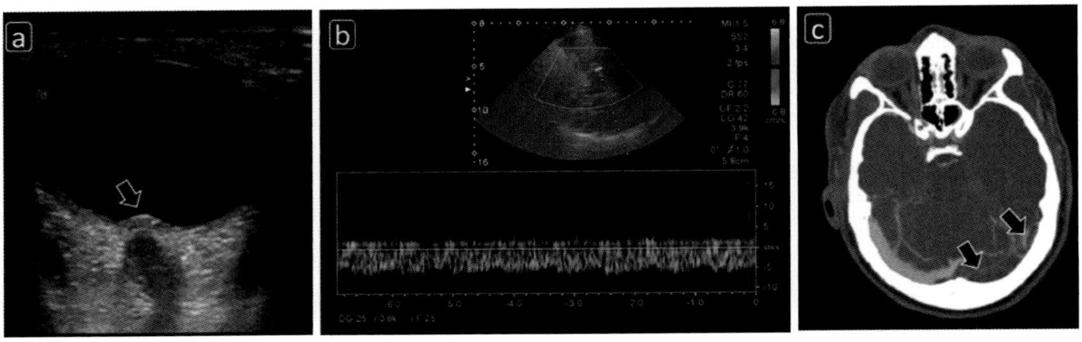

图 22.3 脑静脉窦血栓形成。(a)眼部超声显示视盘水肿(箭头所示)。(b)TCCS 检查。该病例内部血管为左侧 Rosenthal 基底静脉(深静脉系统),为两条恒定的伴随于大脑后动脉 P2 段的静脉。血流速度未见如预期一样的升高。(c)静脉期颅脑 CT 血管造影,图像显示左侧横窦未显像(箭头所示),表明存在脑静脉窦血栓。

(马荣川 译 陈小果 校)

参考文献

1. Hosley CM, McCullough LD. Acute neurological issues in pregnancy and the peripartum. Neurohospitalist. 2011;1(2):104–16.
2. Blanco P, Abdo-Cuza A. Point-of-care ultrasound in the critically ill pregnant or postpartum patient: what every intensivist should know. Intensive Care Med. 2019;45(8):1123–6.
3. Blanco P, Blaivas M. Applications of transcranial color-coded sonography in the emergency department. J Ultrasound Med. 2017;36(6):1251–66.
4. Blanco P, Abdo-Cuza A. Transcranial Doppler ultrasound in neurocritical care. J Ultrasound. 2018;21(1):1–16.
5. Martin PJ, Evans DH, Naylor AR. Measurement of blood flow velocity in the basal cerebral circulation: advantages of transcranial color-coded sonography over conventional transcranial Doppler. J Clin Ultrasound. 1995;23(1):21–6.
6. Johnson AC, Cipolla MJ. The cerebral circulation during pregnancy: adapting to preserve normalcy. Physiology (Bethesda). 2015;30(2):139–47.
7. Nevo O, Soustiel JF, Thaler I. Maternal cerebral blood flow during normal pregnancy: a cross-sectional study. Am J Obstet Gynecol. 2010;203(5):475.e1-6.
8. Sherman RW, Bowie RA, Henfrey MM, Mahajan RP, Bogod D. Cerebral haemodynamics in pregnancy and pre-eclampsia as assessed by transcranial Doppler ultrasonography. Br J Anaesth. 2002;89(5):687–92.
9. Plowman RS, Javidan-Nejad C, Raptis CA, Katz DS, Mellnick VM, Bhalla S, Cornejo P, Menias CO. Imaging of pregnancy-related vascular complications. Radiographics. 2017;37(4):1270–89.
10. Sudulagunta SR, Sodalagunta MB, Kumbhat M, Settikere NA. Posterior reversible encephalopathy syndrome (PRES). Oxf Med Case Reports. 2017;2017(4):omx011.
11. Bartynski WS. Posterior reversible encephalopathy syndrome, part 1: fundamental imaging and clinical features. AJNR Am J Neuroradiol. 2008;29(6):1036–42.
12. Belfort MA, Saade GR, Yared M, Grunewald C, Herd JA, Varner MA, Nisell H. Change in estimated cerebral perfusion pressure after treatment with nimodipine or magnesium sulfate in patients with preeclampsia. Am J Obstet Gynecol. 1999;181(2):402–7.
13. Brewer J, Owens MY, Wallace K, Reeves AA, Morris R, Khan M, LaMarca B, Martin JN Jr. Posterior reversible encephalopathy syndrome in 46 of 47 patients with eclampsia. Am J Obstet Gynecol. 2013;208(6):468.e1-6.
14. Wen Y, Yang B, Huang Q, Liu Y. Posterior reversible encephalopathy syndrome in pregnancy: a retrospective series of 36 patients from mainland China. Ir J Med Sci. 2017;186(3):699–705.
15. van Veen TR, Panerai RB, Haeri S, Griffioen AC, Zeeman GG, Belfort MA. Cerebral autoregulation in normal pregnancy and preeclampsia. Obstet Gynecol. 2013;122(5):1064–9.
16. van Veen TR, Panerai RB, Haeri S, Singh J, Adusumalli JA, Zeeman GG, Belfort MA. Cerebral autoregulation in different hypertensive disorders of pregnancy. Am J Obstet Gynecol. 2015;212(4):513.e1-7.
17. Riskin-Mashiah S, Belfort MA, Saade GR, Herd JA. Cerebrovascular reactivity in normal pregnancy and preeclampsia. Obstet Gynecol. 2001;98(5 Pt 1):827–32.
18. Costa A, Filipe JP, Santos R, Ferreira C, Abreu P, Azevedo E. The role of transcranial Doppler ultrasonography in posterior reversible encephalopathy syndrome. Cerebrovasc Dis. 2015;39(suppl 1):1–52.
19. Arteaga Favela CB, Ortega Salas J, Urías Romo del Vivar EG, Chacón Uraga EJ. Comparative study of

the optic nerve sheath by transorbital ultrasound in healthy women, healthy pregnant ones, and those with preeclampsia-eclampsia. An Med (Mex). 2017;62(3):166–71.
20. Dubost C, Le Gouez A, Jouffroy V, Roger-Christoph S, Benhamou D, Mercier FJ, Geeraerts T. Optic nerve sheath diameter used as ultrasonographic assessment of the incidence of raised intracranial pressure in preeclampsia: a pilot study. Anesthesiology. 2012;116(5):1066–71.
21. Olatunji RB, Adekanmi AJ, Obajimi MO, Roberts OA, Ojo TO. Maternal ophthalmic artery Doppler velocimetry in pre-eclampsia in Southwestern Nigeria. Int J Women's Health. 2015;7:723–34.
22. de Oliveira CA, de Sá RA, Velarde LG, da Silva FC, doVale FA, Netto HC. Changes in ophthalmic artery Doppler indices in hypertensive disorders during pregnancy. J Ultrasound Med. 2013;32(4):609–16.
23. Anzola GP, Brighenti R, Cobelli M, Giossi A, Mazzucco S, Olivato S, Pari E, Piras MP, Padovani A, Rinaldi F, Turri G. Reversible cerebral vasoconstriction syndrome in puerperium: a prospective study. J Neurol Sci. 2017;375:130–6.
24. Calabrese LH, Dodick DW, Schwedt TJ, Singhal AB. Narrative review: reversible cerebral vasoconstriction syndromes. Ann Intern Med. 2007;146(1):34–44.
25. Stolz EP. Role of ultrasound in diagnosis and management of cerebral vein and sinus thrombosis. Front Neurol Neurosci. 2008;23:112–21.
26. Wardlaw JM, Vaughan GT, Steers AJ, Sellar RJ. Transcranial Doppler ultrasound findings in cerebral venous sinus thrombosis. Case report. J Neurosurg. 1994;80(2):332–5.
27. Dangal G, Thapa LB. Cerebral venous sinus thrombosis presenting in pregnancy and puerperium. BMJ Case Rep. 2009;2009:bcr0620092045.
28. Sharma N, Sharma SR, Hussain M. An audit of cerebral venous thrombosis associated with pregnancy and puerperium in teaching hospital in North Eastern India. J Family Med Prim Care. 2019;8(3):1054–7.

第 8 部分

术中病理学和临床应用

第 23 章

颅脑超声在非心脏手术中的应用

Rita Bertuetti

23.1 引言

超声仪如今已经在手术室中占据了一席之地:它不仅是外科医生和心脏病专家的工具,也是麻醉师的工具。

虽然在中心静脉置管、神经阻滞和心功能监测中应用超声是麻醉师日常实践的基础,但在手术中使用颅脑超声和经颅多普勒似乎不是那么简单。

除了心脏手术,TCD/TCCD 还可以充分评估大脑的血流动力学,识别脑栓塞,测量颅内压和脑灌注压。

无论手术类型如何,脑灌注的变化与术后谵妄,甚至包括术后认知障碍都息息相关;此外,还有一些手术自身加速临界颅内压恶化的病例。

23.2 技术和方法

要点

- 整个脑血流量受平均动脉压、颅内压和血管阻力的影响。
- 只要脑血管的横截面积保持不变,脑血管的流速就可以作为脑血流量的替代指标。
- 平均和舒张期流速降低可以反映血压降至自调节下限以下或处于自调节紊乱的状态,同时也反映颅内压升高。
- 应用 Czosnyka 舒张流速公式、搏动指数和超声测量视神经鞘直径,评估全麻患者脑灌注压和颅内压是可行的。

23.2.1 对脑血流量的评估:TCD 和 TCCD

大脑血流量会受到以下因素的影响:

- 平均动脉压(MAP)。

- 颅内压。
- 血管阻力。

通过应用 TCD 或 TCCD 对 Willis 环来评估脑血流量。脉冲波多普勒模式可以测量流速；因此，可以用来评估血流量：只要血管的横截面积保持不变，流速就可以作为脑血流量的替代指标：

$$CBF \propto (MAP-ICP)\times r^4$$

TCD/TCCD 以定量或定性的方式提供关于脑血流量的信息：

(1)脑血流量的定量评价

局部脑血流量的降低表现为 TCD/TCCD 流速的降低；平均流速主要与脑血流量有关。为了监测和识别麻醉受试者的脑血流量改变，在任何药物干预或手术操作都可能改变血流动力学参数之前，接受手术是进行参考基线检查的基础。为了评估大脑半球血流灌注，在全身麻醉诱导前超声应检查双侧基底动脉并测量血流速度；同时必须监测动脉血压(因为流量取决于系统的驱动压力)。

作为标准，当没有对主动脉上血管进行手术操作时(如血管手术)，在整个手术过程中通过连续 TCD 监测或在必要时重复监测大脑中动脉血流速度。

平均和舒张期流速降低可以反映血压降至自调节下限以下，或处于自调节紊乱的状态，同时也反映颅内压升高[1]。

不幸的是，在文献中，平均/舒张期流速的百分比下降值尚未被描述；只有几项研究调查了在 A 型主动脉夹层修补术中使用 TCD，一项研究是用在颈动脉内膜切除术中，作者报告，与平均 FV 基线相比，至少有 50%的显著降低[2,3]。然而，任何 FV 的降低都可能意味着脑血流量的降低；这是否有害还有待澄清(特别是在麻醉状态下代谢需求低的大脑)：最近的研究正在探索麻醉期间脑灌注，氧合和脑电活动的变化与术后谵妄，术后认知障碍(POCD)，以及脑卒中之间的关系[4]。

另一种评估血流速度变化的方法是评估脑血管的自调节：当脑血管系统接近自调节的下限时，此时就没有更多的血管能协调补偿，低灌注成为一个问题。如果有持续的 TCD 监测，平均流速指数可用于大脑自调节评估[5,6]；否则，在已经减少流量的情况下，不建议使用瞬时充血反应试验(THRT)。

(2)脑血流量的定性评价

TCCD 模式可以提供脑血流量的定性评估：当脑血流量极低，特别是在颅内压增加的情况下，通常收缩期出现血流，而舒张期血流消失，这样操作员会看到闪烁的 Willis 环(图 23.1)。

23.2.2 脑灌注压和颅内压的估算

与在其他临床情况下的应用一样，脑灌注压和颅内压评估在非心脏手术全麻患者中是可行的。脑灌注压通过应用 Czosnyka 的舒张期流速公式，可以估算出：

$$\text{预计 } CPP=MAP\times \text{舒张期 } FV/\text{平均 } FV+14$$

从 CPP 中，我们可以很容易地得到预计的ICP[7,8]。

搏动指数和超声测量视神经鞘直径在手术室中也是可行的(该技术在本书的专门章节中描述)。

23.2.3 栓塞检测

TCD/TCCD 可以识别气态和固态微栓子：神经学家通常使用 TCD/TCCD 通过未闭的卵圆孔评估反向栓塞，TCD 可以通过注射

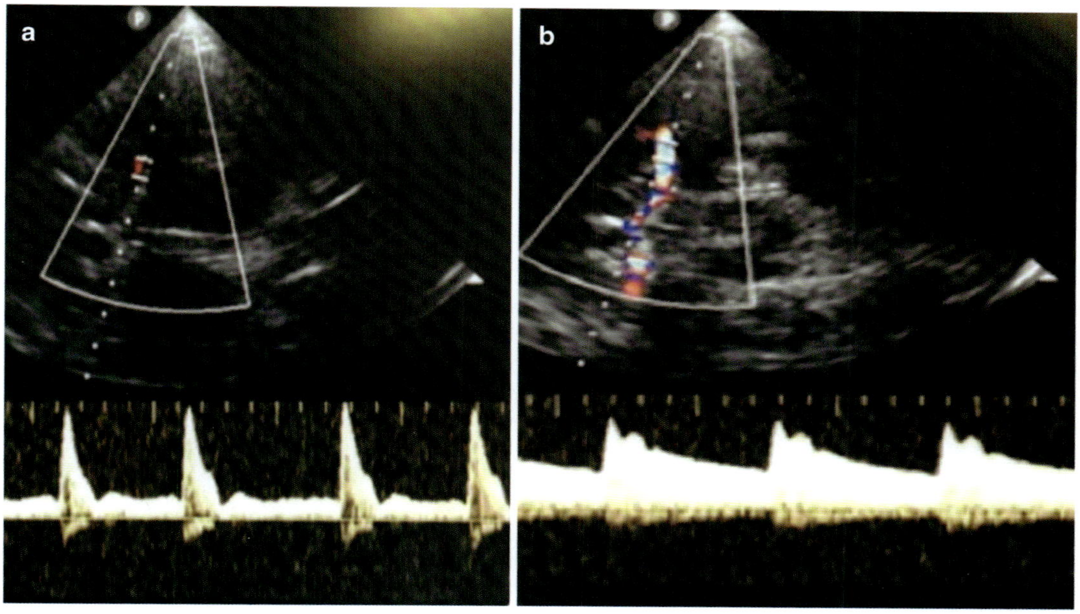

图 23.1　(a)急性脑积水继发颅内高压导致脑灌注低的彩色多普勒。(b)在同一例患者经脑室外引流后,脑灌注恢复良好的彩色多普勒。

对比剂后检测脑动脉中的气态微栓子("气泡测试"),与经食管超声心动图诊断右向左分流几乎 100%一致[9]。具体来说,该技术是基于将 9mL 的生理盐水与 1mL 的空气混合,通过三通管注入前臂的一条大静脉。如果存在右向左分流,注射后 5~15 秒可见气体微栓子对大脑中动脉正常的多普勒血流模式(高强度血栓栓塞信号)的"干扰"(图 23.2)。

在手术室中,微栓塞信号的检测需要通过特定的耳机或头盔进行连续或间断的 TCD 监测,以允许连续监听双侧大脑中动脉。TCD 工程师开发了多频 TCD 设备和特定的 MES 检测软件,既可以消除伪影,又可以区分气态和固态栓子(图 23.3)。

如果没有自动栓塞信号检测系统,栓塞检测仍然是一个烦琐的过程,不适合临床实践。为了区分伪影和栓子,建议使用双门 TCD;该系统包括在栓塞的情况下通过观察时间延迟去追踪在同一动脉内两个不同深度的栓子,而不是在伪影的情况下(报告的敏感性为 50%~80%,特异性为 80%~98%,这取决于所应用的算法)。气态和固态栓子具有不同的频率/振幅和包裹信号的包络线的对称性(图 23.4)[10-12]。

在心脏手术中,气态和固态栓塞的评估已经相当确定;在非心脏手术中,TCD 的应用在血管手术中发挥了作用:颈动脉内膜切除术、主动脉弓手术和主动脉上旁路移植,在骨科手术中也是如此。

23.3 临床应用

手术期间评估脑血流的需要与外科手术类型或患者的特点有关。

尽管在文献中没有明确的迹象表明在接

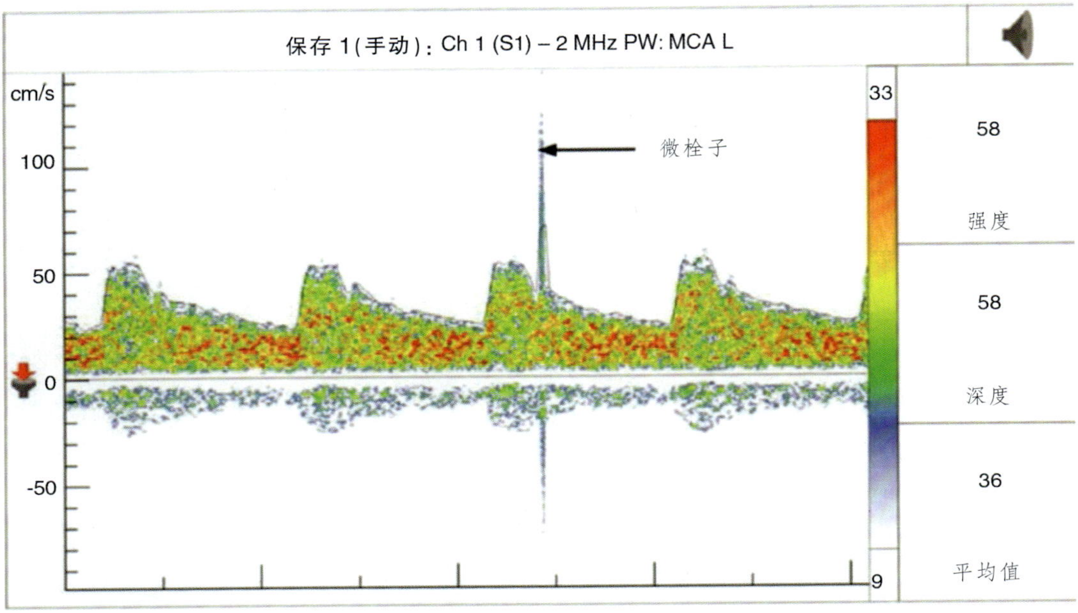

图 23.2 TCD 波形光谱上单个高强度血栓栓塞信号的检测。

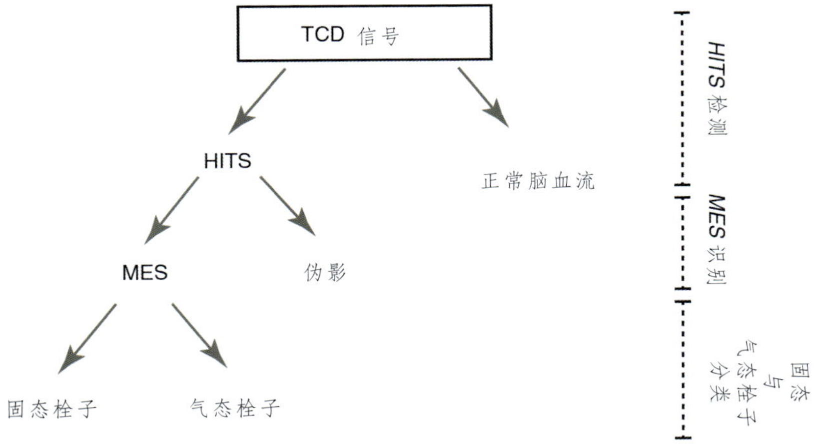

图 23.3 具有经颅多普勒信号分析 3 个步骤的决策树:(1)检测高强度信号(HITS),即区分 HITS 和背景多普勒信号。(2)识别微栓子信号(MES),即区分 MES 和伪影。(3)MES 分类,分为固态和气态栓子。

受手术干预的麻醉患者中使用 TCD 或 TC-CD,但在某些情况下,监测 CBF 的充分性可以优化麻醉管理,并可以指导手术决策。

对这些情况的了解和认识可以让医生引入颅脑超声监测进行评估,可能会增加有用和潜在的决策,用于制订临床治疗方案。

23.3.1 血管手术:颈动脉内膜切除术

要点

• 颈动脉内膜切除术(CEA)后 80%的缺血事件继发于栓塞,只有 20%继发于血流动力学成分。

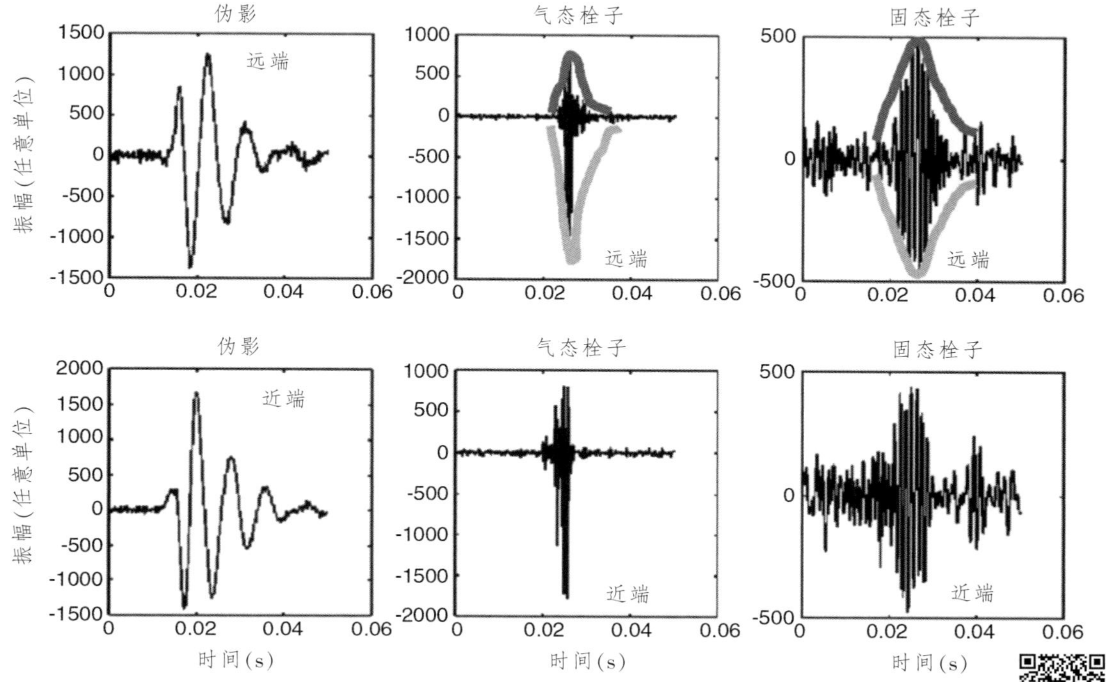

图 23.4 在频率范围和时间域中区分伪影与气态/固态栓子。

- 在颈动脉内膜切除术中,TCD 的作用是配对神经生理监测,以帮助区分由低灌注(MCAFV 下降)引起的神经元受累,而不是继发于栓塞(MES 检测)。

颈动脉内膜切除术是一种公认的预防有症状和无症状颈动脉狭窄脑卒中的治疗方法。尽管目前有使用术中神经监测和选择性分流,围术期脑卒中,即在手术后 30 天内出现短暂或持续的神经功能缺损,由于颈动脉夹闭仍然是 CEA 的常见并发症,发病率为 2%~4%[13-15]。

CEA 后的缺血事件可能与颈动脉交叉夹闭或因手术操作动脉粥样硬化斑块引起的栓塞导致脑灌注不足有关。这些变化大多数继发于栓塞(80%),只有一小部分(20%)是血流动力学成分[16]。

当需要全身麻醉时, 使用躯体感觉诱发电位(SSEP)和脑电图进行术中神经生理监测是 CEA 过程中最广泛使用的神经监测系统,因此神经临床监测是不可行的。SSEP 和 EEG 改变用于识别继发于颈动脉夹闭引起的脑灌注不足,并指导腔内分流术的插入;尽管如此,文献表明,尽管插入了分流器,但仍有一定比例的患者 SSEP 和 EEG 改变未正常化,并发生术前脑卒中(在术中 SSEP 和 EEG 发生重大变化后,患者发生脑卒中的可能性分别是 14 倍和 6 倍)。事实上,虽然 SSEP 和 EEG 识别神经元“损伤”,它们无法识别 CEA 期间的栓塞现象[17]。

经颅多普勒监测允许通过检测以下几项来识别血流动力学或栓塞并发症:

(1)大脑中动脉血流速度(MCA FV)降低反映脑血流量下降。

(2)大脑微栓塞信号。

据报道 MCA FV 和 MES 在检测围术期脑卒中的准确性存在很大差异;即使在 Meta

分析中，也描述了所选研究的巨大差异，这可能导致缺乏统一的结果（即执行TCD的不同时间、MCA流速的节点值、检测和计数MES的能力，区分固态和气态栓子）；在引用的Meta分析中，作者报告说，术中MES和MCA FV检测CEA后围术期脑卒中的特异性分别为56%和84%，敏感性分别为61%和49%[17]。

相反，在一项比较清醒的患者在CEA期间不同神经监测技术的单一试验中，舒张期MCA FV相对于基线降低50%提供了100%的敏感性和86%的特异性；同样，在同一研究中，在绝对流速MCA FV接近25cm/s时有100%的敏感性和69%的特异性。尽管存在这种异质性，但围术期脑卒中患者有经颅多普勒改变（MCA FV或MES）的可能性似乎是前者的4倍[3]。

我们似乎有理由认为，TCD在这种手术中的作用是配合神经生理学监测，以帮助区分由低灌注引起的神经元损伤，而不是继发于栓塞。

23.3.2 气腹和俯卧位

要点

- 气腹、CO_2升高、特伦德伦伯姿势（头低脚高位）、俯卧位和呼气末正压应可增加颅内压。
- 目前没有在腹腔镜检查期间进行侵入性颅内压监测的指征。
- 用于颅内压估计的PI、ONSD和舒张流速公式在检测腹腔镜手术期间和俯卧位期间颅内压相对变化方面似乎具有良好的一致性。
- 对于因肿块或脑积水而导致脑顺应性降低的特定患者，应考虑应用无创技术，因此由CO_2增加和脑静脉回流减少引起的颅内压变化实际上会影响麻醉后神经功能的恢复。

在腹腔镜手术中，由于气腹机制、CO_2升高和头低脚高位的必要性，颅内压会增加。

在脊柱手术中，俯卧位也会影响颅内压的变化；最后，应用呼气末正压可导致颅内压变化。

由气腹充气引起的腹内压升高决定了静脉回流减少，从而导致心输出量减少、高碳酸血症和随之而来的呼吸性酸中毒。除此之外，由于手术原因，特伦德伦伯姿势由于高碳酸血症而阻碍了已经血管扩张的脑血管床的静脉回流，从而进一步恶化了脑血容量充血。同样，PEEP有助于提高腹内压和降低心脏前负荷，并进一步阻碍脑静脉流出[18,19]。

一些作者记录了腹腔镜手术中与脑缺血和脑水肿相关的罕见严重神经并发症。一般来说，神经系统并发症是罕见的：更常见的是，轻微的临床症状，如恶心和头痛，可能与短暂性颅内压升高有关，已在腹腔镜手术后被报道。

腹腔镜检查后神经系统并发症发生率较低，因此很难在一般人群中推荐更广泛的颅内高压筛查程序；对于颅脑外伤或占位性病变导致颅内压升高的患者，腹腔充气可诱发突然和有害的颅内高压，因此应特别谨慎使用，并密切监测[20]。

由于目前腹腔镜检查中不存在侵入性颅内压监测的指征，在人类中单独报道气腹期间颅内压变化趋势的研究很少，并且仅限于接受脑室-腹腔分流术的患者；一项研究描述颅内压持续增加超过基线12mmHg，而另一项研究显示气腹期间颅内压线性增加至25mmHg[21,22]。

所有的非侵入性评估颅内压（NICP）方法在检测腹腔镜手术中颅内压的变化方面似乎

都有良好的一致性。所有这些都表明在 PP(俯卧位)和 TP(头低脚高位)后,估测颅内压有显著升高。单独使用 PP 后,只有 ICP FV_d 显著增加。

动物模型显示,在特伦德伦伯姿势期间,腹内压(IAP)超过 15mmHg,颅内压显著升高,当超过 16mmHg 时,颅内压可以达到 150%[23]。

23.3.2.1 我们如何监控颅内压?

侵入性技术是金标准,但是神经外科医生不愿意在这些情况下应用这种技术,因为可能出现并发症,而且目前的文献没有提供任何具体的指征。一些研究报道了在腹腔镜手术和脊柱手术期间测试了基于超声的颅内压监测,以评估它们是否能够可靠地识别在气腹、特伦德伦伯姿势(头低脚高位)和俯卧位时颅内压的变化。搏动指数、超声测量视神经鞘直径和脑灌注压舒张流速公式(ICP_FVd)似乎在腹腔镜手术期间评估颅内压变化方面具有良好的一致性。PI 和 ONSD 都在气腹和特伦德伦伯姿势后评估的颅内压显著增加,只有 ICP_FVd 单独在气腹中评估颅内压时显著增加。同样,相同的非侵入性技术显示在脊柱手术俯卧位后估测颅内压也增加[24,25]。尽管推测性研究试图证明在上述手术过程中确实发生了颅内压增加,但颅内高压可能成为腹腔镜患者的主要问题,这一情况无法在普通人群中预测。相反,对于因肿块或脑积水而降低脑顺应性的特定患者,应考虑应用此类非侵入性技术,因此,由 CO_2 增加和脑静脉回流减少引起的颅内压变化实际上会影响术后神经功能的恢复;另外,在腹腔镜手术中长时间保持特伦德伦伯姿势的健康受试者中,脑水肿可能是一个问题。

23.3.3 沙滩椅位和骨科手术

要点

- 沙滩椅/坐姿在全麻期间会增加血压显著降低的风险,以及继发于血流动力学紊乱导致神经系统并发症的风险。
- 在低血压阶段,自调节指数 Mxa 超过自调节限制降低,估测 CPP 降低、临界关闭压降低(继发于血压下降)。

沙滩椅和坐姿为肩部手术(在某些情况下,对于后颅窝神经外科手术)提供了几个优势;然而,它也大大增加了全身麻醉期间血压显著降低的风险,以及继发于血流动力学紊乱导致神经系统并发症的风险[26]。虽然发病率仍然未知(一项调查描述了所谓的重度脑卒中的发病率约为 0.0004%,尽管这些并发症可能大多未报告),但在文献中很少有病例报告在坐姿期间发生严重的神经系统事件[27,28]。

虽然在清醒的健康人中,直立姿势会通过激活交感神经系统来增加全身血管阻力和全身血压[29],但在麻醉患者中,压力反射会发生改变,使得血流动力学优化具有挑战性。在沙滩椅体位肩部手术后报告的不良神经系统事件主要归因于脑灌注不足,至少部分原因是全身性低血压和将头部定位在心脏水平以上的重力作用。这种低血压发作,在使用特定药物治疗的慢性高血压患者中更为明显,需要通过快速补液或血管升压药进行纠正。

现有的研究发现,在全身麻醉下从仰卧位转换成沙滩椅位时,大脑中动脉流速出现短暂、适当的降低[30],估测 CPP 降低、临界关闭压降低(继发于血压下降)和自调节指数 Mxa(MCA 和 MAP 中的平均流速之间的相关系数)超过自调节限制降低[31]。这些研究结果表明,在某些情况下 ABP 低于脑自调节的下限(尽管干预旨在纠正低血压):事实上,矛盾的 ABP 可能对麻醉师具有挑战性,因为这是在灌注和预防手术中出血之间的折中点。

监测自调节和临界闭合压可能是指导血流动力学管理和避免未检测到的脑灌注不足的潜在工具。

有报道表明,新一代多频 TCD 仪在大型骨科手术中(即髋关节置换术、膝关节置换术、肩关节置换术和股骨固定)可检测到微栓塞的病例有所增加。迄今为止,现有研究表明,在骨科手术期间观察到的绝大多数 MES 似乎是气体性质的,这归因为麻醉和静脉输液。我们需要更多的研究来探索这个领域,来确定检测到的 MES 在手术后神经系统并发症/结果方面起到的重要作用(即谵妄、术后认知障碍)[32]。

(林薿 译　白艳 校)

参考文献

1. Ursino M, Giuglioni M, Lodi CA. Relationships among cerebral perfusion pressure, autoregulation, and transcranial Doppler waveform: a modeling study. J Neurosurg. 1998;89:255–66.
2. Estrera AL, Garami Z, Miller CC III. Cerebral monitoring with transcranial Doppler ultrasonography improves neurologic outcome during repairs of acute type A aortic dissection. J Thorac Cardiovasc Surg. 2005;129(2):277–85.
3. Moritz S, Kasprzak P, Arlt M, Taeger K, Metz C. Accuracy of cerebral monitoring in detecting cerebral ischemia during carotid endarterectomy: a comparison of transcranial Doppler sonography, near-infrared spectroscopy, stump pressure, and somatosensory evoked potentials. Anesthesiology. 2007;107:563–9.
4. Goettel N, Burkhart CS, Rossi A, Cabella BCT, Berres M, Monsch AU, Czosnyka M, Steiner LA. Associations between impaired cerebral blood flow autoregulation, cerebral oxygenation, and biomarkers of brain injury and postoperative cognitive dysfunction in elderly patients after major noncardiac surgery. Anesth Analg. 2017;124:934–42.
5. Czosnyka M, Smielewski P, Piechnik S, Schmidt EA, Seeley H, al-Rawi P, Matta BF, Kirkpatrick PJ, Pickard JD. Continuous assessment of cerebral autoregulation- clinical verification of the method in head injured patients. Acta Neurochir Suppl. 2000;76:483–4.
6. Hori D, Nomura Y, Ono M, et al. Optimal blood pressure during cardiopulmonary bypass defined by cerebral autoregulation monitoring. J Thorac Cardiovasc Surg. 2017;154(5):1590–8.
7. Czosnyka M, Matta B, Smielewski P, et al. Cerebral perfusion pressure in head-injured patients: a noninvasive assessment using transcranial Doppler ultrasonography. Neurosurgery. 1998;88:802–8.
8. Schmidt EA, Czosnyka M, Matta BF, Gooskens I, Piechnik S, Pickard JD. Non-invasive cerebral perfusion pressure (nCPP): evaluation of the monitoring methodology in head injured patients. Acta Neurochir Suppl. 2000;76:451–2.
9. Droste DW, Lakemeier S, Wichter T, et al. Optimizing the technique of contrast transcranial Doppler ultrasound in the detection of right-to-left shunts. Stroke. 2002;33:221–6.
10. Devuyst G, Darbellay GA, Vesin JM, et al. Automatic classification of HITS into artifacts or solid or gaseous emboli by a wavelet representation combined with dual-gate TCD. Stroke. 2001;32:2803–9.
11. Darbellay GA, Duff R, Vesin JM, et al. Solid or gaseous circulating brain emboli: are they separable by transcranial ultrasound? J Cereb Blood Flow Metab. 2004;24(8):860.
12. Markus HS, Punter M. Can transcranial Doppler discriminate between solid and gaseous microemboli? Assessment of a dual-frequency transducer system. Stroke. 2005;36:1731–4.
13. Randomised trial of endarterectomy for recently symptomatic carotid stenosis: final results of the MRC European carotid surgery trial (ECST). Lancet. 1998;351:1379–87.
14. Halliday A, Harrison M, Hayter E, et al. 10-year stroke prevention after successful carotid endarterectomy for asymptomatic stenosis (ACST- 1): a multicentre randomised trial. Lancet. 2010;376:1074–84.
15. Hill MD, Brooks W, Mackey A, et al. Stroke after carotid stenting and endarterectomy in the carotid revascularization endarterectomy versus stenting trial (CREST). Circulation. 2012;126:3054–61.
16. Krul JM, van Gijn J, Ackerstaff RG, Eikelboom BC, Theodorides T, Vermeulen FE. Site and pathogenesis of infarcts associated with carotid endarterectomy. Stroke. 1989;20:324–8.
17. Udesh R, Natarajan P, Thiagarajan K, Wechsler LR, Crammond DJ, Balzer JR, Thirumala PD. Transcranial Doppler monitoring in carotid endarterectomy. J Ultrasound Med. 2017;36:621–30.
18. Bloomfield GL, Ridings PC, Blocher CR, Marmarou A, Sugerman HJ. A proposed relationship between increased intra-abdominal, intrathoracic, and intracranial pressure. Crit Care Med. 1997;25(3):496–503.
19. Citerio G, Vascotto E, Villa F, Celotti S, Pesenti A. Induced abdominal compartment syndrome increases intracranial pressure in neurotrauma patients: a prospective study. Crit Care Med.

2001;29(7):1466–71.
20. Mobbs RJ, Yang MO. The dangers of diagnostic laparoscopy in the head injured patient. J Clin Neurosci. 2002;9(5):592–3.
21. Uzzo RG, Bilsky M, Mininberg DT, Poppas DP. Laparoscopic surgery in children with ventriculoperitoneal shunts: effect of pneumoperitoneum on intracranial pressure—preliminary experience. Urology. 1997;49(5):753–7.
22. Kamine TH, Papavassiliou E, Schneider BE. Effect of abdominal insufflation for laparoscopy on intracranial pressure. JAMA Surg. 2014;149(4):380–2.
23. Rosenthal RJ, Hiatt JR, Phillips EH, Hewitt W, Demetriou AA, Grode M. Intracranial pressure. Effects of pneumoperitoneum in large-animal model. Surg Endosc. 1997;11(4):376–80.
24. Robba C, Cardim D, Donnelly J, Bertuccio A, Bacigaluppi S, Bragazzi N, Cabella B, et al. Effects of pneumoperitoneum and Trendelenburg position on intracranial pressure assessed using different non-invasive methods. Br J Anaesth. 2016;117(6):783–91.
25. Robba C, Bragazzi NL, Bertuccio A, Cardim D, Donnelly J, Sekhon M, Lavino A, et al. Effects of prone position and positive end-expiratory pressure on noninvasive estimators of ICP: a pilot study. J Neurosurg Anesthesiol. 2017;29(3):243–50.
26. Peruto CM, Ciccotti MG, Cohen SB. Shoulder arthroscopy positioning: lateral decubitus versus beach chair. Arthrosc J Arthrosc Relat Surg. 2009;25:891–6.
27. Pohl A, Cullen DJ. Cerebral ischemia during shoulder surgery in the upright position: a case series. J Clin Anesth. 2005;17:463–9.
28. Morandi X, Riffaud L, Amlashi SF, Brassier G. Extensive spinal cord infarction after posterior fossa surgery in the sitting position: case report. Neurosurgery. 2004;54:1512–5.
29. Smith JJ, Porth CM, Erickson M. Hemodynamic response to the upright posture. J Clin Pharmacol. 1994;34:375–86.
30. Hanouz JL, Fiant AL, Gérard Jl. Middle cerebral artery blood flow velocity during beach chair position for shoulder surgery under general anesthesia. J Clin Anesth. 2016;33:31–6.
31. Cardim D, Robba C, Matta B, Tytherleigh-Strong G, Kang N, Schmidt B, Donnelly J, et al. Cerebrovascular assessment of patients undergoing shoulder surgery in beach chair position using a multiparameter transcranial Doppler approach. J Clin Monit Comput. 2019;33(4):615–25.
32. Kietaibl C, Engel A, Horvat Menih I, Huepfl M, Erdoes G, Kubista B, Ullrich R, et al. Detection and differentiation of cerebral microemboli in patients undergoing major orthopaedic surgery using transcranial Doppler ultrasound. Br J Anaesth. 2017 Mar 1;118(3):400–6.

第 24 章

心脏外科

Massimo Lamperti, Amit Jain, Vinay Byrappa

24.1 引言

心血管疾病患者常同时并发外周血管疾病、脑循环损害和脑血流自调节功能失调等，因此在心脏手术期间维持脑灌注一直是个难题。另外，因在体外循环逆行灌注低体温和低流量期间所发生的炎症反应，脑血流自调节功能将被进一步损害[1]。

心脏手术或建立体外循环机械氧合常常导致神经系统并发症。通常是由灌注压不足或微小栓子所致的脑缺血。据报道，有 6%~10% 的高危心脏手术患者并发脑卒中[2]，另外高达 75%的心脏手术患者出现频繁的术后谵妄[3]。

床旁颅脑超声检查（POCUS-B）可以作为一种有效的围术期监测手段，可及时发现或预测术中及术后可能出现的神经系统并发症[4]。POCUS-B 应作为一种逐步被接受的工具，从单纯的二维黑白图像显示演变到更复杂的 TCCD。TCCD 可以直接观察脑部血管，并通过经颅多普勒分析心脏手术期间或静息状态下大脑重要动脉的血流及其变化情况。本节的主要内容是探讨 POCUS-B 在成年人和小儿心脏手术围术期中潜在的实际运用。

24.2 床旁颅脑超声检查在心脏外科的基础应用

患有心脏病或使用 ECMO 的患者由于需要抗凝，可能会并发脑血管的意外。因此，在手术过程中，及早发现因过度抗凝引起的颅内并发症有助于推动神经外科会诊的需求，并最终进行干预。

TCCD[5-7]提供了一种非侵入性、非放射性的床旁检测方法来诊断脑出血。可有助于检测和监测神经系统预后不良的脑中线移位[8]。TCCD 最常使用的声窗是颞窗，通常使用平均频率 2~2.5MHz 的相控阵探头。

POCUS-B 被推荐使用于术中神经监测信号发生突然变化的情况，如单侧脑叶的脑血氧饱和度突然下降，以及在不增加镇静剂的情况下突发脑电图暴发性抑制。

24.3 颅脑超声监测在小儿心脏手术中的应用

20世纪60年代，随着CPB的引入，先天性心脏病(CHD)的外科治疗成为现实。但在初期，新生儿和婴幼儿CHD的术后死亡率仍然很高。20世纪70年代，Murphy[9]和Barratt-Boyes等[10,11]应用深低温停循环技术(DHCA)明显改善了新生儿和婴幼儿心脏术后的短期生存率。然而，随着生存率的提高，心脏成功修复的幸存儿并发神经系统发育异常也逐渐被认识，这表明可能存在其他相互影响的因素[12-15]。

因此，CHD手术患者的神经损伤是多方面的，任何单一的监测方式都不可能检测到所有可能的风险。结合使用目前可用的各种神经监测模式可有助于尽早发现，尽可能干预各种风险，从而不断降低CHD手术后神经系统并发症。

24.3.1 术前颅脑超声检查在小儿心脏手术中的应用

尽管对已存在脑损伤的CHD患儿应用HUS的有效性尚不明确，但在极少数婴儿CHD手术中心，术前颅脑超声检查(HUS)已作为常规检查项目。各种研究发现，MRI检测CHD患儿脑损伤的发现率为25%~40%[16-18]。一项纳入167例CHD患儿的前瞻性研究中，在术前分别应用HUS与MRI进行脑损伤的诊断，结果发现，接受HUS检查的患儿仅有5例(3%)发现脑损伤，而接受MRI检查的却高达44例(26%)；因此得出结论，接受CHD手术的无症状患儿术前常规行HUS并没有显著作用[19]。

24.3.2 术中颅脑超声检查在小儿心脏手术中的应用

在术中最好使用TCD监测CBF，但传统的TCD设备在术中并不是常规使用的，并且通过颞窗在术中测量婴儿的血流速度可能也很棘手。因此，床旁经囟门脑超声(TFCU)可用于囟门尚未闭合的婴幼儿[20]。婴幼儿前囟门通常在4~24个月内闭合。使用TFCU的优点如下：

- 仅需要使用配备扇形探头(S12-4扇形探头；S3-8扇形探头)的常规心脏超声机即可进行术中应用。
- 易于调整的校正角度，使角度与颈内动脉和大脑前动脉胼胝体周围部(pACA)的血流方向平行。
- 检测脑损伤，如脑内出血和脑积水。

一项关于评估35例婴儿术中床旁TFCU可行性的研究表明，术中TFCU可以有效监测儿童心脏手术期间ICA和pACA的CBF。因此，当婴儿局部脑血氧饱和度无任何特定原因发生变化时，TFCU可以成为一种实用的CBF监测方式[20]。

24.3.2.1 TCD在小儿CHD手术中的应用

TCD已广泛应用于儿童CHD手术的各种研究，以检测大脑对CPB、低体温、DHCA、低流量体外循环和局域低流量脑灌注(RLFP)的生理的反应。很多研究已经证实了TCD在儿童CHD术中检测脑栓塞和体外循期间监测脑血流速度的作用[21-23]。

24.3.2.2 TCD在深低温体外循环(DHCPB)、深低温停循环和低流量体外循环中的作用

由于DHCPB和DHCA的引入，复杂性

主动脉弓修复手术条件得到改善，降低了心源性死亡率。深低温持续低流量 CPB 可提供持续的脑灌注，而且在预防神经损伤方面优于 DHCA[24,25]。然而，通常认为大脑自调节在脑灌注压发生变化的情况下也能维持恒定的 CBF，但调节作用受温度影响很大。在常温体外循环期间，CA 能维持自调节；而当温度低于 25°C 时，调节作用开始变化，当温度低于 20°C 时，调节作用消失[26]。在接受深度低温低流量体外循环或停循环的患者术后早期，TCD 波形与脑血管阻力增加相一致，而这种波形在接受中度低温体外循环的患者中并不存在。这种脑血管变化的方式在有过停循环经历的患者中更为常见 [27]。即使 CPB 复温后，CBF 依然下降，而在常温 CPB 中，CBF 能恢复到基线水平[28]。在中度或深度低温低流量体外循环下进行先天性心脏缺陷修复的过程中使用 TCD 作为灌注指标的研究发现，当 CPP 降至 9mmHg 以下时，立马能检测到大脑中动脉血流量速度降低，这表明影响脑灌注的关键参数是 CPP，而不是泵流量[23]。同样，Zimmermann 等[29]对 28 例在 α-稳态酸碱管理下接受大动脉调转术的新生儿进行 TCD 检测，发现一些新生儿的 MCA 脑灌注流量在体外循环时低至 10mL/(kg·min)。但是，体外循环下新生儿的脑灌注流量至少需要 30 mL/(kg·min)。Taylor[26]等发现，无论泵流量如何，平均动脉压(MAP)≥9mmHg 的患者都可以通过 TCD 检测到脑血流灌注，但 MAP 和 CPB 泵流量之间的相关性却很小，因此 MAP 可能是不良 CPP 的独立预测指标。

TCD 能轻易发现当存在非限制性动脉导管未闭(PDA)的情况下出现的“导管盗血现象”，在舒张期前交通动脉流速急剧下降，脉搏振幅显著增加[30]。舒张末期无血流时的舒张末期阻滞是指在超过 20 个连续心动周期中，ACA 或基底动脉呈现的颅脑多普勒波形。ACA 或 BA 中的舒张末期阻滞，MAP<30mmHg 及 PDA 都似乎与出生体重<1kg 的婴儿脑室内出血相关[31]。

24.3.2.3 TCD 在新生儿主动脉弓重建术局域低流量脑灌注(RLFP)中的应用

RLFP 是对接受主动脉弓重建手术的新生儿采用右无名动脉对脑组织进行灌注的一种技术。当使用单侧近红外光谱(NIRS)评估 RLFP 期间单侧脑血氧饱和度时，左侧平均 rSO_2 降低了 6.3%，并且大约一半患者在 RLFP 期间 rSO_2 绝对值存在 10%的差异。在无论是否在体外循环下，于 RLFP 之前或之后通过颈动脉灌注时，双侧 rSO_2 值均保持高度一致[32]。然而，NIRS 只能检测到脑血流量的不足，却不能检测脑血流量的超载。TCD 是一种非常有用的监测工具，在识别脑血流量超载的同时可有助于维持足够的脑血流量，以防止脑水肿和脑出血。

24.3.2.4 TCD 在检测脑栓塞中的应用

使用 TCD 可以很轻易地检测到栓子。真实的血栓可产生高强度瞬态信号的特征音频和影像信号，能被 TCD 软件侦测到。尽管 TCD 可以检测到栓子，但由于电刀、换能器与探头的物理接触，可能会出现假阳性伪影[33]。因此，TCD 虽然可以准确检测到动脉中的栓子数量，但它无法区分假阳性的伪影，所以如果在短时间内检测到大量伪影，那检测的数量就毫无意义。TCD 在检测脑血管栓子方面仍有许多局限性。在小儿先天性心脏病手术期间，虽然栓子一旦形成即可在颈动脉中被检测到，但栓子数量似乎与术后急性神经功能缺陷无关[33]。

24.4 成年人心脏手术中的颅脑超声监测

TCD 通常作为一种单一方法和多模态检测的组成部分，用于研究成年人心脏手术相关神经系统并发症。

24.4.1 术前 TCD

神经生理学检查和影像方法用于多模态术前风险分层策略的有效性尚未确定。少有研究人员使用 TCD 来识别高危患者[34]。

24.4.1.1 术前 TCD 和短期认知功能障碍(POCD)

TCD 检测到术前左侧 MCA 的 CBF 速度降低是心脏手术患者术后短期 POCD 的独立危险因素[35]。而右侧 MCA 的 CBF 速度与短期 POCD 无关[35]。具体而言，左侧 MCA 的 CBF 速度每降低 1cm/s，术后 1 周出现认知功能降低的可能性约增加 10%以上。

24.4.1.2 术前 TCD 和长期 POCD

在 Benvenuti 等[36]的一项延伸研究中发现，术前左侧 MCA 的 CBF 速度降低而右侧 MCA 无变化与心脏术后 3 个月 POCD 的发生相关，且这种相关性与教育年限和欧洲心脏手术风险评估系统无关。最近的研究表明，心脏术后短期 POCD 通常伴随更高的长期 POCD 的发病率，因此，通过术前左侧 CBF 低流速来预测短期 POCD 的风险，从而间接确定可能存在长期认知功能障碍风险的患者。

24.4.1.3 心脏手术前的 TCD 和大脑自调节

CA 是脑血管系统的固有能力，通常指在一定范围内血压波动和脑灌注压力下能维持足够的 CBF。心脏手术可能会改变 CA，在用一定方法检测 CA 的基线状态和心脏手术的术中、术后 CA 变化将有助于了解 CPB 对 CA的影响，以及这些患者神经并发症的发病机制[1]。

一些研究人员使用 TCD 通过静态法评估 CA。而另外两项研究使用自调节指数和动态自调节恢复指数分析了动态 CA[37]。没有一项研究发现术前 CA 受损。但常常发现术中 CA 受损；CA 受损与不良临床结果(包括脑卒中、急性肾损伤、谵妄和死亡率)之间存在显著关系[38]。

总之，了解术前 CA 受损的意义对于改进心脏术后脑损伤预测模型具有相当大的潜力，值得进一步研究。

24.4.1.4 术前 TCD 和右向左心内分流术

为了检测右向左分流，在静脉注射搅动过的生理盐水或对比剂的过程中进行 TCD 监测，并让患者进行 Valsalva 动作，以增加分流量。

TCD 结合“发泡试验”是检测中青年 RLS 的最佳筛查试验。在 Palazzo 等最近的一项研究中发现[39]，与经食管超声心动图对比，TCD结合“发泡测试”的敏感性和特异性均为 100%。对于有隐源性急性脑缺血事件的患者，TCD 有助于在 TEE 确认后，选择可能需要封堵手术的患者。

24.4.2 术中 TCD 的使用

TCD 是唯一一种应用于成年人心脏手术

的颅脑超声检查方法，其有效性已被临床广泛验证。在手术前，通常对双侧所有基底动脉进行基线TCD评估。在心脏手术中，MCA的起始段(M1)是通过颞窗监测的。以下详细描述了在心脏手术期间可使用TCD评估的关键要素。

24.4.2.1 TCD 评估 CA

如上所述，TCD在确定CA方面具有潜在优势。TCD在测量CBF方面比传统技术(如133Xe)具有更大的灵活性和准确性。随着人们越来越关注心脏手术期间CA的损伤，及其在术后神经并发症中的潜在作用，人们开始对TCD应用于心脏手术中和术后评估CA的有效性进行深刻的研究。图24.1显示了CPB前和CPB期间患者的TCD。

很少有研究人员将TCD作为CPB期间唯一的监测指标，通常与NIRS和超声标记的NIRS相结合，共同评估CA(包括静态和动态模式)。TCD衍生的静态CA指数(sCA)定义为Trendelenburg体位(头低臀高体位)期间与CPP变化相关的脑血管阻力指数（CVRi)变化。这些研究中使用的动态CA的TCD指数包括[40]：

- 自调节指数(ARI)。
- 一致性：每个频率下CBFV和MAP之间的线性关系。
- 相位：传递函数分析每个频率下CBFV和MAP之间的相位滞后。
- 增益：传递函数分析每个频率下CBFV和BP之间的振幅。
- 动态自调节恢复率(RoR)：大腿袖带松解后因血压CBFV恢复正常时的斜率。

CPB期间，多达10%~30%的患者CA受损(ARI低于旁路术前值)。CA受到血液稀释、高碳酸血症和复温期间的不利影响。大多数研究表明使用反向搏动血流术后能更好地维持CA的平均水平。

Ono等[41]发现CA受损患者在围术期脑卒中的发生率较高。Joshi等[42]的一项研究表明，围术期发生的所有7次脑卒中均为CPB复温期间CBF自调节受损的患者。其他研究人员认为，CPB期间CA受损是术后谵妄的危险因素，但不是脑卒中的危险因素。Hori等[43]发现，MAP超过自调节上限的患者出现谵妄的频率是MAP低于自调节下限的患者的4倍。

成年人DHCA术后CA的改变已被证

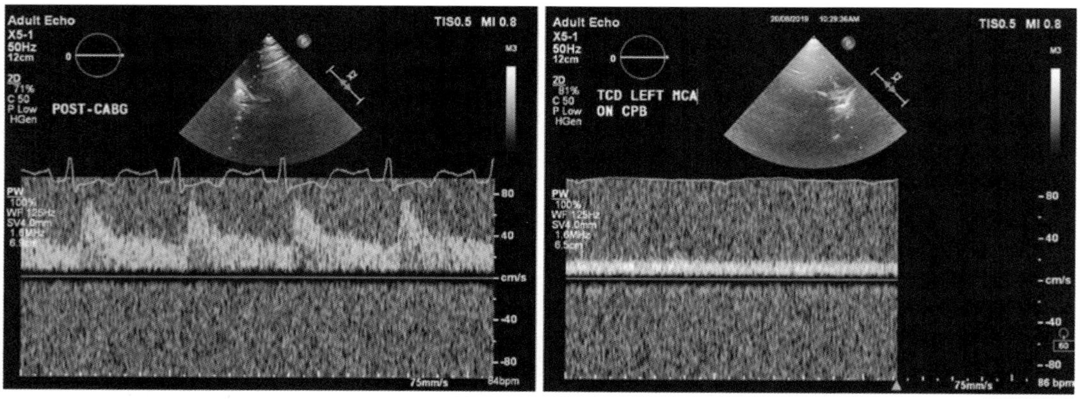

图 24.1 显示成年患者左侧大脑中动脉TCD。

实。在一项对 67 例接受主动脉弓手术的患者进行的研究中，Neri 及其同事[44]对比了术中 DHCA(n=23)、选择性顺行脑灌注(SACP;n=25)和逆行脑灌注(RCP;n=19)对 CA 的影响。动态 CA 测定是通过双侧大腿收缩使动脉压逐步下降。只有接受 SACP 治疗的患者才能完好地保留自调节功能。而在另外两组中，一些患者的自调节受损甚至持续到术后第 7 天。

总的来说，TCD 优秀的时间分辨率特别适合与 CA 的动态模型相结合，但重要的是，要了解目前建模技术的多样性。另外，还需要进行大量验证和进一步研究，以提高 TCD 监测 CA 的可靠性和实用性。

24.4.2.2 心脏手术期间 TCD 监测脑血流灌注

非体外循环与体外循环冠状动脉旁路移植术中脑低血压的监测

在术前用 TCD 测定收缩和舒张期流速基线作为干预阈值，脑血流灌注不足和过度灌注均可被诊断。收缩期速度平均值降低 60%或舒张期消失通常被认为是低灌注的迹象。明显的灌注不足通常在非体外循环冠状动脉旁路移植术中使心脏处于垂直位时出现[45]。然而，当心脏稳定在适当位置时，TCD 血流频谱将恢复正常。在非搏动性血流期间，速度降低 80%被视为缺血阈值。CPB 期间流速的变化可能与头部位置、插管位置或泵流量/血压不足有关。

心脏术中脑灌注过度的监测

CPB 期间的脑灌注过度也可能增加神经损伤的风险。在 Brillman 等的一项研究中[46]发现，5 例接受 CABG 的患者在 CPB 初期(10~120 秒)MCA 的平均流速增加了 50%以上，而这 5 例患者中有 4 例出现神经系统并发症，包括脑卒中和脑病。充血会导致 MCA 和 ICA 的 CBF 速度升高，Lindegaard 指数<3。

深低温停循环中选择性脑灌注的效果监测

TCD 可用于监测 DHCA 期间选择性脑灌注的有效性，能检测大脑中动脉的顺行和逆行血流。在一项连续纳入 32 例行胸主动脉瘤修复术的成年患者的研究中，Tanoue 等[47]使用 TCD 监测 DHCA 期间的低流量脑灌注。在接受 RCP(15~25mmHg)治疗的 15 例患者中，只有 20%的患者可以检测到 MCA 血流。相比之下，17 例接受 SACP(500mL/min)治疗的患者中有 16 例检测到 MCA 血流。接受 RCP 治疗的患者在术后早期有明显的脑充血。因此，建议使用高于日常推荐的 RCP 压力(≥40mmHg)，以提高大脑保护效果[48]。

24.4.2.3 心脏术中 TCD 监测脑栓塞

脑栓塞通常被认为是心脏病患者围术期脑卒中最重要的原因之一。然而，一些研究表明，血栓负荷与认知功能障碍之间存在显著的相关性[49]。此外，最近发表的一项研究未能证明神经系统并发症与 MRI 上新病灶的存在、大小或数量之间存在显著关系[50]。无论如何，TCD 仍然是确定心脏手术期间栓子的存在、大小(巨大或微小)、数量和性质(固体或气体)最常用的方法。

技术要领

脑血管微栓子可通过非成像 TCD 检测 HITS 进行监测，并根据以下标准进行确诊：

- HITS 持续时间通常<300ms。
- 多普勒振幅超过背景多普勒频谱信号至少 3dB。
- 多普勒血流频谱呈单向信号。
- 典型的“啸鸣”或“咔啦”声。

对双侧或单侧的颅内血管进行靶向监测

记录至少30分钟。自动化检测软件的配备对TCD系统极其有效，该软件可计算微栓子的数量并测量微栓子信号强度。然而，为了进行可靠的诊断，需要同步进行图像和声像检查，并确认每个检测到的HITS。

TCD与TEE检测脑栓塞的对比

已有研究对比过TCD和TEE对栓子的检测优劣[51]。TEE比TCD更有优势，因为其可以评估主动脉粥样硬化的和心脏功能，从而指导临床决策。TEE检测到的栓子数量通常比TCD检测到的栓子数量高得多，这表明实际仅有一小部分主动脉栓子进入脑循环。此外，TEE还可以更好地监测松开夹钳后每秒的栓塞率。然而，TCD是非侵入性的，体积小，费用也更低。一些研究表明，TCD检测到的脑栓塞与严重的主动脉粥样硬化性疾病之间存在关联，因此，主动脉粥样硬化性疾病可能是导致心脏手术脑预后不良的因素[52]。

TCD检测脑栓塞和主动脉粥样斑块

主动脉弓动脉粥样硬化增加心脏手术后的脑卒中风险[53]。左脑卒中较高的发生率(可能是由于主动脉弓生成的栓塞倾向于沿着流向下游颈动脉的血流方向移动)间接证明了主动脉弓动脉粥样硬化的危险性[54]。

TCD有助于进一步了解CPB和非旁路移植心脏手术期间脑栓塞的相关因素。Mackensen等的一项研究[52]表明，TCD检测到的脑栓塞及继发性神经损伤与升主动脉及主动脉弓(而不是降主动脉)动脉粥样硬化负荷存在潜在的因果关系。

心脏手术中TCD监测到的栓子和栓子事件发生时间

在心脏手术中，无论是否使用CPB，几乎每例患者都可以检测到脑栓塞。虽然脑栓塞可能发生在稳定的CPB期间，但常常与不同类型的手术和灌注方式相关。几项基于TCD的研究表明，栓塞主要出现在触诊、插管、交叉夹闭、近端冠状动脉吻合术、主动脉夹闭释放、心脏直视手术后心脏射血初期，以及拔管等，这可能是与高速血流从主动脉插管中喷射而导致的“喷砂”效应有关[55]。大量微栓子出现在主动脉夹闭期间和主动脉脱离之后，尤其是在心内直视手术中。

心脏手术和ECMO中TCD检测脑栓塞和CPB技术

循环方式和设备在确定微栓子发生率方面发挥着重要作用，通过引入适当的改进措施来尽量减少CPB和ECMO期间的微栓子形成[56,57]。Zanatta等[58]比较了CPB辅助下的3种不同手术程序(即心内直视手术、小切口心脏手术和微创手术)，通过使用多频TCD系统监测MCA血流速度来评估栓塞的可能性。在研究者分析的每台外科手术中都检测到微栓子形成，其中发现真空辅助静脉引流的体外循环中微栓子事件发生率最高，其次是开放式体外循环和闭合式体外循环。开放式与闭合体外循环时微栓子数量较多，可能是因为心脏闭合后，空气被滞留在心腔和肺静脉中导致。尽管真空辅助静脉引流CPB中的微栓子数量有限，但依然比开放式CPB负荷量更高，其发生可能与真空辅助静脉引流有关。毫无疑问，避开CPB似乎可以减轻脑栓塞，但不能完全规避。

膜式氧合器似乎比鼓泡式氧合器产生的脑微栓子更少[59]。CPB期间动脉血气管理的PH稳态比α稳态产生更多的微栓子到脑循环中，并导致更严重的神经心理后果[60]。

在冠状动脉旁路移植术期间使用 TCD 评估栓塞事件有助于 CPB 技术的改进，通过评估不断改进术式和灌注技术，促进开发减少脑栓塞的新型设备。许多技术和程序解决方案，如应用双静脉插管、远端主动脉弓（非升主动脉）插管、在动脉管路中使用动脉过滤器或气泡收集器、使用膜式氧合器、应用适当的排气技术，主动脉侧夹的有效性，无夹持器的使用，以及通过持续输注而非团注给药等方式，似乎可以有效减少微栓子的数量[57]。

TCD 与 TEE 相结合的广泛应用将使外科医生和灌注师的每个团队能够根据自己的实践结果不断地完善他们的实践技术。

TCD和脑栓子差异化（颗粒或气体）

尽管体外循环技术取得了重大进展，但仍然是微粒和气体栓塞的主要来源。

应用 TCD 鉴别空气和微粒栓子极其重要，同时这也是目前研究的热点。TCD 能识别气体和微粒栓子产生不同声学信号[61]。由于血液和空气之间的密度差异较大，空气栓子通常响亮，并超出多普勒频谱包络线，而微粒栓子通常在包络线之内。血流速度、栓子大小和多普勒频率也会影响栓塞信号的分化。频率越高，血流速度的分辨率越高；但频率越低，栓子识别效率越高。多普勒超声数据的详细分析可用于估计气泡直径、总空气量，以及栓子雨对脑血流的可能影响[62]。关于栓子识别和计数的自动化系统目前还正在开发中。

鉴别固体和气体栓子对于评判降低负荷所采取的措施是否有效，以及从理论上确定神经并发症的性质都很重要[61]。尤其是在主动脉夹闭和开放期间，固体微栓子优先分布在右侧半脑，而非左侧半脑。在 CPB 真空辅助静脉引流的主动脉夹闭过程中，气体栓子的行为则刚好相反，这可能与股血管和主动脉不同的插管位置有关。由于研究最多的认知功能是典型的左脑功能，如注意力、记忆力和学习能力等，而右脑功能障碍通常与非言语记忆降低相关。因此，栓子在右脑的较高分布不应被忽略[61]。

24.5 心脏手术中的多模式神经监测

由于大脑生理学受多个变量影响（如低体温、脉搏流量减少），同时，由于患者处于全身麻醉状态，因此术中对大脑的实时监测具有挑战性。超声和床旁颅脑超声，以及 TCD 提供了大脑实质和脑血流动力学方面的信息；这些信息还需要与脑电图和 NIRS 等相结合，共同评估大脑电生理和整体氧合的状态。Austin 等提出了一种综合神经监测原则的干预算法（表 24.1）[63]。在主动脉弓修复术中，更为复杂的综合神经生理监测（如诱发电位）有助于在早期发现与脑干或脊髓相关的损伤。

24.6 心脏手术中 TCD 的局限性

TCD 需要足够的培训和过硬的专业技能[64]，其应用主要致力于复杂病例或已经患有神经功能障碍的患者，这些患者可以从持续性 CBF 监测中获益。

24.7 结论

TCD 在检测儿童和成年患者心脏外科手术相关的脑部并发症方面大有裨益。该技术在心脏手术期间易于实施，可被视为心脏手术期间和患者 ECMO 期间 CBF 监测和滴定测量灌注流量的良好无创工具。鉴于急性肺

表 24.1 由脑电图减慢[a]和(或)脑静脉氧饱和度降低[b]激活的系统干预方针

	温度	BP	TCD	结论	措施
旁路术前	无变化	无变化	峰值流速↓	主动脉阻塞	调整主动脉插管
	无变化	无变化	舒张流速↓	腔静脉阻塞	调整静脉插管
	无变化	无变化	固体栓子	主动脉粥样斑块脱落	小心操作主动脉插管
体外循环	无变化	无变化	峰值流速↑	充血	↓泵流量
	无变化	无变化	气体栓子	气体栓子	排气,修复循环通路
	↑	无变化	峰值流速↓	血流-代谢解耦联	↑BP 和↓代谢需求
	无变化	无变化	峰值流速↓	脑血流量低	调整插管/夹具;↑泵流量
旁路移植术后	无变化	无变化	舒张流速↓	脑水肿	甘露醇,超滤
全程	无变化	↓	舒张流速↓	自调节障碍	↑BP;神经保护剂
脑电图频率增加	无变化	无变化/↑	无变化/峰值流速↑	麻醉不足	↑麻醉深度

[a] EEG 抑制指在每分钟周期内振幅<10pW 或 50dB(即信噪比<10:1)的时间占比超过 30%。过多的 EEG 减慢指 δ 相关(1.5~3.5Hz)波带大于 EEG 信号总波带 80%以上。

[b] 低氧饱和脑缺血指局部脑静脉血氧饱和度降低幅度大于主动脉插管前氧饱和度基线的 20%,且持续时间超过 3 分钟。

损伤也是 ECMO 治疗新的适应证,未来也应在该领域进行进一步研究。

(刘承 译 李赵欢 校)

参考文献

1. Caldas JR, Haunton VJ, Panerai RB, Hajjar LA, Robinson TG. Cerebral autoregulation in cardiopulmonary bypass surgery: a systematic review. Interact Cardiovasc Thorac Surg. 2018;26:494–503.
2. Salazar JD, Wityk RJ, Grega MA, Borowicz LM, Doty JR, Petrofski JA, et al. Stroke after cardiac surgery: short- and long-term outcomes. Ann Thorac Surg. 2001;72:2.
3. Scolletta S, Taccone FS, Donadello K. Brain injury after cardiac surgery. Minerva Anestesiol. 2015;81:662–77.
4. Robba C, Goffi A, Geeraerts T, Cardim D, Via G, Czosnyka M, Park S, Sarwal A, Padayachy L, Rasulo F, Citerio G. Brain ultrasonography: methodology, basic and advanced principles and clinical applications. A narrative review. Intensive Care Med. 2019; https://doi.org/10.1007/s00134-019-05610-4. [Epub ahead of print]
5. Llompart Pou J, Abadal Centellas J, Palmer Sans M, et al. Monitoring midline shift by transcranial color-coded sonography in traumatic brain injury. Intensive Care Med. 2004;30:1672–5.
6. Stolz E, Gerriets T, Fiss I, Babacan SS, Seidel S, Kaps M. Comparison of transcranial color-coded duplex sonography and cranial CT measurements for determining third ventricle midline shift in space-occupying stroke. Am J Neuroradiol. 1999;20:1567–71.
7. Tang SC, Huang SJ, Jeng JS, Yip KP. Third ventricle midline shift due to spontaneous supratentorial intracerebral hemorrhage evaluated by transcranial color-coded sonography. J Ultrasound Med. 2006;5:203–9.
8. Voigt LP, Pastores SM, Raoof ND, Thaler HT, Halpern NA. Review of a large clinical series. Intrahospital transport of critically ill patients: outcomes, timing, and patterns. J Intensive Care Med. 2009;24:108–15.
9. Murphy JD, Freed MD, Keane JF, Norwood WI, Castaneda AR, As N. Hemodynamic results after intracardiac repair of tetralogy of Fallot by deep hypothermia and cardiopulmonary bypass. Circulation. 1980;62(2 Pt 2):1168.
10. Barratt-Boyes BG. Corrective surgery for congenital heart disease in infants with the use of profound hypothermia and circulatory arrest technique. Aust N Z J Surg. 1977;47:737–44.
11. Barratt-Boyes BG, Neutze JM. Primary repair of tetralogy of Fallot in infancy using profound hypothermia with circulatory arrest and limited cardiopul-

monary bypass: a camparison with conventional two stage management. Ann Surg. 1973;178:406–11.
12. Boneva RS, Botto LD, Moore CA, Yang Y, Correa A, Erickson JD. Mortality associated with congenital heart defects in the United States: trends and racial disparities, 1979–1997. Circulation. 2001;103:2376–81.
13. Majnemer A, Limperopoulos C, Shevell M, Rosenblatt B, Rohlicek C, Tchervenkov C. Long term neuromotor outcome at school entry of infants with congenital heart defects requiring open heart surgery. J Pediatr. 2006;148:72–7.
14. Limperopoulos C, Majnemer A, Shevell MI, Rosenblatt B, Rohlicek C, Tchervenkov C. Neurodevelopmental status of newborns and infants with congenital heart defects before and after open heart surgery. J Pediatr. 2000;137:638–45.
15. Fuller S, Nord AS, Gerdes M, Wernovsky G, Jarvik GP, Bernbaum J, et al. Predictors of impaired neurodevelopmental outcomes at one year of age after infant cardiac surgery. Eur J Cardiothorac Surg. 2009;36:40–7.
16. Mahle WT, Tavani F, Zimmerman RA, et al. An MRI study of neurological injury before and after congenital heart surgery. Circulation. 2002;106(S1):I109–14.
17. Petit CJ, Rome JJ, Wernovsky G, et al. Preoperative brain injury in transposition of the great arteries is associated with oxygenation and time to surgery, not balloon atrial septostomy. Circulation. 2009;119:709–16.
18. Block AJ, McQuillen PS, Chau V, et al. Clinically silent preoperative brain injuries do not worsen with surgery in neonates with congenital heart disease. J Thorac Cardiovasc Surg. 2010;140:550–7.
19. Rios DR, Welty SE, Gunn JK, Beca J, Minard CG, Goldsworthy M, Coleman L, Hunter JV, Andropoulos DB, Shekerdemian LS. Usefulness of routine head ultrasound scans before surgery for congenital heart disease. Pediatrics. 2013;131:e1765–70.
20. Park YH, Song IK, Lee JH, Kim HS, Kim CS, Kim JT. Intraoperative trans-fontanellar cerebral ultrasonography in infants during cardiac surgery under cardiopulmonary bypass: an observational study. J Clin Monit Comput. 2017;31:159–65.
21. Van der Linden J, Priddy R, Ekroth R, et al. Cerebral perfusion and metabolism during profound hypothermia in children. A study of middle cerebral artery ultrasonic variables and cerebral extraction of oxygen. J Thorac Cardiovasc Surg. 1991;102:103–14.
22. Van der Linden J, Wesslen O, et al. Transcranial Doppler-estimated versus thermodilution-estimated cerebral blood flow during cardiac operations. Influence of temperature and arterial carbon dioxide tension. J Thorac Cardiovasc Surg. 1991;102:95–102.
23. Burrows FA, Bissonnette B. Cerebral blood flow velocity patterns during cardiac surgery utilizing profound hypothermia with low-flow cardiopulmonary bypass or circulatory arrest in neonates and infants. Can J Anaesth. 1993;40:298–307.
24. Fox LS, Blackstone EH, Kirkling JW, Bishop SP, Bergdahl LA, Bradley EL. Relationship of brain blood flow and oxygen consumption to perfusion flow rate during profoundly hypothermic cardiopulmonary bypass. An experimental study. J Thorac Cardiovasc Surg. 1984;87:658–64.
25. Rebeyka IM, Coles JG, Wilson GJ, Watanabe T, Taylor MJ, Adler SF, Mickle DA, Romaschin AD, Ujc H, Burrows F. The effect of low flow cardiopulmonary bypass on cerebral function: an experimental study and clinical study. Ann Thorac Surg. 1987;43:391–6.
26. Taylor R, Burrows F, Bissonnette B. Cerebral pressure-flow velocity relationship during hypothermic cardiopulmonary bypass in neonates and infants. Anesth Analg. 1992;74:636–42.
27. Jonassen A, Quaegebeur J, Young W. Cerebral blood flow velocity in pediatric patients is reduced after cardiopulmonary bypass with profound hypothermia. J Thorac Cardiovasc Surg. 1995;110:934–43.
28. Greeley W, Ungerlider R, Kern F, Brusino G, Smith R, Reves J. Effect of cardiopulmonary bypass on cerebral blood flow in neonates, infants and children. Circulation. 1989;80(suppl I):209–15.
29. Zimmerman A, Burrows F, Jonas R, Hickey P. The limits of detectable cerebral perfusion by transcranial Doppler sonography in neonates undergoing deep hypothermic low-flow cardiopulmonary bypass. J Thorac Cardiovasc Surg. 1997;114:594–600.
30. Perlman JM, Hill A, Volpe JJ. The effect of patent ductus arteriosus on flow velocity in the anterior cerebral arteries: ductal steal in the premature newborn infant. J Pediatr. 1981;99:767–71.
31. Julkunen M, Parviainen T, Janas M, et al. End-diastolic block in cerebral circulation may predict intraventricular hemorrhage in hypotensive extremely low birth weight infants. Ultrasound Med Biol. 2008;34:538–45.
32. Andropoulos DB, Diaz LK, Fraser CD Jr, et al. Is bilateral monitoring of cerebral oxygen saturation necessary during neonatal aortic arch reconstruction? Anesth Analg. 2004;98:1267–72.
33. O'Brien JJ, Butterworth J, Hammon JW, et al. Cerebral emboli during cardiac surgery in children. Anesthesiology. 1997;87:1063–9.
34. Anastasiadis K, Karamitsos TD, Velissaris I, Makrygiannakis K, Kiskinis D. Preoperative screening and management of carotid artery disease in patients undergoing cardiac surgery. Perfusion. 2009;24:257–62.
35. Messerotti Benvenuti S, Zanatta P, Longo C, Mazzarolo AP, Palomba D. Preoperative cerebral hypoperfusion in the left, not in the right, hemisphere is associated with cognitive decline after cardiac surgery. Psychosom Med. 2012;74:73–80.
36. Messerotti Benvenuti S, Zanatta P, Valfrè C, Polesel E, Palomba D. Preliminary evidence for reduced preoperative cerebral blood flow velocity as a risk factor for cognitive decline three months after cardiac surgery: an extension study. Perfusion. 2012;27:486–92.
37. Severdija EE, Vranken NPA, Simons AP, Gommer ED, Heijmans JH, Maessen JG, et al. Hemodilution combined with hypercapnia impairs cerebral autoregulation during normothermic cardiopulmonary

bypass. J Cardiothorac Vasc Anesth. 2015;29:1194–9.
38. Christiansen CB, Berg RM, Plovsing R, Ronit A, Holstein-Rathlou NH, Yndgaard S, et al. Dynamic cerebral autoregulation after cardiopulmonary bypass. Thorac Cardiovasc Surg. 2015;64:569–74.
39. Palazzo P, Ingrand P, Agius P, Belhadj Chaidi R, Neau JP. Transcranial Doppler to detect right-to-left shunt in cryptogenic acute ischemic stroke. Brain Behav. 2019;9:e01091.
40. Preisman S, Marks R, Nahtomi-Shick O, Sidi A. Preservation of static and dynamic cerebral autoregulation after mild hypothermic cardiopulmonary bypass. Br J Anaesth. 2005;95:207–11.
41. Ono M, Joshi B, Brady K, Easley RB, Zheng Y, Brown C, et al. Risks for impaired cerebral autoregulation during cardiopulmonary bypass and postoperative stroke. Br J Anaesth. 2012;109:391–8.
42. Joshi B, Brady K, Lee J, Easley B, Panigrahi R, Smielewski P, et al. Impaired autoregulation of cerebral blood flow during rewarming from hypothermic cardiopulmonary bypass and its potential association with stroke. Anesth Analg. 2010;110:321–8.
43. Hori D, Brown C, Ono M, Rappold T, Sieber F, Gottschalk A, et al. Arterial pressure above the upper cerebral autoregulation limit during cardiopulmonary bypass is associated with postoperative delirium. Br J Anaesth. 2014;113:1009–17.
44. Neri E, Sassi C, Barabesi L, et al. Cerebral autoregulation after hypothermic circulatory arrest in operations on the aortic arch. Ann Thorac Surg. 2004;77:72–9.
45. Kosir G, Tetickovic E. Intraoperative transcranial doppler ultrasonography monitoring of cerebral blood flow during coronary artery bypass grafting. Acta Clin Croat. 2011;50:5–11.
46. Brillman J, Davis D, Clark RE, et al. Increased middle cerebral artery flow velocity during the initial phase of cardiopulmonary bypass may cause neurological dysfunction. J Neuroimaging. 1995;5:135–41.
47. Tanoue Y, Tominaga R, Ochiai Y, et al. Comparative study of retrograde and selective cerebral perfusion with transcranial Doppler. Ann Thorac Surg. 1999;67:672–5.
48. Ganzel BL, Edmonds HL Jr, Pank JR, Goldsmith LJ. Neurophysiologic monitoring to assure delivery of retrograde cerebral perfusion. J Thorac Cardiovasc Surg. 1997;113:748–55.
49. Van der Linden J. Cerebral hemodynamics after low flow versus no-flow procedures. Ann Thorac Surg. 1995;59:1321–5.
50. Patel N, Horsfield MA, Banahan C, Janus J, Masters K, Morlese J, et al. Impact of perioperative infarcts after cardiac surgery. Stroke. 2015;46:680–6.
51. Barbut D, Yao FS, Hager DN, Kavanaugh P, Trifiletti RR, Gold JP. Comparison of transcranial Doppler ultrasonography and transesophageal echocardiography to monitor emboli during coronary artery bypass surgery. Stroke. 1996;27:87–90.
52. Mackensen GB, Ti LK, Phillips-Bute BG, Mathew JP, Newman MF, Grocott HP. Neurologic outcome research group (NORG). Cerebral embolization during cardiac surgery: impact of aortic atheroma burden. Br J Anaesth. 2003;91:656–61.
53. Roach G, Kanchuger M, Mora Mangano C, Newman M. Adverse cerebral outcomes after coronary bypass surgery. N Engl J Med. 1996;335:1857–63.
54. Marschall K, Kanchuger M, Kessler K, et al. Superiority of transesophageal echocardiography in detecting aortic arch atheromatous disease: identification of patients at increased risk of stroke during cardiac surgery. J Cardiothorac Vasc Anesth. 1994;8:5–13.
55. Arrowsmith JE, Maruthi SSRG. Intraoperative brain monitoring in cardiac surgery. In: Bonser RS, Pagano D, Haverich A, editors. Brain protection in cardiac surgery. London: Springer-Verlag; 2011.
56. MacLennan N, Lam AM. Intraoperative neurological monitoring with transcranial Doppler ultrasonography. Semin Anesthesiol. 1997;16:56–68.
57. Groom RC, Quinn RD, Lennon P, et al. Detection and elimination of microemboli related to cardiopulmonary bypass. Circ Cardiovasc Qual Outcomes. 2009;2:191–19.
58. Zanatta P, Forti A, Minniti G, Comin A, Mazzarolo AP, Chilufya M, et al. Brain emboli distribution and differentiation during cardiopulmonary bypass. J Cardiothorac Vasc Anesth. 2013;27:865–75.
59. Padayachee TS, Parsons S, Theobold R, Linley J, Gosling RG, Deverall PB. The detection of microemboli in the middle cerebral artery during cardiopulmonary bypass: a transcranial Doppler ultrasound investigation using membrane and bubble oxygenators. Ann Thorac Surg. 1987;44(3):298–302.
60. Murkin JM. Con: blood gases should not be corrected for temperature during hypothermic cardiopulmonary bypass: alpha-stat mode. J Cardiothorac Anesth. 1988;2:705–7.
61. Darbellay GA, Duff R, Vesin JM, Despland PA, Droste DW, Molina C, et al. Solid or gaseous circulating brain emboli: are they separable by transcranial ultrasound? J Cereb Blood Flow Metab. 2004;24:860–8.
62. Banahan C, Hague JP, Evans DH, Patel R, Ramnarine KV, Chung EM. Sizing gaseous emboli using Doppler embolic signal intensity. Ultrasound Med Biol. 2012;38:824–33.
63. Austin EH, Edmonds HL Jr, Auden SM, et al. Surgery for congenital heart disease: benefit of neurophysiologic monitoring for pediatric cardiac surgery. J Thorac Cardiovasc Surg. 1997;114:707–17.
64. Robba C, Poole D, Citerio G, Taccone FS, Rasulo FA. Consensus on brain ultrasonography in critical care group. Brain ultrasonography consensus on skill recommendations and competence levels within the critical care setting. Neurocrit Care. 2019; https://doi.org/10.1007/s12028-019-00766-9.

第 9 部分

临床病例

第 25 章

病例 1：动脉注射尼莫地平治疗血管痉挛

Rita Bertuetti, Maurizio Saini, Davide Savo, Francesca Simonassi, Kartika Chandrapatham, Tarek Senussi

一例 46 岁的女性患者，因左大脑中动脉瘤破裂伴颅内血肿和脑室内出血，因动脉瘤蛛网膜下腔出血分级差而入院急诊（图 25.1）。手术夹闭和 EVD 定位后，她被送入 ICU。出血后第 7 天至第 10 天，TCCD 检查显示 MCA M1 左侧流速增加（图 25.2）；因此决定进行 CT 血管造影和 CT 灌注成像。CT 显示，尽管诱发了动脉高血压（收缩 ABP >200mmHg），但左大脑中动脉的严重血管痉挛与左额颞顶叶区域的平均通过时间延长有关（图 25.3）。数字减影血管造影术证实了严重的血管痉挛，神经放射科医生决定通过将导管插入左侧颈内动脉，开始尼莫地平动脉内输注（图 25.4）。在开始动脉内血管扩张剂治疗后，可观察到 TCD 流速逐渐降低和血管造影反应（图 25.5）。

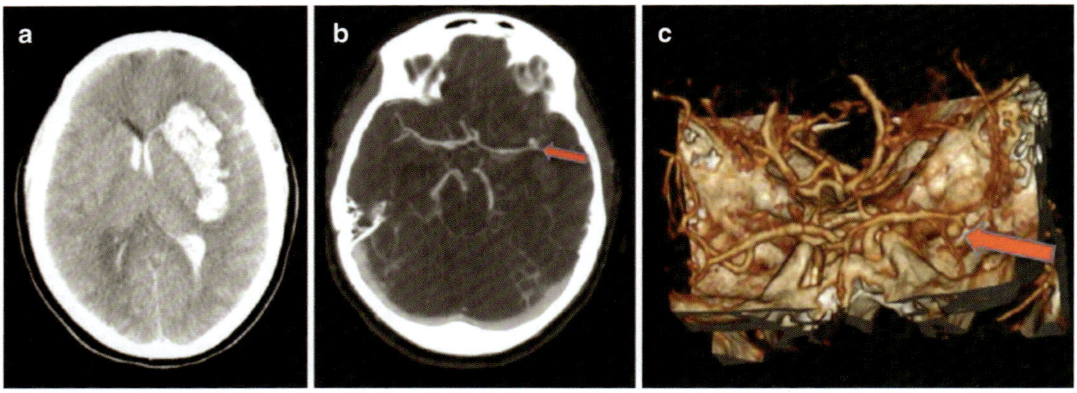

图 25.1 （a）头部 CT 显示右额顶叶血肿、SAH 和 IVH。（b，c）中，CT 血管造影显示左大脑中动脉分叉处有动脉瘤。

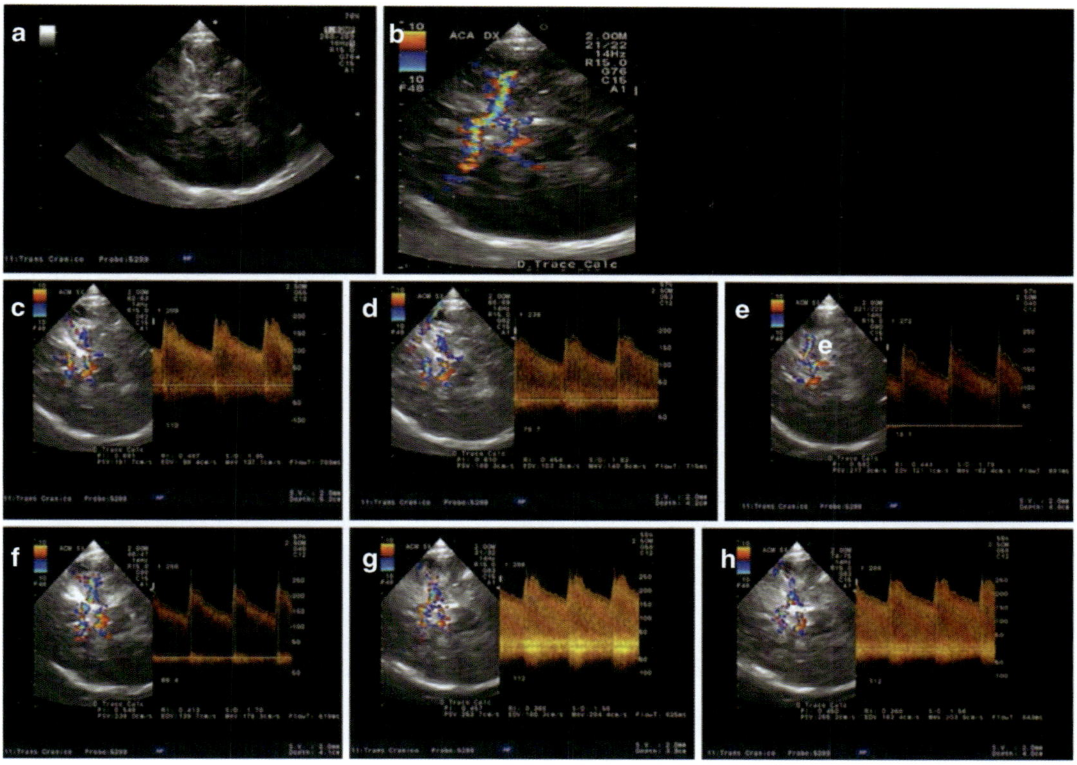

图 25.2　颅脑超声在 B 型模式下在(a)中显示中脑和基底囊肿，彩色多普勒可观察到 willis 环血管(b)。脉冲波多普勒在左大脑中动脉的应用(c~h)，可以测量到与可能的血管痉挛一致的血流速度增加。

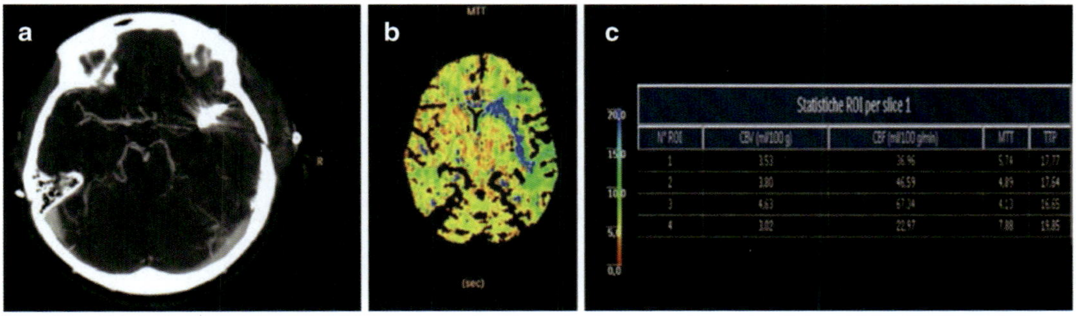

图 25.3　动脉瘤夹闭后的 CT 灌注证实左侧 MCA 狭窄(a)和左侧大脑中动脉血供区 MTT(b,c)延长。

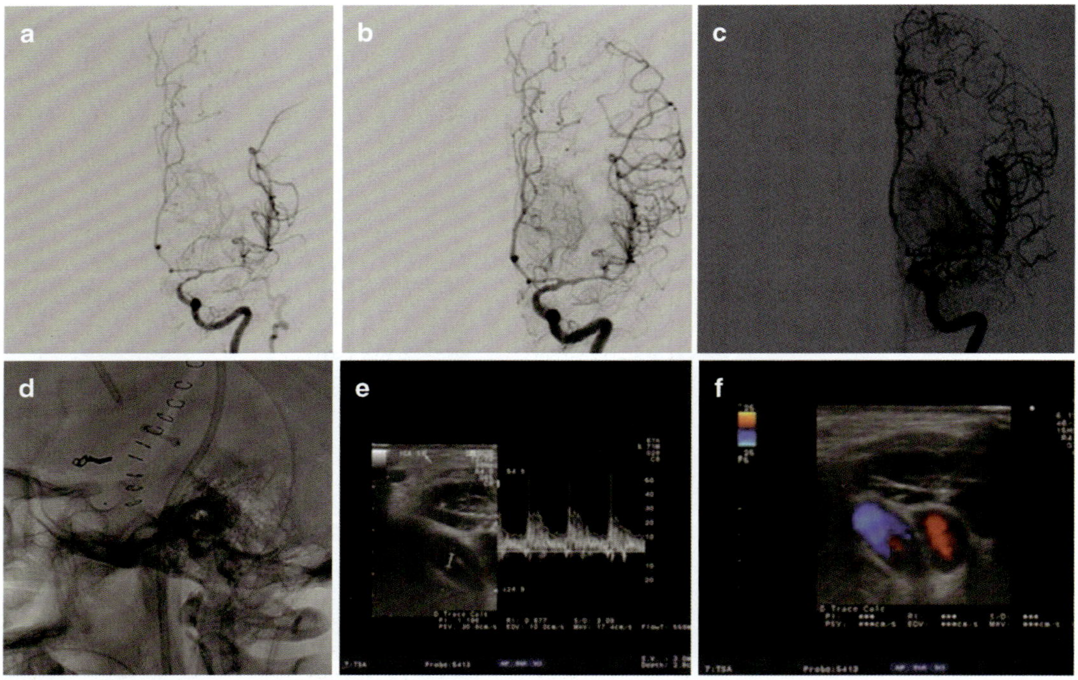

图 25.4 血管造影过程中的 DSA 单帧图像，用于将导管插入左颈内动脉进行尼莫地平动脉输注。

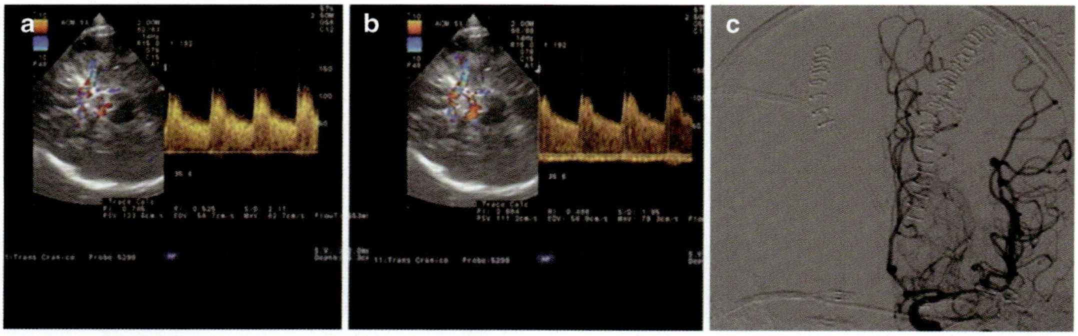

图 25.5 TCCD 显示动脉内输注尼莫地平期间和输注后左侧 MCA 的血流速度恢复正常。

（王斯佳 译 李文华 校）

第 26 章

病例 2：球囊血管成形术治疗血管痉挛

Rita Bertuetti，Maurizio Saini，Davide Savo，Francesca Simonassi，Kartika Chandrapatham，Tarek Senuss

一例 55 岁的女性患者，因右后交通动脉（PcomA）动脉瘤破裂导致动脉瘤性蛛网膜下腔出血住院（图 26.1）：入院时 GCS8，Fisher 评分 4 级，第四脑室有血凝块，脑室颞角早期扩张（图 26.2）。首次 CT 头部扫描后进行的 TCCD 检查显示搏动指数升高（图 26.3），证实梗阻性脑积水可诱发颅内高压状态。插入外脑室引流管后，TCCD 流速改善，PI 下降：患者的神经病变迅速恢复，GCS 达到 14（图 26.4），并成功地进行了动脉瘤弹簧圈栓塞术（图 26.5）。在出血后的第 6 天，虽然完全无症状，同时颅脑 CT 灌注正常，但 TCCD检查显示右侧 MCA 的流速有增加的变化趋势（图 26.6a，b 和 26.7a，b）。第 10 天，出现急性左侧肢体偏瘫和左侧Ⅶ脑神经麻痹，同时伴有右侧 MCA 平均流速的显著增快，超过160cm/s，有湍流的超声表现（图 26.7a~d）。这一次，CT 平扫头部未见低密度，但 CT 灌注检查诊断右侧额颞叶 MTT 时间延长。使用血管升压药和改善血流动力学药物升高动脉压（SABP>200mmHg 和 MAP>100mmHg），有效地恢复了受累的额颞叶区的灌注，被解释为神经功能缺陷消退。直到第 12 天临床症状复发促使在治疗策略上改进：患者接受了新的 DSA 检查，证实右侧 M1 段的血管严重痉挛。紧急采用球囊血管成形术和术中动脉输注尼莫地平（图 26.8）。在血管造影术后，TCCD 速度和运动障碍得到了缓解（图 26.9）。

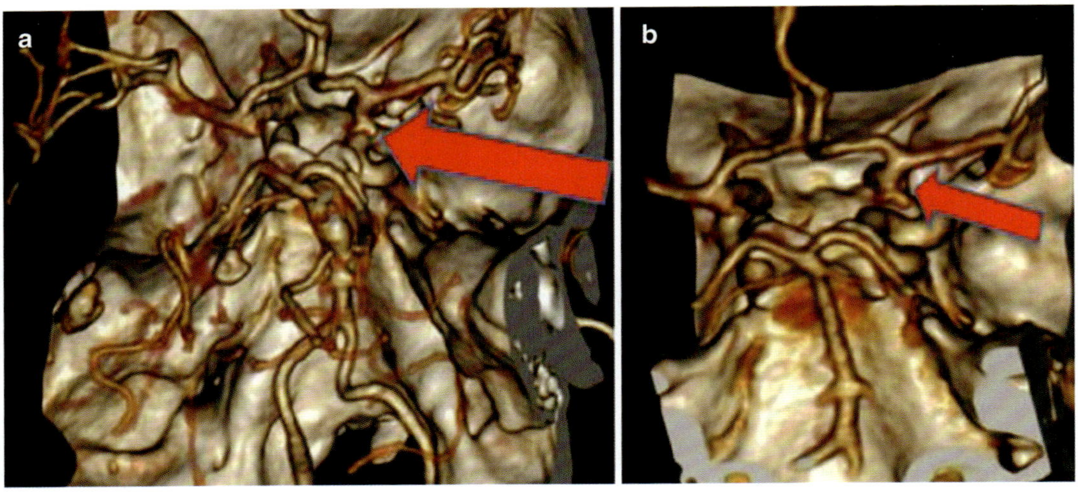

图 26.1 头颅 CT 血管造影三维渲染：红色箭头所示为右侧 PcomA 动脉瘤的出血病灶。

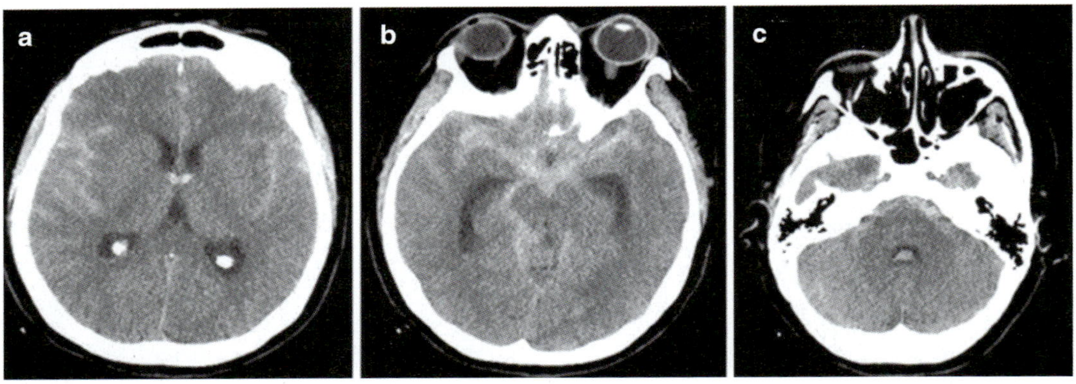

图 26.2 头颅 CT 显示 SAH fisher 评分 4 级：出血位于脑沟(a)和基底池(b)，第四脑室(c)可见血凝块。在(b)中，侧脑室的颞角初始扩张也可以被识别出来。

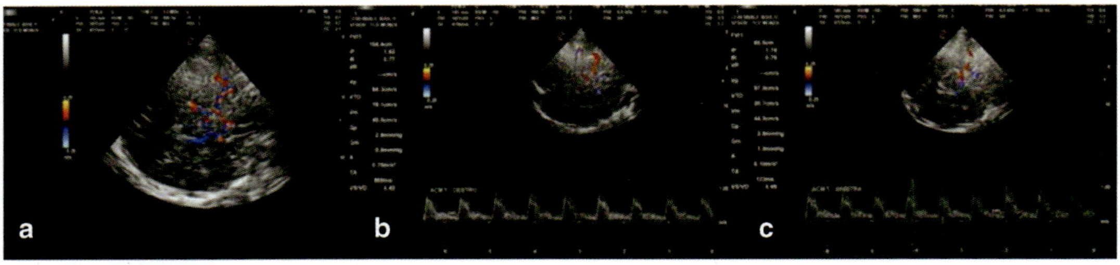

图 26.3 EVD 放置前的 TCCD：双侧 MCA 超声显示在颅高压的情况下，PI 升高，舒张期血流量降低。

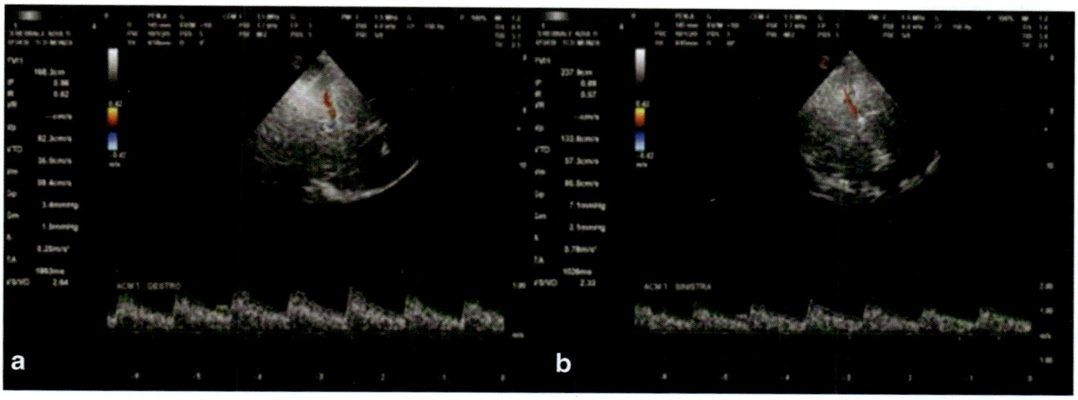

图 26.4　EVD 放置后双侧 MCA 的 TCCD 图像显示：PI 正常化，舒张期血流量也得到恢复。

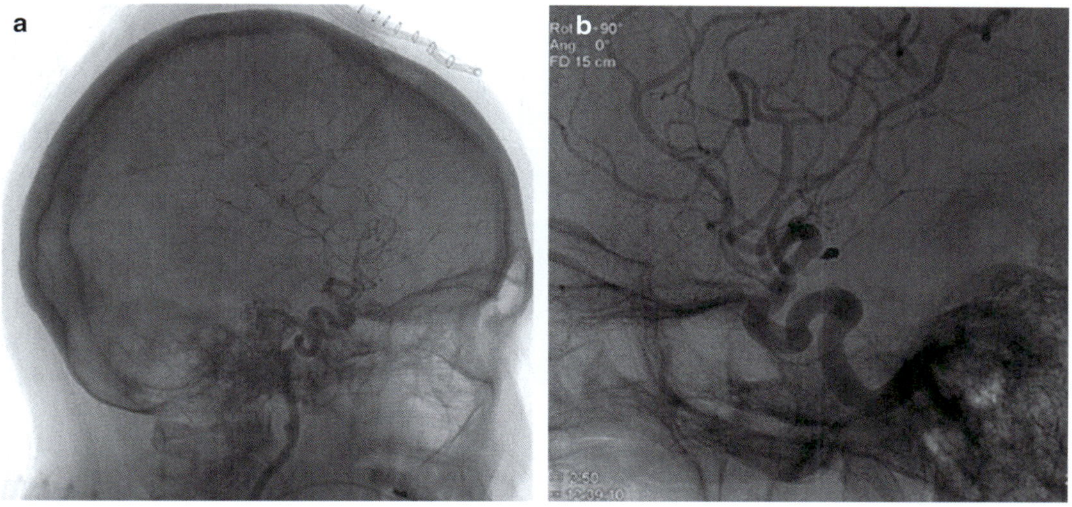

图 26.5　动脉瘤栓塞过程中的 DSA 单帧图像。

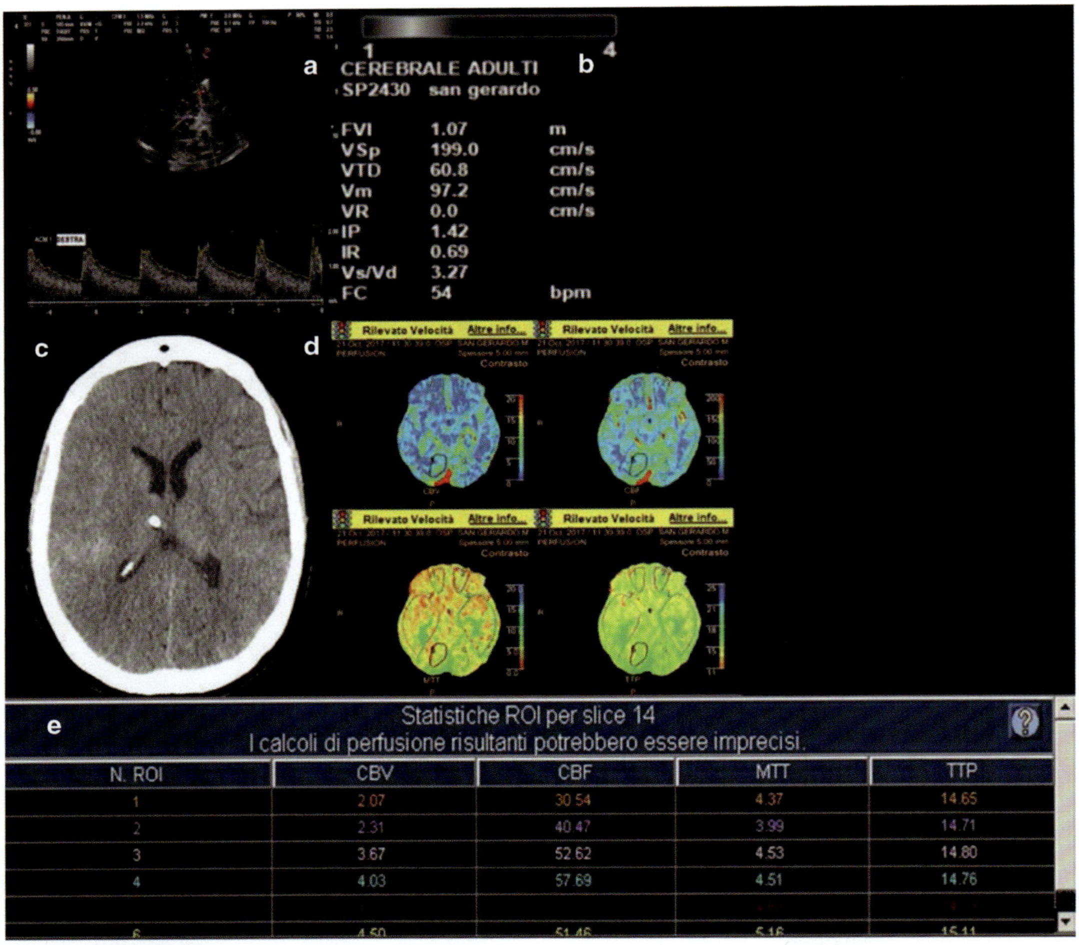

图 26.6 MCA 的 TCCD(a,b)显示平均流速(97cm/s)有增加的趋势,尽管尚未完全达到病理标准,CT 灌注没有显示任何与血管痉挛相一致的明显灌注缺陷(c,d)。

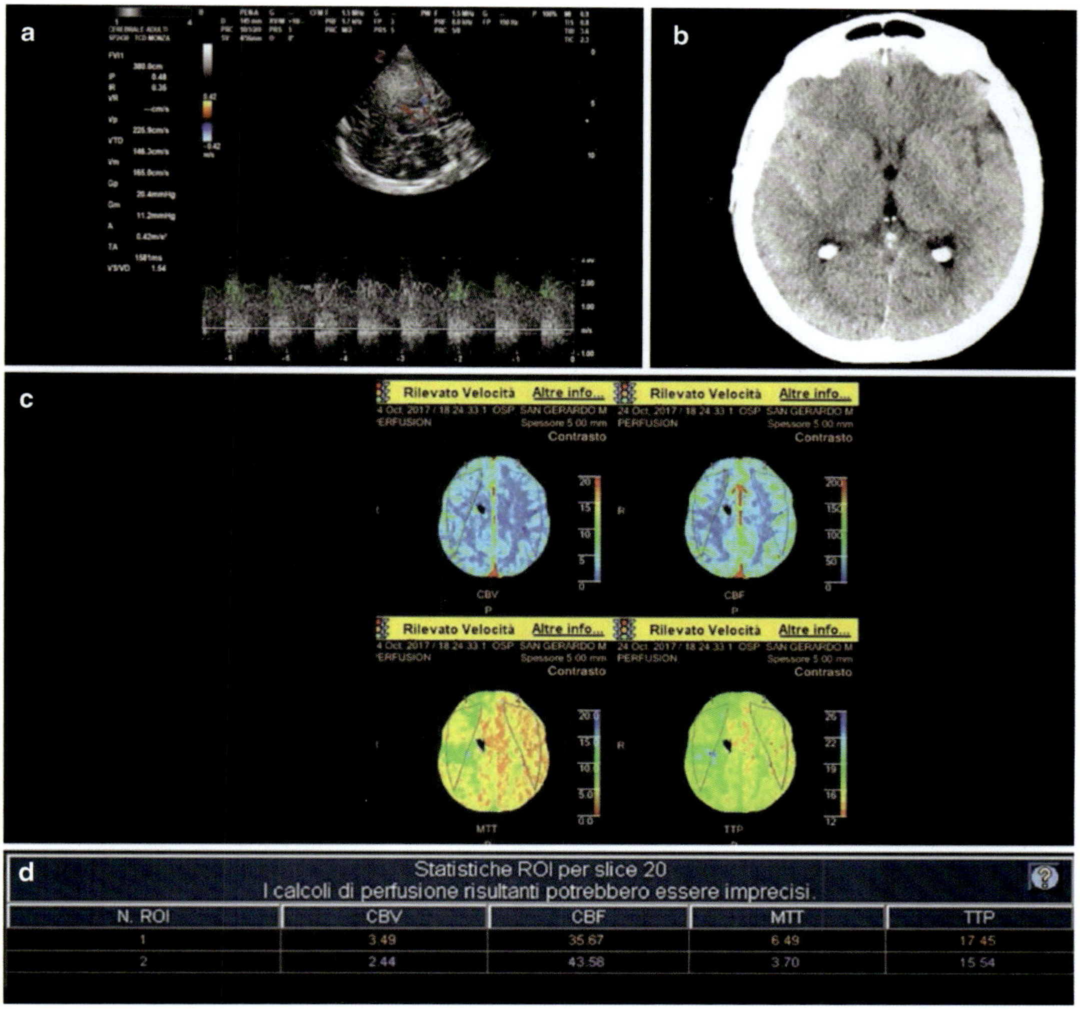

图 26.7　MCA TCCD 显示湍流，在本例中 CT 灌注显示右半球低灌注，比色图显示 CBF 下降和 MTT 增加。

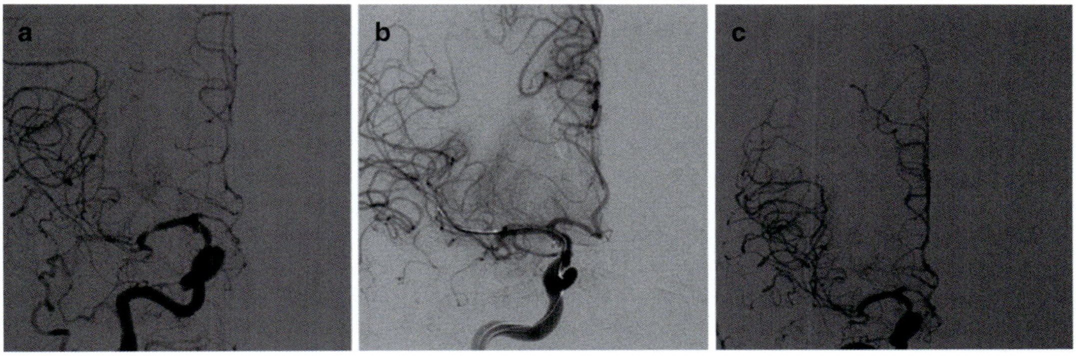

图 26.8　球囊血管成形术期间的 DSA 单帧图像。

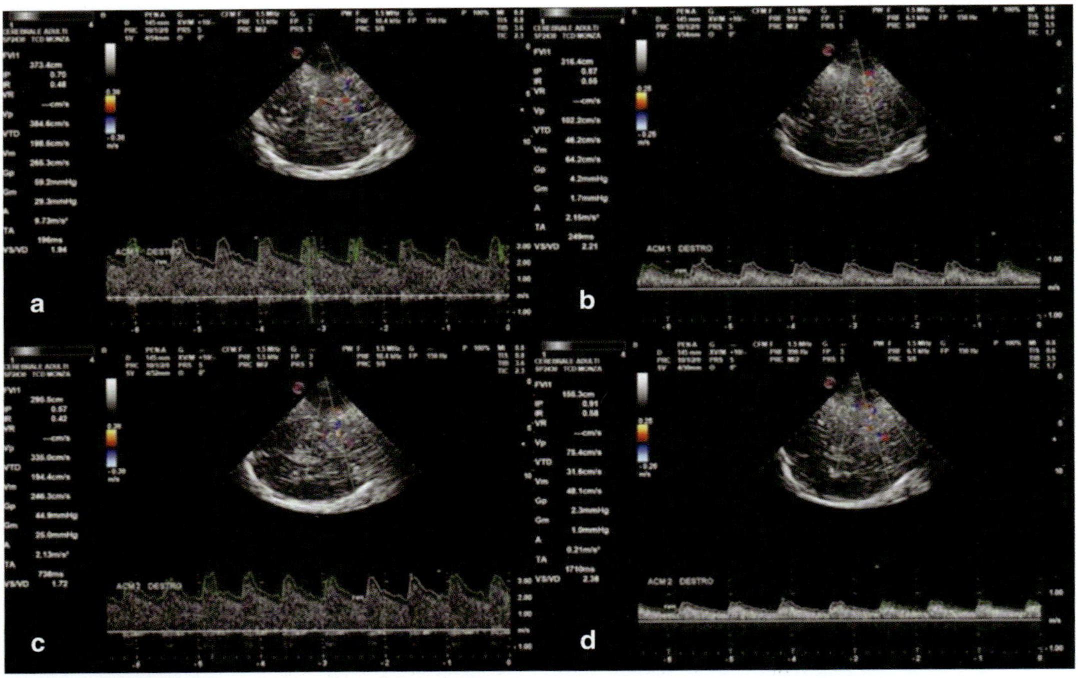

图 26.9 脑血管成形术和动脉内尼莫地平输注后 TCCDMCA 显示流速正常化。

（李赵欢 译　刘承 校）

第 27 章

病例 3：球囊血管成形术治疗血管痉挛

Rita Bertuetti, Maurizio Saini, Davide Savo, Francesca Simonassi, Kartika Chandrapatham, Tarek Senussi

一例 40 岁的男性患者，因严重头痛到急诊科就诊，颅脑 CT 显示前交通动脉动脉瘤破裂导致蛛网膜下腔出血（图 27.1）。第 1 天用血管造影夹闭术固定动脉瘤（图 27.2），通过临床评估和每日 TCCD 检查监测患者的神经系统演变。夹闭后第 6 天，观察到左侧大脑中动脉流速隐匿性增加（图 27.3），夹闭后第 8 天，患者出现右侧偏瘫和意识混乱，同时观察到左侧大脑中动脉的平均流速增高和湍流（图 27.4）。经 DSA 证实，左侧大脑中动脉出现严重的血管痉挛，经球囊血管成形术治疗，TCCD 检查显示其速度开始恢复正常，神经功能障碍消失。

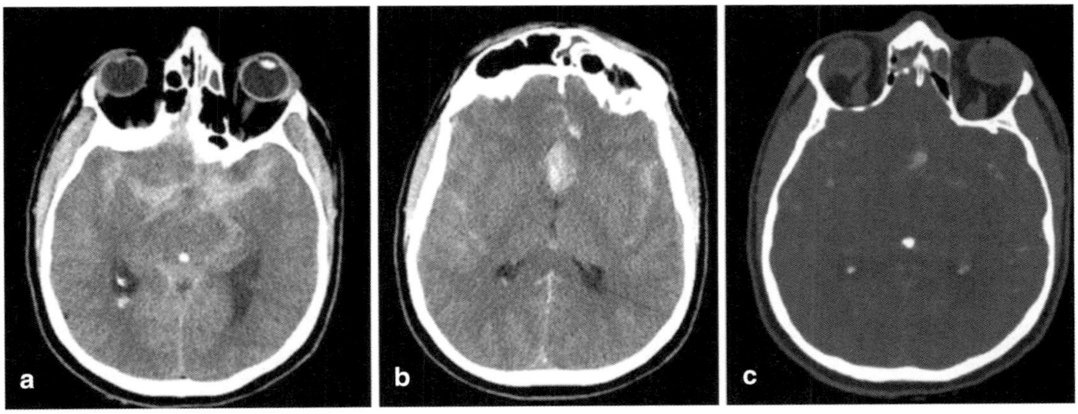

图 27.1 （a~c）颅脑 CT 显示较厚的蛛网膜下腔出血和 ACA 破裂的动脉瘤（c）。

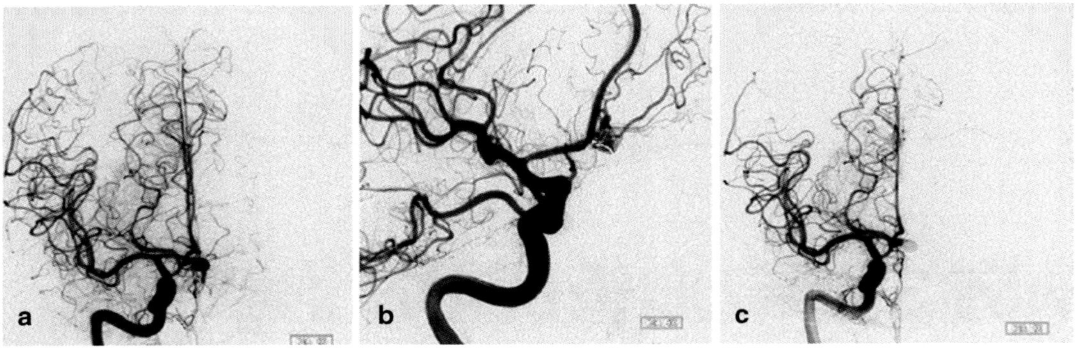

图 27.2 动脉瘤夹闭过程中的 DSA 单帧图像：(a,b)中的动脉瘤是可以辨认出的，(c)中的动脉瘤是用线圈固定的。

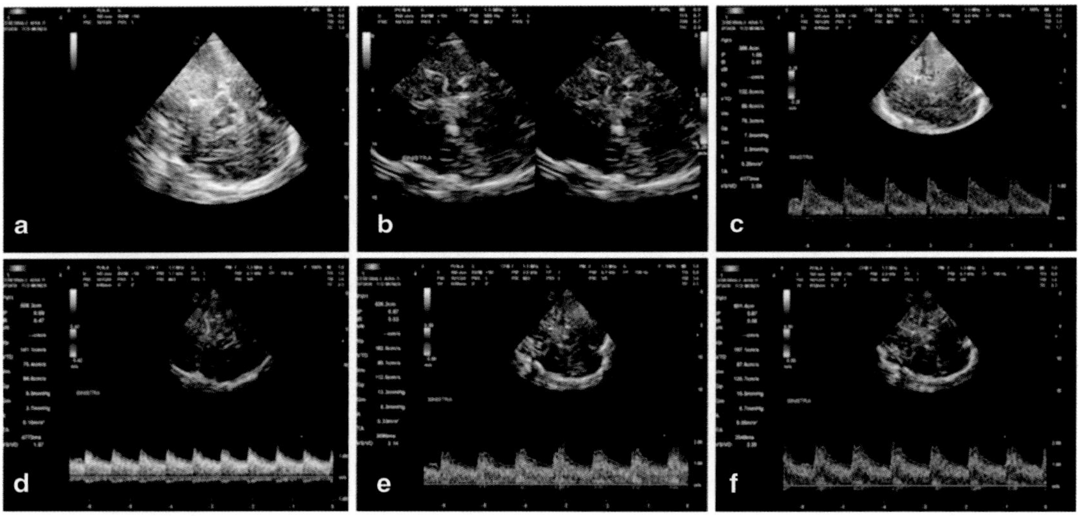

图 27.3 脑超声和 TCCD 显示左侧 MCA 流速增加。

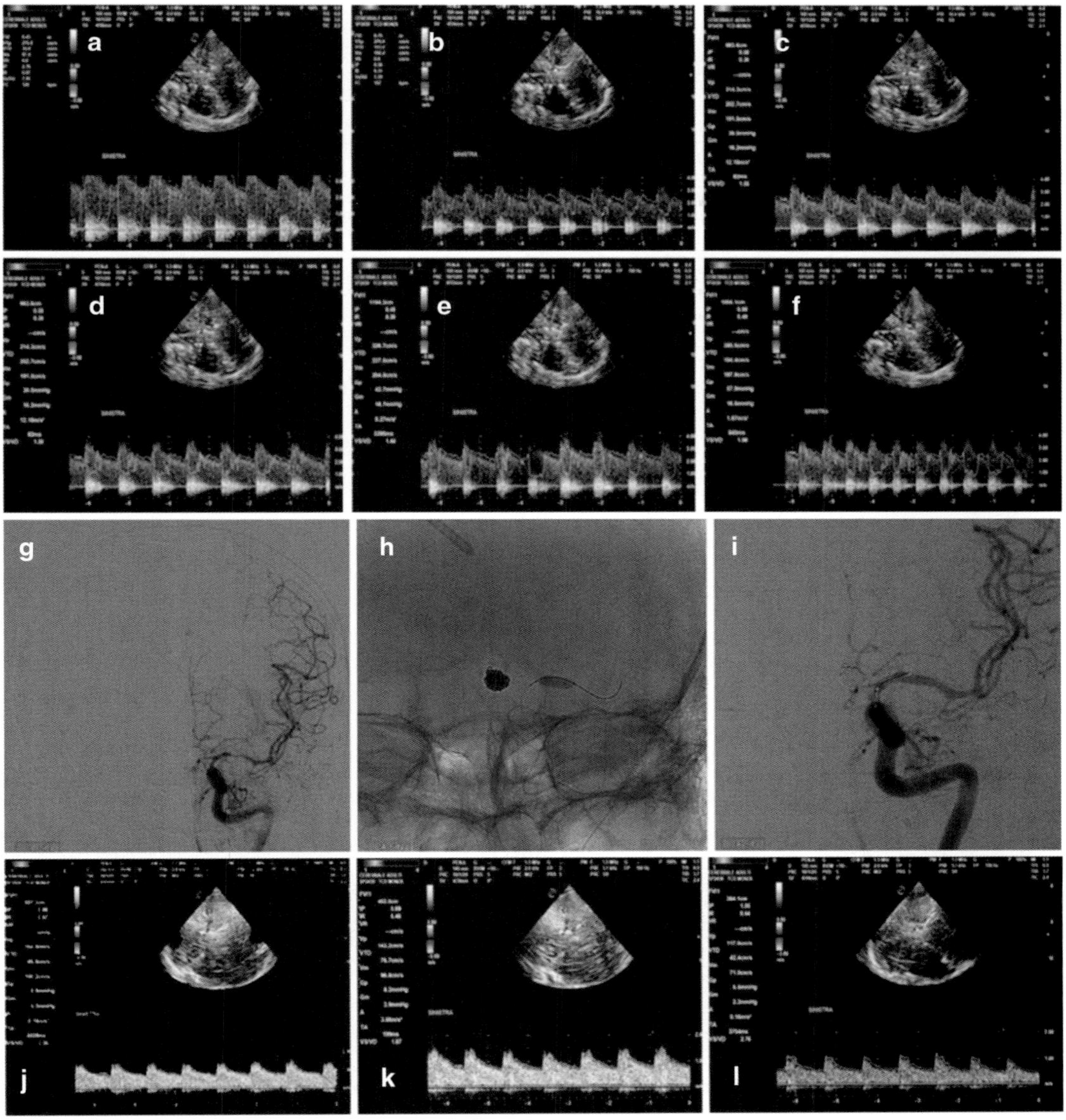

图 27.4　TCCD 显示左侧 MCA 与血管痉挛表现一致的流速升高(a~f)。(g~i)显示血管成形术期间的 DSA 单帧图像。(j~l)显示球囊血管成形术后左侧 MCA 血流流速正常化。

(林燕青 译　张红梅 校)

第 28 章

病例 4：妊娠期 aSAH

Rita Bertuetti, Maurizio Saini, Davide Savo, Francesca Simonassi, Kartika Chandrapatham, Tarek Senussi

一例 36 岁的孕妇（妊娠 25 周）在剧烈头痛和呕吐后意识丧失，被送到急诊科就诊；颅脑 CT 和 CT 血管造影显示破裂的右侧颈内动脉动脉瘤和脑积水（HCP）导致 aSAH（图 28.1）。在神经外科医生植入 EVD 后的第一天，用弹簧圈固定动脉瘤（图 28.2）。手术过程顺利，患者醒来后立即完全恢复（GCS 15）。在接下来的一天里，这例年轻女性患者出现了与右侧大脑中动脉流速升高相关的左上肢无力（图 28.3）。通过超声监测胎盘血管流速和胎儿经颅血管流速来滴定血管升压剂和液体丸剂，以诱导 CPP 超过 100mmHg 的动脉高压，并防止血管升压剂输注过程中的血流障碍（图 28.4）。

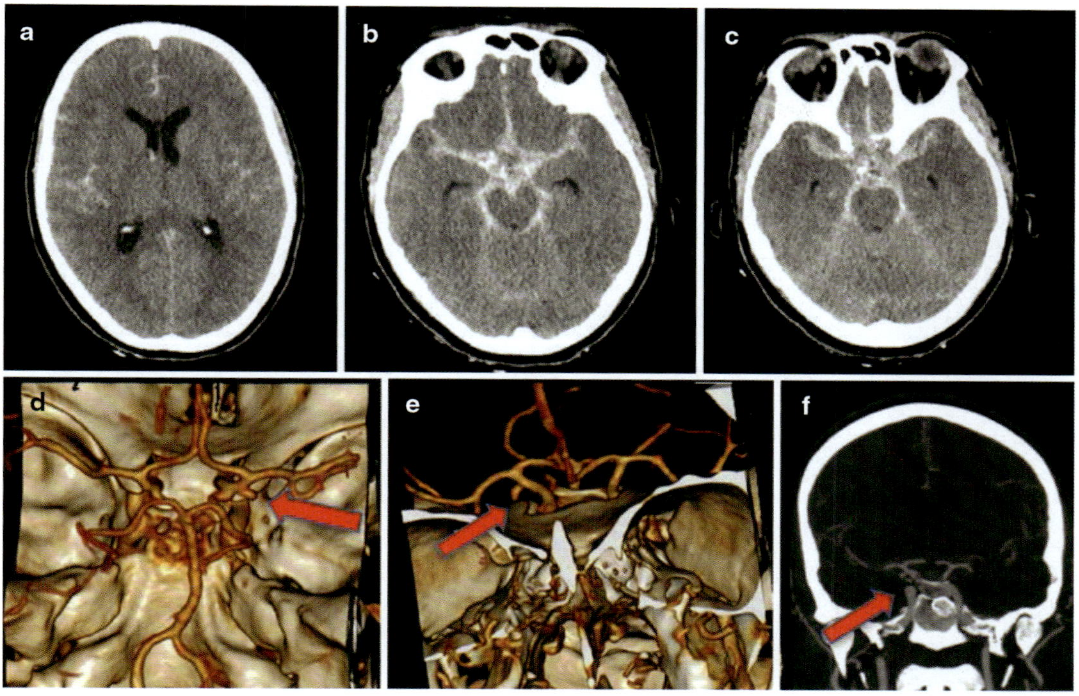

图 28.1　颅脑 CT(a~c)显示基底囊肿、脑沟和初始 HCP 周围有厚 SAH。CT 血管造影(d~f)显示(红色箭头所示)破裂的动脉瘤(右 ICA 顶部)。

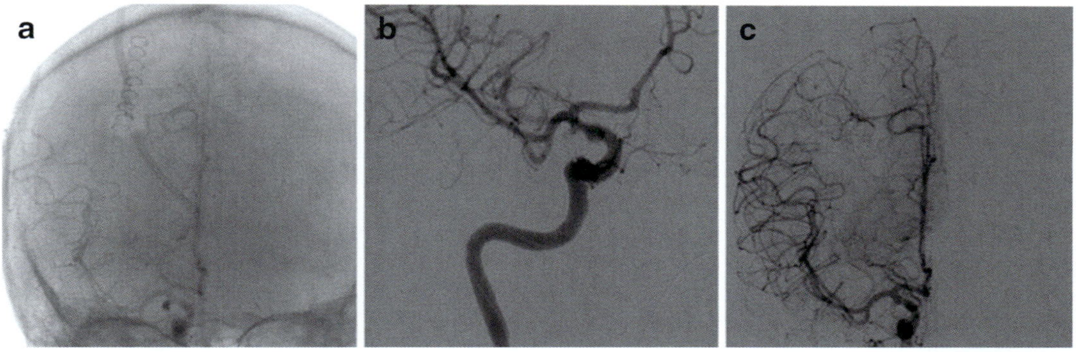

图 28.2　动脉瘤盘绕过程中的 DSA 单帧图像。

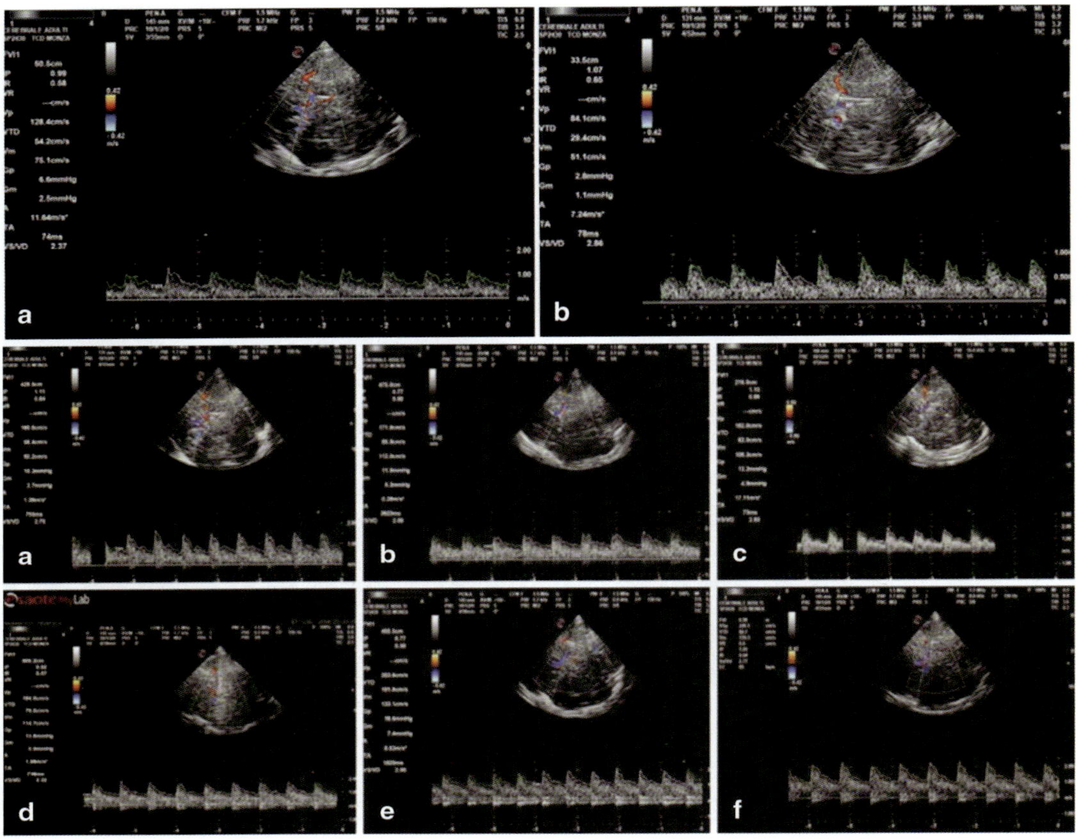

图 28.3 右侧 MCA 的 TCCD 显示血流速度呈上升趋势。

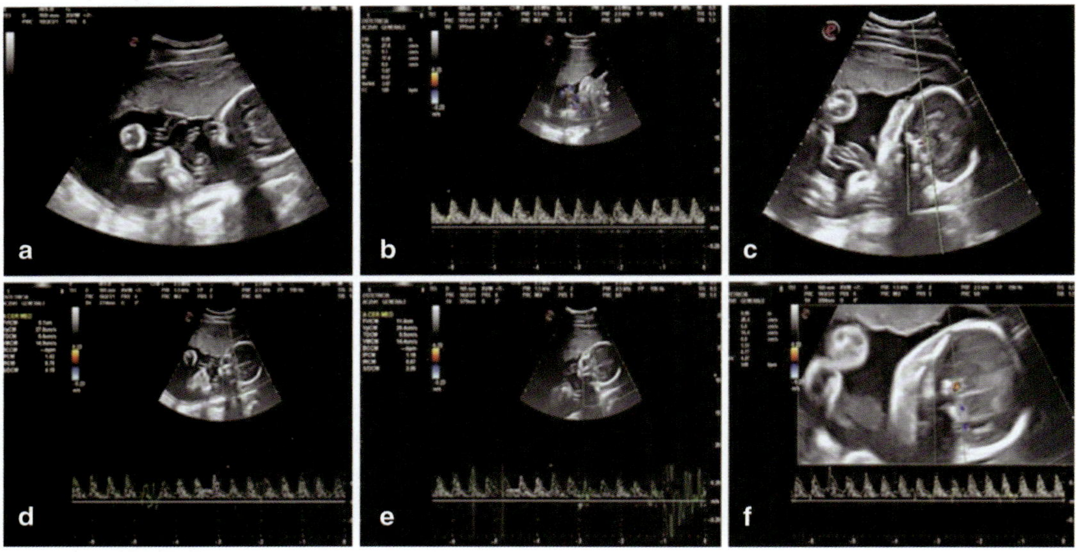

图 28.4 胎儿经颅血流速度。

（孟庆国 译 罗安果 校）

第 29 章

病例 5：重度 aSAH 的颅内高压及去骨瓣减压术

Rita Bertuetti, Maurizio Saini, Davide Savo, Francesca Simonassi, Kartika Chandrapatham, Tarek Senussi

一例 33 岁的可卡因滥用男性患者因失去意识被送入 ICU；颅脑 CT 和血管 CT 显示前交通动脉瘤破裂和侧脑室扩大导致的 aSAH Fisher 分级 4 级(图 29.1)。尽管紧急植入了 EVD，并对破裂的动脉瘤进行了卷线(图 29.2)，但该患者因脑肿胀和双侧额叶梗死而出现无法治疗的颅内高压。神经外科医生决定进行双额颞骨去骨瓣减压术以挽救患者(图 29.3 和图 29.4)。第 7 天(图 29.5)，双侧 ACA 和 MCA 均检测到流速增加(图 29.6)，DSA 造影证实为严重血管痉挛，然后多次使用球囊血管成形术治疗 (图 29.7 和图 29.8)。此外，在去骨瓣减压术后，我们可以通过脑超声追踪脑积水的消退和撤离 EVD 的情况：超声测量的脑室大小与常规 CT 有良好的相关性(图 29.9)。

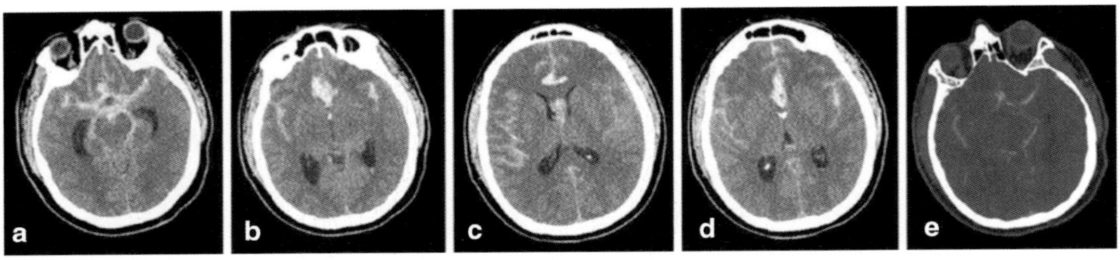

图 29.1　颅脑 CT 和血管 CT 显示前交通动脉破裂和侧脑室扩张导致的 aSAH Fisher 分级 4 级。

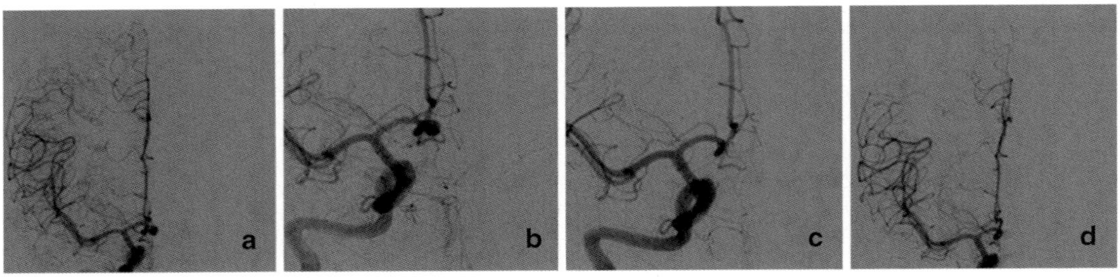

图 29.2　动脉瘤卷绕期间的 DSA 单帧图像。

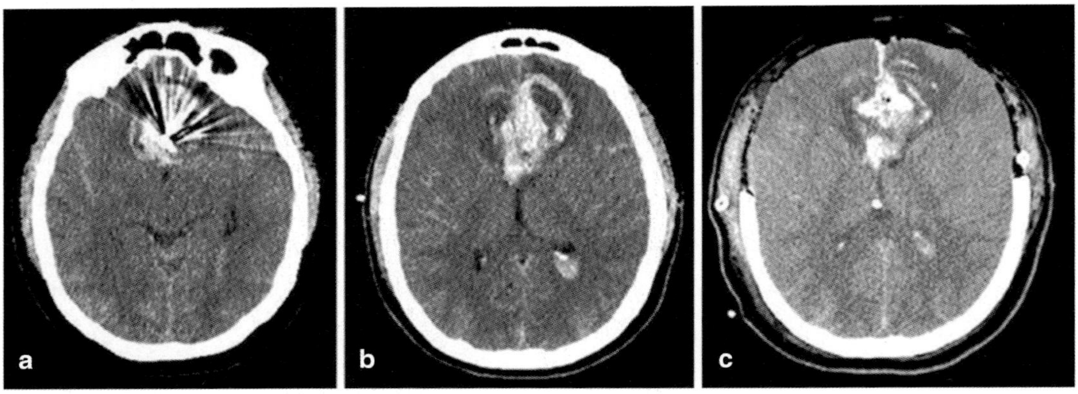

图 29.3　去骨瓣减压术前(a,b)和术后(c)颅脑 CT 图像。

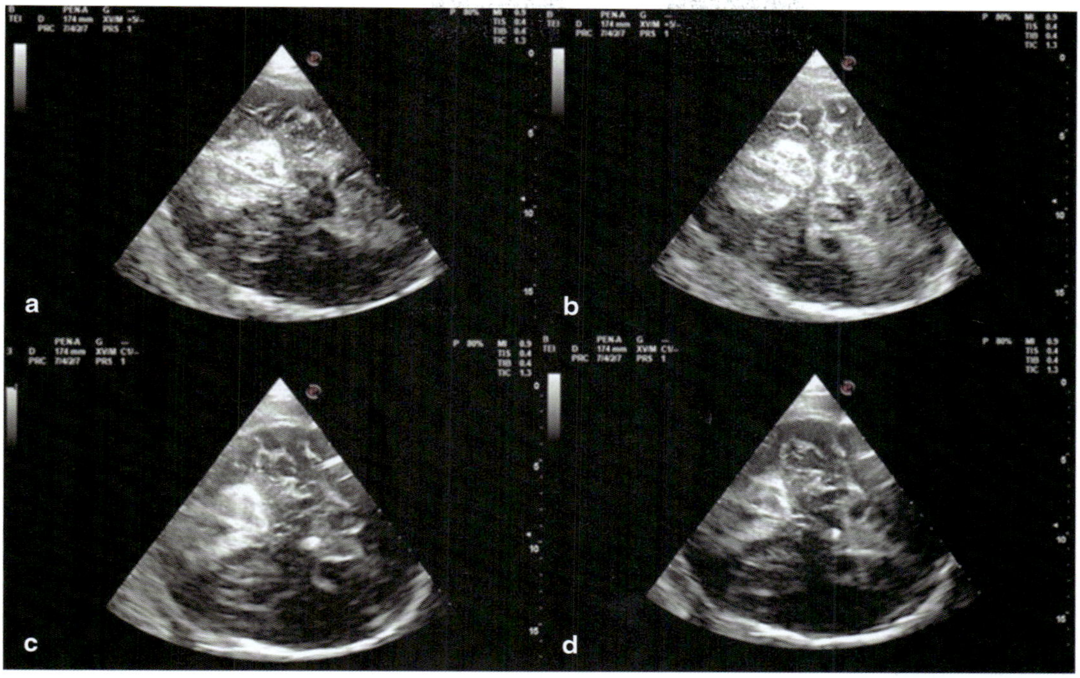

图 29.4　减压术后的脑超声视图。

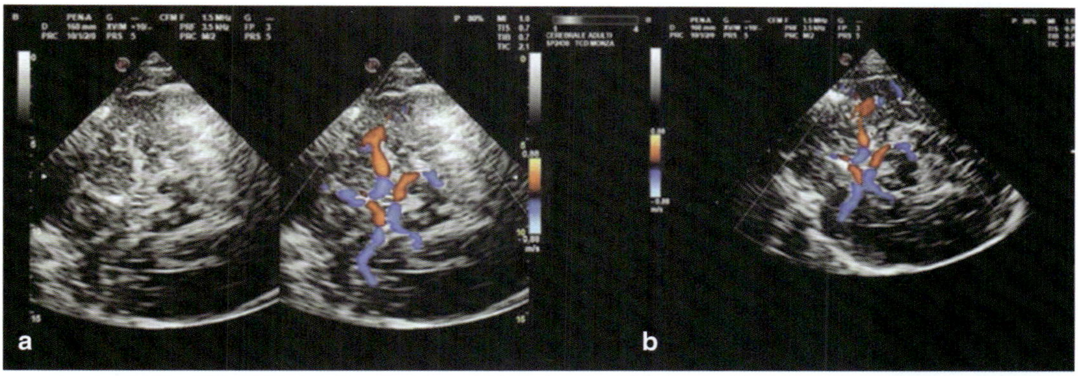

图 29.5　减压术后脑超声视图和血管彩色多普勒。

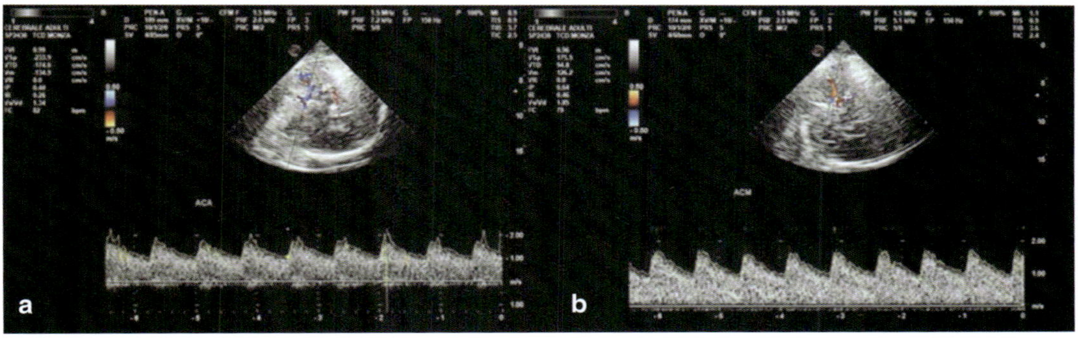

图 29.6　TCCD 在 ACA 和 MCA 中检测到的血流速度增加。

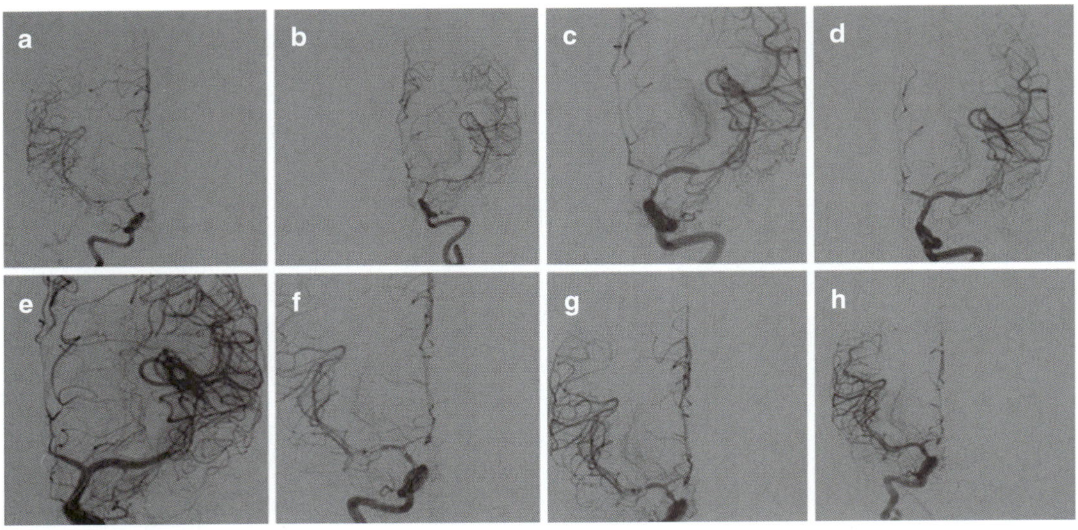

图 29.7 球囊血管成形术(ACA 和 MCA)过程中的 DSA 单帧图像。

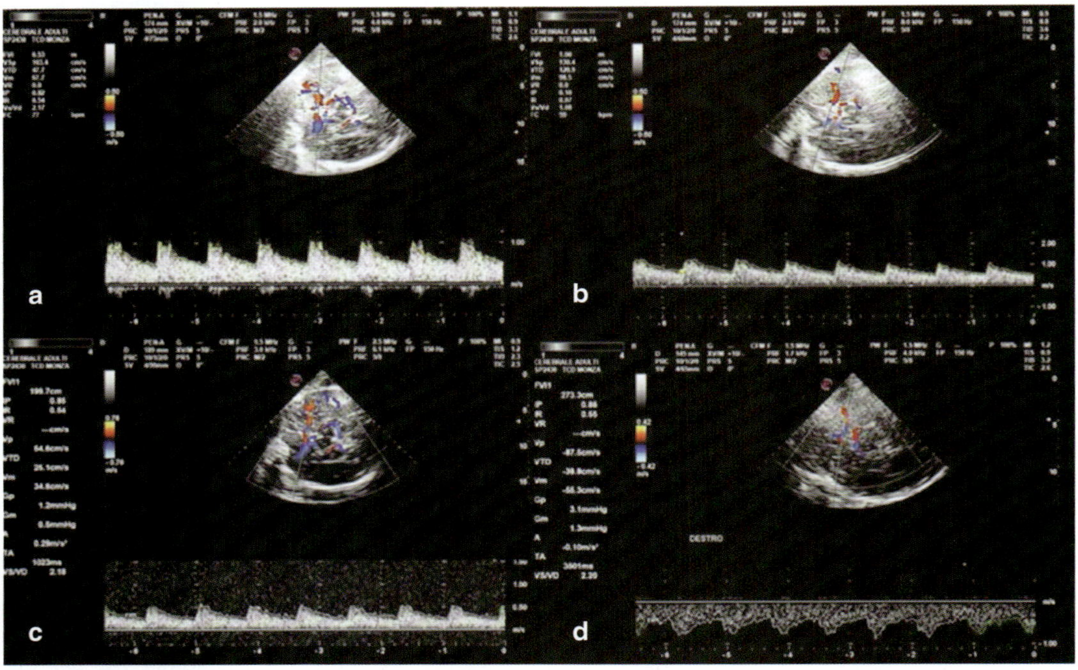

图 29.8 脑血管成形术后的 TCCD 流速。

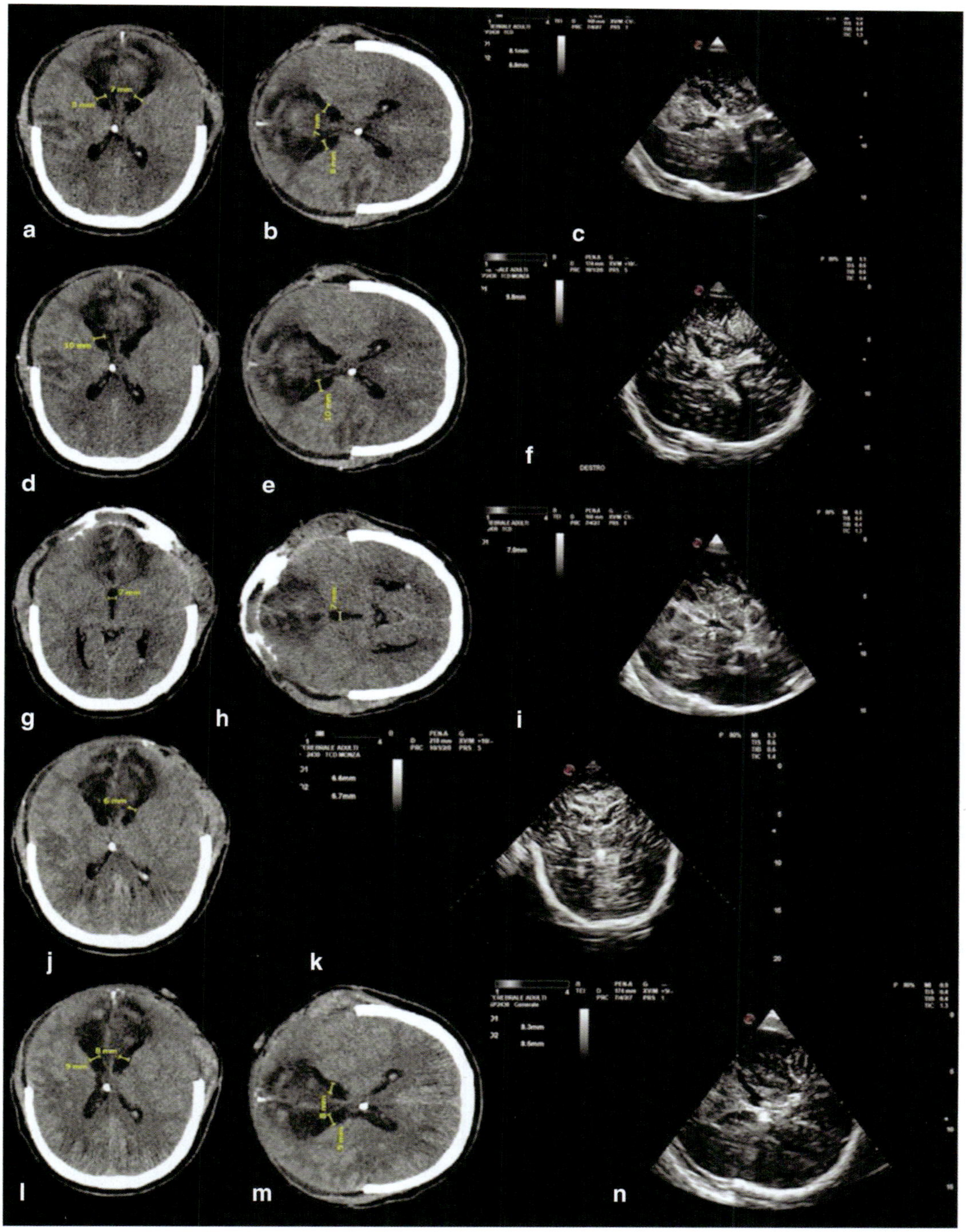

图 29.9　在脑部超声的帮助下解决 HCP 监测：颅脑 CT 图像上测量的左侧脑室大小与颅脑超声估计的相应脑室大小的比较。

（丁戈琦 译　彭佳 校）

第 30 章

病例 6：颅脑超声在脑室外引流的应用

Rita Bertuetti，Maurizio Saini，Davide Savo，Francesca Simonassi，Kartika Chandrapatham，Tarek Senussi

一例 46 岁女性患者，因动静脉畸形（AVM）血管破裂出现脑室内大出血（IVH），继而发生右顶叶颅内血肿住进 ICU（图 30.1）。因为 IVH，插入了脑室外引流，然后夹闭 AVM（图 30.2）。在随后的时间里，脑积水和 IVH 的变化通过超声随访脑室大小进行评估（图 30.3 至图 30.5）。

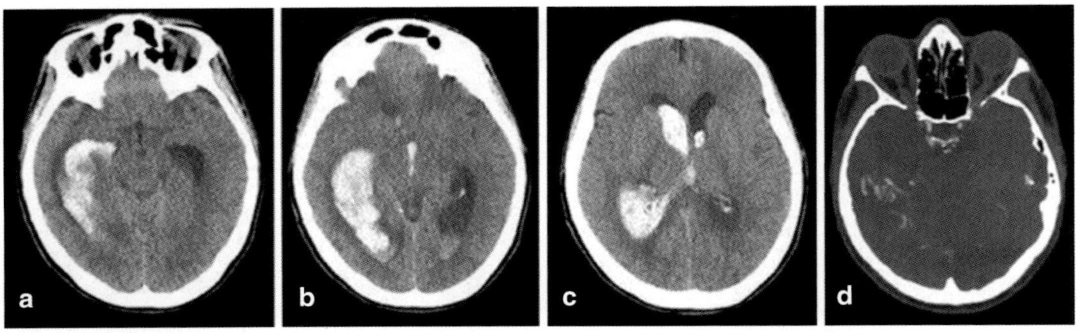

图 30.1 颅脑 CT 显示 IVH，血管 CT 显示右侧颞顶叶 AVM。

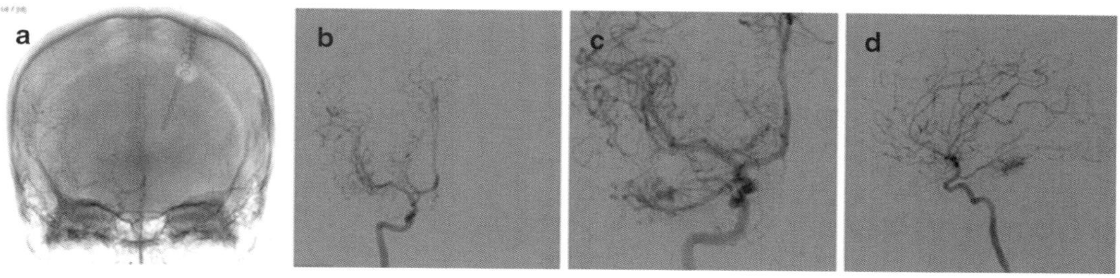

图 30.2　AVM 夹闭过程中的 DSA 单帧图像。

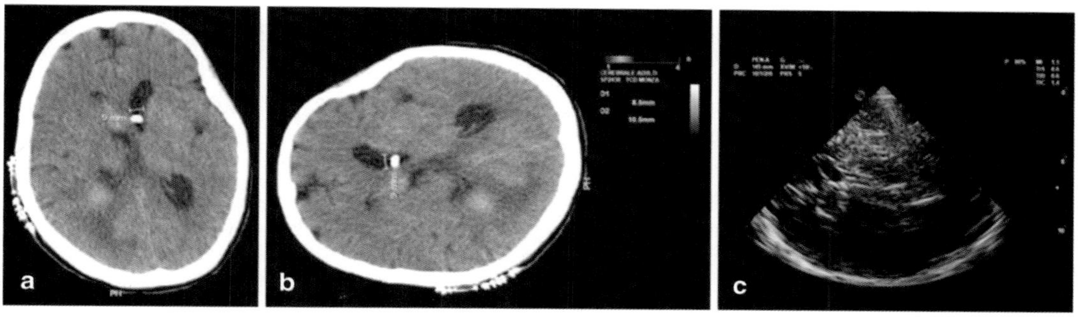

图 30.3　颅脑 CT(a,b)和颅脑超声(c)上测量的侧脑室大小。

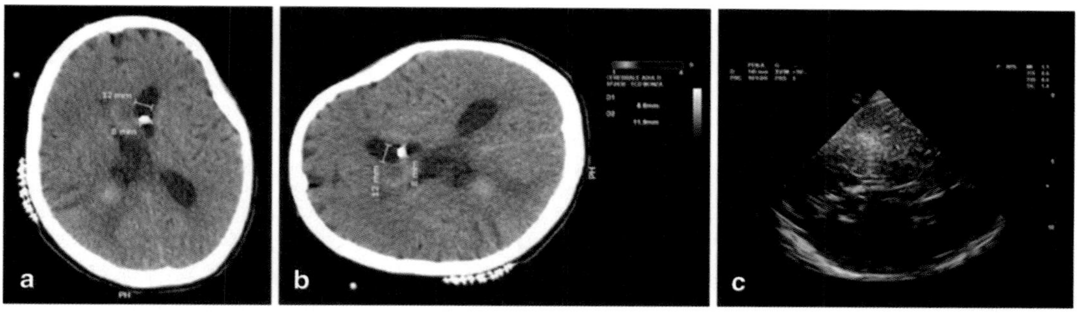

图 30.4　颅脑 CT(a,b)和颅脑超声(c)上测量的侧脑室大小。

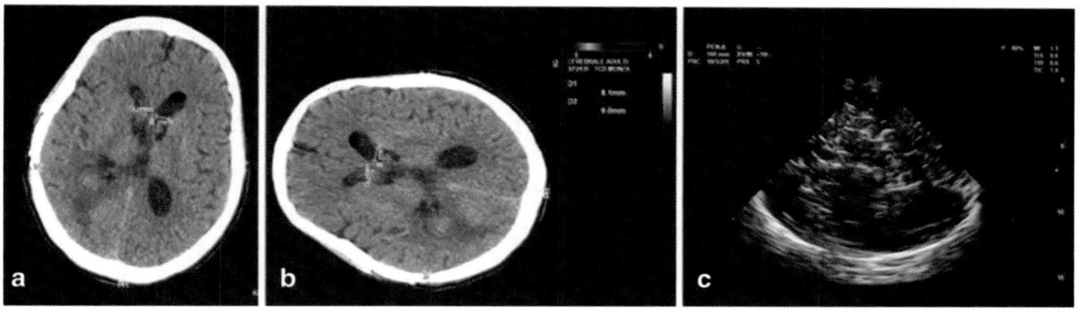

图 30.5　颅脑 CT(a,b)和颅脑超声(c)上测量的侧脑室大小。

(白芳 译　李宜蓁 校)

第 31 章

病例 7：小儿后颅窝肿瘤一例

Rita Bertuetti, Maurizio Saini, Davide Savo, Francesca Simonassi, Kartika Chandrapatham, Tarek Senussi

一例 2 岁患儿，因后颅窝肿瘤继发脑积水入住 ICU（图 31.1），在肿瘤切除术后撤除脑室外引流；鉴于颅脑超声和颅脑 CT 在测量脑室大小方面具有良好的相关性（图 31.2 至图 31.5），临床医生减少了常规所需的 CT 次数来监测脑积水的消退。

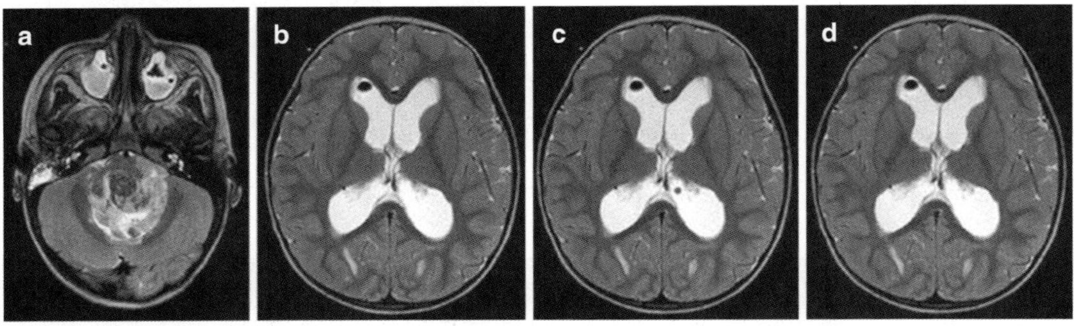

图 31.1 术前 MRI 显示后颅窝肿瘤和相关梗阻性脑积水。

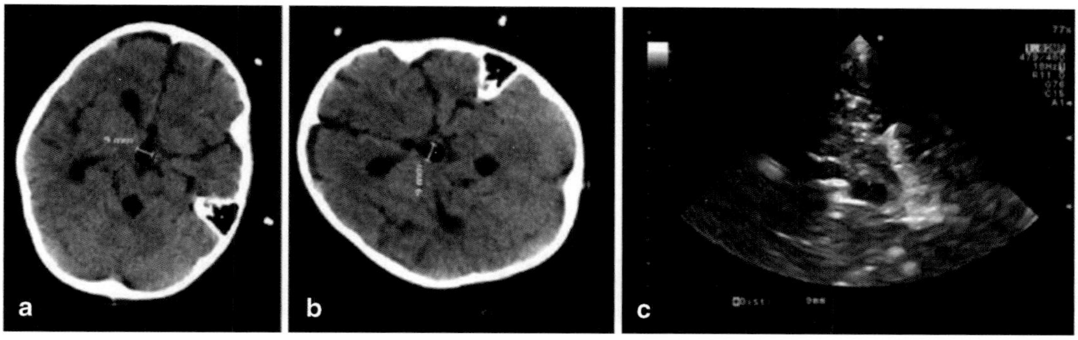

图 31.2　颅脑 CT 和颅脑超声测量的脑室大小。

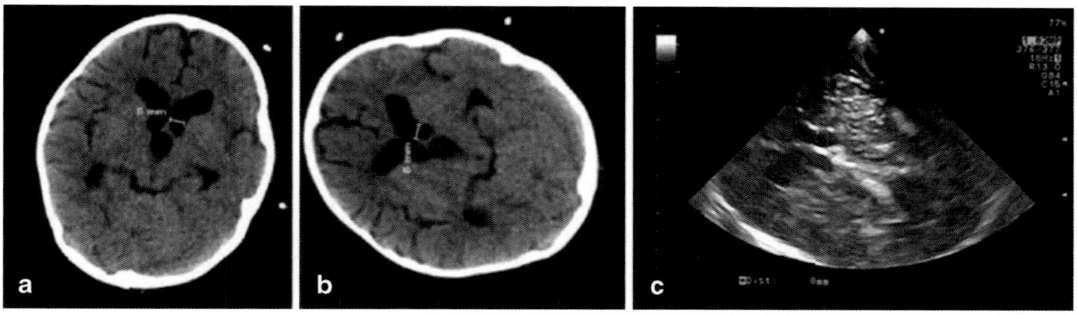

图 31.3　颅脑 CT 和颅脑超声测量的脑室大小。

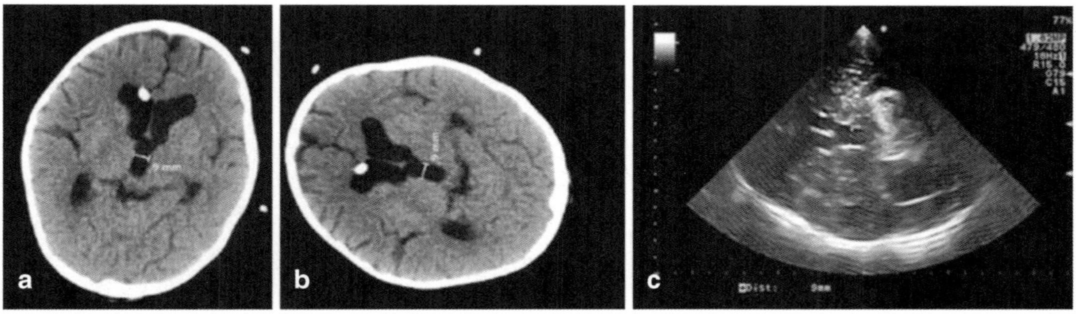

图 31.4　颅脑 CT 和颅脑超声测量的脑室大小。

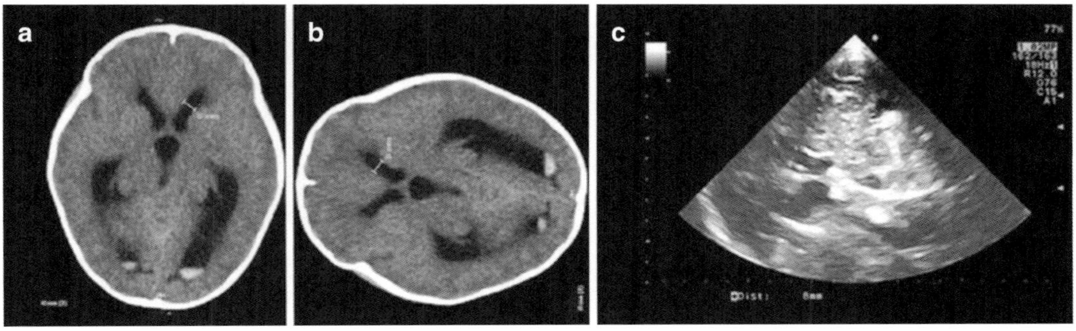

图 31.5　颅脑 CT 和颅脑超声测量的脑室大小。

（周易 译　陈佳 校）

第 32 章

病例 8：脑循环骤停

Rita Bertuetti, Maurizio Saini, Davide Savo, Francesca Simonassi, Kartika Chandrapatham, Tarek Senussi

一例 49 岁女性患者，因失去意识在家中获救，被急救人员发现时心搏骤停（无血流时间 13 分钟），无脉搏活动（PEA）节律，开始 ACLS（高级心脏生命支持），事件发生 17 分钟后 ROSC（恢复自发循环），即救援队到达 4 分钟后。到达急诊室，因 ECG 和 ECHO 均未显示心肌缺血迹象，行颅脑 CT 血管造影，动脉瘤性蛛网膜下腔出血（aSAH），Fisher 分级 3 级，颈内动脉动脉瘤，脑沟和基底池消失，脑灌注不足迹象。随后患者被送入 ICU，停用镇静剂后尝试进行神经系统评估：GCS 3 级，瞳孔放大；同时，TCCD 显示振荡逆流，与脑循环骤停一致（图 32.1）。

由于临床病程（无血流时间长、神经功能差），颅脑 CT 显示脑肿胀，TCCD 证实脑循环骤停，患者被认为无法挽救。几小时后，医学委员会做出了脑死亡的诊断，根据意大利法律，经过 6 小时的观察，患者进行了器官捐献。

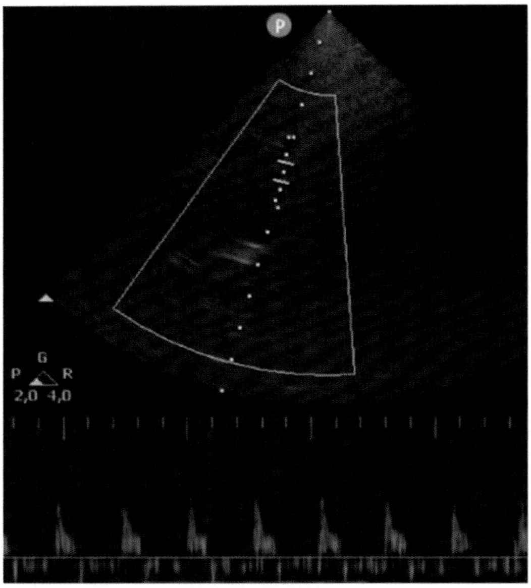

图 32.1 MCA TCCD 出现反向振荡血流。

（张清凤 译 王腆 校）

第 33 章

病例 9：颅内高压和脑积水

Rita Bertuetti，Nicola Zugni，Maurizio Saini，Davide Savo，Francesca Simonassi，Kartika Chandrapatham，Tarek Senussi

一例 59 岁的女性患者，高血压控制不良，因突发剧烈头痛被送往急诊室。到达医院后，处于无意识状态(GCS 3)，伴有左侧瞳孔大小不等和动脉血压升高。随后，迅速给予镇静并插管以保护气道，然后送往放射科进行颅脑 CT 检查。颅脑 CT 血管造影显示，左侧大脑中动脉双叶动脉瘤破裂导致蛛网膜下腔出血 Fisher 分级 4 级，并伴有脑实质内血肿和初期脑积水。患者随后被送入 ICU，不久后进行了 TCCD。颅脑超声显示：

• 右中线移位 3mm。

• 使用 21mmHg 流量舒张公式和搏动指数增加 1.5 估算 ICP(图 33.1)。

• 第三脑室宽度为 7mm(图 33.2)。

次日行动脉瘤造影栓塞术，无并发症，停止镇静：GCS E4 M6 Vt 患者失语，右侧轻度运动乏力，拔管。24 小时后，GCS 降至 E4 M5 V2；新的颅脑 CT 显示脑积水增加，第四脑室未闭，因此进行了腰椎穿刺，并减除了 20mL 的脑脊液。手术后神经状态改善，脑超声显示第三脑室变窄(5mm 宽度)(图 33.3)。

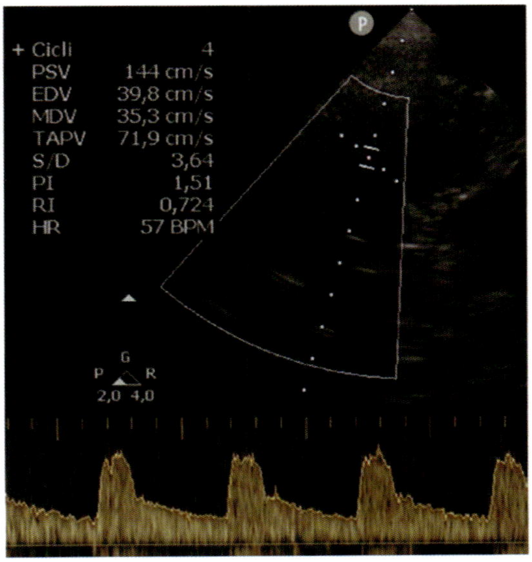

图 33.1　左侧 MCA 中的血流量。

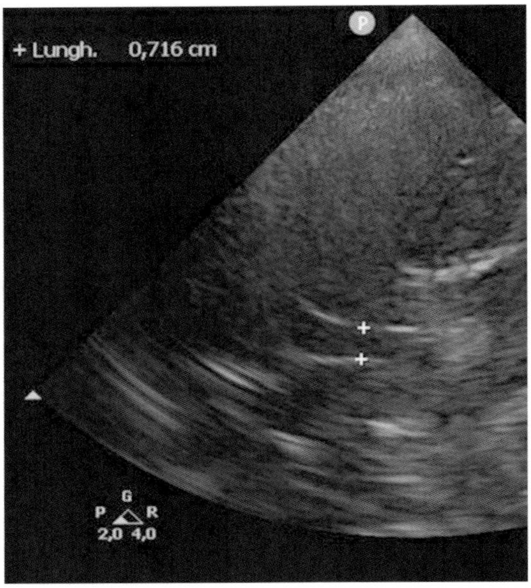

图 33.2 腰椎穿刺前 7mm 宽的第三脑室图。

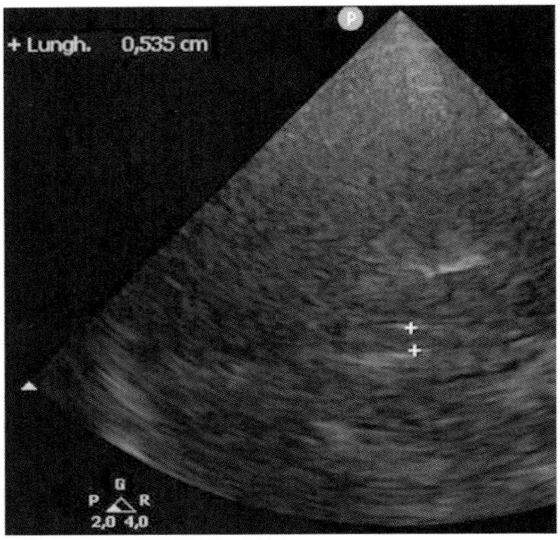

图 33.3 腰椎穿刺后 5mm 宽的第三脑室。

（徐芸 译 舒庆兰 校）

第 34 章

病例 10：颅内高压和去骨瓣减压术

Rita Bertuetti, Nicola Zugni, Maurizio Saini, Davide Savo, Francesca Simonassi, Kartika Chandrapatham, Tarek Senussi

一例 35 岁的年轻女性患者被救护车送往附近医院的急诊科，并进行了第一次神经系统评估：GCS：E4 M5 V2 瞳孔等大，对光反射，右耳道出血。麻醉师决定在对患者进行全身 CT 前进行气管插管。颅脑 CT 显示创伤性蛛网膜下腔出血，左侧硬膜下血肿，多发性脑挫伤，双侧颞骨及岩桥骨折，中线由左向右移位 5mm（图 34.1）。患者扫描后被转送往当地三级医院。

在当地三级医院重症监护病房入院后停止镇静，重新进行神经评估显示，GCS 为 E3 M6 Vt，并伴有右上肢无力。几个小时之后，发现双侧瞳孔不等大。随后进行颅脑超声检查：TCCD 显示左侧 MCA 的 PI 升高，估计左侧颅内压为 33mmHg，右侧为 22mmHg；超声测量的 ONSD 显示右侧明显增大（图 34.2）。行有创性 ICP 监测，逐步进行镇静，并注射 5%的高渗盐水，以将 ICP 保持在 20~25mmHg 以下（图 34.3）。尽管进行了最佳的医疗治疗，但 ICP 在接下来的几个小时内飙升至阈值以上；再次颅脑 CT 显示挫伤出血成分增加，中线移位。基于此，值班神经外科医生决定在手术室为患者进行去骨瓣减压术。MCA 和 ONSD 中的血流速度改善后，证实了 ICP 和 CPP 恢复正常。DC 术后几天，患者出现手术后感染并发抽搐发作，用抗生素（万古霉素和头孢吡肟）和左乙拉西坦治疗。在 ICU 的第 7 天，她接受了气管切开，并很快脱离呼吸机。

患者神经系统症状逐渐改善并逐渐清醒，但注意力水平有所波动，可间断服从命令，如失语症。在 ICU 治疗 11 天后，患者被转移到神经外科普通病房。

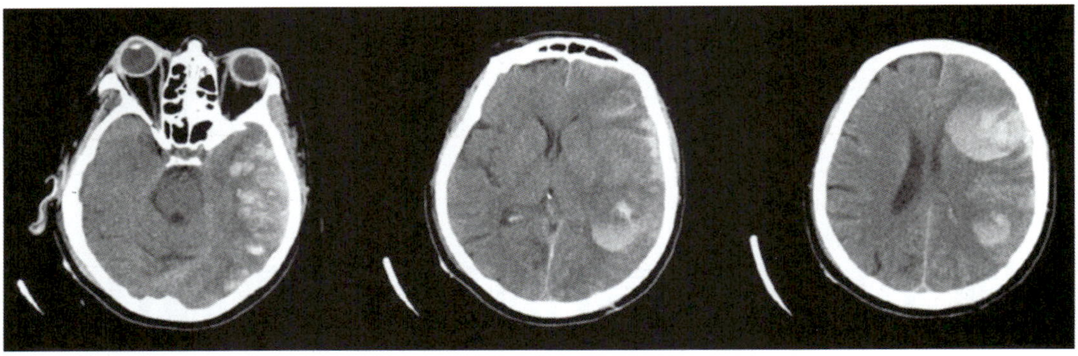

图 34.1 入院时进行颅脑 CT。

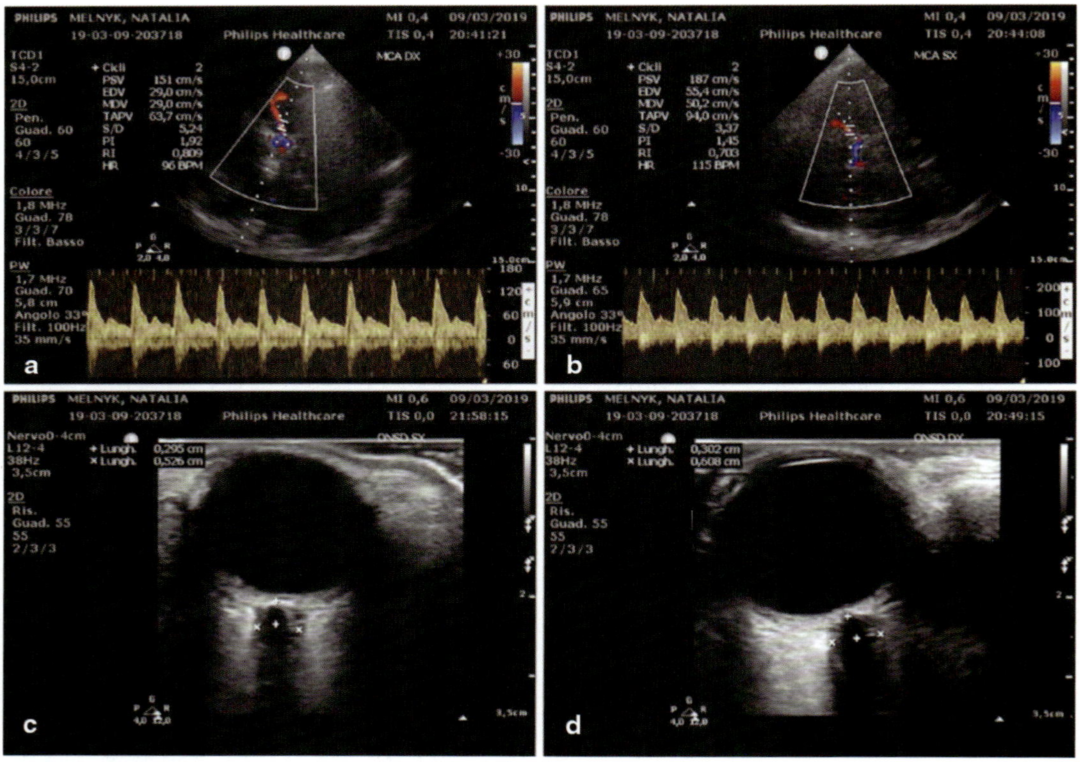

图 34.2 (a,b)显示左侧 MCA 流速和 ONSD,(c,d)显示插入侵入性 ICP 监测系统前的右侧 MCA 和 ONSD。

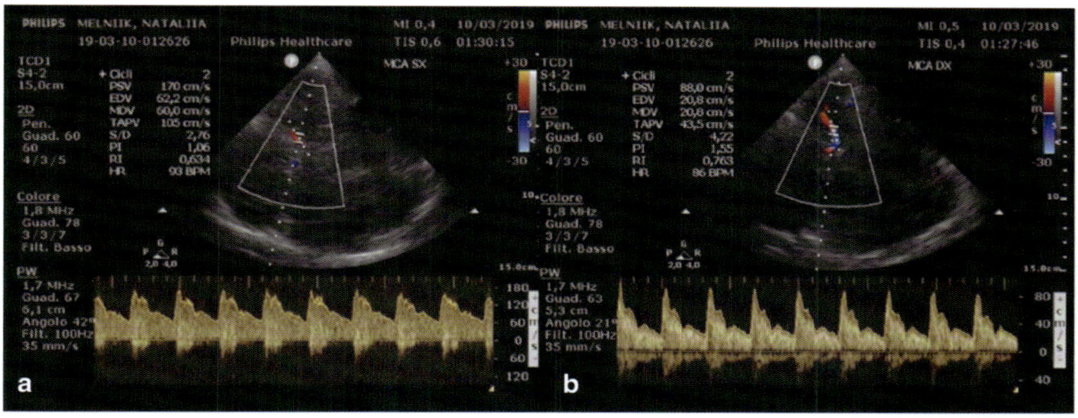

图 34.3　去骨瓣减压术后的 TCCD 显示左侧 MCA(a)血流完全正常化，右侧 MCA(b)PI 虽有下降趋势，但仍高于正常水平(PI=1.55)。

(左明良 译　叶露薇 校)

第 35 章

病例 11：脑积水伴脑室赘生物

Rita Bertuetti，Maurizio Saini，Davide Savo，Francesca Simonassi，Kartika Chandrapatham，Tarek Senussi

一例 19 岁的男性患者，因车祸并继发多处创伤入院。患者出现严重的脑损伤，伴双侧半球间和脑周出血、积液及额部挫伤。入院 3 天后，患者接受了右颞顶减压颅骨切除术和脑室外引流术，以控制颅内高压。术后几个月内，患者出现了多发脑积水，伴肺炎克雷伯碳青霉烯胞菌感染（源于胃肠道定植），分别予以脑室外引流和抗生素治疗。同时行气管造口术。创伤 3 个月后，行自体骨颅骨成形术。术后几周，患者出现神经系统的恶化：CT 见脑室容积增加，出现脑脊液信号改变的液平。同样，颅脑超声检查显示脑室明显增大（图 35.1）。颅脑超声获得的高质量图像可用于监测脑积水进展，为患者免去多次转运做 CT（同时也考虑到患者病情不稳定）（图 35.2 和图 35.3），此外颅脑超声还发现两个与感染性赘生物相一致（图 35.3）的脑室新生物（图 35.2b 和图 35.4）。

基于以上发现，对患者行腰部穿刺，证实脑脊液混浊，恢复抗生素治疗，并更换新的脑室外引流导管。图 35.5 显示脑积水继发颅内高压，应用 TCCD 评估右侧大脑中动脉流速。不幸的是，由于危重的神经系统病情和感染，患者出现了几次不受控的颅内高压发作，并伴有自主神经紊乱；患者最终于创伤 6 个月后死亡。

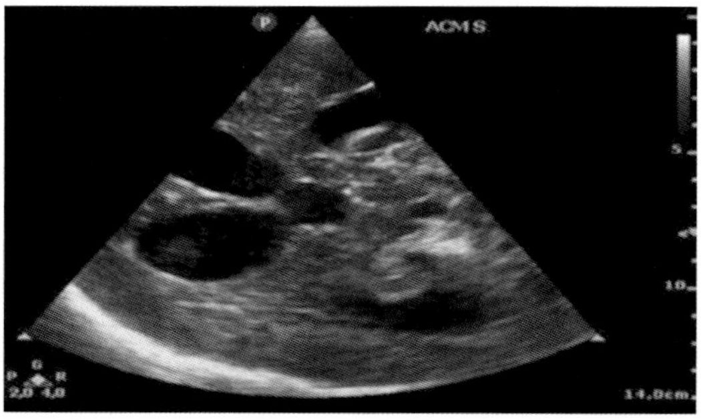

图 35.1　头部超声（经颞窗）显示侧脑室增大，在右上方可见脑室枕角内新生物。

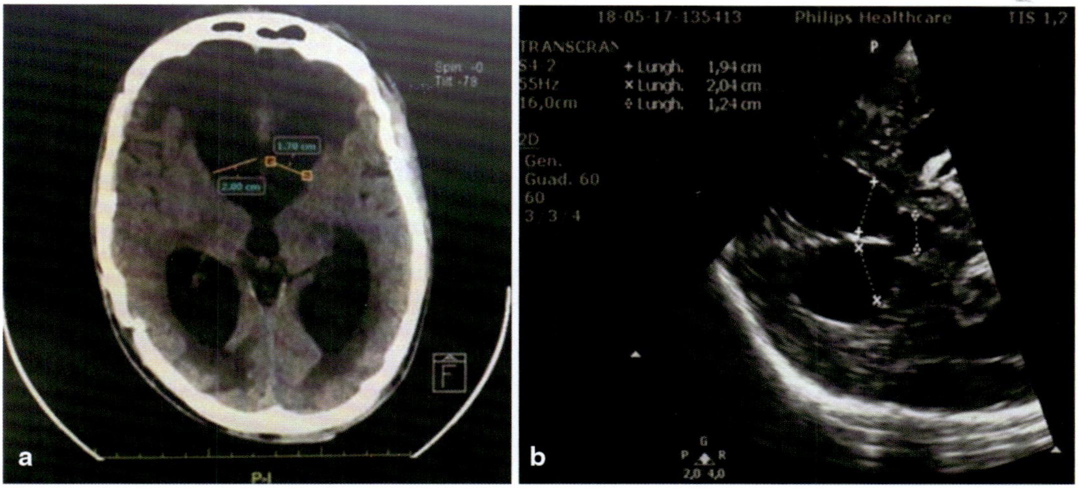

图 35.2　(a)显示在头颅 CT 上测量脑室大小。(b)显示颅脑超声测量脑室宽度。

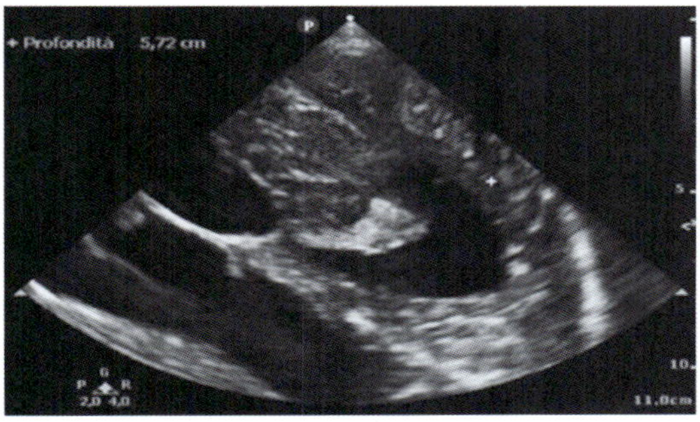

图 35.3　左侧脑室枕角的感染性赘生物。

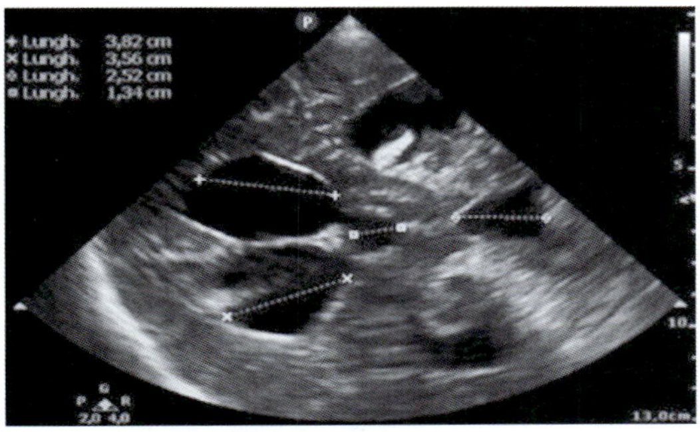

图 35.4　颅脑超声测量侧脑室和第三脑室大小。

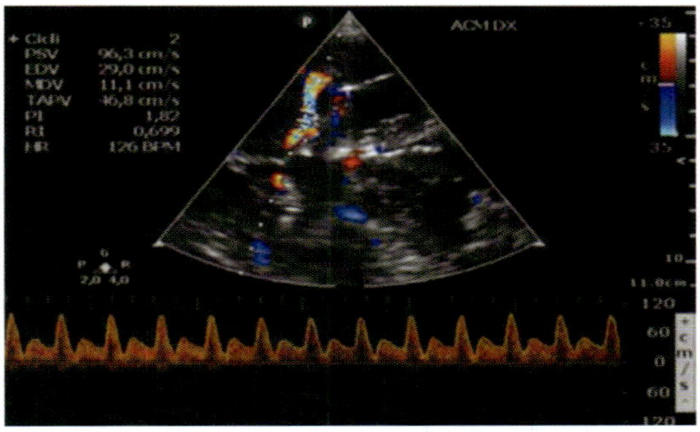

图 35.5　右侧大脑中动脉 TCCD:在脑积水进展的随访中评估脑动脉血流及颅内压。频谱图显示搏动指数增加,舒张期流速下降。

(颜华英　罗安果　译　孟庆国　校)

第 **36** 章

病例 12：缺血性脑卒中后颅内高压

Rita Bertuetti，Maurizio Saini，Davide Savo，Francesca Simonassi，Kartika Chandrapatham
Tarek Senussi

一例 40 岁的患者在工作场所发生事故后住进创伤中心医院，被诊断为颈部受伤，由研磨机直接撞击造成，并伴有右侧颈内动脉撕裂伤。入院时格拉斯哥昏迷量表为 13 分/15 分。需要紧急外科干预来修复受损的血管，随后患者被送入 ICU。受伤后第二天，由于神经功能恶化，患者接受了插管，并进行了颅脑 CT 检查：结果显示，右侧额叶、颞顶叶区域出现大面积缺血，半球间沟消失，中线移位。根据颅脑 CT 检查结果，决定插入颅内压探头，以监测颅内压的变化。侵入性监测系统测得颅内高压(ICP=34mmHg)；同时进行 TCD 治疗，以评估脑血流(图 36.1)。尽管治疗升级为深度镇静和去甲肾上腺素全身血压支持，但颅内高压恶化，导致严重的低灌注，TCCD 显示舒张流量显著减少(几乎为零)。图 36.2 和图 36.3 分别显示了 ICP 为 50mmHg 和 57mmHg 时右侧大脑中动脉的流量。开始使用甘露醇和高渗溶液，并增加血管收缩剂。TCCD 监测治疗效果，观察到颅内高血压状态和脑灌注明显改善。图 36.4 显示了服用甘露醇后舒张期血流量增加，搏动指数明显降低(ICP=13mmHg)，图 36.5 显示了服用高渗溶液后舒张期和收缩期血流量进一步改善(ICP=2mmHg)。尽管进行了药物治疗，但在接下来的几天里，患者出现了进一步的颅内高血压危象，因此，在与神经外科医生达成一致的情况下，决定进行去骨瓣减压术。减压后，ICP 值保持良好控制，患者在 4 天后拔管，1 周后因报告的神经后遗症(左上肢和左下肢运动障碍和部分表达性失语)转移到神经康复中心。1 个月后进行自体骨颅骨成形术。

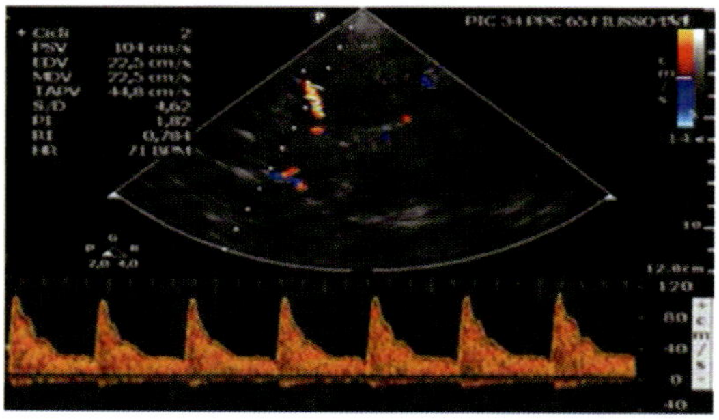

图 36.1 TCCD 显示右侧 MCA 脑血流图。

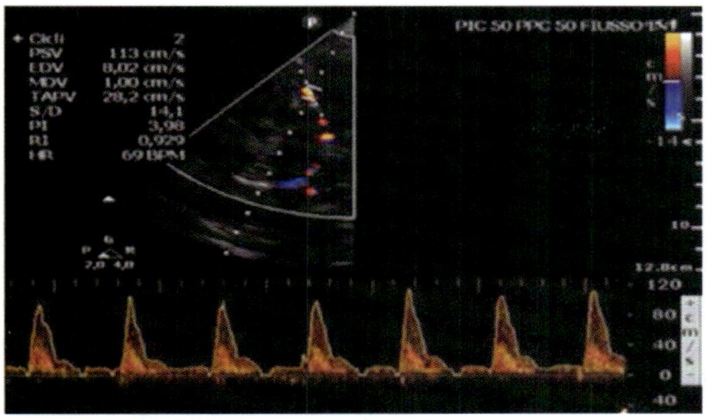

图 36.2　ICP 为 50mmHg 时,TCCD 显示右侧 MCA 几乎没有舒张期血流。

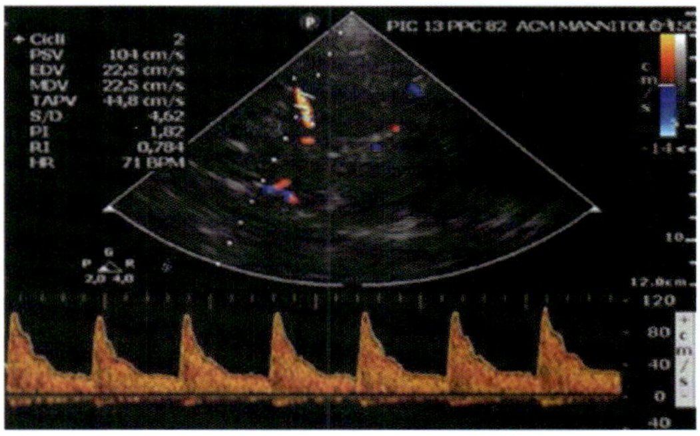

图 36.4　推注甘露醇和血管升压药后,TCCD 显示右侧 MCA 的血流频谱。

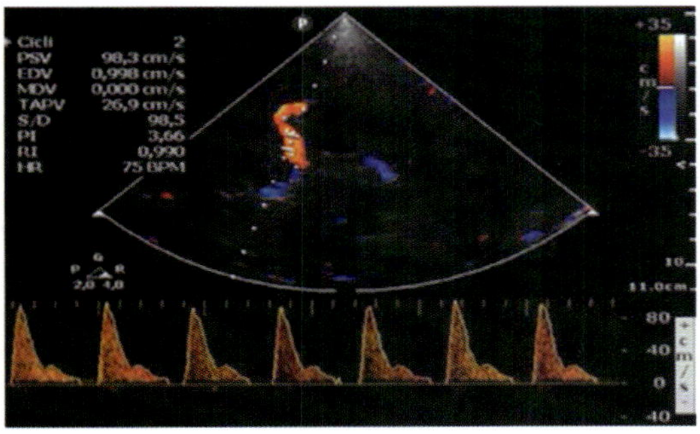

图 36.3　ICP 为 57mmHg 时,TCCD 显示右侧 MCA 几乎没有舒张血流。

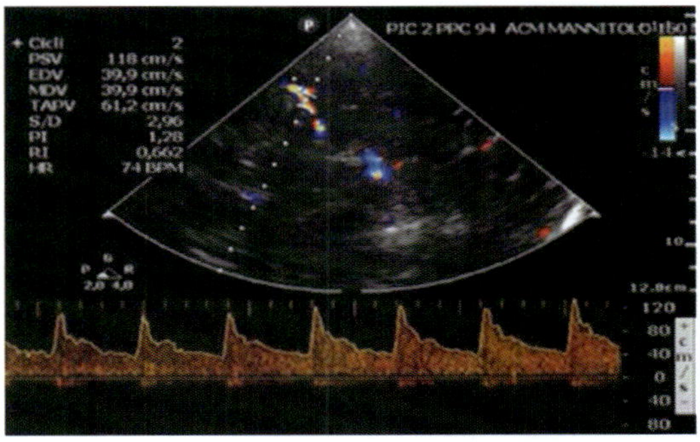

图 36.5　注射高渗盐水后,TCCD 显示右侧 MCA 的血流进一步改善。

(张红梅　译　林燕青　校)

索引